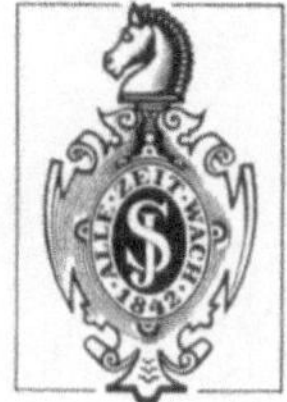

Klaus-Dietrich Ebel · Eberhard Willich

# Die Röntgenuntersuchung im Kindesalter

Technik und Indikation

Unter Berücksichtigung der Nuklearmedizin
und der kranialen Computertomographie

Mit einem Beitrag über Ultraschalldiagnostik
von R. D. Schulz

Geleitwort von Prof. Lutz Schall

Zweite, neubearbeitete und erweiterte Auflage

Mit 301 Abbildungen

Springer-Verlag
Berlin  Heidelberg  New York 1979

Prof. Dr. KLAUS-DIETRICH EBEL, Chefarzt der Röntgenabteilung
des Kinderkrankenhauses der Stadt Köln,
Amsterdamer Str. 59
5000 Köln

Prof. Dr. EBERHARD WILLICH, Wiss. Rat, Direktor der Röntgenabteilung,
Zentrum für Kinderheilkunde der Universität,
Im Neuenheimer Feld 150
6900 Heidelberg

ISBN-13: 978-3-642-67032-9     e-ISBN-13: 978-3-642-67031-2
DOI: 10.1007/978-3-642-67031-2

CIP-Kurztitelaufnahme der Deutschen Bibliothek; Ebel, Klaus-Dietrich: Die Röntgenuntersuchung im Kindesalter : Technik u. Indikation / Klaus-Dietrich Ebel ; Eberhard Willich. – 2. Aufl. – Berlin, Heidelberg, New York : Springer, 1978.
NE: Willich, Eberhard:



Reproduktion der Abbildungen: G. Dreher GmbH, Stuttgart
Satz, Druck und Bindearbeiten: G. Appl, Wemding
2123/3130-543210

# Geleitwort zur ersten Auflage

Monographien und Handbuchbeiträge über pädiatrische Röntgenologie, speziell Röntgendiagnostik, sind im deutschen Sprachraum fast ausnahmslos von Kinderklinikern geschrieben. Vielleicht kommt aus diesem Grund die Technik der Röntgenuntersuchung beim Kind oft zu kurz. Der tägliche Umgang mit Kindern aller Altersgruppen ließ die entstehenden altersbedingten Schwierigkeiten mit der dem Kinderarzt geläufigen Routine überwinden. Diese Alltagsaufgabe dünkte ihnen nicht mitteilenswert. Andererseits waren dem Kinderarzt die Forderungen der Strahlenhygiene und die technischen Daten oft nicht geläufig genug, um genügenden Schutz von Patient und Haltepersonal zu gewährleisten, namentlich aber strahlenbelastende Fehlaufnahmen zu vermeiden.

Hier will das Buch, dessen Verfasser Fachärzte für Kinderheilkunde und Röntgenologie sind, eine Lücke schließen. Aufgrund langjähriger Tätigkeit an den Röntgenabteilungen großer Kinderkliniken, die auch eine kinderchirurgische Abteilung einschließen, wurden eigene Erfahrungen verarbeitet und alle einschlägigen Untersuchungsmethoden besprochen. So entstand eine zuverlässige Unterlage für die Technik der Röntgenuntersuchung vom Neugeborenen bis zum Pubeszenten.

Neu ist die ausführliche Behandlung der Indikationen zu den einzelnen Untersuchungsverfahren, die so recht den notwendigen engen Kontakt zwischen Kliniker und Röntgenologen unterstreicht.

Im Interesse des kranken Kindes mag man nur wünschen, daß dies Buch nicht nur seinen Weg in die Röntgenabteilungen der Kinderkliniken findet, sondern darüber hinaus in die Hand jedes Röntgenologen kommt, der mit Kindern zu tun hat, ja jedes Kinderarztes, der röntgenologische Hilfe anfordert.

Bremen, im März 1968

LUTZ SCHALL †
ehem. Direktor der
Städt. Kinderklinik Bremen

# Vorwort zur zweiten Auflage

Die vom Verlag angeregte 2. Auflage unseres Buches machte eine gründliche
Überarbeitung erforderlich. Ein Teil der geschilderten Untersuchungsmethoden konnte entfallen, bei anderen haben sich inzwischen Abwandlungen und
Ergänzungen bewährt. Getreu der ursprünglichen Konzeption behielten die
einfachen und tagtäglich angewendeten Verfahren den Vorrang; es war jedoch
erforderlich, eine größere Zahl von Spezialmethoden auch eingreifenderer Art,
vor allem auf dem Gebiete der Angiographie, in das Werk aufzunehmen, da sie
mit Erfolg und zunehmend auch im Kindesalter zur Anwendung kommen.
Die Nuklearmedizin mußte ihrer Bedeutung entsprechend wesentlich ausführ-
licher und detaillierter dargestellt werden; dies soll dazu beitragen, daß diese
Methoden endlich (vor allem als Funktionsdiagnostik) für pädiatrische Fragestellungen voll genutzt werden.
Umwälzende Neuerungen haben die Ultraschalldiagnostik und noch mehr die
Computertomographie in der morphologischen Diagnostik gebracht. Ihre Inte-
gration in die Gesamtheit der »abbildenden Methoden« einschließlich der kon-
ventionellen Röntgendiagnostik und der Nuklearmedizin ist noch im Gange.
Die Erfahrungen in der Ultraschalldiagnostik wurden von R. D. SCHULZ zu-
sammengetragen; bei der Computertomographie mußten wir uns mit einer
Schilderung des Prinzips und Hinweisen auf die Indikationen begnügen.
Durch diese neuen technischen Möglichkeiten werden manche konventionelle
Röntgenuntersuchungen und auch manches nuklearmedizinische Verfahren an
Bedeutung verlieren; dies ist vor allem schon für die Pneumenzephalographie
deutlich geworden. Wir haben trotzdem alle bisher gebräuchlichen Untersuchungsmethoden beibehalten, auch weil gerade bei seltener werdender An-
wendung dieses Kompendium als Hilfe willkommen sein mag.
Für den Kinderradiologen, der selten alle wichtigen und leider sehr aufwendi-
gen technischen Möglichkeiten zur Verfügung haben wird, besteht die wesentliche Aufgabe, ja die Verpflichtung, die Indikationen zu ihrer Anwendung zu
beherrschen und diese in der sachlich gebotenen Reihenfolge durchzusetzen.
Bei der Schilderung einiger Spezialmethoden durften wir die bereitwillig zur
Verfügung gestellte Hilfe besonders erfahrener Kollegen in Anspruch nehmen,
denen wir zu besonderem Dank verpflichtet sind:

Herrn Professor Dr. G. BEDUHN, Wetzlar,
Herrn Professor Dr. P. GEORGI, Heidelberg,
Herrn Professor Dr. H. WIENERS, Köln,
Herrn Priv. Doz. Dr. Kl. WIEDEMANN, Heidelberg,
Herrn Dr. J. A. BLIESENER, Köln,
Herrn Dr. F. LOHKAMP, Heidelberg,
Frau Chefärztin Dr. N. SCHWEDER, Bremen.

Weiterhin danken wir folgenden Kollegen, die uns Röntgenbilder für die zweite Auflage zur Verfügung stellten:

Herrn Professor Dr. G. FRIEDMANN, Köln (Abb. 79),
Herrn Professor Dr. P. GERHARDT, Heidelberg (Abb. 239, 240, 249),
Herrn Professor Dr. K. ZUM WINKEL, Heidelberg (Abb. 246),
Herrn Dr. DIANKOV, Sofia (Abb. 243),
Frau Dr. E. KOLIHOVA, Prag (Abb. 187),
Herrn Dr. H. FENDEL, München (Abb. 244).

Die Verfasser schulden ihren Mitarbeiterinnen Dank für vielfache Ratschläge und Hinweise bei der Abfassung dieses Buches. Besonderer Dank gilt wiederum Fräulein RENATE MAYER (Köln) für ihre unermüdliche, verständnisvolle und kritische Mitarbeit. Herzlicher Dank gebührt auch den Sekretärinnen Frau URSULA BARBKNECHT (Heidelberg) und Frau MARTINA GOLDHAUSEN (Köln) für das mühevolle Schreiben zahlloser Entwürfe bis zu den druckreifen Manuskripten.

Der Verlag ging wiederum großzügig auf unsere Wünsche bei der Neugestaltung des Buches und der Überarbeitung und Erweiterung des Bildmateriales ein.

Köln/Heidelberg, im Herbst 1978                    Die Verfasser

# Einleitung

Der allgemeine Teil gibt in den Kapiteln I–IV eine detaillierte Darstellung aller erforderlichen und möglichen Maßnahmen, die eine optimale Untersuchungstechnik des Kindes bei minimaler Strahlenbelastung erlauben. Dabei konnten auch neue, für Kinder entwickelte Untersuchungsgeräte berücksichtigt werden. Schließlich wurde auch das Problem von Leistungszahl und Personalbedarf in der Kinderradiologie kurz behandelt.

Nuklearmedizinische Methoden sind am Ende der entsprechenden Organkapitel zu finden, die Computertomographie wird im Anschluß an das Kapitel Schädel und Zentralnervensystem erwähnt, die Technik der Ultraschalldiagnostik bildet den letzten Abschnitt des Buches. In den speziellen Kapiteln werden jeweils die Indikationen für Computertomographie und Ultraschalldiagnostik – soweit sie sich jetzt schon verbindlich angeben lassen – aufgeführt.

Um eine übersichtliche Darstellung nicht zu beeinträchtigen, sind die Literaturangaben im Text sehr knapp bemessen, dafür findet sich am Schluß ein ausführliches Literaturverzeichnis, das nach Kapiteln und Methoden entsprechend der Reihenfolge im speziellen Teil geordnet ist.

Die Berücksichtigung vieler Arbeiten mit diagnostischen Themen war erforderlich, weil sie auch technische Angaben enthalten. Die Wiedergabe von Belichtungstabellen ist problematisch, weil die Werte meist nicht direkt übernommen werden können. Wir haben deshalb auf die Angabe von Belichtungsdaten verzichtet.

# Inhaltsverzeichnis

# ALLGEMEINER TEIL

# I. Die Strahlenhygiene bei der Röntgenuntersuchung

Zur Strahlenhygiene gehören alle Faktoren und Maßnahmen, die geeignet sind, die Einwirkung von Streu- oder Nutzstrahlung auf Patient, Arzt und Halteperson zu vermindern oder zu vermeiden.

Gerade bei der Untersuchung von Kindern bedarf der radiologisch tätige Arzt eines »aktiven Strahlengewissens« (GIEDION). – Einige Besonderheiten des wachsenden Organismus sollen seine gegenüber dem Erwachsenen erhöhte Strahlengefährdung erläutern (nach HARTUNG):

Die *lange Lebenserwartung* gibt Gelegenheit zur Summation vieler, auch relativ kleiner somatischer Strahlendosen. Daher können sich auch Strahlenschäden mit langer Latenzzeit manifestieren.

Die kleineren *Körpermaße* bedingen eine relativ große Volumendosis auch bei gut eingeblendetem Strahlenkegel; es wird ein größerer Prozentsatz des aktiven Knochenmarkes erfaßt. Die Gonaden liegen wegen der Größenverhältnisse, vor allem bei Mädchen, dem auf die Thoraxorgane oder den Oberbauch gerichteten Strahlenkegel näher, der Streustrahlenanteil der Ovarien ist dementsprechend höher.

Die *Intensität des Wachstums* (Zahl der Mitosen) ist groß, daher auch die Schädigungsmöglichkeit. Zellschäden können an Tochterzellen weitergegeben werden.

*Unruhe und fehlende Mitarbeit* des Patienten verlängern die Dauer einer Röntgenuntersuchung und machen u. U. Wiederholungen erforderlich.

»Eine unter optimalen Untersuchungsbedingungen ausgeführte, richtig indizierte und sorgfältige Röntgenuntersuchung kann ohne Einschränkung als unbedenklich für den Patienten angesehen werden.« In diesem Satz aus einer Arbeit von FRIK (1966) sind die wesentlichen Voraussetzungen für eine strahlenhygienische Arbeitsweise in der Kinderröntgenologie enthalten:

Die gute *Ausbildung* von Arzt und technischer Assistentin,

eine klare *Indikationsstellung* der Röntgenuntersuchung,
eine geeignete *technische* Ausrüstung.

Stichwortartig soll hier die zweckmäßige Anwendung technischer Einrichtungen in der Röntgendiagnostik im Kindesalter aufgeführt werden; inzwischen entwickelte neue Untersuchungsgeräte für die Kinderradiologie werden unter II auf S. 8 besprochen.

Zur Erzeugung der Röntgenstrahlen ein moderner *Hochleistungsapparat* mit kürzesten Belichtungszeiten (minimal 1–3 msec).

Moderne *Hochleistungsdiagnostikröhre* mit Doppelfokus. Die Gesamtfilterung der Röhre soll mindestens 3 mm Aluminium-Gleichwert betragen.

Die *Sekundärstrahlenblende* (Bucky-Blende) braucht kein höheres Schachtverhältnis als 1 : 7 (FF-Raster), ein sogenanntes Hartstrahlraster ist nicht erforderlich und erhöht die Belichtungszeiten. Viele Aufnahmen, insbesondere des Skelets, können auch ohne Bucky-Blende gemacht werden.

Die *Belichtungsautomatik* soll unter anderem Fehlbelichtungen und daher Wiederholungsaufnahmen vermeiden.

Im Prinzip können Aufnahmen am Zielgerät, am Thoraxuntersuchungsstativ und auch am Buckytisch mit automatischer Belichtung durchgeführt werden. Gewisse Schwierigkeiten entstehen bei Objekten, die im Verhältnis zur Meßkammer klein sind, und bei der Notwendigkeit exzentrischer Messung, wie z. B. Beckenaufnahmen von Mädchen, bei denen der Gonadenschutz in der Bildmitte liegen muß.

Die *automatische Auslösung* der Thoraxaufnahme im Inspirium ist ein altes Problem in der Kinderradiologie, weil Aufnahmen im Exspirium diagnostisch unbrauchbar sind.

Technisch sind drei Methoden verfügbar:

1. Durch eine an der Nase des Kindes angebrachte Meßsonde wird der Temperaturunterschied des Luftstromes zwischen Ein- und Ausatmung zur Auslösung der Aufnahme

ausgenutzt, die Aufnahme wird daher bei Beginn der Exspiration belichtet.

2. Eleganter ist die Steuerung der Belichtung durch Messung des transthorakalen elektrischen Widerstandes; es sind dazu seitlich am Thorax angebrachte Elektroden erforderlich. Die Aufnahme wird bei maximaler Inspiration entsprechend dem größten Thoraxdurchmesser ausgelöst. Die Methode ist interessant insbesondere für Patienten der Intensivstationen; die meist notwendigen EKG-Elektroden können hierfür benutzt werden.

3. Für spezielle Fragestellungen in der Kardiologie gibt es die Möglichkeit der herzphasengesteuerten Thoraxaufnahmen.

Bei *Schichtuntersuchungen* bietet die Simultankassette gegenüber den Einzelschichten den Vorteil, mit einem Belichtungsvorgang alle Schichten in identischer Position, Atemphase etc. exponieren zu können. Die Untersuchungsdauer ist kürzer. Die Zeichenschärfe der Folien ist dabei meistens in 5 Schichten befriedigend. Der Verstärkungsfaktor der einzelnen Folienpaare ist so aufeinander abgestimmt, daß annähernd gleiche Schwärzung in allen Schichttiefen entsteht. Dazu muß allerdings der Verstärkungsfaktor des ersten Folienpaares sehr gering gehalten werden. Bei gleicher Schwärzung ist die Dosis an diesem ersten Folienpaar gegenüber einer Universalfolie um den Faktor 4–6 höher (je nach Fabrikat und kV-Abstimmung). Eine verminderte Strahlenbelastung bei Gebrauch der Simultankassette gegenüber Einzelschichten ist also nur zu erzielen, wenn mindestens 5–7 Filme belichtet werden (STIEVE). Eine wesentliche Reduktion der Dosis entsteht, wenn man das erste Folienpaar der Simultankassette nicht benutzt. Die Dosis nimmt ebenfalls mit dem Pendelwinkel ab, daher ist die *Zonographie* zusammen mit ihren wesentlich kürzeren Belichtungszeiten die Methode der Wahl für die Kinderröntgenologie. Technische Einzelheiten s. im Kapitel Thoraxorgane und unter II.

Auch die *Anordnung der Geräte* ist wesentlich; der Patient muß vom Schaltort aus gut zu sehen sein. Ein *Handschalter* am Apparat gibt der technischen Assistentin größere Bewegungsfreiheit. Durch eine zweiphasige Auslösung der Aufnahme (Vorbereitung – Aufnahme) läßt sich bei unruhigen Patienten der günstigste Augenblick zur Exposition besser erfassen.

Für Aufnahmen im Operationssaal oder am Bett des Kindes ist ein *fahrbarer Vier-Ventil-Apparat* mit Lichtvisier wesentlich leistungsfähiger als eine Röntgenkugel. Er hat Belichtungszeiten bis minimal etwa 0,04 sec, ist meist auch für Hartstrahltechnik geeignet und hat eine Anschlußmöglichkeit für eine Sekundärstrahlenblende.

Moderne Kondensatorapparate sind leichter zu handhaben und haben zum Teil kürzere Belichtungszeiten.

Bei allen Röntgenuntersuchungen mit Durchleuchtung kann durch die routinemäßige Anwendung eines *Bildverstärkers* die Strahlendosis, vor allem bei Säuglingen und Kleinkindern, auf Bruchteile der Dosis bei der üblichen Leuchtschirm-Durchleuchtung gesenkt werden. In Verbindung mit einer *Fernsehkette* ist ein optimales Arbeiten möglich, eine Adaptation ist nicht mehr nötig, es braucht auch nicht in völliger Dunkelheit gearbeitet zu werden. Diese Faktoren bedeuten indirekt eine weitere Verminderung der Strahlendosis, die an sich durch die Fernsehkette gegenüber der Bildverstärker-Durchleuchtung nicht zu erreichen ist. Ein Fußschalter verkürzt erfahrungsgemäß die Durchleuchtungszeiten bei längeren Untersuchungen (Herz-Katheter); für Untersuchungen mit Zielaufnahmen ist er nur sinnvoll, wenn auch eine Vorrichtung zur Auslösung der Zielaufnahmen besteht. Nach den neuen »Richtlinien der Kassenärztlichen Bundesvereinigung über die Röntgeneinrichtungen in der Kassenpraxis« ist für die Klasse III für Kinderärzte eine Durchleuchtungseinrichtung nicht mehr vorgeschrieben. Dagegen ist bei der Refluxprüfung (Miktionszystourethrogramm) ein Durchleuchtungsgerät mit Röntgenbildverstärker erforderlich. Auch in Klasse IV ist für die Durchleuchtungen ein Röntgenbildverstärker vorgeschrieben.

Eine automatische Helligkeitsstabilisierung der Bildverstärkerfernsehkette ist bei kleinen Objekten nicht zweckmäßig.

Die *automatische Tiefenblende* am Zielgerät ist eine sinnvolle Ergänzung der Bildverstärker-Fernsehkette. Sie erspart soviel Durchleuchtungszeit, wie sonst zur Formateinstellung nötig war; außerdem können auf dem Monitor nicht mehr kontrollierbare Filmformate exakt eingeblendet werden.

Das Auflösungsvermögen der Bildverstärkerröhren ist durch die Verwendung von Caesium-Jodid wesentlich gesteigert worden. Damit konnte auch die Qualität der Bildverstärkerfo-

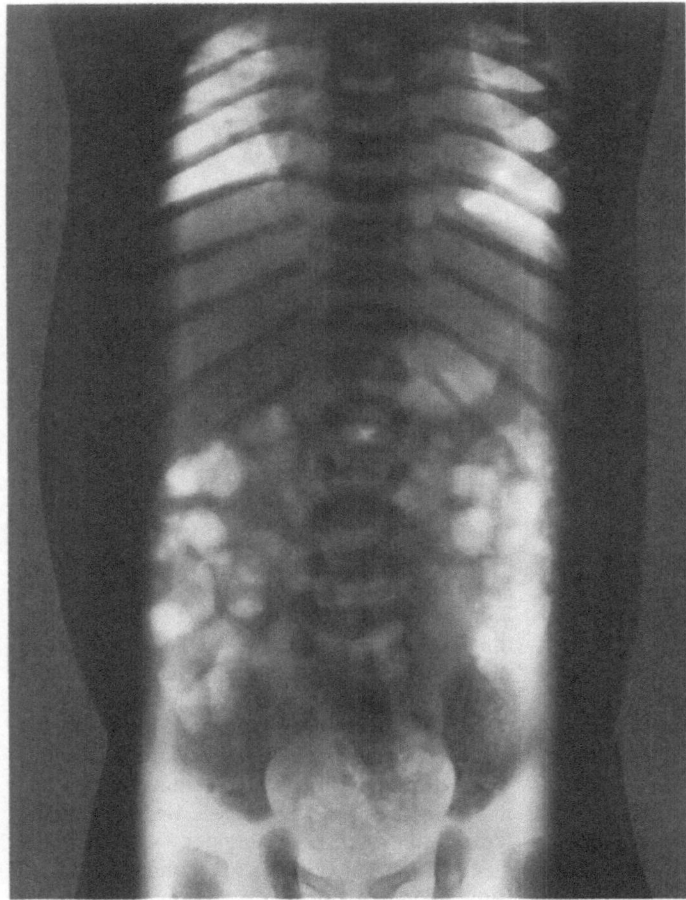

Abb. 1. Objektferne Einblendung (Lichtvisier); die extrafokale Strahlung bildet noch schemenhaft die Körperumrisse ab

tografie auf 70 mm- bzw. 100 mm-Film erheblich verbessert werden. Diese Mittelformattechnik ist für die Kinderradiologie dringend zu empfehlen. Bei fast allen Untersuchungen werden dadurch die konventionellen Zielaufnahmen entbehrlich, die Dosisverminderung pro Bild beträgt ca. 90%, wenn alle technischen Möglichkeiten zur Dosiseinsparung ausgenutzt werden. Mit der 70 mm-Kamera können Serienaufnahmen bis zu 6 Bildern/sec angefertigt werden; damit ist die Untersuchung auch schneller Funktionsabläufe möglich und die Röntgenkinematografie mit der wesentlich höheren Dosisbelastung weitgehend entbehrlich geworden.

Bei Verwendung der *Röntgen-Kinematographie* ist mit Hilfe der *Pulsbelichtung* eine erhebliche Einsparung an Strahlendosis zu erreichen.

Die magnetische *Bandaufzeichnung* des Fernsehdurchleuchtungsbildes ist eine weitere Möglichkeit der Dokumentation und Selbstkontrolle. Unklare Befunde können hiermit sofort beliebig oft studiert werden, wodurch sich die Fortsetzung der Durchleuchtung erübrigt. Ein weiteres Hilfsmittel ist die Einzelbildspeicherung zur sofortigen Kontrolle der auf dem 70-mm Bild gewonnenen Information.

Durch die Entwicklung neuer Verstärkerfolien sind wesentliche Fortschritte in der Dosiseinsparung bei Röntgenaufnahmen zu verzeichnen. Sowohl die Wolframat-Spezialfolien als auch die Verstärkerfolien auf der Basis seltener Erden haben gegenüber den üblichen Universalfolien Verstärkungsfaktoren zwischen 2 und 8; dabei muß allerdings ein zunehmender Detailverlust in Kauf genommen werden. Filmfolienkombinationen mit dem Verstärkungsfaktor 2–4 liefern jedoch gute Ergebnisse insbesondere in der urologischen Röntgendiagnostik. Gerade auf diesem Gebiet sollte von dieser

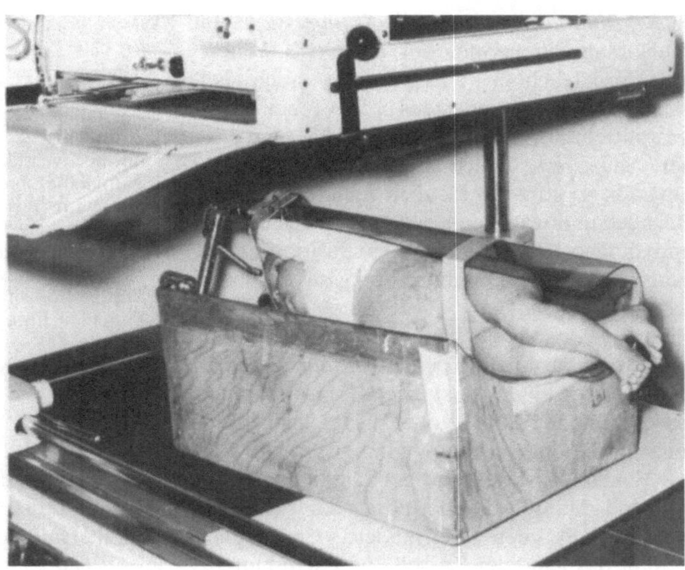

Abb. 2. Holzwanne zur Vergrößerung des Fokus-Objekt-Abstandes. Länge 50 cm, Breite 35 cm, Höhe bei ↕ 14 cm. Rahmen aus Holz, Auflagefläche aus Plastikfolie. Verschiebliche Bleiplatte auf dem Durchleuchtungstisch. (Nach WILLICH, 1965)

neuen Möglichkeit ausführlich Gebrauch gemacht werden, da hier die Gonadendosis bei Mädchen hoch ist und krankheitsbedingte häufige Wiederholungsuntersuchungen zu einer erheblichen Strahlenbelastung führen.

Zur Strahlenhygiene gehört auch die weitestgehende *Ausnutzung bereits vorhandener Röntgenaufnahmen* fremder Herkunft, auch wenn deren Beschaffung Zeit und Mühe kostet. Umgekehrt muß man selbstverständlich die Filme der eigenen Abteilung einem anderen Untersucher zur Verfügung stellen; gibt man die Originale in bestimmten Fällen ungern aus der Hand, so lassen sich Kopien auf direktem (Papier, Umkehr-Röntgenfilm) oder auf fotografischem Wege mit einer Polaroid- oder Kleinbildkamera herstellen; s. Röntgenverordnung S. 7.

Ein entscheidender Faktor der Strahlenhygiene ist die *Vorbereitung* des Patienten einschließlich der *Ruhigstellung* in der jeweils zweckmäßigen Form. Diesem Thema ist deshalb ein spezielles Kapitel »Ruhigstellung« gewidmet.

Nachdem die technischen Voraussetzungen der Strahlenhygiene geschildert wurden, sind noch die wesentlichsten Möglichkeiten des **direkten Strahlenschutzes**, die Strahlenhygiene im engeren Sinne, zu erwähnen.

Hierzu gehören:
1. der Strahlenschutz der Körperregionen, die außerhalb des abzubildenden Bezirkes liegen,
2. eine sorgfältige Arbeitsweise, vor allem bei Durchleuchtungen,
3. der Strahlenschutz der Begleit- und Haltepersonen.

*Zu 1.* Zum Einblenden des Nutzstrahles auf das erforderliche Filmformat dient in erster Linie das *Lichtvisier*; es ist jedoch objektfern und bietet daher keinen absoluten Schutz gegen extrafokale Strahlung (Abb. 1). Je nach Aufnahmeposition müssen zusätzlich das gesamte Abdomen mit den Gonaden oder wenigstens diese allein geschützt werden *(objektnaher Strahlenschutz)*. Hierzu eignen sich die vielseitig verwendbaren Bleigummischürzen mit Stahlbügel oder Klettenverschluß (Abb. 12, 17, S. 14 u. 17) mit mindestens 0,4 mm Pb-Gleichwert.

Andere Möglichkeiten sind z. B. verschiebliche oder schwenkbare Bleiplatten oder ein Bleigummivorhang mit Deckenaufhängung am Thoraxaufnahmestativ; weitere Einzelheiten finden sich in den speziellen Kapiteln.

*Zu 2.* Bei der Durchleuchtung bringt enges *Einblenden* des Feldes den größten Effekt. Untersuchungen mit dem Leuchtschirm erfordern eine gute *Adaptation* von mindestens 15 min. Auch beim Durchleuchten mit dem Bildverstärker allein ist eine Adaptation erforderlich! Bei Säuglingen und Kleinkindern braucht man dann nicht mehr als 1–1,5 mA Röhrenstrom, bei einem guten Bildverstärker 0,1–0,5 mA, je nach Objekt und Untersuchungsart.

*Hohe Röhrenspannung* und *Kompression* bei Zielaufnahmen vermindern die Dosis weiter; wir durchleuchten Thoraxorgane auch bei Säuglingen mit mindestens 65 kV, bei Kontrastmitteluntersuchungen mit 80 kV und höher. Selbstverständlich muß die Durchleuchtungszeit so kurz wie möglich gehalten werden. Bei allen unerwarteten Bewegungen des Kindes und diagnostisch unergiebigen Positionsänderungen muß der Durchleuchtungsstrom abgeschaltet werden.

Einen gewissen Gewinn an Strahlenschutz bringt die Ausnützung des *Quadratabstandsgesetzes*: durch einen Aufsatztisch (HARTUNG), eine Holzwanne (Abb. 2) oder dicke, nicht strahlenabsorbierende Schaumgummikissen läßt sich der Fokus-Objektabstand bei Säuglingen erhöhen und dadurch die Belastung der Haut mit weichen Strahlen vermindern; außerdem kommt das Kind der Kassette und dem Durchleuchtungsschirm näher, wodurch die Detailerkennbarkeit besser wird. Der Verzicht auf eine *Sekundärstrahlenblende* am Durchleuchtungsgerät vermindert die erforderliche Durchleuchtungs- oder Aufnahmedosis und ist von Fall zu Fall zu erwägen.

Schwierig einzustellende Spezialaufnahmen (Felsenbeine, Nasennebenhöhlen) sollten nur in Ausnahmefällen am Zielgerät unter Sichtkontrolle eingestellt und exponiert werden.

*Zu 3.* Das Bestreben, ohne Halteperson auszukommen, ist bei einiger Mühe und unter Verwendung von Hilfsmitteln (s. Kapitel Ruhigstellung) in vielen Fällen durchführbar und eine Frage der Zeit und der Geduld. – In der Klinik müssen die Schwestern, die die Kinder zur Röntgenuntersuchung bringen und dabei halten, häufig wechseln. Keinesfalls darf die medizinisch-technische Assistentin als Halteperson mitwirken. Schon aus psychologischen Gründen müssen alle Helfer während der Untersuchung moderne Bleigummi-Mantelschürzen tragen; die Hände sollen mit Bleigummihandschuhen geschützt werden; befinden sie sich im

Tabelle 1. *Relative Strahlenexposition, modifiziert nach* FRIK

| | |
|---|---|
| 1 Aufnahme mit Universalfolie | 1 |
| 1 Aufnahme mit feinzeichnender Folie | 2 |
| 1 Aufnahme mit hochverstärkender Folie | 0,5 |
| 1 Aufnahme ohne Folie | 5 –10 |
| 1 Aufnahme mit höchstverstärkender Folie (seltene Erden) | ca. 0,1– 0,4 |
| 1 Schirmbildaufnahme (ODELCA) | 6 – 8 |
| 1 70-mm-Aufnahme vom Bildverstärker | 0,1 |
| 1 Minute konventionelle Durchleuchtung | 2 – 6 |
| 1 Minute Bildverstärkerfernsehdurchleuchtung | 0,5– 1,5 |
| 1 Minute Bildverstärkerkinematographie | 4 –15 |

Nutzstrahl, muß der Bleigleichwert mindestens 0,5 mm betragen. Schwangere dürfen in keinem Fall als Halteperson arbeiten.

Zwei Tabellen sollen eine Orientierung über technische Faktoren des Strahlenschutzes und somatische wie genetische Strahlendosen bei häufigen Röntgenuntersuchungen geben. Dabei ist zu bedenken, daß ungünstige Faktoren, wie schlechte Arbeitstechnik, große Felder bei der Durchleuchtung usw. zur Multiplikation der angegebenen Werte führen, die dann das Mehrhundertfache erreichen (SEELENTAG, 1958; FRIK, 1966).

## Untersuchungen mit Ultraschall und radioaktiven Isotopen

Die Anwendung der *Ultraschalldiagnostik* bedeutet für den Patienten keinerlei Risiko, sie stellt eine wertvolle Ergänzung der Röntgendiagnostik dar.

Unter dem Gesichtspunkt der Strahlenhygiene muß hier auch die *Nuklearmedizin* erwähnt werden. Abgesehen von ihren speziellen diagnostischen Möglichkeiten verfügt sie auch über Methoden, die weniger eingreifend und gegenüber speziellen Röntgenuntersuchungen mit einer geringeren Strahlenbelastung verbun-

Tabelle 2. *Strahlenexposition (nach* FENDEL)

| Flächendosis in Prozent der natürlichen Strahlenexposition pro Jahr | | Gonadendosis, zeitlicher Anteil der natürlichen jährlichen Strahlenexposition | |
|---|---|---|---|
| Thoraxaufnahme | <1% | 2–3 Std | |
| Beckenaufnahme (Säugling ohne Blende) | <1% | 2–3 Std | (Knaben, mit Gonadenschutz) |
| | | 20 Tage | (ohne Gonadenschutz) |
| Abdomenübersicht mit Blende | 5% | 70 Tage | (ohne Gonadenschutz) |
| Schädel in 2 Ebenen mit Blende | 15–20% | 10–12 Std | (Knaben, mit Gonadenschutz) |

den sind (Isotopennephrogramm, Isotopenmiktionszystogramm).

Die *Indikationen* zu diesen beiden neuen Untersuchungsmethoden lassen sich in 4 Punkten zusammenfassen:

Ist ein diagnostisches Ergebnis zeitlich eher zu erwarten?
Ist die Methode harmloser und/oder einfacher?
Ist das diagnostische Ergebnis genauer oder spezifischer?
Erlaubt die Methode eine Funktionsdiagnostik?

Einzelheiten siehe bei den speziellen Kapiteln und S. 234.

Zum Abschluß die wichtigsten Bestimmungen der **Röntgenverordnung vom 1. März 1973:**

§ 22 ... Die Anwendung (der Röntgenstrahlen) hat so zu erfolgen, daß die Strahlenbelastung der zu untersuchenden Personen so gering wie möglich gehalten wird. Bei Röntgenuntersuchungen sind Röntgenaufnahmen den Durchleuchtungen vorzuziehen.

*Anmerkung:* Dies gilt sicher nicht bei der Verwendung eines guten elektronischen Bildverstärkers und der Anwendung von Zielaufnahmen im Mittelformat.

*Beispiel:* Bei einer Thoraxaufnahme werden 12 mAs benötigt; bei einer Durchleuchtung mit 0,3 mA werden nach 40 sec 12 mAs erreicht.

§ 23 (1) Röntgenuntersuchungen von Personen, deren Gebärfähigkeit oder Zeugungsfähigkeit nicht dauernd ausgeschlossen ist, sind so vorzunehmen, daß die Keimdrüsen nicht der direkten Strahlung ausgesetzt sind, falls dadurch eine Klärung des Befundes nicht beeinträchtigt wird.

§ 24 (1) Eine Röntgendurchleuchtung darf erst nach einer ausreichenden Dunkelanpassung des Untersuchers vorgenommen werden, soweit nicht eine Einrichtung zur elektronischen Bildverstärkung benutzt wird. Das Untersuchungsfeld ist auf den zu untersuchenden Bereich einzublenden.

(2) Bei der Röntgendurchleuchtung mit einem nicht ortsfesten Gerät (Operationssaal!) ist eine

---

Exakte Aufzeichnungen erhält man durch ein Dosimeter »Diamentor« der physikalisch-technischen Werkstätten Dr. Pychlau K.G., Freiburg. Es wird hierbei das Flächendosisprodukt in R x cm² aufgezeichnet.

Einrichtung zur elektronischen Bildverstärkung zu verwenden.

§ 25
(1) Bei jeder Röntgenuntersuchung im Bereich des Kopfes mit einem auf den Körper gerichteten Nutzstrahlenbündel sowie bei Zahn- und Kieferaufnahmen ist dem Untersuchten eine Schutzeinrichtung von mindestens 0,4 mm Bleigleichwert gegen Röntgenbestrahlung des übrigen Körpers anzulegen.

(2) Bei jeder Röntgenuntersuchung der Gliedmaßen mit der Möglichkeit zur Mitbestrahlung von Teilen des Rumpfes ist dem Untersuchten eine Schutzeinrichtung gegen Röntgenbestrahlung des Rumpfes von mindestens 0,4 mm Bleigleichwert anzulegen.

§ 28
(3) Bei Röntgenuntersuchungen von Säuglingen, Kindern oder Jugendlichen ist das Nutzstrahlenbündel auf den unmittelbaren Untersuchungsgegenstand einzublenden. Bei der Durchleuchtung und bei Röntgenaufnahmen einschließlich Schirmbildaufnahmen des Brustraumes dürfen Beckenanteile nicht im Nutzstrahlenbündel liegen, die Keimdrüsen sind gegen Röntgenstrahlen abzuschirmen.

*Anmerkung:* Schirmbildaufnahmen erfordern gegenüber einer normalen Thoraxaufnahme die 6- bis 8fache Dosis!

§ 29
(1) Vor Beginn der Röntgenuntersuchung ... ist nach einer früheren Anwendung von ionisierenden Strahlen zu fragen.

(2) Über die Röntgenuntersuchung ... ist eine Aufzeichnung anzufertigen. Aus der Aufzeichnung über die Röntgenuntersuchungen müssen der Zeitpunkt, die Art der Untersuchung, die untersuchte Region und die Daten, aus denen die Größe der Strahlenbelastung, insbesondere Zahl und Schaltdaten der Aufnahmen und Durchleuchtungsdauer zu entnehmen ist, hervorgehen.

(4) Wer eine Röntgeneinrichtung zur Ausübung der Heilkunde ... betreibt, hat die Aufzeichnungen über Röntgenuntersuchungen 10 Jahre nach der letzten Untersuchung aufzubewahren.

(5) Wer eine Person mit Röntgenstrahlen untersucht ..., hat demjenigen, der später eine Röntgenuntersuchung ... vornimmt, auf dessen Verlangen Auskunft über die Aufzeichnungen ... zu erteilen und die sich hierauf beziehenden Unterlagen vorübergehend zu überlassen.

# II. Spezielle Untersuchungsgeräte für die Kinderradiologie

Bei der Entwicklung neuer Untersuchungsgeräte für die Röntgendiagnostik im Kindesalter wurden viele Wünsche und Anregungen hinsichtlich der Strahlenhygiene und der besonderen Untersuchungsverfahren im Kindesalter berücksichtigt.

Es handelt sich um 3 Geräte:

»Infantoskop« (Siemens) (Abb. 3)
»Pédiatrix« (CGR – Koch und Sterzel) (Abb. 4)
»Diagnost 73 P« (Philips) (Abb. 5).

Allen drei Geräten gemeinsam sind leichter Zugang zum Patienten, Fixierungsmöglichkeiten in drehbaren Lagerungsmulden für verschiedene Altersstufen, nahezu universelle Einstellungsmöglichkeiten für Säuglinge und Kleinkinder einschließlich des horizontalen Strahlenganges, Zusatzgeräte für Miktions-Zystourethrogramme (»Diagnost 73 P« und »In-

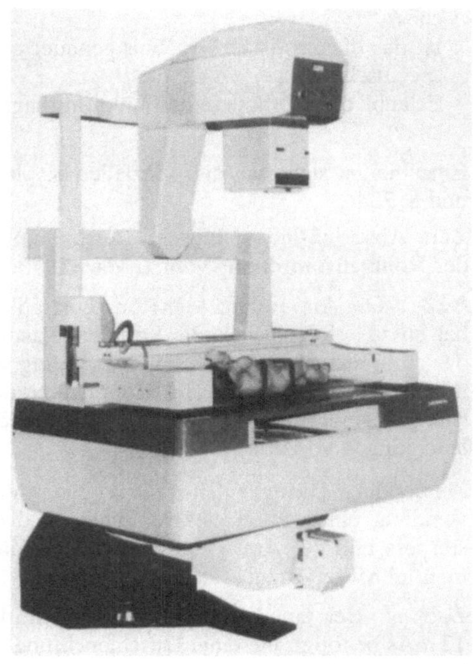

Abb. 4. Untersuchungsgerät »Pédiatrix«, Firma CGR – Koch & Sterzel

fantoskop«) und die Möglichkeit von Buckyaufnahmen. Das »Pédiatrix« hat eine Schichteinrichtung mit sehr kurzen Belichtungszeiten (0,05 sec bei Schichtwinkel 7°).

»Infantoskop« und »Pédiatrix« sind als ferngesteuerte Untersuchungsgeräte mit Übertischröhre für Säuglinge und Kleinkinder konzipiert; alle Bewegungen des Gerätes und des Patienten erfolgen motorisch. Durch Umbau der Tischplatte (»Pédiatrix«) bzw. Verlängerung (»Infantoskop«) können auch Kinder über 130–135 cm Körpergröße untersucht werden; bei diesen größeren Patienten sind die Untersuchungsmöglichkeiten allerdings eingeschränkt.

Das »Diagnost 73 P« ist ein konventionelles Untersuchungsgerät mit Untertischröhre und einem relativ kleinen und handlichen Zielgerät.

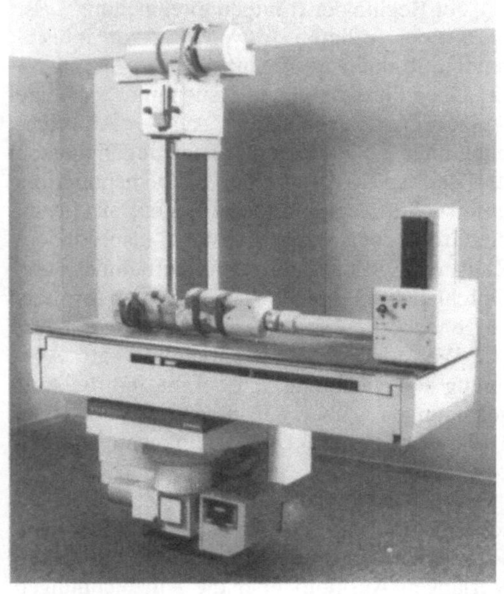

Abb. 3. Untersuchungsgerät »Infantoskop«, Firma Siemens

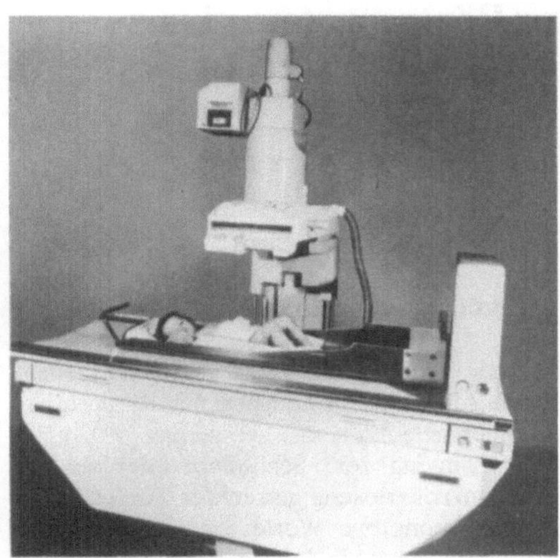

Abb. 5. Untersuchungsgerät »Diagnost 73 P«, Firma Philips

Nach Entfernung der Zusatzgeräte für Kleinkinder können Patienten jeder Körpergröße in der üblichen Weise untersucht werden. –

Das System »Juniordiagnost« (Philips) ist für den Aufnahmebetrieb neu entwickelt und besteht aus drei Geräten:

1. Untersuchungstisch für Aufnahmen im vertikalen und horizontalen Strahlengang. Die Kassette ist fixiert, durch Verwendung eines fixen Linienrasters wird ein sehr geringer Objektfilmabstand erreicht. Die kleinen Patienten werden auf einem auf der Tischplatte verschieblichen Rahmen fixiert, der Patient wird in diesem Fixierungsrahmen in die gewünschte Position gebracht.

2. Thoraxaufnahmestativ für Kleinkinder. Der Patient wird vom Untersucher vor der Kassette in die gewünschte Position gebracht, die Aufnahme mit einem Fußschalter ausgelöst.

3. Spezielles Schichtgerät für Kleinkinder. Es bewegt Patient und Kassette um die Längsachse des Patienten bei feststehender Röhre. Bei der Zonographie werden Belichtungszeiten unter 0,1 sec erreicht.

Das Prinzip der Drehmulde für Durchleuchtungsgeräte wurde in modifizierter Form kürzlich von L'HEUREUX beschrieben. –

# III. Die Ruhigstellung des Kindes zur Röntgenuntersuchung

Einsicht und aktive Mitarbeit unserer Patienten sind im allgemeinen erst vom Schulalter an zu erwarten. Jüngere Kinder bedürfen aus Gründen der mangelnden statischen Entwicklung, vor allem aber wegen ihrer instinktiven Angst der Beruhigung und häufig auch der Ruhigstellung durch Hilfsgeräte, Medikamente oder Haltepersonen. Einige wichtige Voraussetzungen erleichtern die Ruhigstellung:

Dem Alter gemäß soll das Kind *vorher* möglichst genau erfahren, welche Untersuchung vorgesehen ist und wie sie im einzelnen ablaufen wird.

Unangenehme oder schmerzhafte *Eingriffe* sind kurz vor der Untersuchung (Blutbild, Injektionen usw.), soweit sie nicht der Vorbereitung dienen, zu vermeiden.

Ein hektischer, *unruhiger Massenbetrieb* in der Röntgenabteilung und lange *Wartezeiten* wirken auf das Kind und die Angehörigen ungünstig. Dagegen kann die Beobachtung eines anderen Kindes, das sich bei einer Untersuchung ruhig und vernünftig verhält, sehr nützlich sein.

Arzt und technische Assistentin müssen vor allem Zeit und Ruhe haben und sich bemühen, das *Vertrauen* des Kindes durch persönliche Ansprache zu gewinnen.

Aus dem Gesagten ergibt sich, daß in einem allgemeinen Röntgeninstitut eine gewisse *Absonderung* der Kinder zweckmäßig ist; dies gilt, auch aus hygienischen Gründen, ebenso für den *Warteraum.*

Je nach Alter und Reaktion des Kindes, Art, Schwierigkeit, Dauer und Schmerzhaftigkeit der Untersuchung gibt es verschiedene Möglichkeiten, die erforderliche Ruhigstellung zu erzielen:

*Einfache Maßnahmen zur Beruhigung,*
die *mechanische Ruhigstellung* und
die *medikamentöse Ruhigstellung.*

## 1. Einfache Maßnahmen zur Beruhigung

Hierher gehören die Methoden und kleinen Kniffe, die allen im Umgang mit Kindern Erfahrenen geläufig sind:
beim Säugling der »Schnuller« oder ein mit Traubenzuckerlösung getränkter Tupfer, beruhigende monotone Worte, eine sanfte schaukelnde Bewegung in der Cellonhülle, Streicheln am Kopf usw.; Kältereize und Hunger sowie Lärm und Unruhe in der Umgebung wirken auch schon auf kleine Säuglinge erregend;
bei älteren Säuglingen und Kleinkindern haben akustische und optische Reize häufig Erfolg; sie erregen die Aufmerksamkeit des Kindes und lenken von der Untersuchung ab: das Klappern eines Schlüsselbundes, eine Glocke, eine Spieluhr und andere improvisierte Maßnahmen bis zur elektrisch eingeschalteten beweglichen Spielfigur (KROGMANN).
Zweifellos gibt es auch Fälle, bei denen ein energisches Vorgehen nicht zu vermeiden ist.
Sind die *Eltern* mit dem Kinde zur Untersuchung gekommen, so läßt man sie in der Regel im Warteraum, denn meistens verhält sich das Kind ohne elterlichen Beistand ruhiger und vernünftiger. Auch hier gibt es Ausnahmen; eine einsichtige und beherrschte Mutter kann natürlich als Halteperson, zur Fütterung von Kontrastbrei etc. eine sehr gute Hilfe sein (Strahlenschutz!).

## 2. Die mechanische Ruhigstellung

Selbst bei erfolgreich beruhigten Kindern ist zur Erhaltung der richtigen Aufnahmeposition eine gewisse Fixierung des Patienten oder des zu untersuchenden Körperabschnittes nötig, erst recht natürlich bei unruhigen Kindern. Bei ihnen ist eine intensive Ruhigstellung mit Hilfsgeräten, u. U. bis zur Immobilisierung des ganzen Kindes, erforderlich. Das Bestreben, jede zusätzliche menschliche Hilfe zu vermeiden, ist nicht in jedem Fall erfüllbar und sei es auch nur

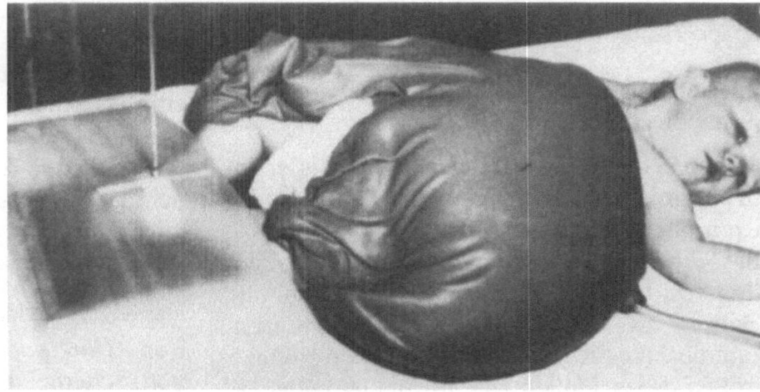

Abb. 6. »Flexicast«, Fixierung des gesamten Körpers. Fixiergurt mit durchsichtiger Plastikfolie bei Aufnahme beider Füße. (Nach DARLING)

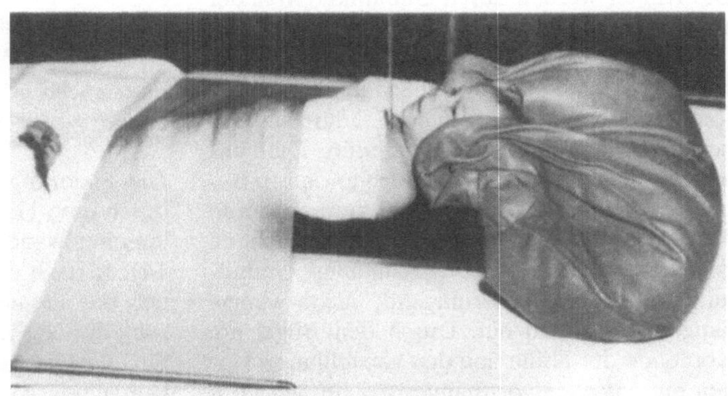

Abb. 7. »Flexicast«, Fixierung des Kopfes, Aufnahme der Schlüsselbeine und Schultergelenke beiderseits. Arme und Beine durch Wickelung mit elastischen Binden fixiert, der ganze Körper außerdem durch ein Kompressorium gehalten. (Nach DARLING)

eine mit dem entsprechenden Strahlenschutz versehene Krankenschwester oder Mutter, die, weit außerhalb des Strahlenkegels, vom Kinde gesehen wird und beruhigend wirkt. Diese Hilfestellung ist strahlenhygienisch völlig unbedenklich.

### Die Fixierung zur Röntgenaufnahme auf dem Bucky-Tisch

Die Anwendung der verschiedenen Hilfsmittel ist in den speziellen Kapiteln bei den einzelnen Untersuchungsverfahren geschildert. Als Grundausstattung haben sich bewährt:

zwei Fixiergurte (Kompressorien), mindestens einer davon mit einer durchsichtigen Plastikfolie (Abb. 21),
Sandsäcke verschiedener Größe in abwaschbarer Hülle, nicht prall gefüllt,
Schaumgummikissen in verschiedener Form und Größe (Sortiment der Firma Bocollo),
Stoff- und Plastikbänder, die an den Enden mit Gewichten beschwert sind (Abb. 11),
Schädelstützen, Beispiele s. Abb. 18,
Elastische Binden verschiedener Breite; mit ihnen können bei Säuglingen die Arme am Thorax und die Beine aneinandergewickelt werden (Abb. 7),

DARLING verwendet elastische Schlauchbinden, die über Arme bzw. Beine gestreift werden, zur Fixierung,

Abgewaschene Filmstreifen zur Fixierung von Händen und Füßen (Abb. 87).

Praktisch ist eine dünne Schaumgummiunterlage mit einem abwaschbaren Plastiküberzug, die den ganzen Bucky-Tisch bzw. die Rückwand des Durchleuchtungsgerätes bedeckt. Das Kind kommt so nicht direkt mit der harten und kalten Holzplatte in Berührung (Abb. 16).

Ein nach DARLING vielseitig verwendbares Hilfsmittel zur Fixierung ist »Flexicast« der Fa. Picker. Es besteht aus einem Gummisack, der zahlreiche kleine Plastikplättchen, ähnlich einem schlaff gefüllten Sandsack, enthält. Nach Anmodellieren dieses Gebildes an den zu fixierenden Körperteil wird durch eine elektrische Pumpe ein Vakuum erzeugt, und wie bei einer Vakuumpackung von Erdnüssen erstarrt der Gummisack in der gegebenen Form und fixiert sehr wirksam, ohne einen schmerzhaften Druck zu erzeugen. Nach Öffnen eines Ventils strömt wieder Luft in den Sack und er wird schmiegsam wie zuvor. Nach persönlichen Mitteilungen von Kollegen aus den USA hat sich »Flexicast« sehr bewährt, gerade bei längeren Prozeduren, insbesondere in der Strahlentherapie (Abb. 6 und 7).

## Fixierung in aufrechter Position am Aufnahmestativ

Säuglinge werden im Hängen, Kleinkinder im Sitzen, größere Kinder je nach Möglichkeit im Sitzen oder Stehen untersucht.

Für *Säuglinge* und Kleinkinder bis etwa zum Alter von 1¹/₂–2 Jahren hat sich die Cellonhülle »Babix« als vielseitig verwendbar erwiesen. Man muß für die verschiedenen Altersstufen 5 Größen dieser Hüllen zur Verfügung haben. Die Kinder werden durch Gummiknopfbänder an den Handgelenken fixiert, der Körper und die Beine werden gestreckt und nach Kompression mit einem keilförmigen Schaumgummikissen – breite Seite nach kaudal – durch außen herumgeführte Bänder festgeschnürt. Die Hülle liegt gleichmäßig am Rumpf und den Extremitäten an und umschließt sie zum größeren Teil; so hängt das Gewicht des Kindes nicht an den Armen allein. Diese gleichmäßige Umhüllung wirkt häufig beruhigend, nicht wenige Säuglinge schlafen ein. Durch den Bügel am Kopfende der Hülle und den verstellbaren Haken mit passender Aufhängevorrichtung ist das Gerät leicht an Aufnahmestativen, Vertigra-

phen und Durchleuchtungsgeräten zu befestigen. Das Kind wird dann vor der verschieblichen Kassettenhalterung in die gewünschte Position gebracht. Falls es nicht ruhig hängt, kann man die ganze »Hülle« mit einer Windel oder einem an den Enden beschwerten Band zusätzlich an die Kassette fixieren (Abb. 8–12).

»Babix« hat sich auch für zahlreiche andere Aufnahmen in den verschiedenen Positionen bewährt; für Aufnahmen der Wirbelsäule benutzen wir ein etwas abgeändertes Modell (Abb. 128).

Für *Kleinkinder* haben die Aufnahmestative einen Schemel oder Sattel. Die Beine werden durch Anpressen des entsprechend modellierten unteren Randes des verschieblichen Kassettenrahmens fixiert (Abb. 14).

Es empfiehlt sich, den verschieblichen Fuß des Schemels durch einen Riegel zu sichern, unruhige Kinder stoßen sich sonst mit den Beinen zurück (Abb. 13).

Die Fixierung der Arme erfolgt, wenn nötig, durch eine Hilfsperson, die hinter einer Strahlenschutzwand mit Bleiglasfenster steht (Abb. 14). Je nach dem Typ des Stativs können Kinder, die alleine sitzen, sich durch Umklammerung der Kassette selbst halten.

Für die Untersuchung *größerer Kinder* im Stehen gelten die gleichen Regeln wie für Erwachsene.

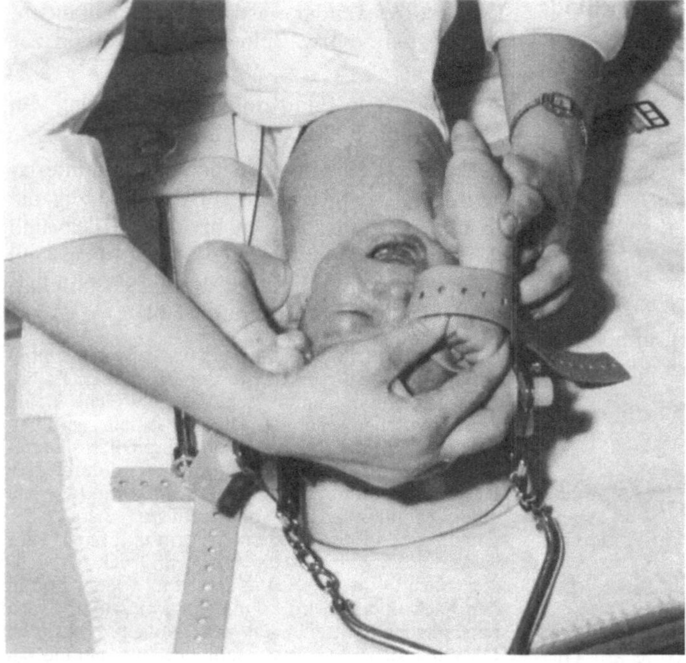

Abb. 8–10. Einpacken eines Säuglings in die »Babix«-Hülle

Abb. 8. Fixierung der Handgelenke mit Gummiknopfbändern

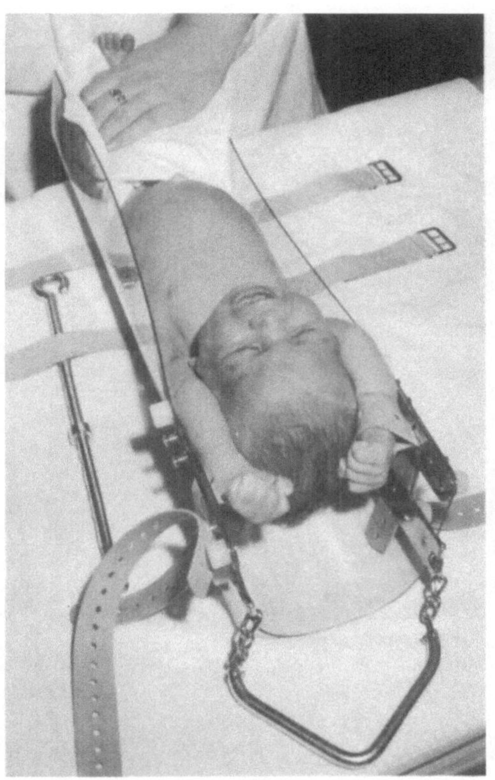

Abb. 9. Nach Fixierung der Arme wird das Kind gestreckt, eine Windel bleibt umgeschlagen

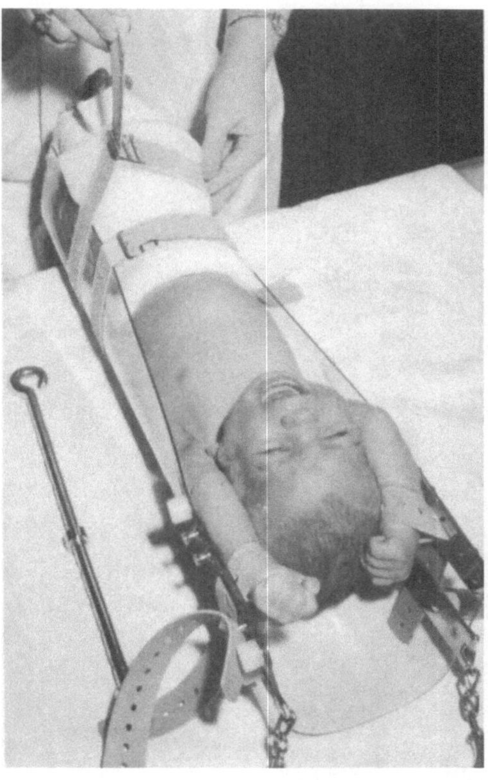

Abb. 10. Bei gestreckten Beinen wird über Hüften und Oberschenkel ein keilförmiges Schaumgummikissen, breite Seite unten, gelegt und mit zwei Gurten fest umwickelt

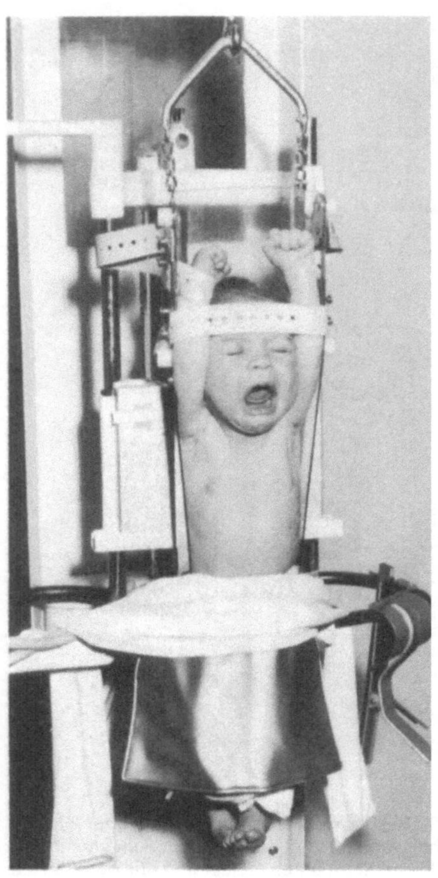

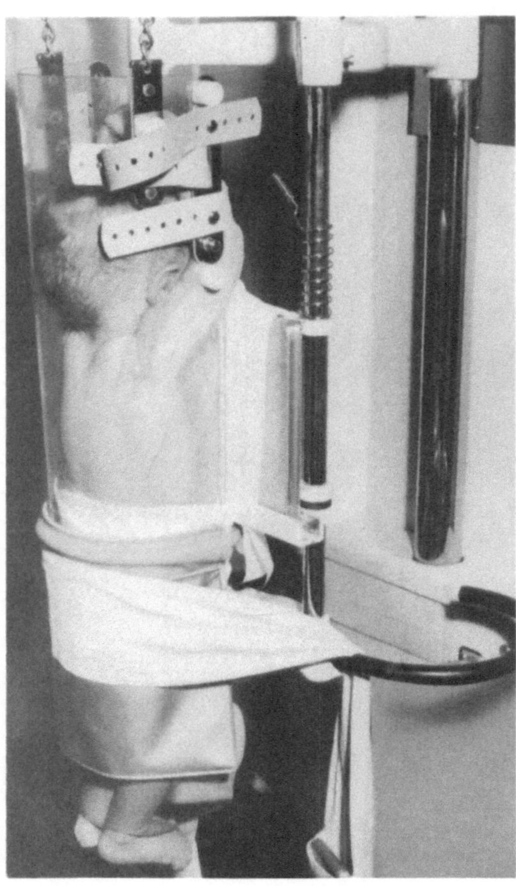

Abb. 11. Das Kind hängt vor dem Aufnahmestativ zur Aufnahme im antero-posterioren Strahlengang. Der Kopf wird durch ein zusätzliches Kopfband gehalten. Strahlenschutz durch Bleigummischürze mit Stahlbügel. Die ganze »Hülle« wird durch ein an den Enden beschwertes Stoffband an die Kassette gedrückt

Abb. 12. Aufnahme im postero-anterioren Strahlengang. Der Mund berührt etwa den oberen Kassettenrand. Kassette mit einer Papierserviette bedeckt. Strahlenschutz und beschwertes Stoffband

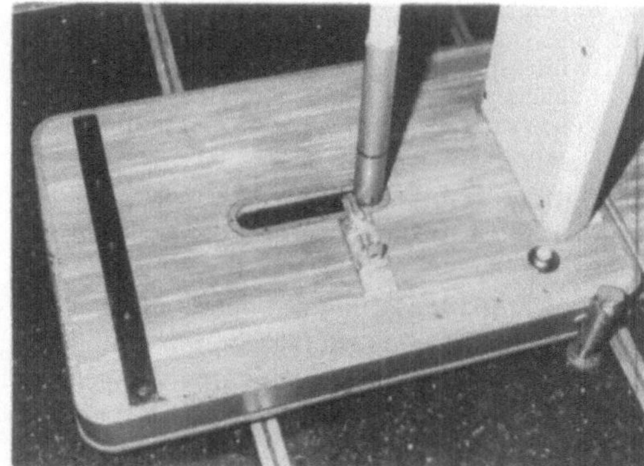

Abb. 13. Sicherung des verschieblichen Schemelfußes durch Riegel am Bodenbrett

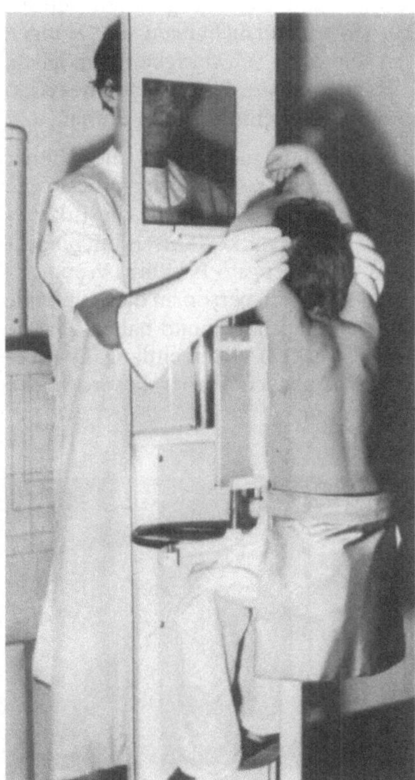

Abb. 14. Thoraxaufnahme im Sitzen mit gehaltenen Armen. Strahlenschutz des Patienten durch Mavig-Bleigummischürze mit Spannbügel; die Halteperson hinter Strahlenschutzwand mit Bleiglasfenster, Blei-gummischürze und -handschuhe

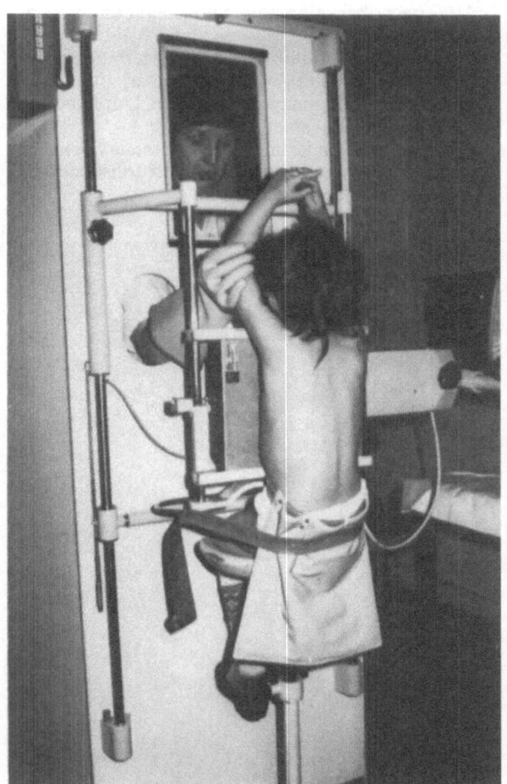

Abb. 15. Thoraxaufnahme im Sitzen, Ansicht von hinten. Modernes Thoraxaufnahmegerät, das auch mit Belichtungsautomatik ausgestattet werden kann (Firmen Siemens oder Philips). Es ist auch mit einer Aufhängevorrichtung für Babix-Hüllen versehen

## Fixierung bei der Röntgendurchleuchtung

Bei der Durchleuchtung muß der Patient beweglich und für Manipulationen, wie Kontrastmittelfütterung, Kontrasteinlauf, Palpation etc. zugänglich sein. Hier sind die Halterungsprobleme am schwierigsten zu lösen.

SCHALL faßte die Forderungen an ein modernes Halterungsgerät folgendermaßen zusammen:

1. Beschwerdelose Lagerung und Ruhigstellung.
2. Untersuchungsmöglichkeiten in jeder Körperlage und Strahlenrichtung durch automatische Steuerung.
3. Anpassungsmöglichkeiten an alle Körpergrößen und Halterungswünsche ohne großen Umbau.
4. Verwendbarkeit an allen üblichen Durchleuchtungsgeräten.
5. Optimaler Strahlenschutz für den Patienten.
6. Entbehrlichkeit von Hilfspersonen.
7. Keine Strahlenexposition des Untersuchers einschließlich seiner Hände.
8. Keine Verlängerung der Untersuchungszeit durch Verständigung über Positionsänderungen mit einer Halteperson.
9. Leichte Reinigungs- und Desinfektionsmöglichkeit.
10. Im Strahlengang liegende Teile (Halterungsbänder) dürfen keine störenden Schatten geben und sich nicht mit Kontrastmittel vollsaugen.

Ein großer Teil dieser 10 Punkte wurde bei den im Kapitel II geschilderten modernen Geräten verwirklicht.

Bei der Durchleuchtung mit den üblichen konventionellen Untersuchungsgeräten empfiehlt es sich, bei den jüngsten Patienten weitgehend von der Babix-Hülle Gebrauch zu machen. Sie läßt sich durch eine einfache Vorrichtung am Durchleuchtungsgerät ebenso wie am Thoraxaufnahmestativ und am Vertigraphen befestigen (Abb. 16). Untersuchungen im Hängen und Liegen sind ohne Schwierigkeiten möglich, mit einer Hand kann der Untersucher das Kind schnell in die gewünschte Position drehen.

Ohne »Babix« untersucht man alle Kinder möglichst im Liegen; hier sind sie am besten zu halten und zu bewegen; auch für die Bildverstärker- bzw. Bildverstärkerfernsehdurchleuchtung ist dies die günstigste Position. Wenn nötig, stellt sich eine Hilfsperson an das Kopfende des Durchleuchtungstisches und hält die Arme des Kindes gestreckt am Kopf entlang. Drehbewegungen müssen nach vorher besprochenen

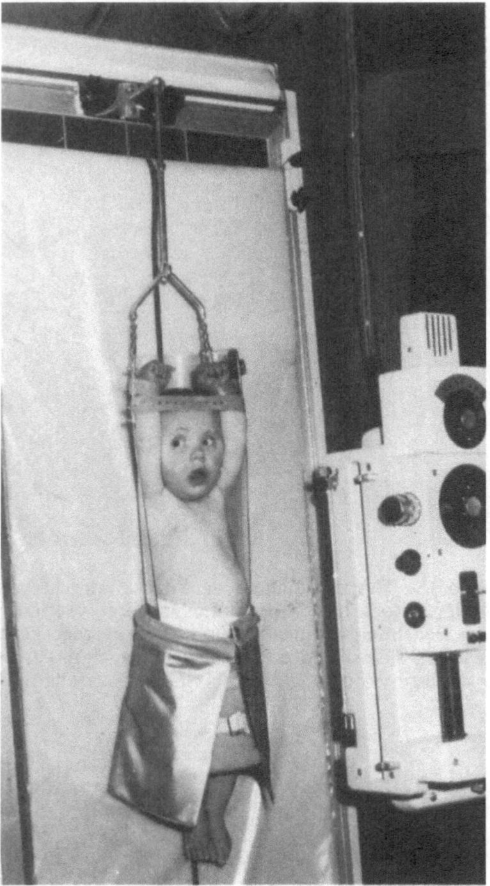

a

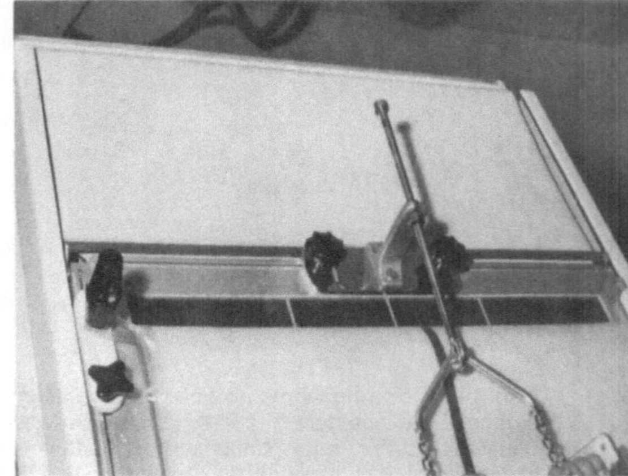

b

Abb. 16 a, b. Kind in der »Babix«-Hülle am Durchleuchtungsgerät. Strahlenschutz: Bleigummischürze mit Spannbügel, Sonderanfertigung für Durchleuchtung, um auch bei stärkeren Drehbewegungen die Gonaden stets zu schützen. Befestigung der Hülle mit Haken in der Schiene des Durchleuchtungstisches, siehe b. Schaumgummiunterlage in abwaschbarem Plastiküberzug bedeckt die ganze Tischplatte.

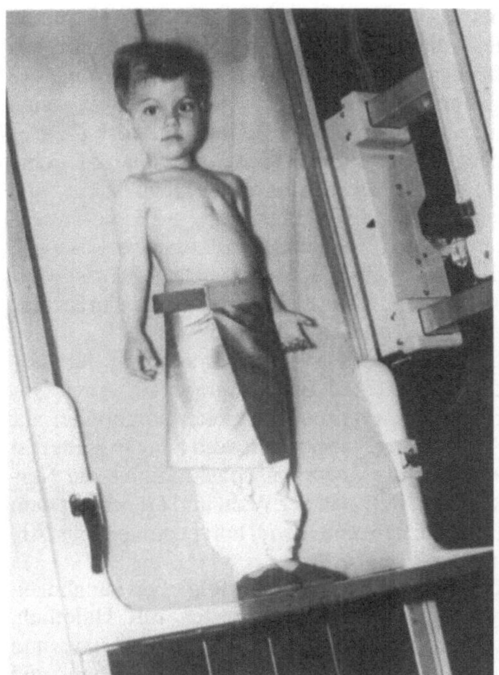

Abb. 17. Kleinkind am Durchleuchtungsgerät. Rückwand etwas schräg gestellt. Zirkulärer Strahlenschutz für Gonaden und Abdomen mit Klettenverschluß.

Anweisungen koordiniert erfolgen. Bei länger dauernder Manipulation, bei denen keine Bewegung des Patienten erforderlich ist, kann auch ein Fixiergurt vom Bucky-Tisch am Durchleuchtungstisch nützlich sein.
Weitere Einzelheiten finden sich bei den mit Durchleuchtung verbundenen Untersuchungsverfahren.

## 3. Die medikamentöse Ruhigstellung (Sedierung und Narkose)

Die Anwendung von Medikamenten zur Ruhigstellung in der Kinderröntgenologie soll in der Regel erst nach Versagen der erwähnten suggestiven oder mechanischen Methoden erfolgen.
In bestimmten Fällen sind Sedativa bzw. Narkotika nicht zu entbehren:

aus psychologischen Gründen, um dem Kind eine stärkere Aufregung oder Schmerzen zu ersparen,
aus technischen Gründen, wenn eine Entspannung oder eine kurzdauernde Apnoe nötig ist,
oder um bei sehr unruhigen Kindern eine bestimmte Röntgenaufnahme technisch überhaupt möglich zu machen, besonders bei schwierigen Spezialeinstellungen,
aus strahlenhygienischen Gründen, um die Wiederholung von Röntgenuntersuchungen besonders im Bereich der Gonaden zu vermeiden.
Die Sedierung empfiehlt sich spätestens *vor* der Wiederholung einer verwackelten Röntgenaufnahme, z. B. des Beckens.
Mit zunehmender Erfahrung vor allem der medizinisch-technischen Assistentinnen wird die Verwendung von Medikamenten zur Ruhigstellung immer seltener werden.

### Sedierung

Die hier angeführten Medikamente stellen eine Auswahl dar. In der gegebenen Reihenfolge nehmen sie an Wirkungsstärke zu. Bei richtiger Indikation können sie großzügig angewendet werden. In erster Linie wird man sie im Säuglings- und Kleinkindesalter benötigen, z. B. für schwierige Untersuchungen wie Felsenbeinaufnahmen, Schichtuntersuchungen, Miktions-Zystourethrographie, Herzkatheter und gegebenenfalls auch Pneumenzephalogramme. Bei Kleinkindern führt die notwendige Sedierung für Pneumenzephalogramme unter Umständen zu Atemdepression und intrakraniellem Druckanstieg, so daß hier eher eine Allgemeinnarkose unter kontrollierter Beatmung angezeigt ist.
Die Gabe von Atropin (0,015 mg/kg intramuskulär) zusätzlich zur Sedierung ist notwendig, wenn letztere sehr tief sein muß und damit die Gefahr vago-vagaler Reflexmechanismen gegeben ist.

*Valium.* Außer der Sedierung erreicht man auch eine gewisse relaxierende Wirkung auf die Muskulatur. Gute Verträglichkeit. Orale Gabe etwa $^{1}/_{2}$ Std vor der Untersuchung. In der Klinik wird die intramuskuläre Injektion bevorzugt, noch schneller und sicherer tritt die Wirkung nach intravenöser Gabe ein. Hierbei können gelegentlich Atemdepressionen beobachtet werden!

I   ca. 2 mg =    1 Meßlöffel E. D.
II   4– 6 mg = 2–3 Meßlöffel E. D.
III   6–10 mg = 3–5 Meßlöffel E. D.
I = Säuglinge
II = Kleinkinder
III = Schulkinder

1 Ampulle zu 2 ml enthält 10 mg Wirkstoff. Säuglinge erhalten maximal 1 mg/kg Körperge-

wicht intramuskulär, Kinder unter 3 Monaten werden besser mit Luminal sediert und erhalten evtl. zusätzlich Valium.

*Chloralhydrat.* Gut verträglich und rasch wirksam. Sedierung leicht bis mittelstark. Es eignet sich auch zur Kombination mit einem oral gegebenen Sedativum. Applikation am besten als Rektiole, sonst als Klysma.

  I = 0,2–0,5 g E. D.
  II = 0,5–1,0 g E. D.
  III = 1,0–2,0 g E. D.
1 Rektiole = 0,6 g

*Dehydrobenzperidol.* In neuester Zeit mit gutem Erfolg verwendet. Es ist anscheinend weniger gefährlich als Barbiturate, die Ruhigstellung ist intensiv, auch bei höherer Dosierung tritt keine Atemdepression ein. Überdosierungserscheinung: Athetose. Parenterale Applikation. Das Medikament ist für Patienten mit Zerebralschaden ungeeignet.

  I     0,5 mg = 0,2 ml (Minimaldosis) E.D.
  II  1 –1,5 mg = 0,4–0,6 ml E.D.
  III  1,5–2,5 mg = 0,6–1,0 ml E.D.

*Phenothiazine.* Zum Beispiel als Verophen und Atosil; gut verträglich und gut wirksam, Anlaufzeit etwa 30 min. Die Wirkung wird durch die Kombination beider Medikamente wesentlich verstärkt.
Dosierung einzeln oder kombiniert, je 1 mg pro kg Körpergewicht. Reicht die Wirkung nicht aus, kann die Dosis bis zu 2 mg pro kg erhöht werden.
Eine besonders wirksame Kombination ergeben die beiden Phenothiazine mit 1 mg/kg Körpergewicht Dolantin (»lytischer Cocktail«).

*Barbiturate* benötigen eine zu lange Anlaufzeit und wirken nur, so lange der Patient in Ruhe ist. Beginnt die Vorbereitung zur Aufnahme, so wachen die Kinder auf und werden meist unruhig.
Zerebralgeschädigte Kinder zeigen oft konträre Reaktionen auf Medikamente, die Dosis muß erhöht oder ein zweites Mittel zusätzlich gegeben werden. Hier haben sich Barbiturate bewährt.

## Narkose

Narkosen werden vor allem bei schmerzhaften Untersuchungen nötig. Als souveränes Mittel

hat sich Bromchlortrifluoräthan, Kurzname Halothan, allein oder in der Kombination mit Lachgas bewährt. Das Risiko ist gering, der Untersucher kann in Ruhe arbeiten, ohne durch die Motorik des Kindes gestört zu werden. Die Narkosetiefe ist gut steuerbar, eine zusätzliche Muskelrelaxation möglich, die Wirkungsdauer bei Kindern sehr kurz; die Patienten wachen kurz nach Ende der Narkose auf, der Stoffwechsel wird nicht belastet. Es ist wünschenswert, aber nicht unbedingt erforderlich, daß die Patienten nüchtern sind.
Langnarkosen kommen vor allem in der Kinderurologie, bei Bronchographien, Angiographien und eventuell Angiokardiographien zur Anwendung. Abgesehen vom Säuglingsalter ist auch für die Pneumenzephalographie die Narkose die Methode der Wahl und erleichtert dem Untersucher und den Haltepersonen die Arbeit.
Die Narkoseeinleitung erfolgt bei Säuglingen und Kleinkindern am besten mit Halothan, bei größeren mit einem Barbiturat i. v. und anschließend Inhalation mit Halothan und Lachgas.
Reflexlosigkeit läßt sich durch eine entsprechende Narkosetiefe oder durch die Kombination mit Relaxantien erreichen und über eine beliebig lange Zeit erhalten.
Die Intubation empfiehlt sich aus Sicherheitsgründen in allen Risikofällen und vor allem bei der Bronchographie. Dankbare Indikationsgebiete für die Narkose mit Intubation sind die aktive Beatmungstherapie und die Bronchialtoilette unter Durchleuchtungskontrolle.
Ein neues barbituratfreies, injizierbares Narkotikum von außerordentlich kurzer Wirkungsdauer ist *Ketamine* (Ketanest). Es wird intravenös (2 mg/kg Körpergewicht) oder intramuskulär (5 mg/kg Körpergewicht) angewendet. Der Effekt tritt nach etwa 4 Minuten ein. Kein Erregungsstadium, kein Erbrechen. Die Rachenreflexe bleiben erhalten, der Kreislauf wird stimuliert. Bei Überdosierung können kurzzeitiger Atemstillstand, pharyngeale Hypersekretion und Hyperreflexie auftreten. Untersuchungen auch in ungewöhnlicher Lagerung sind ohne Intubation möglich. Wegen Erhöhung des intrakraniellen Druckes ist es bei Pneumenzephalographien nur bedingt brauchbar. Die Patienten müssen in einem geräuschgeschützten Raum wegen der möglichen Angst- und Unruhezustände in der Aufwachphase nachschlafen können.

Für größere Kinder (etwa ab 12 Jahren) ist das Brevimytal als Kurznarkotikum recht gut brauchbar. Die Wirkungsdauer ist ähnlich der von Ketanest, oft sogar noch kürzer. Das Erwachen erfolgt rasch und problemlos.

**Lokalanaesthesie**

Sie wird meist bei der Herzkatheterisierung größerer Kinder verwendet, während bei Säuglingen und Kleinkindern eine zusätzliche Sedierung oder u. U. auch Narkose erforderlich sind. Örtliche Anaesthesie empfiehlt sich ferner bei der Lymphographie und als Zusatz bei der Arthrographie des Hüftgelenkes.

Prämedikation vor jeder Lokalanaesthesie: Atropin 0,015 mg/kg Körpergewicht i. m. und evtl. ein Sedativum.

Infiltration mit 0,25%igen–0,5%igen Lösungen. Die Grenzdosen von Xylocain und Scandicain liegen bei 5 mg/kg Körpergewicht.

# IV. Leistungsbewertung in der Kinderradiologie

Die Leistungsbewertung in der Kinderradiologie orientiert sich an der Erwachsenenradiologie, muß jedoch die Besonderheiten des Kindesalters berücksichtigen:
Längere Vorbereitungszeiten, Ruhigstellung und Fixierung mit Hilfe von Halterungsgeräten, mangelnde Kooperation, langwierige Spezialuntersuchungen. Beispiele mittlerer Untersuchungszeiten für den Arzt:

Magen-Darmpassage beim Säugling etwa 40 Minuten, beim Schulkind etwa 30 Minuten.

Miktions-Zystourethrographie: 40 Minuten,

Intravenöse Urographie: 25 Minuten,

Defäkographie: 40 Minuten.

Es werden daher für die Kinderradiologie Zusatzfaktoren zu den Leistungsbewertungen der allgemeinen Radiologie angegeben, die zwischen 1,3 (Skandinavien) und 1,5 (GERHARDT, Deutsche Röntgengesellschaft) liegen. Das bedeutet vermehrten Personal- und Zeitaufwand von 30% bzw. 50% für jede Leistung im Kindesalter. Für die besondere Arbeitsweise der Universitätskliniken wird noch ein zusätzlicher Faktor von 1,2 gewährt.

Nach den empfohlenen Leistungszahlen der Deutschen Röntgengesellschaft wäre in einer kinderradiologischen Abteilung ein Arzt für je 8000 Röntgenleistungen im Jahr erforderlich. Die Gesellschaft für Pädiatrische Radiologie hat empfohlen, ab 9000 pro Jahr einen hauptamtlich tätigen Kinderradiologen einzusetzen.

Nicht-ärztliche Hilfskräfte werden von der Deutschen Röntgengesellschaft mit 5400 Leistungen pro Jahr angesetzt. Dabei werden die medizinisch-technischen Röntgen-Assistentinnen (MTRA) im Verhältnis zu den Verwaltungskräften wie 2:1 berechnet; das bedeutet z. B. bei rund 33000 Leistungen im Jahr 6 nichtärztliche Hilfskräfte, davon 4 MTRA und 2 Verwaltungskräfte. Auf eine MTRA entfallen dann 8100 Leistungen. Nach dem skandinavischen Leistungsschlüssel kann für kinderradiologische Abteilungen etwa $^{1}/_{3}$ weniger an Leistungen erzielt werden. Das erfordert also auf 5400 Leistungen eine MTRA, bei 33000 somit 6 MTRA. Das Verhältnis zu den Verwaltungskräften bleibt unverändert.

# SPEZIELLER TEIL

# I. Röntgenuntersuchung des Schädels und des Zentralnervensystems

## Allgemeines

Bei *Neugeborenen und jungen Säuglingen* beschäftigen den Röntgenologen Mißbildungen des Schädels und des Gehirns als isolierte Abartungen oder im Rahmen von Syndromen mit und ohne Chromosomenanomalien, ferner Geburtstraumen.

Dazu kommen bei *älteren Säuglingen und Kleinkindern* die Traumafolgen (Frakturen, epi- und subdurale Hämatome), ferner die Meningitiden und ihre Komplikationen. Als Teil des Skelets ist der Schädel bei vielen generalisierten Skeleterkrankungen in oft charakteristischer Weise verändert. Nicht ganz selten sind die vorwiegend infratentoriellen Hirntumoren. Destruierende Prozesse finden wir bei Neuroblastomen, Leukämien und Retikulosen.

Im *Schulalter* steht neben den bereits aufgezählten Indikationen die Untersuchung der Nasennebenhöhlen quantitativ im Vordergrund.

In *allen Altersstufen* sind frühkindliche Hirnschäden mit und ohne Anfallsleiden eine häufige Indikation zur Röntgenuntersuchung.

In über 90% der Untersuchungen kann man sich mit den Standardeinstellungen und gegebenenfalls einigen zusätzlichen Spezialaufnahmen begnügen.

## A. Untersuchungen ohne Kontrastmittel

### Übersichtsaufnahmen des Schädels in 2 Ebenen

**Indikationen.** Sie wurden oben ausführlich geschildert. In der Regel müssen die Aufnahmen Nr. 1 und 3 bzw. 2 und 3 vor weiteren speziellen Untersuchungen angefertigt werden.

## 1. Schädel im sagittalen Strahlengang, fronto-okzipital

**Position.** Rückenlage, das Kind sieht senkrecht nach oben, die Auge-Ohr-Linie* soll etwa 15° kopfwärts zur Vertikalen verlaufen, dann bilden sich die Oberkanten der Felsenbeine etwa in der Mitte der Orbitae ab.

Je mehr sich in dieser Position die Auge-Ohr-Linie der Senkrechten nähert, desto höher projizieren sich die Felsenbeinoberkanten in die Orbitae; dabei wird ein größerer Teil der Hinterhauptschuppe sichtbar, was bei Frakturverdacht in ihrem Bereich günstig ist.

**Fixierung.** *Säuglinge* und *Kleinkinder* werden – je nach Verhalten – am Stamm und den unteren Extremitäten mit einem Kompressorium fixiert; die Arme können mit Sandsäcken beschwert oder mit elastischen Binden an den Thorax gewickelt werden (Abb. 7). Der Kopf

---

* Verbindungslinie äußerer Augenwinkel → Gehörgang.

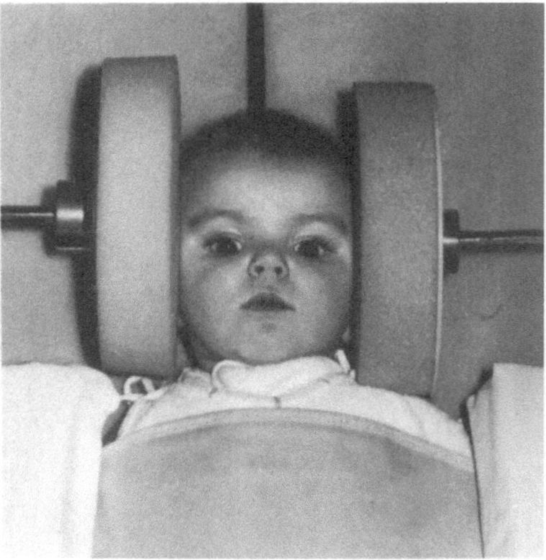

Abb. 18. Fixierung eines Säuglings zur Schädelaufnahme, Nr. 1: Kopfstützen, Arme mit Sandsäcken beschwert, ganzer Körper mit Bleigummi abgedeckt. Hier nicht sichtbar ist der Fixiergurt über die Beine

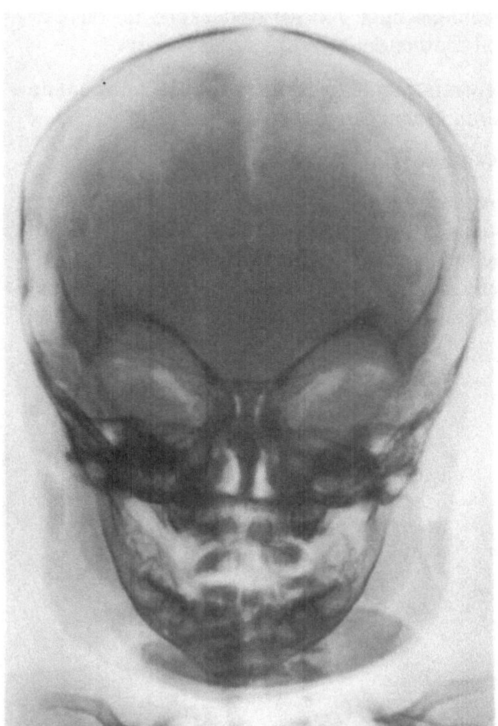

Abb. 19. Röntgenaufnahme zu Abb. 18

wird mit zwei durch Schaumgummi gepolsterten Kopfstützen gehalten, die nach Bedarf auch einen mehr oder minder festen Druck ausüben können (Abb. 18).

Wenn bei *größeren Kindern* die allgemeine Fixierung unnötig ist, sollte man doch immer die Kopfstützen verwenden.

Bei sehr unruhigen Kindern sind eine *Sedierung* und notfalls auch eine Halteperson nicht immer zu entbehren.

**Strahlenschutz.** Abdecken des Abdomen einschließlich der Gonaden durch Bleigummi etc., Einblenden mit dem Lichtvisier.

**Zentralstrahl.** Nasenwurzel, vertikal.

| | |
|---|---|
| Abstand: 1 m | Folie: feinzeichnend |
| Raster: FF | Fokus: groß |

## 2. Schädel im sagittalen Strahlengang, okzipito-frontal

**Indikationen.** Veränderungen im Bereich des Gesichtsschädels und der Stirn. Unruhige und ängstliche Kinder sind aber in dieser Position schlecht zu fixieren, deshalb wird man trotz gegebener Indikation mit einer fronto-okzipitalen Aufnahme zu besseren Ergebnissen kommen.

**Position.** Bauchlage, Thorax durch Schaumgummikissen angehoben, Nase und Stirn liegen auf dem Tisch. Auge-Ohr-Linie senkrecht.

**Zentralstrahl.** Senkrecht, im Verlauf der Auge-Ohr-Linie (Abb. 20).

**Technik.** Sonst wie bei Nr. 1, s. auch unter Bemerkungen.

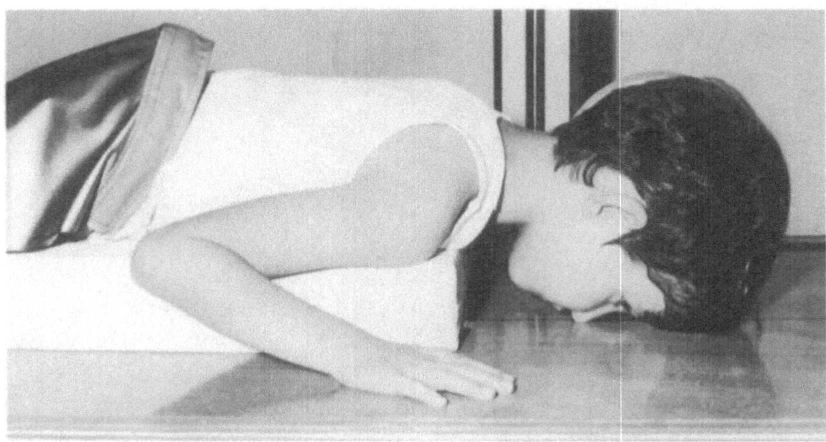

Abb. 20. Position zur Schädelaufnahme Nr. 2. Auge-Ohr-Linie nicht ganz senkrecht. Die dem Betrachter zugewandte Schädelstütze ist hier weggelassen worden. Strahlenschutz sollte den ganzen Körper abdecken wie Abb. 18!

## 3. Schädel im seitlichen Strahlengang

**Position.** Bei den meisten Kindern gelingt es bei reiner Rückenlage, den Schädel in exakte Seitenlage zu bringen. Ist dies nicht möglich, wird die hinten gelegene Schulter durch ein Schaumgummikissen etwas angehoben. Kranke Seite plattennahe.

**Fixierung.** Ein Kompressorium mit durchsichtiger Plastikfolie hält den Kopf, sonst wie bei Nr. 1 (Abb. 21).

**Strahlenschutz.** Körper abdecken, auf das Format einblenden.

**Zentralstrahl.** Etwas oberhalb und vor dem äußeren Gehörgang, vertikal.

**Technik.** Wie bei Nr. 1.

*Bemerkungen.* Bei jungen Säuglingen, deren Schädel nicht vergrößert ist, kann diese Aufnahme auch ohne Streustrahlenblende durchgeführt werden: Die Belichtungszeit wird deutlich kürzer. Der Vergrößerungsfaktor vermin-

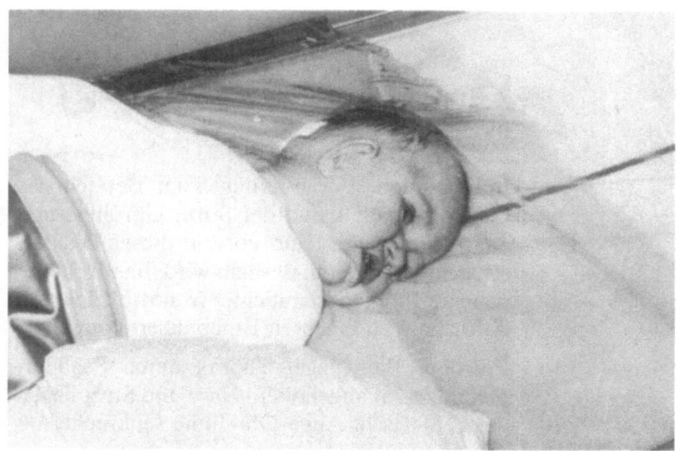

Abb. 21. Position zur Schädelaufnahme Nr. 3. Fixierung des Kopfes durch fest angezogenes Plastikkompressorium. Arme durch Sandsäcke gehalten. Strahlenschutz

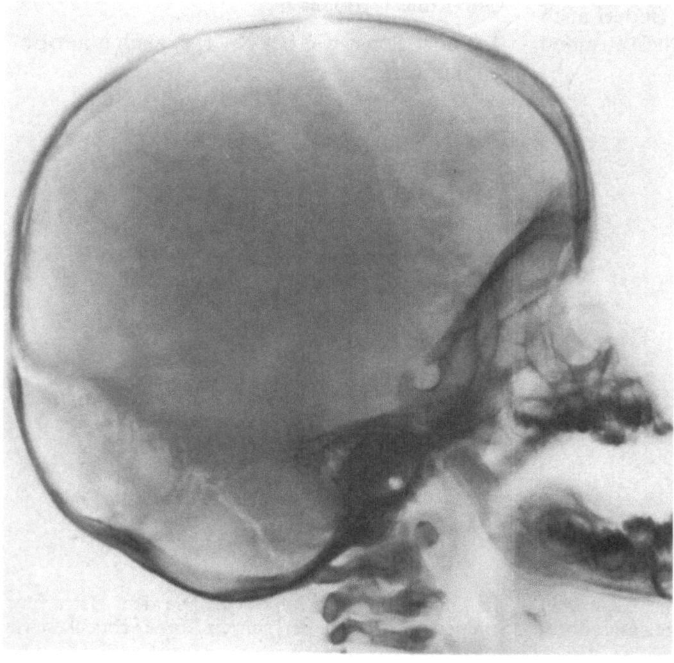

Abb. 22. Röntgenaufnahme zu Nr. 3. 12 Monate altes Kind

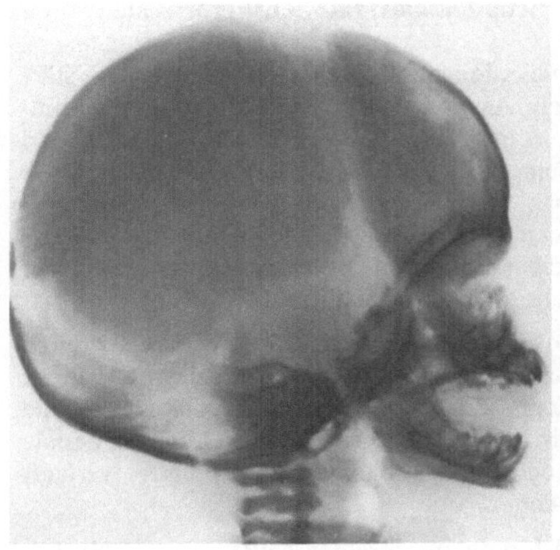

Abb. 23. Röntgenaufnahme zu Nr. 3, ohne Sekundärstrahlenblende. 14 Tage alter Säugling.

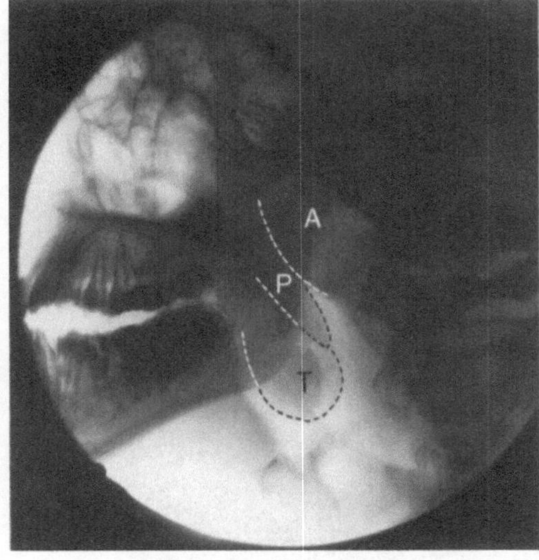



Abb. 24. Gesichtsschädel seitlich in Weichteiltechnik mit Darstellung vergrößerter Adenoide, eines erheblich eingeengten Epipharynx und vergrößerter Tonsillen. 12 Jahre. *A* Adenoide, *P* Gaumensegel, *T* Gaumentonsille

dert sich, was bei Vergleichsuntersuchungen beachtet werden muß (Abb. 23), die Detailerkennbarkeit wird deutlich besser.

Wird eine spezielle Darstellung der Adenoide gewünscht, genügt eine entsprechend eingeblendete Aufnahme mit weicher Technik. Zum Nachweis des lymphatischen Gewebes im Rachen bei Immunopathien ist diese Untersuchung erst vom zweiten Lebenshalbjahr ab zweckmäßig (Abb. 24).

## 4. Schädel halbaxial, fronto-okzipital

(= Hinterhauptsaufnahme, Hinterhauptsloch-Aufnahme, Aufnahme nach Towne)

**Indikationen.** Darstellung der Okzipitalschuppe mit der Lambdanaht, der hinteren Begrenzung des Foramen occipitale magnum, vergleichende Darstellung der Felsenbeine.

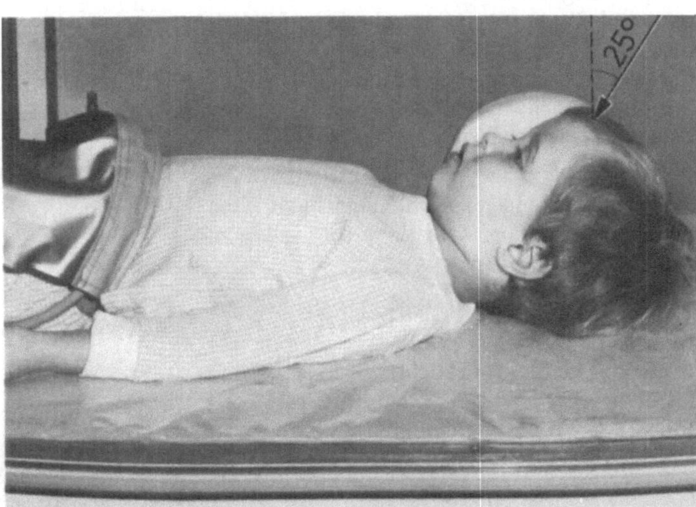



Abb. 25. Position zur Schädelaufnahme Nr. 4, Auge-Ohr-Linie senkrecht, Kinn angezogen (eine Schädelstütze weggelassen). Strahlenschutz

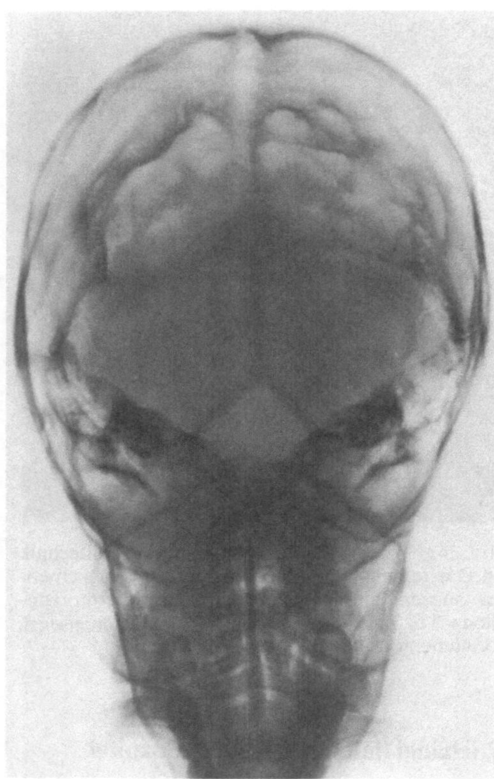

Abb. 26. Röntgenaufnahme zu Nr. 4

Die Aufnahme ist angezeigt bei allen unklaren Befunden der geschilderten Region, die sich auf den Übersichtsaufnahmen ergeben, z. B. Asymmetrien der Sinus, der Impressiones oder der Schuppenbegrenzung. Sie ist ferner geeignet zur Lokalisation intrazerebraler Verkalkungen.

Sie sollte besonders bei Frakturverdacht im Okzipitalbereich – vor allem nach direkten Traumen – als Ergänzung zu den beiden Übersichtsaufnahmen angefertigt werden.

**Position.** Rückenlage, nach Möglichkeit Kinn angezogen, die Auge-Ohr-Linie soll senkrecht stehen (Abb. 25 u. 26).

**Fixierung und Strahlenschutz.** Wie bei Nr. 1.

**Zentralstrahl.** Etwa 25° fußwärts gekippt, auf den Stirn-Haaransatz gerichtet. Kann das Kind das Kinn nicht anziehen, nimmt man die Position von Nr. 1 und kippt den Zentralstrahl entsprechend mehr, etwa 40°.

**Technik.** Wie bei Nr. 1.

## 5. Schädelbasis, submento-vertikal.

**Indikationen.** Mißbildungen, insbesondere stärkere Asymmetrien, Verdacht auf Veränderungen im Bereich des Hinterhauptloches und Tumoren an der Basis, vergleichende Beurteilung der Labyrinthanlagen bei Mißbildungen des äußeren Ohres. Zur Diagnostik von Schädelbasisfrakturen ist diese Einstellung nicht sehr ergiebig (s. S. 29).

**Position.** Rückenlage; der Körper wird durch Schaumgummikissen so hoch gelagert, daß der Kopf beim Zurücksinken mit der Kalotte die Tischplatte berührt und die Auge-Ohr-Linie möglichst parallel zur Tischplatte verläuft (Abb. 27 und 28).

**Fixierung und Strahlenschutz:** Wie bei Nr. 1.

**Zentralstrahl.** Vertikal, halbiert etwa die Auge-Ohr-Linie.

**Technik.** Wie bei Nr. 1.

## 6. Tangentialaufnahmen der Schädelkalotte

**Indikation.** Alle unklaren lokalisierten Veränderungen am Schädeldach, vor allem bei Verdacht auf Impressionsfraktur! Die verdächtige Stelle muß möglichst vom Arzt selber so eingestellt werden, daß die Kalotte in dem gewünschten Bereich tangential vom Zentralstrahl getroffen wird. In schwierigen Fällen empfiehlt es sich, mehrere Zielaufnahmen in verschiedenen Positionen unter Bildverstärkerkontrolle anzufertigen (Abb. 29).

**Technik.** Wie bei Nr. 1 oder Durchleuchtung mit Zielaufnahmen.

*Bemerkung.* Befestigt man an der betreffenden Stelle einen Metallring, so stellt sich dieser bei richtiger Tangentialprojektion als Strich dar (E. G. Mayer).

## 7. Spezialaufnahme der Sella turcica im seitlichen Strahlengang

**Indikation.** Veränderungen im Bereich des Türkensattels können mit dieser Aufnahme u. U. klarer dargestellt werden. Die lange Zeit übliche Anwendung beim Adiposogigantismus hat sich inzwischen als überflüssig erwiesen.

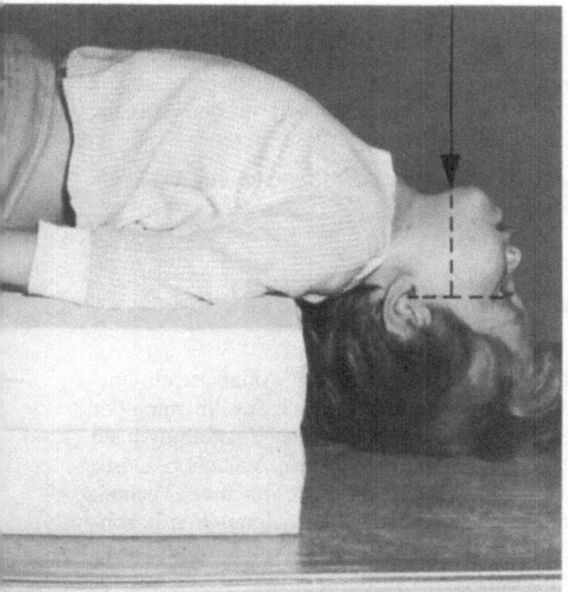

Abb. 27. Position zur Schädelaufnahme Nr. 5. Beide Schädelstützen sind auf dem Bild weggelassen

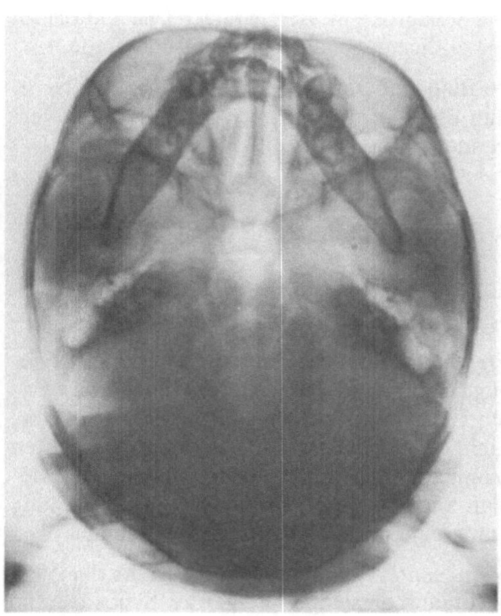

Abb. 28. Röntgenaufnahme zu Nr. 5, 1½jähriges Kind

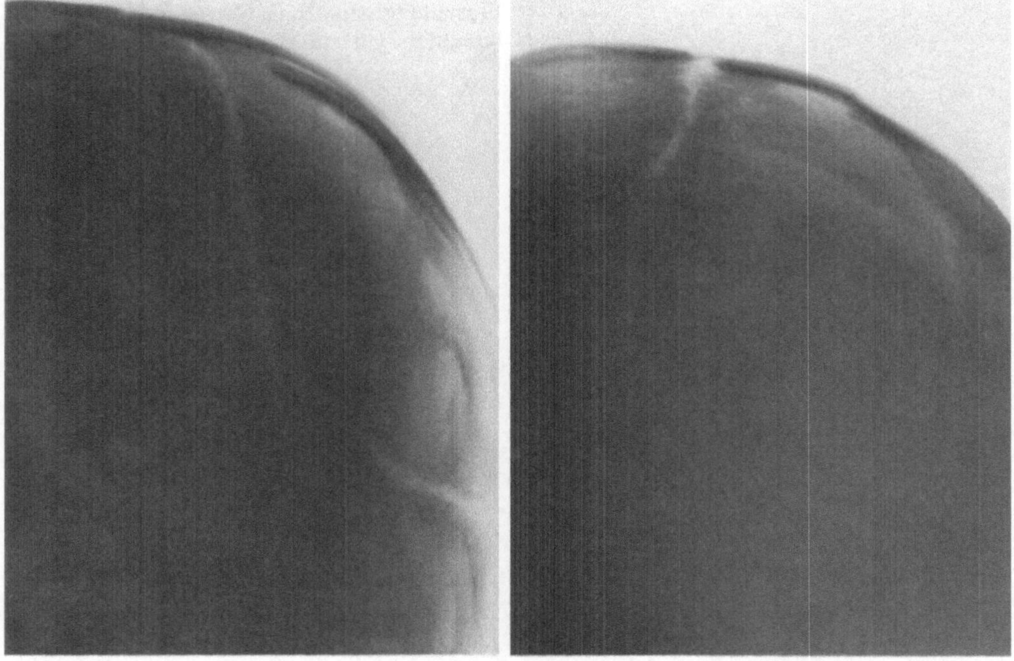

Abb. 29. Zielaufnahmen zur Darstellung einer Impressionsfraktur am linken Scheitelbein

Die Sellagröße messen wir nach BERGERHOFF an der seitlichen Schädelübersichtsaufnahme.

**Position und sonstige Technik.** Wie bei Nr. 3, zum Einblenden kann auch der Ohr-Tubus verwendet werden.

## 8. Spezialaufnahmen der Schädelnähte

**Indikationen.** Verdacht auf prämature Synostosen.

*Pfeilnaht.* Wenn die Aufnahme Nr. 1 nicht genügt, kann man eine weitere Aufnahme in dieser Position anfertigen, dabei•die Auge-Ohr-Linie etwas stärker – 20° – nach kranial richten (Kinn anheben). Eine geringe Neigung der Median-Sagittal-Ebene verhindert eine Täuschung durch eine noch vorhandene Frontalnaht.

*Kranznaht.* Aufnahme Nr. 3; besteht der Verdacht auf einseitige prämature Synostose, so werden Stirn oder Hinterkopf etwas angehoben, damit sich die beiden Kranznahtschenkel

nicht aufeinander projizieren. Die Naht wird bei Nr. 4 in der Okzipitalschuppe sichtbar.

*Frontalnaht.* Die Nahtverhältnisse beim Trigonozephalus werden am besten mit den Aufnahmen Nr. 2 und Nr. 5 dargestellt.

*Lambdanaht.* Günstigste Darstellung bei Aufnahme Nr. 4.

## Aufnahmen des Schläfenbeines

**Indikationen.** Der häufigste Anlaß ist ein entzündlicher Prozeß im Bereich des Antrum oder des Mastoid; hier kommt die Einstellung nach SCHÜLLER in Betracht. Eine Variation dieser Aufnahme mit etwas vereinfachter Technik stammt von ROSSMANN, sie eignet sich besonders für das 1. Lebensjahr. Eine weitere Einstellung zu dieser Indikation – für alle Altersstufen – wurde von BIESALSKI angegeben.

Die Ergebnisse der Röntgenuntersuchung bei Verdacht auf die sog. okkulte Mastoiditis bei jungen Säuglingen befriedigen bei Vergleich mit den operativen Befunden nicht ganz; bei dieser Verdachtsdiagnose sollte die Indikation zur Röntgenuntersuchung streng gestellt werden.

Bei chronischen Mittelohreiterungen ist neben der Aufnahme nach SCHÜLLER ergänzend die Einstellung nach E. G. MAYER indiziert, da sie besonders gut zur Beurteilung der Mittelohr-

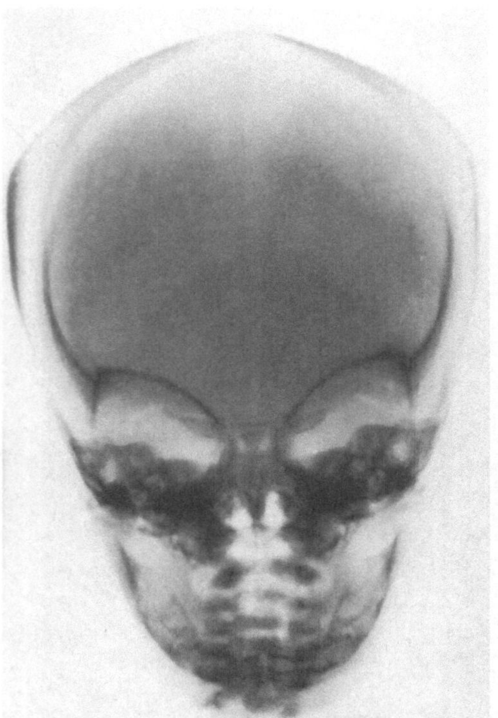

Abb. 30. Vergleichende Übersichtsaufnahme beider Felsenbeine im sagittalen Strahlengang. 3 Wochen alter Säugling

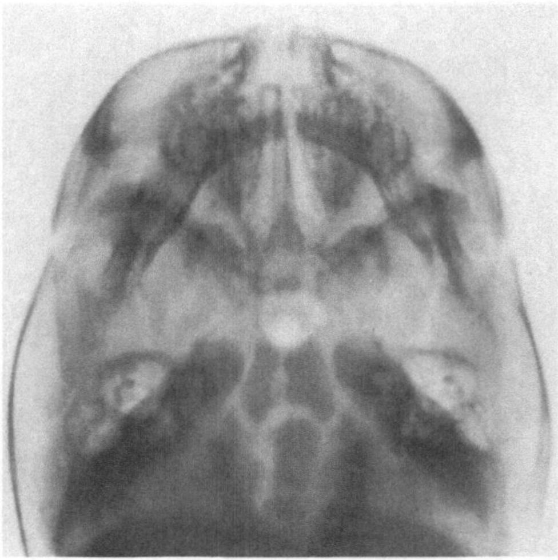

Abb. 31. Vergleichende Übersicht beider Felsenbeine, Schädelbasisaufnahme submento-vertikal. 2 Wochen alter Säugling

räume einschließlich des Attikus und des angrenzenden Antrum geeignet ist.

Bei Mißbildungen sind *Vergleichsaufnahmen beider Felsenbeine* nötig: die halbaxiale Übersicht (Nr. 4) mit Einblendung auf die Felsenbeine, die sagittale Übersicht (Nr. 1), bei der sich die Felsenbeine in die Orbitae projizieren, und die Aufnahme der Schädelbasis (Nr. 5) (Abb. 30 u. 31). Tomographie der Felsenbeine s. S. 42.

Zur Diagnostik einer Schädelbasisfraktur werden drei verschiedene Einstellungen gefordert:

> nach SCHÜLLER zur Beurteilung der Schläfenbeinschuppe und des Mastoid,

> nach STENVERS zur Darstellung des Labyrinths und der Pyramide, insbesondere ihrer Spitze

> und nach E. G. MAYER zur Erkennung von Veränderungen im Mittelohrgebiet.

Außer in ganz eindeutigen Fällen werden grundsätzlich die verschiedenen Einstellungen auf *beiden* Seiten ausgeführt.

Zur Frage des *Abstandes* bei Aufnahmen der Schläfenbeinregion sei vermerkt, daß dieser von zahlreichen Autoren mit 1 m angegeben wird. Der von uns benützte Abstand von 70 cm bringt wohl eine minimale Vergrößerung mit sich, hat aber den Vorteil, mit Verwendung eines langen Tubus den Kopf des Kindes besser fixieren zu können und durch Streustrahlenverminderung schärfere Röntgenbilder zu erzielen.

## 9. Felsenbein mit Warzenfortsatz nach Schüller

**Position.** Das Kind liegt in Bauchlage, der Kopf wie zur seitlichen Schädelaufnahme (Nr. 3) auf der mit einer Papierserviette bedeckten Kassette. Die anliegende Ohrmuschel wird nach vorn umgeklappt und mit Pflaster festgeklebt.

**Fixierung und Strahlenschutz.** Wie bei Nr. 3.

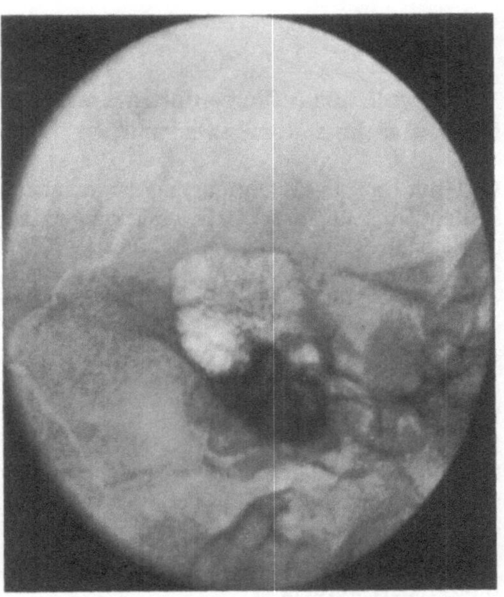

Abb. 32. Röntgenaufnahme zu Nr. 9 (SCHÜLLER)

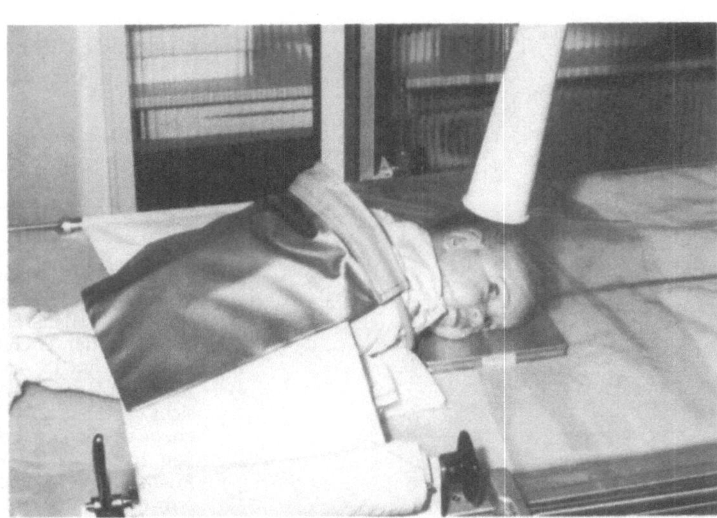

Abb. 33. Position zur Aufnahme Nr. 9 (SCHÜLLER). Der Kopf ist mit dem Plastikkompressorium fixiert, der Körper mit einem stoffbespannten Fixiergurt. Die Arme sind am Thorax festgewickelt, Strahlenschutz. (Die Papierserviette auf der Kassette ist hier weggelassen)

**Zentralstrahl.** 25° fußwärts gekippt auf den äußeren Gehörgang des plattennahen Ohres; langer Ohrtubus, Durchmesser 7 cm, dient gleichzeitig mit zur Fixierung des Kopfes. Variationen sind der sogenannte »steile Schüller« (35°) und der »flache Schüller« (15° Neigung des Zentralstrahls) (Abb. 32 u. 33).

| Abstand: 70 cm | Folie: feinzeichnend |
|---|---|
| Raster: ohne | Fokus: groß |

## 10. Felsenbein mit Warzenfortsatz nach Rossmann (im ersten Lebensjahr)

**Position.** Bauchlage, Ohrmuschel der zu untersuchenden Seite nach vorne umgeklappt und festgeklebt. Bei der Seitwärtsdrehung des Kopfes nimmt das Kind spontan eine Lage ein, »wobei der Kopf seitwärts gedreht auf der lateralen Oberfläche des Gesichtes ein wenig schräg, doch in ziemlich sicherer Position liegt« (nach ROSSMANN). Dabei kommt eine Abwinkelung der vertikalen Schädel- gegenüber der Körperachse um etwa 15° zustande, ferner eine Neigung der Median-Sagittal-Ebene durch Annäherung der Nase zur Platte um etwa 10°. In dieser Projektion soll das Kind mit der Hand und durch den bis auf den Kopf gesenkten Ohrtubus fixiert werden.

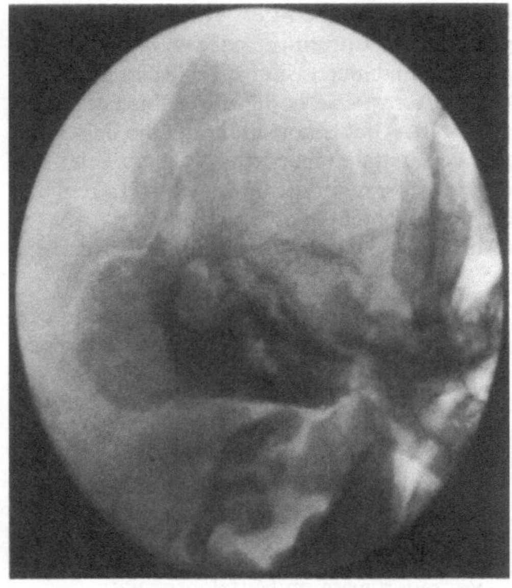

Abb. 35. Röntgenaufnahme zu Nr. 10, 2 Monate alter Säugling

**Fixierung und Strahlenschutz.** Wie bei Nr. 1.

**Zentralstrahl.** 15° fußwärts gekippt, auf den Warzenfortsatz der zu untersuchenden Seite gerichtet (Abb. 34 u. 35).

**Technik.** Wie bei Nr. 9.

*Bemerkungen.* Die Darstellung der noch geringen Pneumatisation ist hier bei jungen Säuglingen etwas günstiger als bei der Aufnahme nach SCHÜLLER; die periantralen Zellen projizieren sich mehr *hinter* den hinteren Bogengang. Die Einstellung ist etwas mehr zufälligen Einflüssen unterworfen. Eine ähnliche Aufnahme stammt von LAW (bei DARLING).

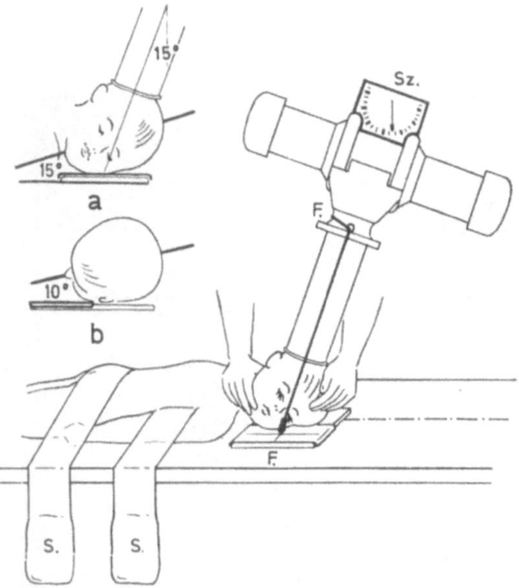


Abb. 34 a, b. Einstellung zur Aufnahme Nr. 10 (*Rossmann*). Der Kopf liegt auf der Seite, a) Seitenansicht: Sowohl Schädeldach als auch Schläfengegend sind angehoben. Die kranio-kaudale Schädelachse bildet mit der Tischfläche einen Winkel von 15°, die Röhre ist um 15° kaudalwärts gekippt, der Tubus fixiert den Kopf. b) Ansicht vom Kopfende: das Gesicht nähert sich der Tischplatte, die mit der Sagittalebene des Schädels einen nach dorsal offenen Winkel von 10° bildet. *Sz* Winkelmesser; *F-F* Zielfaden; *F* Filmkassette; *S* Haltebänder (Fixiergurt oder Beschwerung mit Sandsack)

## 11. Felsenbein nach Stenvers

**Position.** Bauchlage, Median-Sagittal-Ebene des Schädels 45° zur Tischplatte geneigt, Kinn angezogen, Stirn und Nase liegen der Kassette an. Hierbei wird das unten liegende Felsenbein plattenparallel projiziert.

**Fixierung.** Die Neigung des Kopfes wird durch einen entsprechend geformten Schaumgummikeil hergestellt; Fixierung mit dem Ohrtubus und eventuell zusätzlich durchsichtigem Kompressorium oder schmalem, an den Enden beschwerten Kopfband. Notfalls muß eine Halteperson mit der bleigummigeschützten Hand den Kopf am Kinn festhalten.
Fixierung des Körpers wie bei den übrigen Schädelaufnahmen.

**Strahlenschutz.** Abdomen einschließlich Gonaden abdecken, gut auf das Format einblenden.

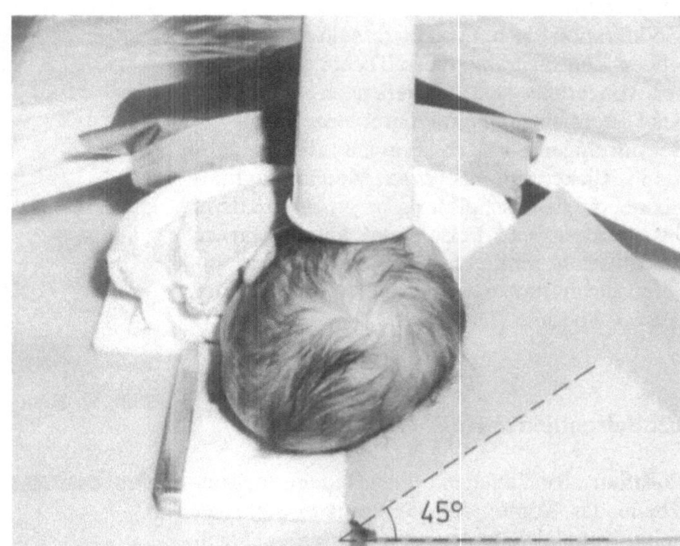



Abb. 36. Position zu Aufnahme Nr. 11; der Kopf kann zusätzlich durch ein Plastikkompressorium unter Einbeziehung des Schaumgummikeiles fixiert werden. Arme am Thorax angewickelt. Stoffkompressorium über dem Rücken. Strahlenschutz

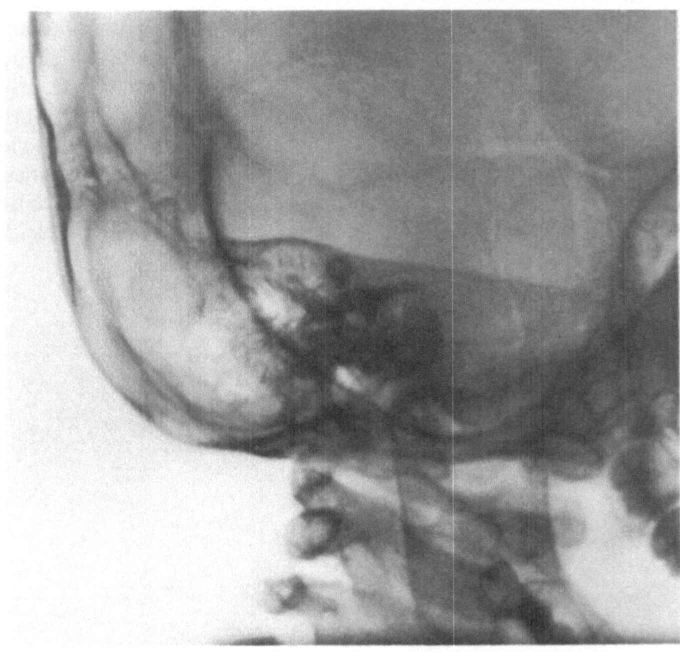

Abb. 37. Röntgenaufnahme zu Nr. 11

**Zentralstrahl.** 12° kopfwärts geneigt; er zielt durch die Protuberantia occipitalis externa auf die anliegende Seite und halbiert dort die Auge-Ohr-Linie. Ohrtubus (Abb. 36 u. 37).

| | |
|---|---|
| Abstand: 70 cm | Folie: feinzeichnend |
| Raster: ohne | Fokus: groß |

*Bemerkungen.* Die Einstellung ist nicht ganz leicht, hier wie auch bei anderen schwierigen Spezialaufnahmen ist eine Sedierung gelegentlich angebracht.

Modifikation nach DARLING: senkrecht einfallender Zentralstrahl; diese Technik entspricht der von BIESALSKI angegebenen Darstellung des Felsenbeins mit Warzenfortsatz.

Bei unruhigen Kindern kann man die Aufnahme in Rückenlage ausführen, Median-Sagittal-Ebene 45° zur Tischplatte geneigt; es wird dann das plattenferne Felsenbein aufgenommen. Zentralstrahl senkrecht, etwas lateral vom äußeren Orbitarand des fokusnahen Auges in der Auge-Ohr-Linie (DARLING).

## 12. Felsenbein nach E. G. Mayer

**Position.** Rückenlage, die Median-Sagittal-Ebene des Kopfes 45° zur kranken Seite geneigt, Kinn leicht angezogen. Der äußere Orbitarand der fokusnahen Seite befindet sich senkrecht über dem Warzenfortsatz der plattennahen Seite.

**Fixierung und Strahlenschutz.** Wie bei Nr. 11.

**Zentralstrahl.** 45° fußwärts geneigt, auf den plattennahen Warzenfortsatz gerichtet (Abb. 38 u. 39).

**Technik.** Wie bei Nr. 11.

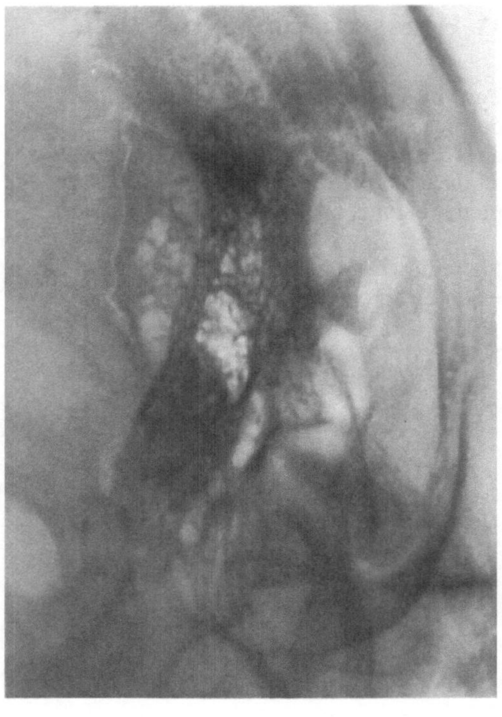

Abb. 39. Röntgenaufnahme zu Nr. 12

# Aufnahmen des Gesichtsschädels

## 13. Nasennebenhöhlen, okzipito-frontal

**Indikationen.** Die Erkrankung der Nasennebenhöhlen im Kleinkindes- und Schulalter ist außerordentlich häufig. Die Untersuchung ist indiziert bei allen hartnäckigen, chronischen oder rezidivierenden Infekten des Nasen-Rachen-Raumes und der übrigen Luftwege; ferner bei chronisch-rezidivierenden Pneumonien oder Atelektasen, Status asthmaticus, Bron-

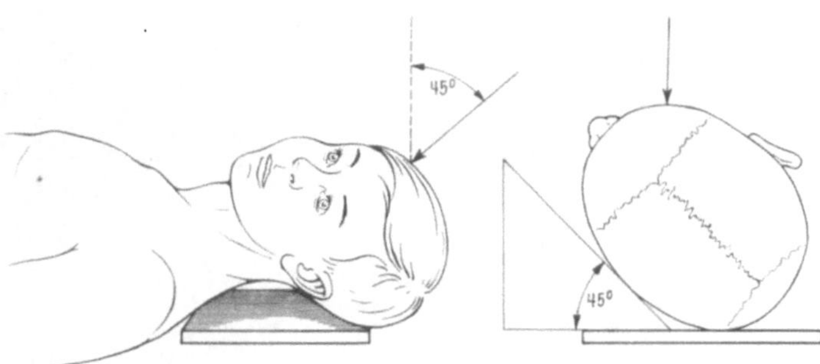


Abb. 38. Situationsskizze zu Nr. 12

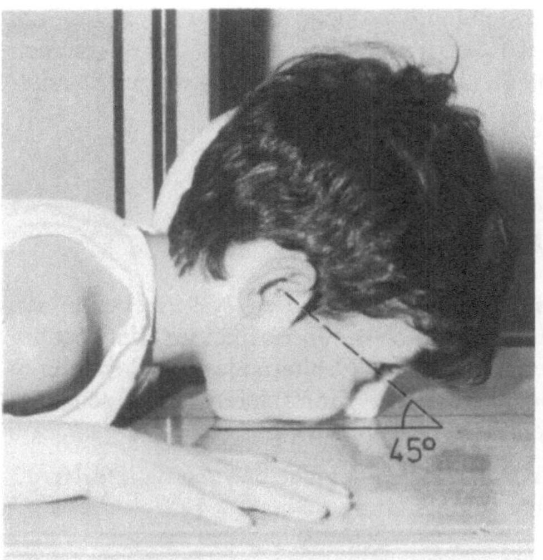

Abb. 40. Position zu Nr. 13. Die auf die Tischplatte gehörende Serviette und eine Schädelstütze sind weggelassen

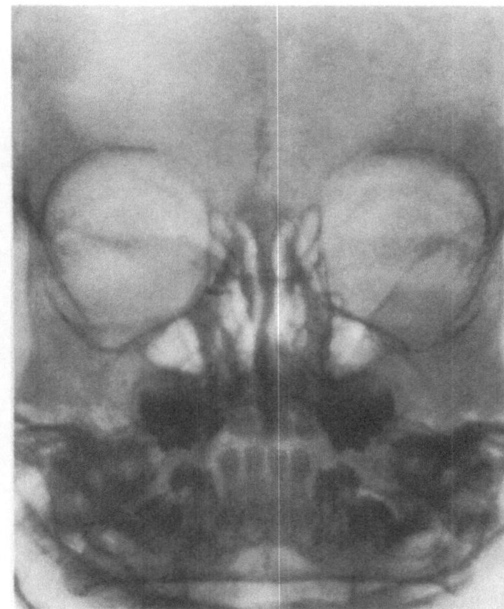

Abb. 41. Röntgenaufnahme zu Nr. 13 und Abb. 40, 1¹/₂ j. Kind

chiektasen, Mukoviszidose und Kiefer-Gaumenspalten vor der Operation.

Auch bei rheumatischem Fieber und Nephritiden findet man nicht selten eine entzündliche Nebenhöhlenerkrankung.

Gelegentlich können unklare Fieberzustände mit starker Blutsenkungserhöhung durch die Röntgenuntersuchung der Nasennebenhöhlen geklärt werden. Trauma s. S. 296.

**Position.** Okzipito-frontaler Strahlengang, Nase und Kinn berühren die Unterlage.

Bei *Säuglingen und Kleinkindern* im Liegen, Bauchlage, *Schulkinder* kann man auch im Sitzen am Vertigraphen untersuchen (Darstellung von Sekretspiegeln). Der Mund soll möglichst geöffnet sein, die Auge-Ohr-Linie bildet mit der Unterlage einen Winkel von 45–50°; bei jüngeren Säuglingen muß die Neigung steiler sein als bei älteren Kindern (GEFFERTH).

**Fixierung.** Im Liegen wie bei Nr. 1.

Im Sitzen wird der Kopf durch ein Kompressorium mit durchsichtiger Plastikfolie an den Vertigraphen fixiert.

**Strahlenschutz.** Abdecken des Abdomen einschließlich der Gonaden mit Bleigummi etc., Einblenden mit dem Lichtvisier auf 13 × 18 cm oder mit einem Tubus.

**Zentralstrahl.** Vertikal, er zielt etwas oberhalb der Protuberantia occipitalis externa in Richtung Oberlippe (Abb. 40 u. 41).

| | |
|---|---|
| Abstand: 1 m | Folie: Universal |
| Raster: FF oder ohne | Fokus: groß |

*Bemerkungen.* Sehr unruhige oder ängstliche Kinder lassen sich besser in Rückenlage untersuchen. DARLING benutzt die Einstellung wie bei Nr. 1, der Zentralstrahl wird dann um etwa 30° kopfwärts gerichtet und zielt auf die Oberlippe. Hierbei werden die Kieferhöhlen vergrößert und deutlich verprojiziert, zur Beurteilung von entzündlichen Veränderungen reicht die Aufnahme aus (Abb. 42).

Je mehr man die Auge-Ohr-Linie nach kranial richten kann, um so weniger muß der Zentralstrahl kopfwärts geneigt werden. Beide Linien müssen immer einen Winkel von etwa 45° bilden. Wenn der Zentralstrahl senkrecht steht, fällt der ungünstige Projektionseffekt auf die Kieferhöhlen weg; Dorsalflexion des Kopfes durch Schaumgummikeil im Nacken. In Notfällen kann man die Untersuchung auch als Zielaufnahme ausführen.

Spezialaufnahmen der *Stirnhöhlen* und der Keilbeinhöhle erübrigen sich im allgemeinen; sie sind erst bei älteren Schulkindern ausreichend entwickelt, erkranken praktisch nie ohne Beteiligung der Kieferhöhlen und sind auf einer

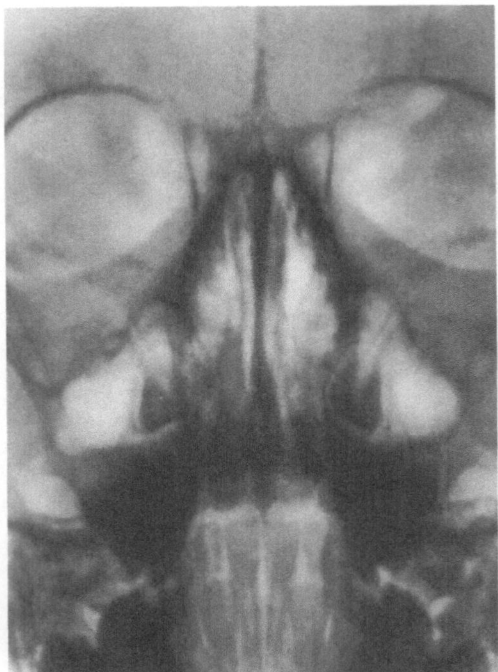

Abb. 42. Nasennebenhöhlen, fronto-okzipital nach DARLING, Schulkind

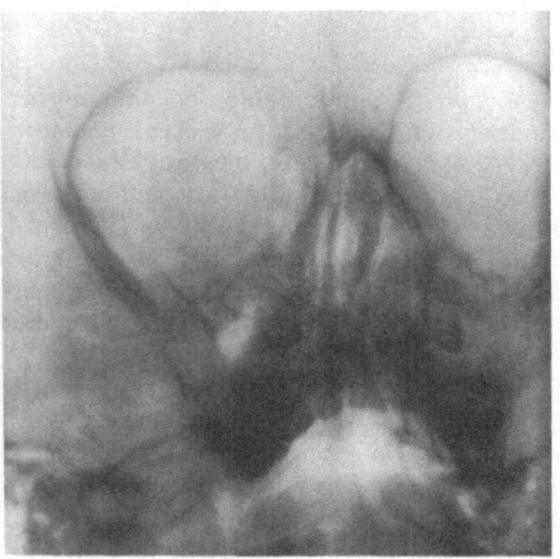

Abb. 43. Schrägaufnahme der Siebbeinzellen

gut eingestellten Aufnahme, wie oben beschrieben mit weit offenem Mund, ausreichend beurteilbar.

Zur speziellen Darstellung der *Siebbeinzellen* eignet sich folgende Technik:

Einstellung wie oben, dann wird der Kopf um 8–10 Grad zur Seite gedreht, damit kommen die Siebbeinzellen der Gegenseite zur Darstellung (Abb. 43).

## 14. Gesichtsschädel halbaxial, okzipito-frontal

**Indikationen.** Außer den Nasennebenhöhlen zur Darstellung des Jochbeines und der Jochbögen, des unteren Orbitarandes und der unteren Begrenzung des Unterkiefers bei geschlossenem Mund (Abb. 44).

**Technik.** Sie entspricht der Aufnahme Nr. 13 ohne Einblendung.

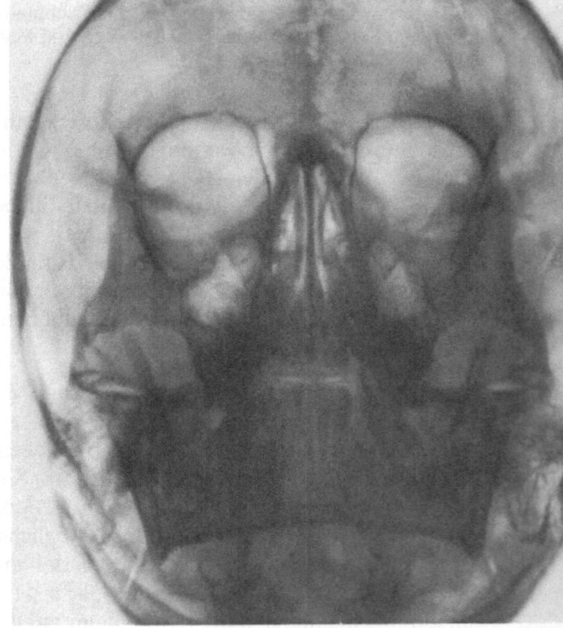

Abb. 44. Röntgenaufnahme zu Nr. 14

## 15. Gesichtsschädel axial, vertiko-submental (nach Janker)

**Indikationen.** Darstellung der Jochbeine, der Kieferhöhlen mit den unteren Orbitarändern; der Unterkiefer ist mit dem Processus muscularis verkürzt zu übersehen, das Foramen occipitale magnum, der Dens epistrophei und der Atlas sind erkennbar.

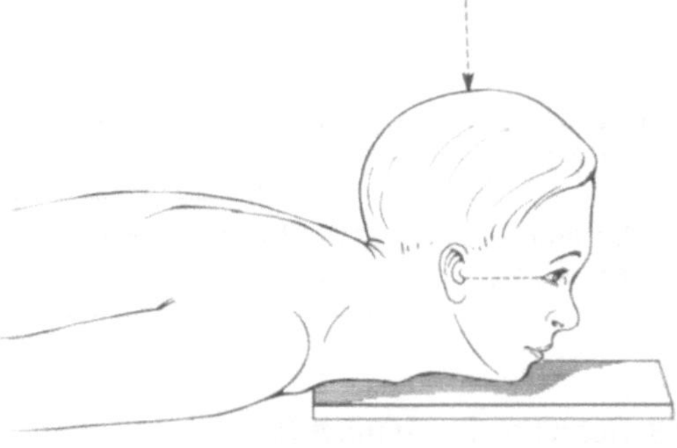

Abb. 45. Situationsskizze zu Nr. 15. (Nach JANKER)



**Position.** Bauchlage wie bei Nr. 13.

**Zentralstrahl.** 30° fußwärts gerichtet; er zielt durch den Scheitel auf die Mitte der Verbindungslinie beider Kiefergelenke. Der Zentralstrahl kann senkrecht verlaufen, wenn der Kopf so stark in den Nacken gebeugt wird, daß die Auge-Ohr-Linie fast waagerecht verläuft (Abb. 45 u. 46).

**Technik.** Wie bei Nr. 13.

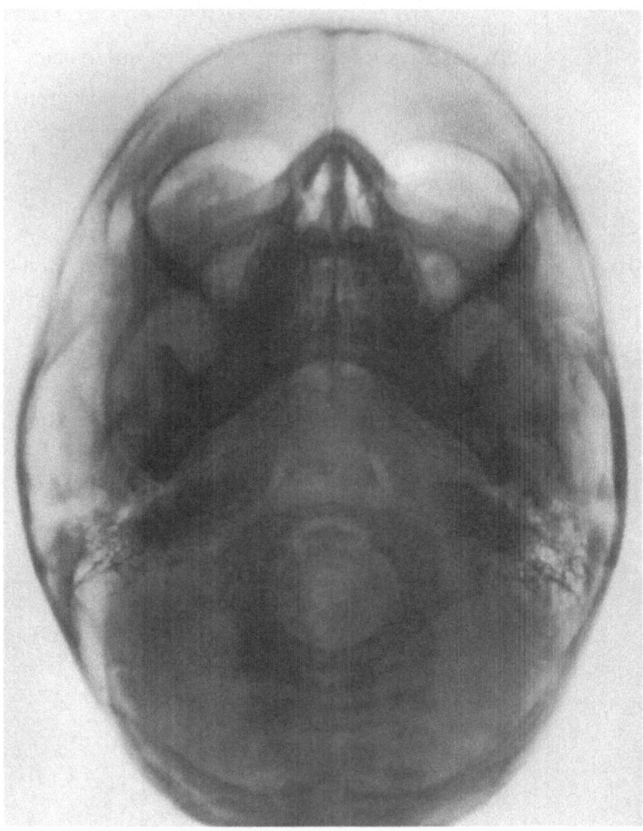

Abb. 46. Röntgenaufnahme zu Nr. 15

## 16. Nasenbein im seitlichen Strahlengang

**Position und Fixierung** wie bei Nr. 3.

**Zentralstrahl.** Vertikal, auf die Nasenwurzel (Abb. 47).

| | |
|---|---|
| Abstand: 1 m | Folie: feinzeichnend |
| Raster: ohne | Fokus: klein |

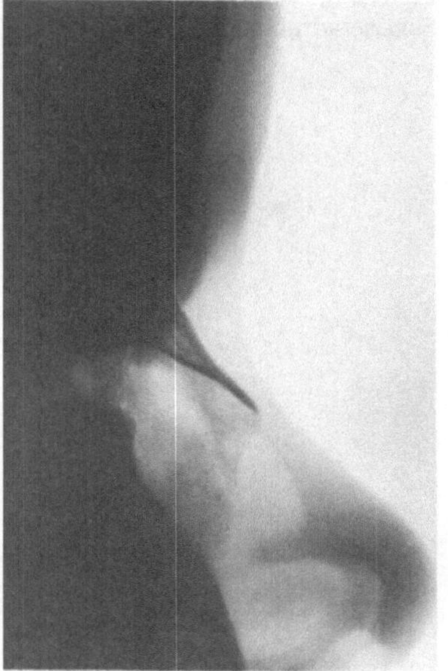

Abb. 47. Röntgenaufnahme zu Nr. 16

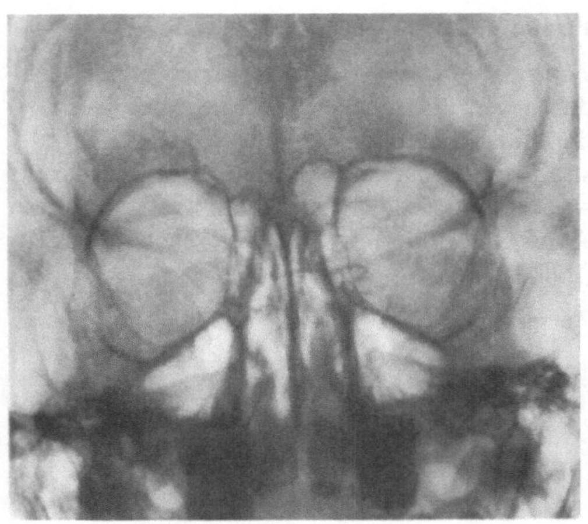

Abb. 48. Röntgenaufnahme zu Nr. 17

## 17. Übersichtsaufnahme beider Augenhöhlen (»Brillenaufnahme«), okzipito-frontal

**Indikationen.** Knöcherne Begrenzung der Orbitae, Darstellung der großen und kleinen Keilbeinflügel, der Fissura orbitalis cerebralis und der Lamina papyracea.

**Position.** Bauchlage, Nase und Stirn liegen auf der Unterlage, Auge-Ohr-Linie senkrecht, vgl. Nr. 2.

**Fixierung und Strahlenschutz.** Wie bei allen Schädelaufnahmen.

**Zentralstrahl.** 30° fußwärts gekippt, auf die Nasenwurzel gerichtet (Abb. 48).

| | |
|---|---|
| Abstand: 1 m | Folie: feinzeichnend |
| Raster: FF | Fokus: groß |

## 18. Sehnervenloch nach Rhese

**Indikationen.** Ausschluß knöcherner Veränderungen bei Optikusatrophien. Tumoren (z. B. Gliomen) des Fasciculus opticus, selten. Frakturverdacht.
In der Regel werden beide Seiten untersucht.

**Position.** Bauchlage, die knöcherne Begrenzung der anliegenden Orbita und der Nasenrücken liegen auf der Kassette. Dabei soll die Median-Sagittal-Ebene des Kopfes mit der Horizontalen einen Winkel von etwa 55° bilden. Die Stirn bleibt etwas von der Kassette abgehoben, die Auge-Ohr-Linie bildet mit dem Zentralstrahl einen Winkel von 30°, bei *Säuglingen* weniger (nach Evans u. Mitarb.).

**Fixierung.** Abpolsterung des Kopfes mit Schaumgummikeilen und Fixierung mit dem Plastikkompressorium. Notfalls muß der Kopf gehalten werden. Der Körper wird wie bei den übrigen Schädelaufnahmen in Bauchlage fixiert.

**Strahlenschutz.** Abdecken des Abdomen einschließlich der Gonaden durch Bleigummi etc., Einblenden mit Lichtvisier oder Ohrtubus.

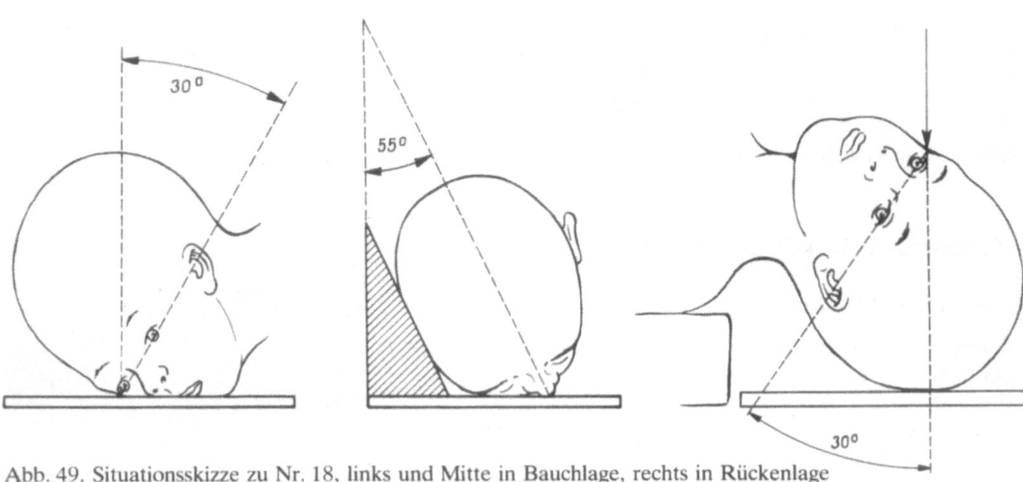


Abb. 49. Situationsskizze zu Nr. 18, links und Mitte in Bauchlage, rechts in Rückenlage

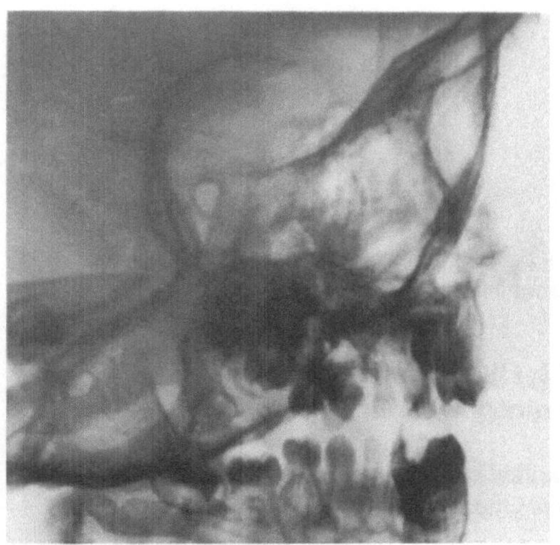

Abb. 50. Röntgenaufnahme zu Nr. 18

**Zentralstrahl.** Zielt auf die Mitte des anliegenden Auges. Vertikal bei entsprechender Lagerung des Kopfes, s. Position. Das Sehnervenloch projiziert sich dann in den unteren äußeren Quadranten der Orbita (Abb. 49 u. 50).

| Abstand: 1 m | Folie: feinzeichnend |
|---|---|
| Raster: ohne | Fokus: groß |

*Bemerkungen.* Bei unruhigen Kindern wendet DARLING die Rückenlage an: Einstellung der Median-Sagittal-Ebene wie oben, die Auge-Ohr-Linie muß jetzt nach kranial zeigen und den entsprechenden Winkel mit dem Zentralstrahl bilden.

**Zentralstrahl.** Auf den lateralen Orbitarand des fokusnahen Auges gerichtet.
Über die Einstellungshilfen nach SCHEUERMANN und nach PFEIFFER s. bei LOEPP-LORENZ.

## 19. Übersichtsaufnahme des Oberkiefers, okzipito-frontal (nach Clementschitsch)

**Indikationen.** Oberkiefer mit Fissura sphenomaxillaris und die Abschnitte lateral der Kieferhöhlen, laterale Wände der Nasenhöhlen und der Choanen. Auch der Unterkiefer mit seinen Gelenkfortsätzen kommt zur Darstellung.

**Position, Fixierung und Strahlenschutz.** Wie bei der okzipito-frontalen Schädelaufnahme, Nr. 2. Mund möglichst weit geöffnet.

**Zentralstrahl.** Etwa 5° kopfwärts geneigt, durch den Nacken auf die Mitte des Nasenrückens gerichtet (Abb. 51 u. 52).

**Technik.** Wie bei Nr. 2.

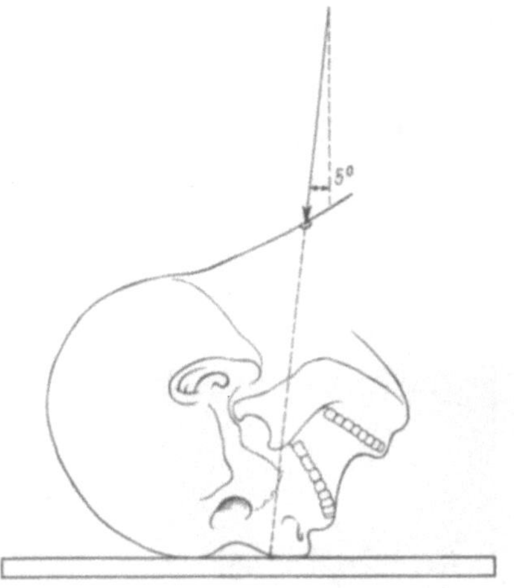

Abb. 51. Situationsskizze zu Nr. 19

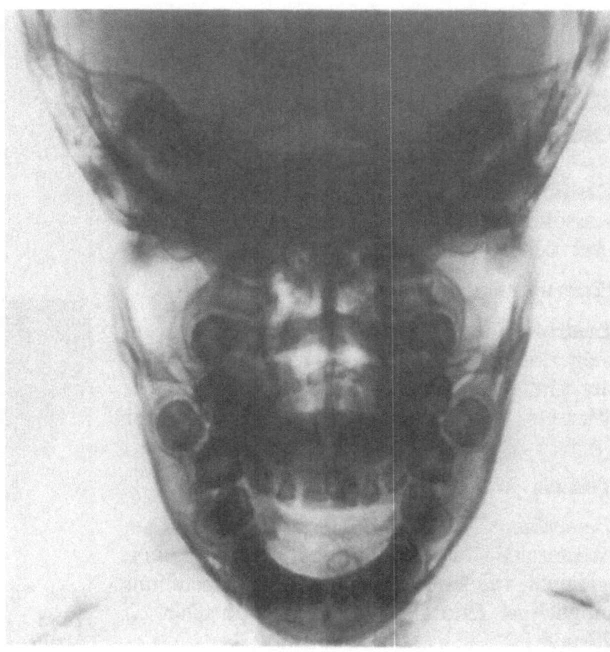

Abb. 52. Röntgenaufnahme zu Nr. 19

## 20. Extraorale Aufnahme der Zähne des Oberkiefers (nach Clementschitsch), Frontzahnbereich

**Position.** Bauchlage; der Kopf wird so weit zur Seite gedreht, daß Mund, Nase und Augengegend auf der mit einer Papierserviette bedeckten Kassette liegen, Oberlippe Kassettenmitte.

**Fixierung und Strahlenschutz.** Wie bei Nr. 18.

**Zentralstrahl.** So weit kopfwärts geneigt, daß er hinter dem filmfernen Unterkieferwinkel auf die Wurzeln der oberen filmanliegenden Frontzähne zielt (Abb. 53).

**Technik.** Wie bei Nr. 18.

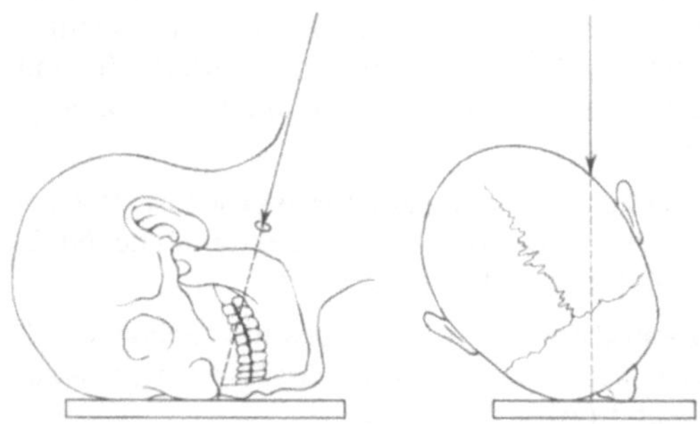

Abb. 53. Situationsskizze zu Nr. 20. (Nach CLEMEN-TSCHITSCH)

## 21. Extraorale Darstellung der Zähne des Oberkiefers, Seitenzahnbereich

**Position.** Der Kopf liegt mit der Wange auf der Kassette, die Gegend der oberen Molaren liegt über der Kassettenmitte.

**Fixierung und Strahlenschutz.** Wie bei Nr. 20.

**Zentralstrahl.** Kopfwärts und nasenwärts geneigt; oberhalb und hinter dem Kieferwinkel der filmfernen Seite verlaufend zielt er auf die Wurzeln der filmnahen oberen Molaren (Abb. 54).

**Technik.** Wie bei Nr. 20.

*Bemerkung.* Nr. 20 und 21 sind besonders zur extraoralen Darstellung der Oberkieferzähne geeignet, wie sie in keiner anderen Einstellung möglich ist. Enorale Zahnaufnahmen s. Nr. 22, 29 und 30.

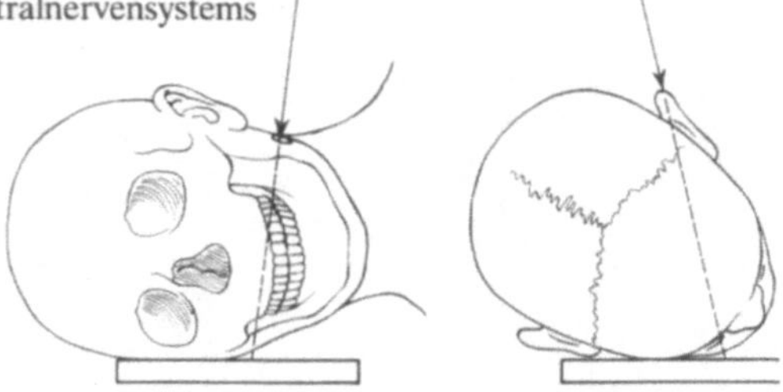

Abb. 54. Situationsskizze zu Nr. 21. (Nach CLEMEN-TSCHITSCH)

## 22. Oberkiefer halbaxial, enoral, Frontzahnbereich

**Indikationen.** Darstellung der Schneidezähne, des Gaumens und des Nasenhöhlenbodens.

**Position.** Je nach Alter im Sitzen oder in Rükkenlage.

**Fixierung.** Die Aufnahme ist nur bei ruhigen Kindern möglich. Der Zahnfilm wird zwischen beiden Kieferhälften durch Schließen des Mundes gehalten oder durch eine Hilfsperson bei geöffnetem Mund an den Oberkiefer gedrückt.
Bei unruhigen Kindern hat die extraorale Aufnahme Nr. 20 mehr Aussicht auf Erfolg.

**Strahlenschutz.** Wie bei allen Schädelaufnahmen.

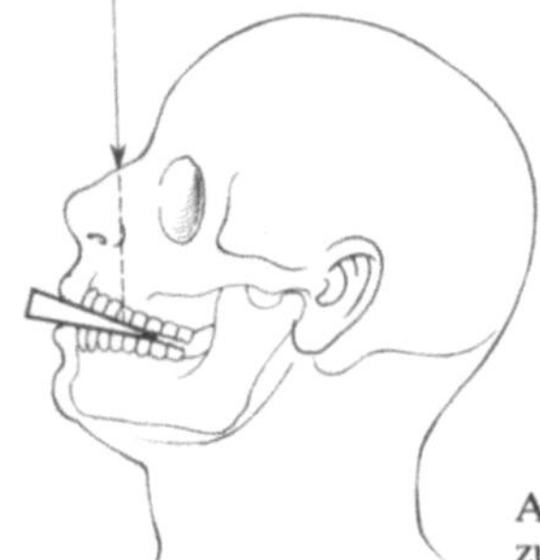

Abb. 55. Situationsskizze zu Nr. 22

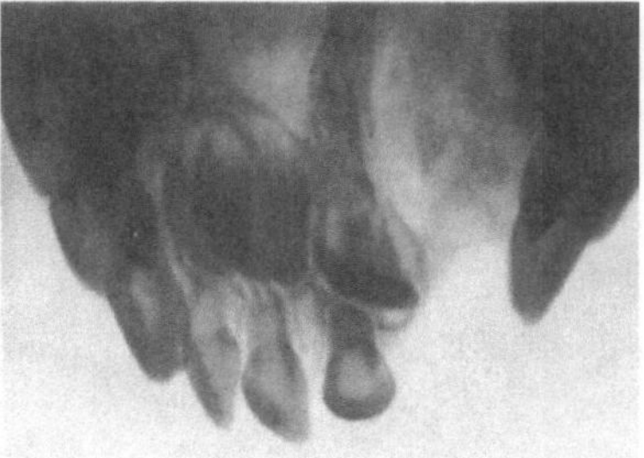

Abb. 56. Röntgenaufnahme zu Nr. 22. 3jähriges Kind mit linksseitiger Lippen-Kiefer-Gaumen-Spalte

**Zentralstrahl.** In der Medianebene von der Mitte des Nasenrückens zur Mitte des harten Gaumens, etwa in Höhe des 5. Zahnes zielend. – Verläuft der Zentralstrahl von der Stirnhöhe zur gleichen Zielhöhe am harten Gaumen, entsteht eine axiale Aufnahme des Oberkiefers. Ohrtubus bzw. Zahnkugel (Abb. 55 und 56).

| | |
|---|---|
| Abstand: 70 cm | Folie: Zahnfilm |
| Raster: ohne | Fokus: klein |

### 23. Jochbein tangential (nach Clementschitsch)

**Indikationen.** Außer dem Jochbein werden die laterale Orbitawand in Durchsicht, der laterale Orbitarand, der Recessus zygomaticus der Kieferhöhle und der Oberkiefer (tangential) im Eckzahnbereich dargestellt.

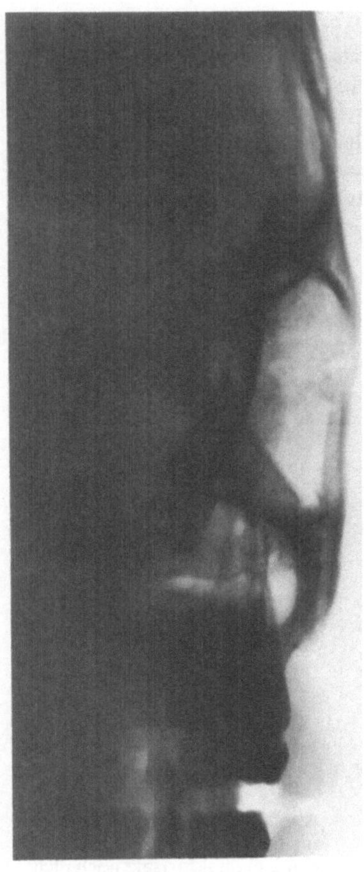

Abb. 57. Röntgenaufnahme zu Nr. 23

**Position.** Bauchlage; Nase, Wange und Mund der nicht darzustellenden Seite liegen der Kassette an.

**Fixierung.** Der Kopf wird in der gewünschten Lage durch Schaumgummikissen fixiert und durch ein Plastikkompressorium oder die seitlichen Schädelstützen gehalten. Der Körper wird wie bei den übrigen Schädelaufnahmen fixiert.

**Strahlenschutz.** Abdecken des Abdomen einschließlich der Gonaden mit Bleigummi etc., Einblenden mit dem Lichtvisier.

**Zentralstrahl.** Vertikal, tangential auf das kassettenferne Jochbein gerichtet (Abb. 57).

| | |
|---|---|
| Abstand: 1 m | Folie: feinzeichnend |
| Raster: FF | Fokus: groß |

*Bemerkung.* Andere Möglichkeiten der Jochbeindarstellung sind die Aufnahmen Nr. 4, 14 und 15.

### 24. Unterkiefer (Kiefergelenke und Kieferäste nach Clementschitsch)

**Indikationen.** Vergleichende Darstellung der Kiefergelenke und Unterkieferäste, auch das Corpus mandibulae ist zu beurteilen. Funktionsaufnahmen s. S. 41.
Weitere Übersichtsaufnahmen des Unterkiefers sind Nr. 2 und Nr. 15.

**Position.** Sie entspricht der Nr. 19. Durch maximale Öffnung des Mundes treten die Kieferköpfchen tiefer und werden dadurch besser dargestellt.

**Fixierung und Strahlenschutz.** Wie bei Nr. 19.

**Zentralstrahl.** Vertikal, verläuft in Richtung Nacken, Höhe des äußeren Gehörganges, Nasenwurzel.

| | |
|---|---|
| Abstand: 1 m | Folie: feinzeichnend |
| Raster: FF | Fokus: groß |

### 25. Unterkiefer schräg (nach Darling)

**Position.** Wie zur Aufnahme des Schädels im seitlichen Strahlengang, Nr. 3. Das Kinn muß vorgestreckt werden, damit sich der Unterkiefer von der Wirbelsäule freiprojiziert.

**Fixierung und Strahlenschutz.** Wie bei Nr. 3.

**Zentralstrahl.** 30° kopfwärts geneigt, auf den kassettennahen Kieferwinkel gerichtet.

**Technik.** Wie bei Nr. 3.

*Bemerkung.* Durch Neigung der Nase zur Kassette werden der vordere Anteil des Corpus mandibulae und der Frontzahnbereich besser dargestellt.

## 26. Unterkiefer am »hängenden Kopf«

**Position.** Bauchlage, der Körper wird durch Schaumgummikissen soweit angehoben, daß der exakt seitlich liegende Kopf, unterpolstert von Schaumgummikeilen, mit seiner Sagittalebene im Winkel von 25° zur Tischplatte auf der Kassette liegt.

**Fixierung und Strahlenschutz.** Wie bei Nr. 3.

**Zentralstrahl.** 12° kopfwärts geneigt zielt er auf den Kieferwinkel der kassettennahen Seite (Abb. 58 u. 59).

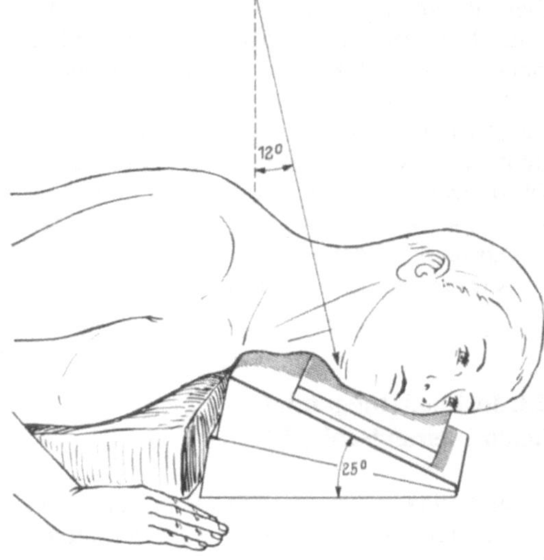

Abb. 58. Situationsskizze zu Nr. 26

---

| Abstand: 1 m | Folie: feinzeichnend |
| Raster: ohne | Fokus: klein |

---

*Bemerkungen.* Bei geschlossenem Mund kommt der hintere Anteil des Unterkiefers, bei geöffnetem Mund der Processus muscularis bevorzugt zur Darstellung (POPPE).

Entsprechend dem Vorgehen bei Nr. 25 wird auch hier durch Anlegen der Nasenspitze an die schräge Kassettenebene der vordere Teil des Unterkiefers mit dem Frontzahnbereich besser dargestellt.

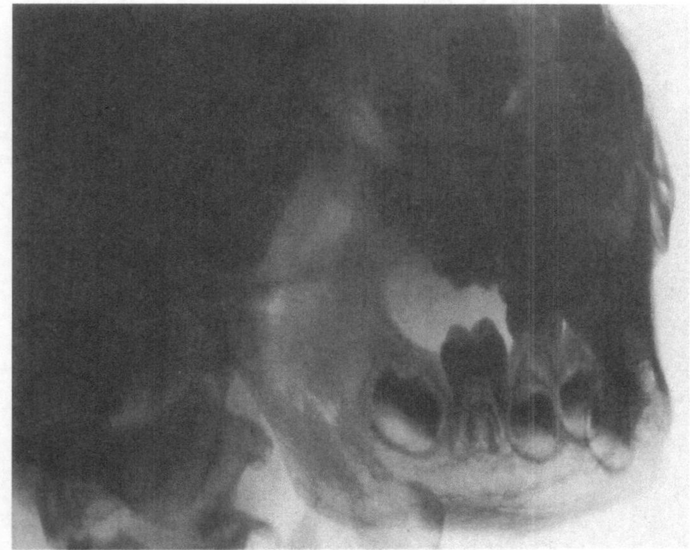

Abb. 59a, b. Röntgenaufnahmen zu Nr. 26, a) 2 Wochen altes Kind, Gelenkfortsatz noch nicht verknöchert; b) 5jähriges Kind

Abb. 59b

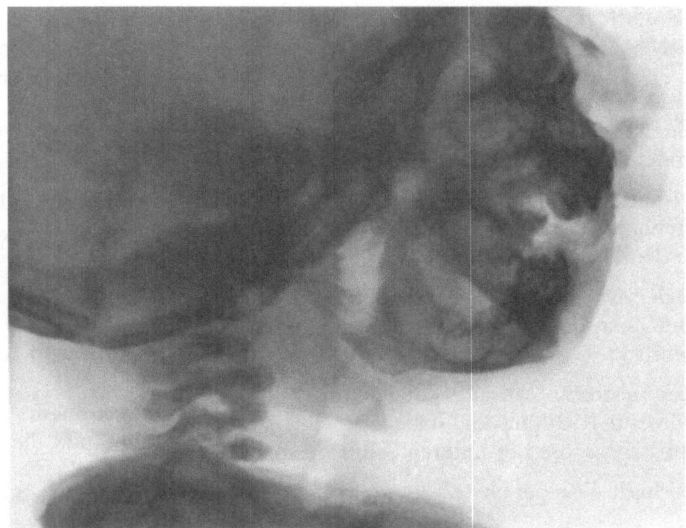

## 27. Kiefergelenk, modifizierte Aufnahme nach Schüller (Nr. 9)

**Position.** Das Vorgehen entspricht der Aufnahme Nr. 9.

**Zentralstrahl.** 30–35° fußwärts geneigt; er zielt durch den Mittelpunkt einer Verbindungslinie zwischen dem gesunden Kieferköpfchen und der Scheitelhöhe auf das kassettennahe Kieferköpfchen (Abb. 60).

**Technik.** Wie bei Nr. 9.

*Bemerkungen.* Zur Beurteilung der Funktion kann auch eine Aufnahme mit offenem und eine mit geschlossenem Mund angefertigt werden.

Weitere Spezialaufnahmen des Kieferköpfchens sind die Kontaktaufnahme nach JANKER (hohe Strahlenbelastung!) und die Schichtuntersuchung.

Das Kieferköpfchen ist am Ende des ersten Lebensjahres verknöchert.

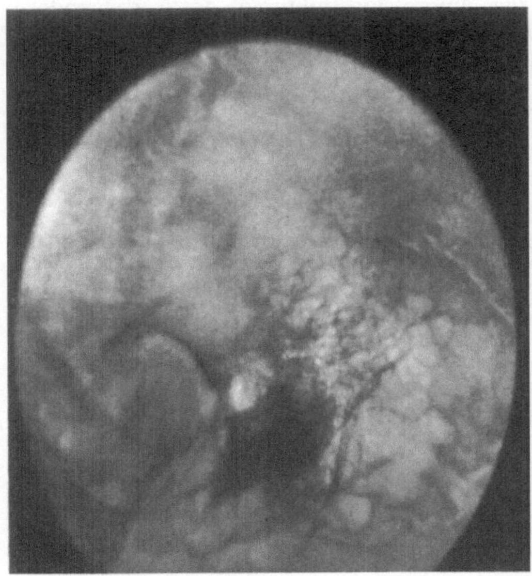
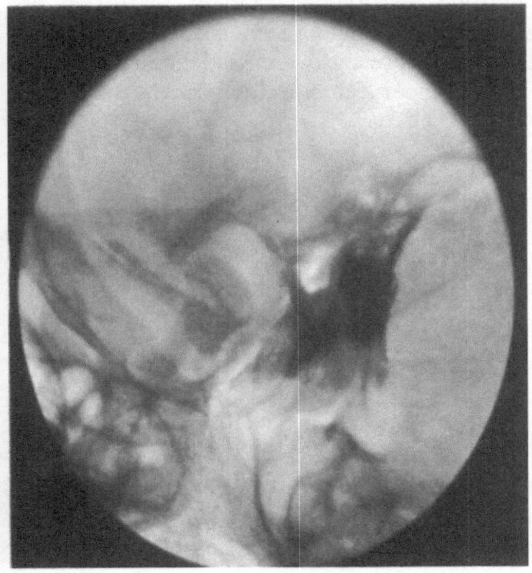

Abb. 60. Röntgenaufnahmen zu Nr. 27, links: bei geschlossenem Mund, rechts: bei geöffnetem Mund

## 28. Unterkiefer mit Mundboden axial, enoral (nach Clementschitsch)

**Indikationen.** Darstellung des Unterkiefers in einer anderen Ebene. Untersuchung des Mundbodens bei Verdacht auf Speichelsteine.

**Position.** Rückenlage, Körper durch Schaumgummikissen angehoben, damit der Kopf weit in den Nacken sinkt.

**Fixierung und Strahlenschutz.** Wie bei Nr. 22. Der Zahnfilm wird jetzt gegen den Unterkiefer gedrückt.

**Zentralstrahl.** Von submental auf die Mitte des Filmes in Richtung der Glabellagegend, parallel zur Längsachse der unteren Schneidezähne.

**Technik.** Wie bei Nr. 22

## 29. Aufnahmen der Zähne

**Indikationen.** Eine routinemäßige Anfertigung eines »Zahnstatus«, z. B. bei der Fokussuche, ist bei Kindern abzulehnen. Die verdächtigen Zähne müssen angegeben und dann gezielt mit den üblichen enoralen Aufnahmen dargestellt werden. Besser und strahlensparender ist es, die extraoralen Einstellungen des Ober- und Unterkiefers zu benutzen, Nr. 20, 21, 25 und 26.
Andere Indikationen sind Frakturen und Mißbildungen, z. B. Kieferspalten.

**Position.** Bei kleinen Kindern lassen sich die enoralen Aufnahmen recht gut auf dem Bucky-Tisch ausführen, größere Kinder können im Sitzen mit einer Zahnkugel untersucht werden.

**Fixierung.** Je nach Alter muß eine Hilfsperson den Zahnfilm in der gewünschten Position halten, dabei gleichzeitig das Kind soweit nötig fixieren.

**Strahlenschutz.** Abdecken des Körpers einschließlich der Gonaden mit Bleigummi etc., auch bei Aufnahmen mit der Zahnkugel!

**Zentralstrahl.** Auf das gewünschte Zahngebiet gerichtet.

## 30. Panoramix-Aufnahme der Zähne

**Indikationen.** Alle Fragestellungen, die die Zähne und die angrenzenden Kieferabschnitte betreffen.
Die Untersuchung wird mit einem speziellen Gerät (Orthopantomograph nach PAATERO u. ä.) im Sitzen durchgeführt. Die Belichtungszeit beträgt mehrere Sekunden, die Methode ist daher nur für große Kinder geeignet.

**Strahlenschutz.** Abdecken des ganzen Körpers mit einer Bleigummischürze.

## 31. Schichtuntersuchungen

**Indikationen.** Wenn Einzelheiten auf den bisher dargestellten Einstellungen nicht genügend zu beurteilen sind und der Klärung dringend bedürfen. Frakturen der Siebbeinplatte, der Stirnhöhlenhinterwand, der Orbita, vor allem der Impressionsfrakturen des Orbitabodens (Blow-out fracture) und andere mit Übersichtsaufnahmen schlecht zu diagnostizierende Regionen (Abb. 62); zum Schutz der Augenlinsen

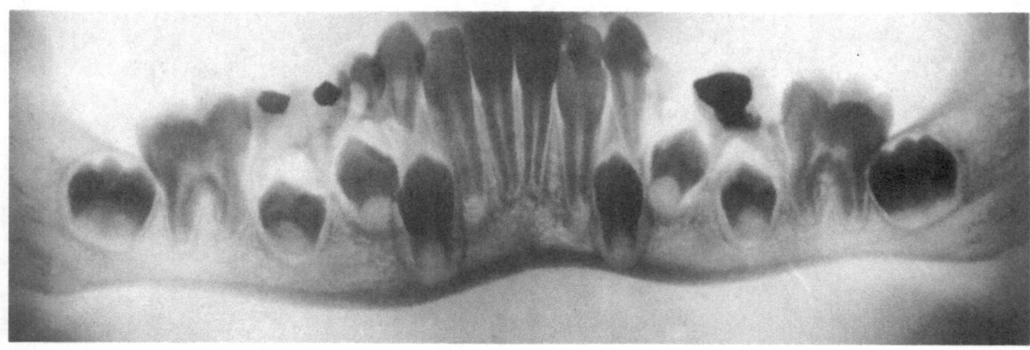

Abb. 61. Röntgenaufnahme zu Nr. 30. 7jähriges Kind

Abb. 62. Schichtaufnahme der hinteren Schädelgrube, Fraktur mit Stufenbildung

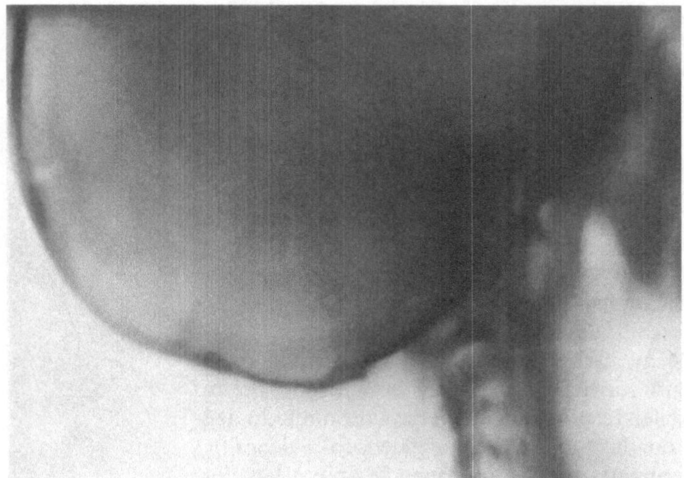

soll möglichst die p.-a.-Position eingenommen werden. Gelegentlich zur Tiefenlokalisation von Verkalkungen und zur subtilen Selladiagnostik.

**Technik.** Einzelschichten; der Schichtwinkel muß sich nach der erwünschten Schichtdicke richten, nach Möglichkeit ist aus den auf S. 3 angegebenen Gründen der Zonographie mit 5–10° Schichtwinkel der Vorzug zu geben.

*Bemerkungen:* Schichtuntersuchungen sind bei Mißbildungen des Mittel- und Innenohres zur genauen präoperativen Diagnostik in Zusammenarbeit mit dem HNO-Arzt indiziert. Hierfür ist das Polytom oder ein ähnliches Gerät erforderlich. Die Patienten sind meist schon in einem kooperativen Alter, kleinere Kinder bedürfen der Allgemeinnarkose; die Belichtungszeiten betragen etwa 6 sec. Einzelheiten über diese spezielle Untersuchungstechnik s. EVERBERG, JENSEN und TERRAHE; POZNANSKI.

# B. Untersuchungen mit Konstrastmitteln

## 32. Die lumbale Pneumenzephalographie

**Indikationen.** Hydrozephalus und andere Hirnmißbildungen. Hirnatrophische Prozesse, besonders bei Verdacht auf einseitige Veränderungen, die u. U. schon aus den Schädelübersichtsaufnahmen zu erkennen sind.

Zerebrale Anfallsleiden, die medikamentös schwer oder gar nicht beeinflußbar sind und im EEG Herdsymptome oder eine ausgeprägte Seitenbetonung erkennen lassen. Hirntumoren unter dem Bild eines Krampfleidens sind im Kindesalter sehr viel seltener als bei Erwachsenen.

Bei Zeichen eines erhöhten Schädelinnendruckes jeder Genese ist eine Überdruckmethode indiziert, bei offener Fontanelle ist eine Ventrikulographie vorzuziehen; besteht der Verdacht auf einen Hirntumor (bei Kindern meist infratentoriell), so sollte eine Kontrastmitteluntersuchung nur in Zusammenarbeit mit einem Neurochirurgen vorgenommen werden. Seit Einführung der *Computer-Tomographie* ist die Häufigkeit der Pneumenzephalogramme stark zurückgegangen, s. S. 60 ff.

**Vorbereitung.** Bei *Säuglingen* genügt im allgemeinen eine stärkere Sedierung. S. S. 17.

Sedierung bei *größeren Kindern* ebenso oder mit dem lytischen Cocktail. Nach Möglichkeit ist in diesem Alter die Untersuchung in Allgemeinnarkose durchzuführen.

Die Kinder müssen nüchtern und fieberfrei sein.

**Position.** Wenn keine entsprechende Haltevorrichtung vorhanden ist, sitzt das Kind auf einem Untersuchungstisch, eine Halteperson hält es unter den Armen, eine zweite fixiert den Kopf.

Die Lendenwirbelsäule ist gebeugt, um die Punktion zu erleichtern. Der Kopf wird streng in der Median-Sagittal-Ebene gehalten, die Auge-Ohr-Linie ist zur Horizontalen um 20° gesenkt, das Kinn angezogen.

Bei zu starker Kopfneigung nach vorn steigt die Luft vorwiegend in die Cisterna magna, bei zu steiler Kopfhaltung kann die Luft direkt in den Aquädukt gelangen, steigt jedoch gleichzeitig vermehrt in den Subarachnoidalraum vor der Medulla. Die Kopfhaltung bei Beginn der Füllung ist daher immer ein Kompromiß (ROBERTSON).

Eine abgewandelte Position empfiehlt DECKER für schwer kranke Kinder und bei fehlender Halterungsmöglichkeit: schräge Bauchlage, kopfwärts 45° ansteigend, das Kinn wird soweit angehoben, daß auch eine Narkosebeatmung möglich ist; der 4. Ventrikel steht dabei fast senkrecht.

**Untersuchungsgang.** Nach der Lumbalpunktion wird sofort mit der Luftfüllung begonnen, ohne Liquor abtropfen zu lassen. Durch einen der Kanüle aufgesetzen Hahn wird das Abfließen von Liquor während des Spritzenwechsels verhindert. Mit einer leicht gehenden 5- oder 10-ml-Spritze wird die Luft langsam injiziert, durch Anziehen des Kolbens kann man sich überzeugen, ob nur Liquor und keine Luft zurückfließt. So wird schrittweise die Luft in der Spritze gegen Liquor ausgetauscht.

*Injektionsgeschwindigkeit.* Nicht mehr als 5 ml Luft pro Minute, da die Passage durch den Aquädukt nicht schneller geht.

*Gesamtmenge* je nach Alter 15–40 ml Luft, nur bei erheblichem Hydrozephalus mehr.

Gegenüber der früher üblichen Technik, eine dem injizierten Luftvolumen entsprechende Liquormenge abzulassen, hat sich die fraktionierte Füllung ohne Entnahme von Zerebrospinalflüssigkeit bewährt. Nur am Schluß der Füllung wird die zur Untersuchung nötige Menge Liquor entnommen (HARWOOD-NASH und FITZ, RUGGIERO). Der Liquordruck steigt zwar nach einer Luftinjektion für kurze Zeit an, kehrt aber rasch zur Ausgangslage zurück. Bei dieser Technik können Luftfüllungen auch bei Hirndruckzeichen durchgeführt werden. Die sub-

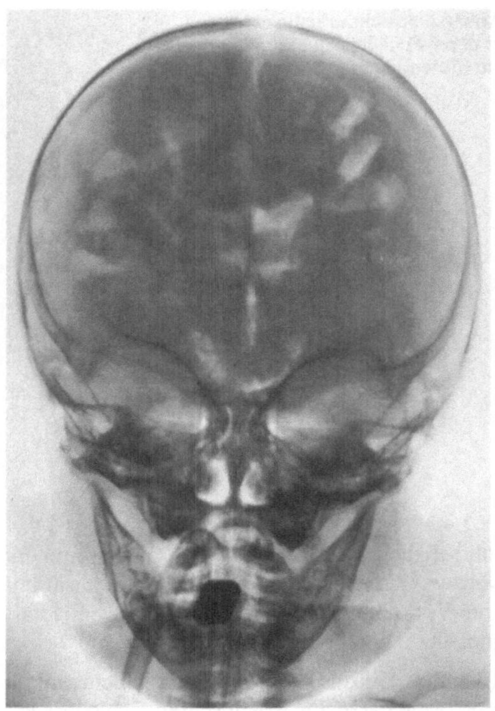

Abb. 63. Röntgenaufnahme zu Nr. 32. Ventrikelsystem fronto-okzipital. Intubationsnarkose

jektiven Beschwerden nach der Untersuchung sollen bei dieser Füllungstechnik geringer sein.

Gegen Ende der Füllung wird die Neigung des Kopfes verringert; dadurch kann man eine maximale Füllung der Ventrikel erhalten. Bei leichter Rückwärtsneigung des Kopfes steigt die Luft in die basalen Zisternen.

Ist die Füllung beendet, wird die Lumbalkanüle entfernt und das Kind auf den Rücken gelegt.

*6 Standardaufnahmen* werden angefertigt:

### (1) Fronto-okzipitale Aufnahme

Wie bei der entsprechenden Schädelübersichtsaufnahme Nr. 1 (Abb. 63).

### (2) Seitliche Aufnahme – Rückenlage

Bei horizontalem Strahlengang, zur Darstellung der Vorderhörner und der vorderen Teile des 3. Ventrikels.

**Position.** Rückenlage, Median-Sagittal-Ebene des Kopfes steht senkrecht. Das Kind wird durch Schaumgummikissen erhöht gelagert, da-

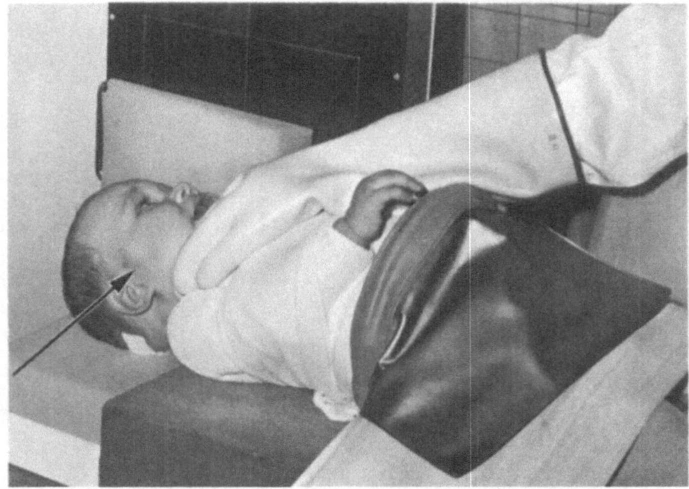

Abb. 64. Position zu Nr. 32. Aufnahme 2: seitliche Aufnahme der Vorderhörner bei horizontalem Strahlengang. Lysholm-Blende. Strahlenschutz

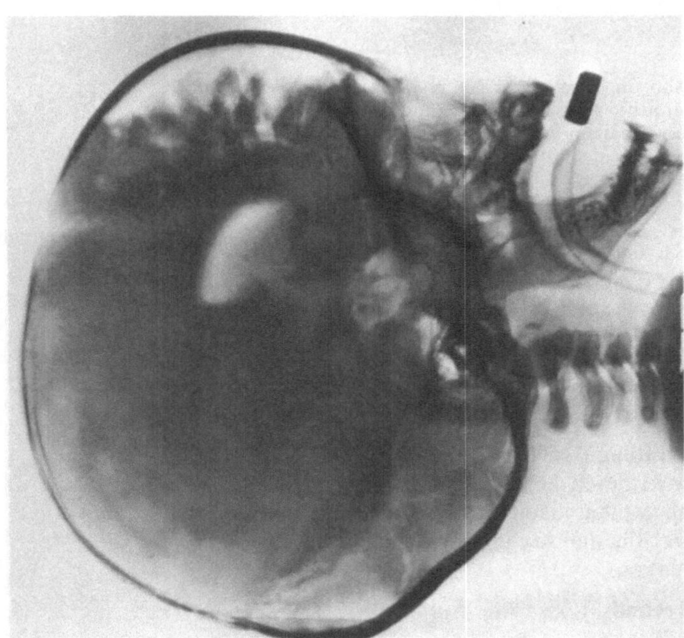

Abb. 65. Röntgenaufnahme zu Abb. 64.

mit der Schädel von der Tischebene frei projiziert dargestellt werden kann. Verwendung einer Lysholm-Blende oder eines stehenden Rasters. Der Kopf wird an ein der Schulterbreite entsprechendes Schaumgummikissen angelegt.

**Fixierung.** Bei *Säuglingen* Körper durch Kompressorium gehalten, der Kopf am Kinn mit der strahlengeschützten Hand. Arme am Thorax angewickelt. *Größere Kinder* entsprechend; bei Anaesthesie erübrigt sich eine spezielle Fixierung.

**Strahlenschutz.** Körper einschließlich der Gonaden mit Bleigummi etc., Einblenden mit dem Lichtvisier.

**Zentralstrahl.** Etwas oberhalb und vor dem äußeren Gehörgang, horizontal (Abb. 64 und 65).

| | |
|---|---|
| Abstand: 1 m | Folie: universal |
| Raster: Lysholm-Blende | Fokus: groß |
| oder stehendes | |
| Raster | |

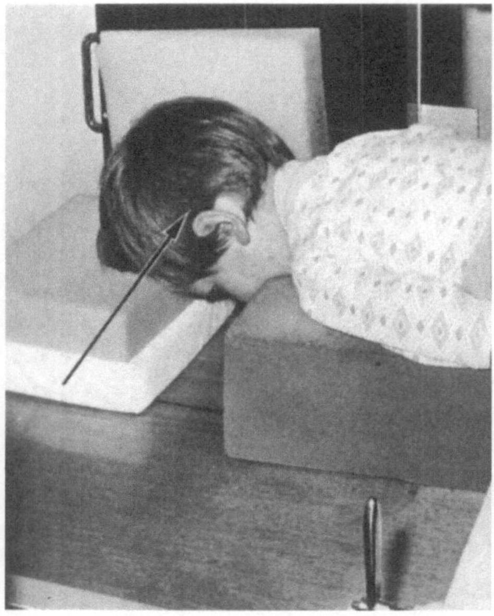

Abb. 66. Position zu Nr. 32, Aufnahme 3: seitliche Aufnahme der Hinterhörner bei horizontalem Strahlengang. Das Kind ist so gelagert, daß Mund und Nase für die Narkose frei zugänglich sind.

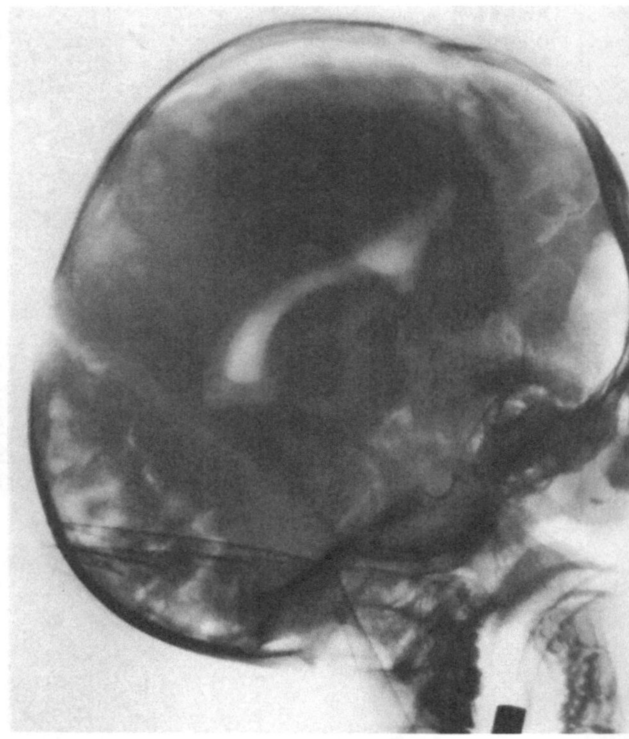

Abb. 67. Röntgenaufnahme zu Abb. 66. Intubationsnarkose

### (3) Seitliche Aufnahme – Bauchlage

Horizontaler Strahlengang zur Darstellung der Hinterhörner und des hinteren Teiles des 3. Ventrikels, des Aquäduktes und des 4. Ventrikels.

**Position.** Bauchlage, erhöht wie bei 2, der Kopf wird durch Schaumgummikissen an der Stirn abgestützt, dadurch bleiben Mund und Nase frei für die Atmung bzw. für die Intubationsnarkose.

**Technik.** Sonst wie Aufnahme 2 (Abb. 66 u. 67).

### (4) Okzipito-frontale Aufnahme

Vertikaler Strahlengang, zur Darstellung der Hinterhörner (Abb. 68).

**Technik.** Wie die entsprechende Schädelaufnahme Nr. 2.

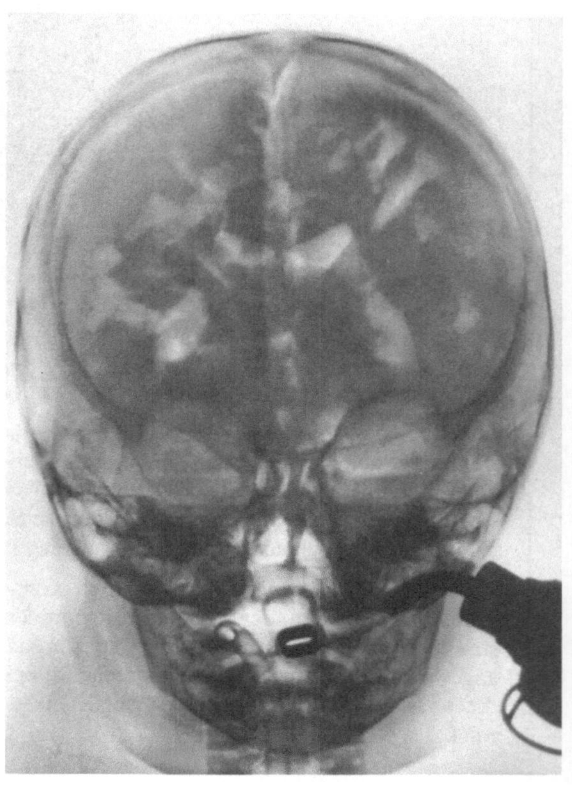

Abb. 68. Röntgenaufnahme zu Nr. 32, 4. Aufnahme, ▷ okzipito-frontal

Abb. 69. Röntgenaufnahme zu
Nr. 32, 5. Aufnahme in rechter
Seitenlage

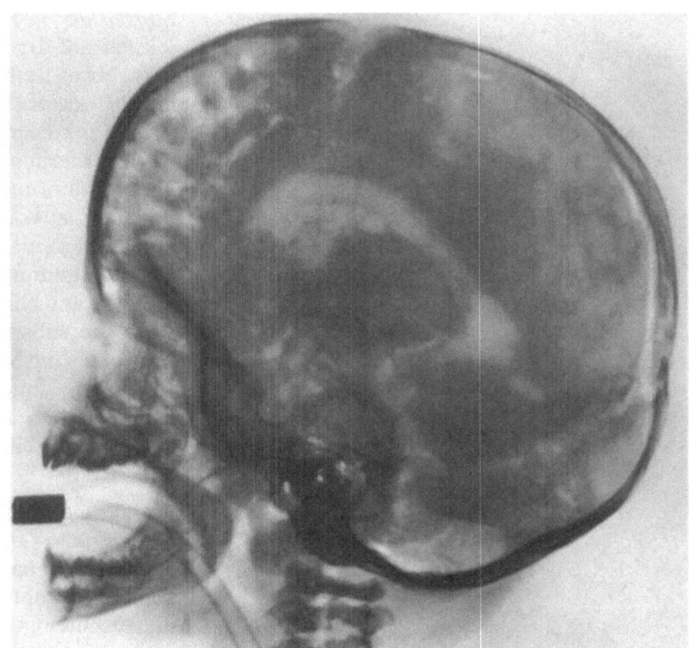

Abb. 70. Wie Abb. 69, linke Seitenlage

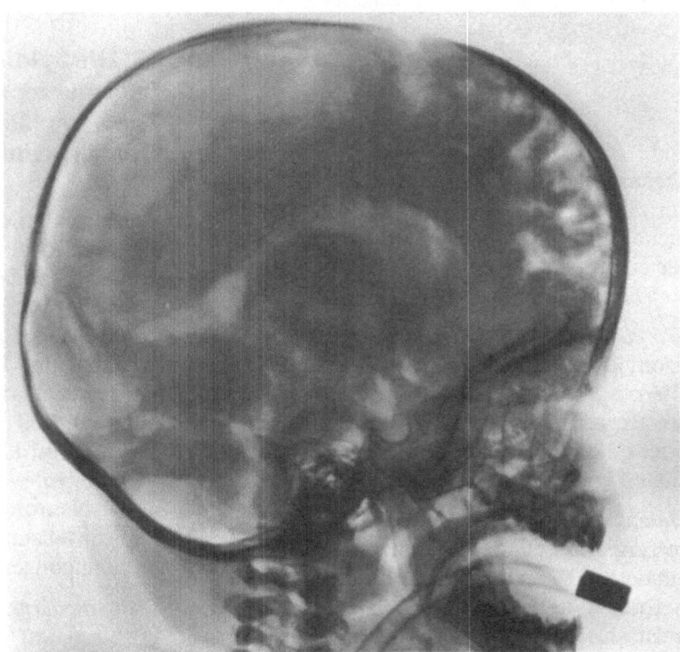

## (5) und (6) Seitliche Aufnahmen

In rechter bzw. linker Seitenlage (Abb. 69 u.
70).
**Technik.** Wie die entsprechende Übersichtsaufnahme des Schädels Nr. 3. –

Die Aufnahmen werden sofort entwickelt und
beurteilt. In den meisten Fällen wird das diagnostische Ziel mit diesen 6 Bildern zu erreichen sein.–

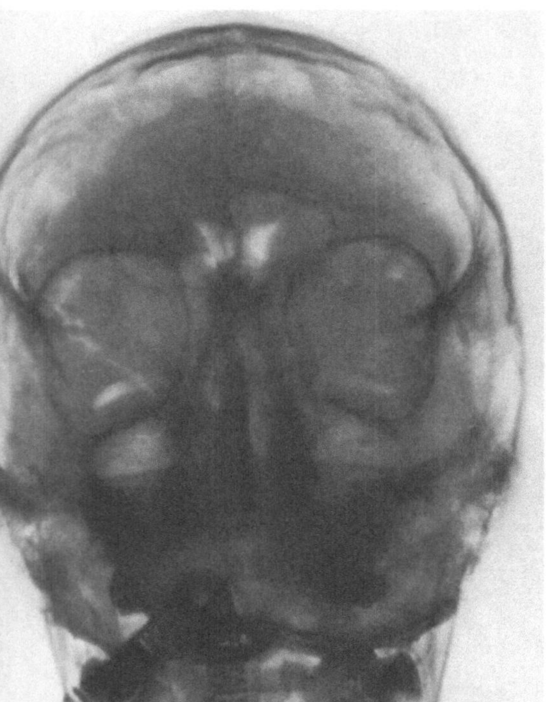

Abb. 71. Darstellung der Temporalhörner

**Ergänzungen.** Bei stärkerer Seitendifferenz in der Füllung der Seitenventrikel kann man versuchen, durch entsprechende Lagerungsmanöver einen Ausgleich herzustellen, eventuell unter Durchleuchtungskontrolle.

*Fronto-okzipitale* und *seitliche Aufnahmen.* Horizontaler Strahlengang in aufrechter Position. Hiermit können Höhendifferenzen in der oberen Begrenzung der Seitenventrikel besser beurteilt werden, ferner subdurale Luftansammlungen und deren Ausdehnung.

*Halbaxiale Aufnahme, okzipito-frontal* im Liegen zur Darstellung der hinteren Schädelgrube mit dem 4. Ventrikel und den angrenzenden Zisternen. Wie bei Schädelübersicht Nr. 2, Zentralstrahl jedoch 25° kopfwärts gekippt, vom Nacken zur Stirn-Haargrenze verlaufend.
Eine andere Projektion der Schädelbasis und auch der Ventrikel zur genaueren Beurteilung einer fraglichen Verlagerung bietet die *halbaxiale Aufnahme im fronto-okzipitalen* Strahlengang, wie Schädelaufnahme Nr. 4, oder auch im Sitzen, horizontaler Strahlengang bei entsprechender Neigung des Kopfes nach vorn.

*Spitzen der Temporalhörner,* dargestellt in Projektion auf die Augenhöhlen: fronto-okzipital, Kopf etwas nach dorsal flektiert, Auge-Ohr-Linie 20° kranialwärts der Vertikalen, Zentralstrahl senkrecht auf die Nasenwurzel gerichtet. Zur Förderung der Luftansammlung in den Temporalhörnern empfiehlt TAVERAS, mit dem Patienten aus der Bauchlage einen Purzelbaum in die Rückenlage auszuführen (Abb. 71).
Eine Spätaufnahme 24 Stunden nach der Luftfüllung kann eine gute diagnostische Ergänzung sein. Die subarachnoidale Luft ist weitgehend resorbiert, die Ventrikelgröße kann noch etwas zunehmen, unter Umständen kommt es zur Darstellung von subduraler Luft und auch bisher nicht erkennbarer pathologischer Höhlenbildungen.

Wenn es speziell auf die *Darstellung des 3. und 4. Ventrikels mit dem Aquädukt* ankommt, macht man eine Aufnahme im seitlichen horizontalen Strahlengang im Sitzen während der ersten Füllungsphase mit 10–15 ml Luft.

## 33. Die fraktionierte Pneumenzephalographie mit Tomographie und Durchleuchtungskontrolle

Diese moderne Methode bringt die besten diagnostischen Ergebnisse bei Tumoren im Kindesalter, bei denen es besonders auf die exakte Darstellung der infratentoriellen Gebiete ankommt. Hierzu sind spezielle Geräte erforderlich, die eine Durchleuchtung, eine Immobilisierung des Patienten in Narkose und eine Drehung um 360° ermöglichen. Ein solches Gerät ist z. B. von HARWOOD-NASH und FITZ (1976) beschrieben worden. Die Untersuchungsgeräte in der Neuroradiologie verfügen ebenfalls über Hilfsmittel zur Untersuchung von Kleinkindern und Säuglingen in Narkose.

Die *gesteuerte Luftfüllung* beginnt in aufrechter Position und unter Durchleuchtungskontrolle mit zwei Fraktionen von je 10–15 ml Luft. Dabei werden Übersichts- und Schichtaufnahmen angefertigt.
Je nach Füllungszustand und Größe des Ventrikelsystems wird die Luftfüllung fortgesetzt, es folgen dann Aufnahmen in den verschiedensten Positionen: Rückenlage, Bauchlage und nach Purzelbaum wiederum Rückenlage.

# 34. Die Ventrikulographie

**Indikationen.** Erhöhter Schädelinnendruck bei noch offener großer Fontanelle. Bei sehr großem Hydrozephalus, wenn die Lumbalpunktion z. B. wegen einer Meningozele nicht möglich ist. Bei dieser Methode wird Hirngewebe verletzt; auf den Röntgenbildern sind oft ein bis mehrere Millimeter breite luftgefüllte Stichkanäle dargestellt.

**Kontraindikationen.** Verdacht auf Massenverschiebung des Gehirns. Bei Punktion der Arteria pericallosa, die genau median auf dem Balken verläuft, ist eine tödliche Blutung möglich.

**Vorbereitung.** Wie zur lumbalen Pneumenzephalographie.

**Position.** Zur Ventrikelpunktion liegt das Kind in Rückenlage, die Median-Sagittal-Ebene des Schädels steht genau senkrecht, der Kopf wird von beiden Seiten mit flachen Händen gehalten.

**Untersuchungsgang.** *Ventrikelpunktion.* Einstich in der rechten Ecke der großen Fontanelle, 1,5–2,0 cm neben der Mittellinie und vor der Kranznaht. Hilfslinien: eine sagittale, die durch den medialen Augenwinkel geht und eine seitliche, die beiderseits die Augen-Ohr-Linie halbiert; die Einstichstelle liegt an dem Kreuzungspunkt beider Hilfslinien (Abb. 72).

Man führt die Nadel in Richtung auf den medialen Augenwinkel oder senkrecht zur Schädeloberfläche ein. Die maximale Einstichtiefe

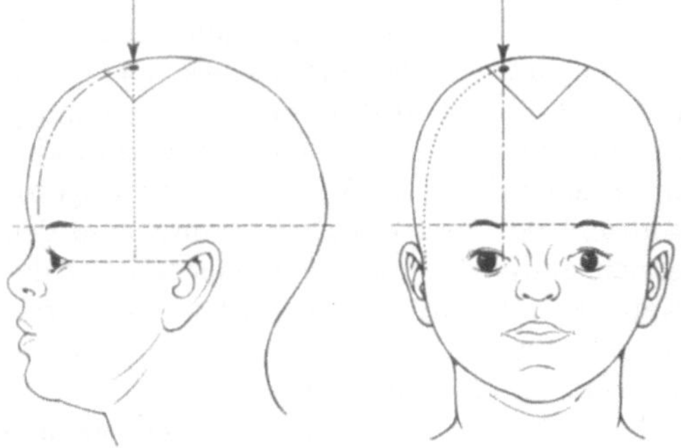

Abb. 72. Situationsskizze zur Ventrikelpunktion. (Nach MISKOLCZY u. WALTNER.) —·—·— sagittale Hilfslinie; ········ seitliche Hilfslinie. Der Kreuzungspunkt beider Linien im Bereich der Fontanelle entspricht der Einstichstelle. ------- Augenbrauenebene

wird durch eine Ebene bestimmt, die durch beide Augenbrauen gelegt wird.

Es hat sich praktisch bewährt, zu Beginn beiderseits eine Fontanellenpunktion auszuführen und erst nach deren negativem Ergebnis die Ventrikelpunktion anzuschließen.

Nach Erreichen des Vorderhornes langsamer Liquorluftaustausch mit einer leicht gehenden 2–5 ml-Spritze, Gesamtmenge 10–30 ml Luft, bei großem Hydrozephalus mehr. Über die Druckverhältnisse kann man sich durch Kontrolle der Fontanellenspannung orientieren.

Läßt sich kein Liquor mehr ansaugen, so liegt die Spitze der Kanüle nicht mehr unterhalb des Luftliquorspiegels. Man dreht den Kopf des Kindes vorsichtig auf die Seite, anpunktierter Ventrikel unten, bis wieder Liquor abfließt.

Nach Beendigung der Füllung Entfernung der Kanüle und Druckverband auf die Punktionsstelle.

*Standardaufnahmen* und *Ergänzungen* wie bei der lumbalen Pneumenzephalographie. Asymmetrische Ventrikelfüllungen müssen durch entsprechende Lagerung ausgeglichen werden, eventuell unter Durchleuchtungskontrolle.

**Ergänzungen.** Bei Mißbildungen, wie Meningomyelozelen und der Arnold-Chiari-Deformität, kann man durch Überführung der Luft aus dem Ventrikelsystem in den Spinalraum seine Darstellung erreichen (LEWIT): Der Patient wird wie zur submento-vertikalen Schädelaufnahme gelagert. Die Luft steigt dabei durch den 3. Ventrikel, Aquädukt, 4. Ventrikel in den Vertebralkanal. Es muß soviel Luft im Ventrikelsystem sein, daß in dieser Position der Liquorluftspiegel unterhalb des Foramen Monroi steht.

1. Aufnahme: Darstellung des ventralen zervikalen Subarachnoidalraumes, horizontaler Strahlengang, seitlich.

2. Aufnahme: Das Kind wird bei tief gehaltenem Kopf in Bauchlage gebracht, Aufnahme in horizontalem Strahlengang, seitlich zur Darstellung des dorsalen zervikalen Subarachnoidalraumes und der Cisterna cerebello-medullaris. Dabei läßt sich die Arnold-Chiarische Mißbildung diagnostizieren.

3. Durch Anheben des Beckens kann die Luft auch in den lumbalen Teil des Spinalkanals aufsteigen und dort zur Darstellung von Meningozelen dienen. Bei Säuglingen genügt die überführte Luft aus dem dilatierten Ventrikelsystem (s. Nr. 35 b).

## 35. Die positive Ventrikulographie

**Indikationen.** Jeder Hydrozephalus unklarer Genese, Säuglinge mit Meningomyelozelen und wachsendem Kopfumfang. Die Untersuchung setzt eine noch offene große Fontanelle voraus. Eine weitere Anwendungsmöglichkeit ist die Kontrolle bei Shunt-Komplikationen mit Injektion des Kontrastmittels durch das liegende Ventil.

**Kontraindikation.** Verdacht auf Massenverschiebung des Gehirns, Meningitis.

**Vorbereitung.** Sedierung mit Luminal, 10 mg/kg i. m., 30 Minuten vor Beginn der Untersuchung. 0,5–1 mg/kg Valium i. v. unmittelbar vor Beginn der Untersuchung durch eine Tropfinfusion, die bis zum Abschluß der Untersuchung liegen bleibt.

**Position.** Wie zur Ventrikelpunktion. Am besten ist eine kopfwärts 25° ansteigende Schräglage, die sich mit einem selbstgebauten Holzgestell oder anderen Unterlagen herstellen läßt. In dieser Position wird das Kind mit Windeln, elastischen Binden oder Heftpflaster fixiert. Das ganze Gestell wird dann auf die Fußbank des senkrecht stehenden Durchleuchtungsgerätes gestellt, so daß eine Röntgendurchleuchtung im horizontalen Strahlengang möglich ist.

**Instrumentarium.** 1,2 mm starke Lumbalpunktionsnadel (Fa. VYGON)*.
30 cm langer, 1,1 mm starker Venenkatheter STERICATH 131 (Fa. VYGON)*.
Sterile Einmalspritzen für das Kontrastmittel (Amipaque), Luft und physiologische Kochsalzlösung.

**Vorbereitung.** Nach Lagerung des Kindes steriles Abdecken, Hautdesinfektion der Fontanellengegend (Haare abrasieren!) und Abdecken mit Schlitztuch. Untersucher trägt sterilen Kittel und Op-Handschuhe.

**Untersuchungsgang.** Punktion des Ventrikelsystems (s. Nr. 34). Die richtige Lage der Nadel wird durch Abtropfen von Liquor nach Entfernen des Mandrin angezeigt. Zunächst Injektion von 2 ml Luft zur Lagekontrolle der Nadelspitze unter Durchleuchtung. Danach Einführen des mit Kontrastmittel gefüllten Venenkatheters unter kurzen Durchleuchtungskontrollen. Überragt die Katheterspitze deutlich die Nadelspitze im Ventrikel, wird die Nadel zurückgezogen, ohne die Katheterlage gleichzeitig zu ver-

---

* Postfach 1634, 5100 Aachen.

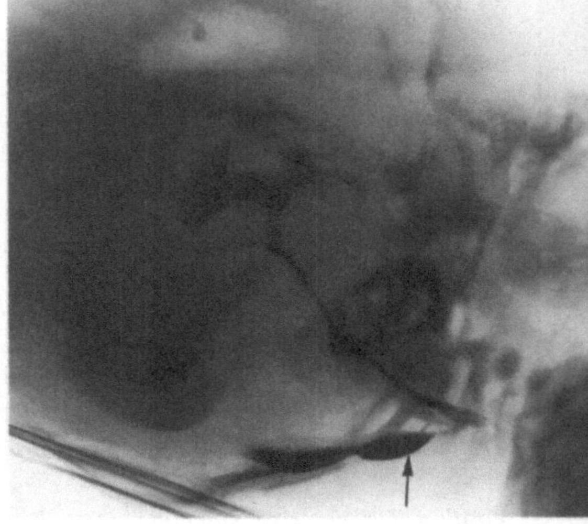

Abb. 73. Positive Ventrikulographie. 17 Tage altes Kind mit operierter Meningomyelozele. Typische Arnold-Chiarische Mißbildung mit extrakranialer Lage der Cisterna magna (Pfeil nach oben). Katheterspitze im Seitenventrikel

ändern. Die Punktionsnadel wird auf dem System bis zum Katheteransatzstück zurückgeschoben und dort fixiert, jetzt liegt nur noch der flexible Venenkatheter. Langsame Kontrastmittelinjektion (maximal 10 ml Amipaque) unter Durchleuchtungskontrolle. Die Katheterspitze soll im 3. Ventrikel liegen, so daß das Kontrastmittel sich dort ansammelt. In den meisten Fällen ist das der Fall, sonst kann es durch geringe Lagekorrektur erreicht werden. Nach ausreichender Darstellung des 3. Ventrikels, des 4. Ventrikels und Austritt von Kontrastmittel in die Cisterna magna werden Zielaufnahmen angefertigt (Kassette 24 × 30 cm quer, viergeteilt). Auf mindestens einer Aufnahme muß das Hinterhorn erkennbar sein (Abb. 73). Meist ist dies während der Füllung zur Darstellung gekommen, andernfalls wird der Katheter aus dem 3. Ventrikel zurückgezogen und der Rest des Kontrastmittels in den Seitenventrikel injiziert. Anschließend wird der Katheter mit etwas physiologischer Kochsalzlösung durchgespült und gezogen, Kompressionsverband auf die Punktionsstelle.
Rasche Umlagerung auf den Bucky-Tisch und Schädelübersichtsaufnahmen,

1. halbaxiale Aufnahme des Hinterhauptes
2. antero-posteriore Aufnahme,
3. seitliche Aufnahme des ganzen Schädels mit Wirbelsäule (Format 24 × 30).

Die Aufnahmen werden rasch entwickelt, um bei unklaren Befunden evtl. weitere gezielte Aufnahmen anzuschließen. Nach etwa 30 Minuten läßt der Kontrast schon deutlich nach. Liegt eine auffallend verlangsamte Resorption vor, werden Spätaufnahmen nach 4 bis zu 24 Stunden angeschlossen.

## 36. Die Darstellung des Subduralraumes mit Luft

**Indikationen.** Verdacht auf subdurale Hämatome postpartal oder nach Frakturen, subdurale Ergüsse nach Meningitiden. Die Untersuchung ist nur möglich bei noch offener großer Fontanelle.

**Vorbereitung.** Entsprechend der Ventrikulographie.

**Position.** Rückenlage, der Kopf wird mit beiden Händen gehalten, Median-Sagittal-Ebene senkrecht.

**Punktion.** Fingerbreit neben der Mittellinie wird ganz flach durch das Bindegewebe der Fontanelle eingestochen. Sofern sich Flüssig-

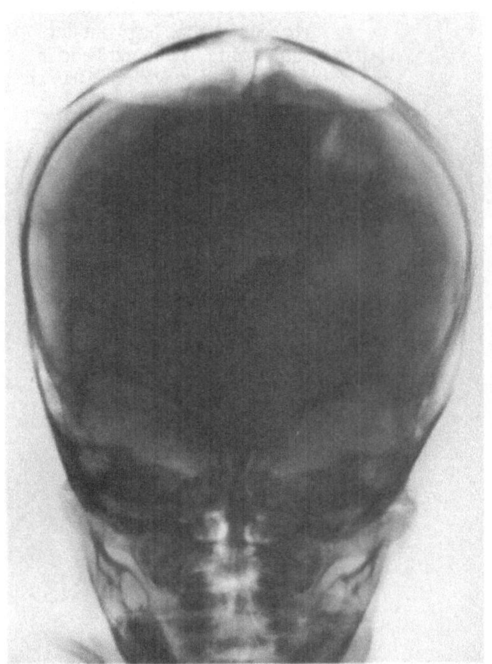

Abb. 74. Röntgenaufnahme zu Nr. 36, fronto-okzipital, horizontaler Strahlengang. Das Kind hängt in der »Babix«-Hülle. Subduraler Ergußspiegel bds.

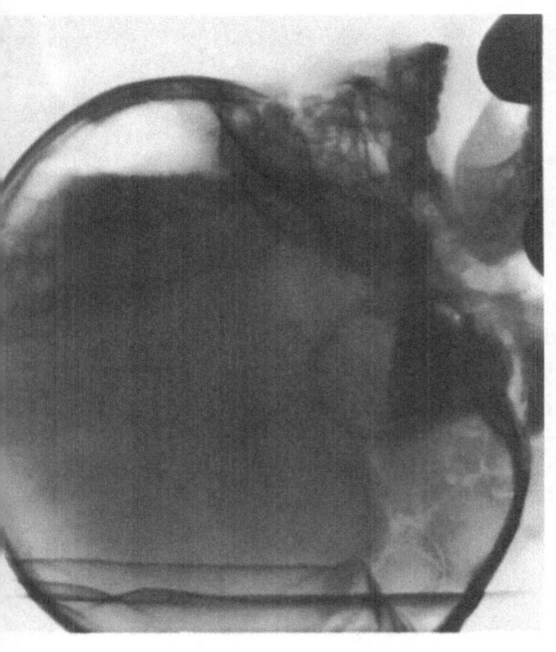

Abb. 75. Röntgenaufnahme zu Nr. 36. Rückenlage, seitlicher Strahlengang

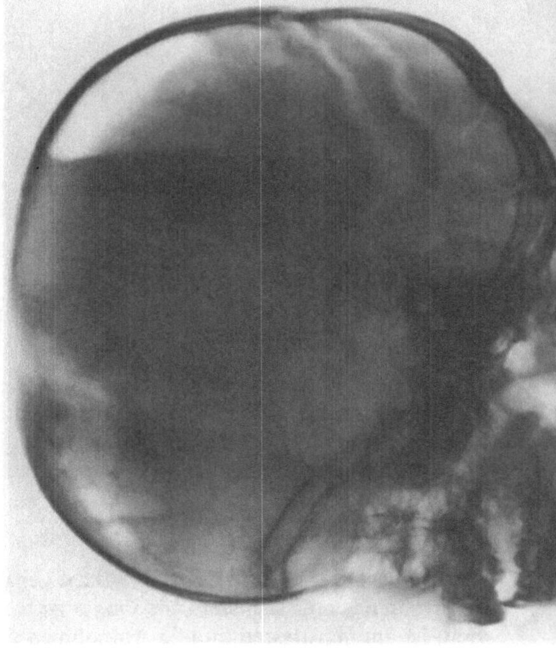

Abb. 76. Röntgenaufnahme zu Nr. 36, Bauchlage, seitlicher Strahlengang

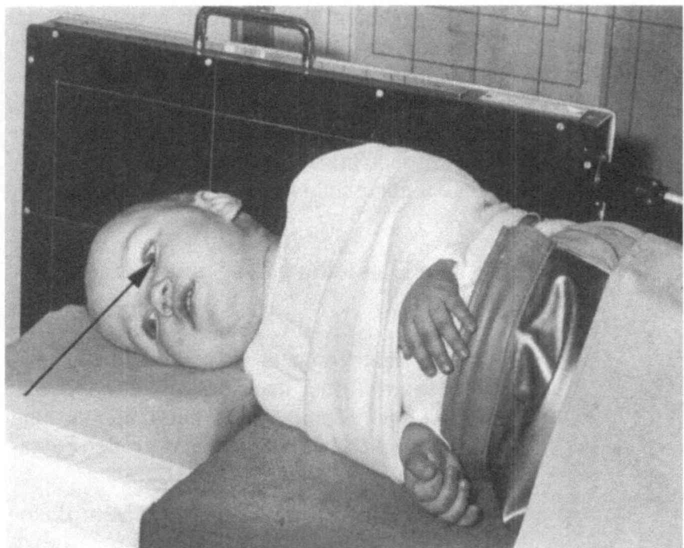

Abb. 77. Position zu Nr. 36, rechte Seitenlage, horizontaler Strahlengang. Arme mit Binden am Thorax festgewickelt, Becken mit Fixiergurt gehalten. Lysholm-Blende, Strahlenschutz

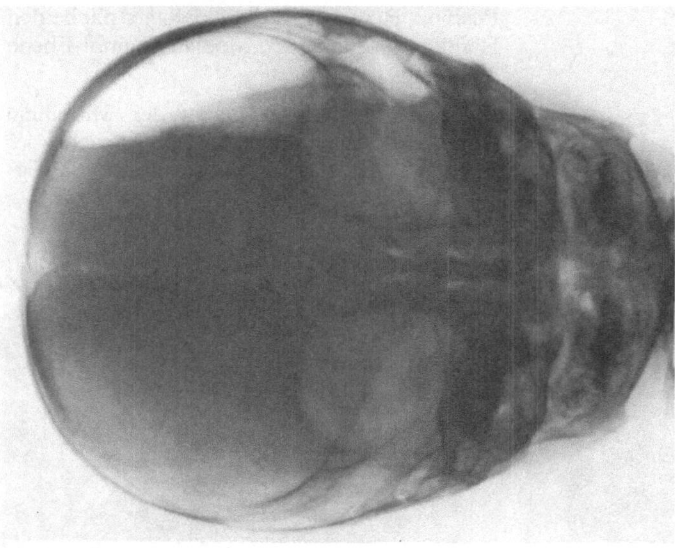

Abb. 78. Röntgenaufnahme zu Abb. 77

keit entleert, wird diese mit einer 2–5 ml-Spritze langsam gegen Luft ausgetauscht.

**Untersuchungsgang.** Da es auf die Darstellung eines Flüssigkeitsspiegels ankommt, werden die folgenden Standardaufnahmen im horizontalen Strahlengang ausgeführt:

*1. Sagittal, fronto-okzipital in aufrechter Position.*

**Fixierung.** Die Kinder müssen im Sitzen gehalten werden; da es sich stets um Säuglinge handelt, ist am günstigsten für alle Aufnahmen die »Babix«-Hülle, Aufnahme im Hängen am Aufnahmestativ oder Vertigraphen.

**Strahlenschutz.** Körper einschließlich der Gonaden abdecken, Einblenden mit dem Lichtvisier.

**Zentralstrahl.** Nasenwurzel (Abb. 74).

| | |
|---|---|
| Abstand: 1 m | Folie: universal |
| Raster: Bucky-Blende | Fokus: groß |
| am Vertigra- | |
| phen, stehendes | |
| Raster am Auf- | |
| nahmestativ, | |
| notfalls auch | |
| ohne | |

**Ergänzung.** Eine Aufnahme im seitlichen Strahlengang bei Position wie Aufnahme 1 zeigt den Ergußspiegel in seiner sagittalen Ausdehnung.

*2. Aufnahme in Rückenlage, seitlicher Strahlengang,* wie Aufnahme 2 von Nr. 32 (Abb. 75).

*3. Bauchlage, seitlicher Strahlengang,* Technik wie Aufnahme 3 von Nr. 32 (Abb. 76).

*4. Seitenlage, sagittaler Strahlengang.* Wenn sich bei den bisherigen Aufnahmen eine einseitige Füllung ergeben hat, liegt die gesunde Seite unten, sind beide Seiten gefüllt, muß diese Aufnahme in rechter und linker Seitenlage ausgeführt werden (Abb. 77 und 78).

**Position.** Das Kind wird mit Körper und Kopf auf der Schaumgummiunterlage in exakte Seitenlage gebracht.

**Fixierung.** Körper und Arme wie beschrieben, der Kopf muß notfalls am Kinn von der geschützten Hand gehalten werden.

**Zentralstrahl.** Auf das oben liegende Auge.

## 37. Die Myelographie

**Indikationen.** Intra- und extradurale Tumoren (bei Kindern selten), Mißbildungen des Rükkenmarkes, Anomalien der Wirbelsäule mit neurologischen Erscheinungen mit und ohne Lipom.
Posttraumatische spinale Symptome.

Die Darstellung erfolgt heutzutage vornehmlich mit *positiven Kontrastmitteln:* Jodester (Pantopaque) wird nur geringfügig resorbiert und muß nach der Untersuchung möglichst vollständig entfernt werden. Nur bei strenger Indikation. Diese Methode ist vor allem noch für die Darstellung des Halsmark- und des oberen Brustmarkbereiches indiziert, siehe auch Myelozisternographie.
Als *wasserlösliches Kontrastmittel* hat sich seit längerer Zeit das Meglumin-Jocarmat (Dimer X*) bewährt, es wird in 30%iger Lösung für lumbale Myelographien verwandt, die Resorption erfolgt innerhalb einiger Stunden.
Ein weiteres wasserlösliches Kontrastmittel ist das nichtionisierende und isotonische Metrizamid (Amipaque**), das für thorakale und lumbale Myelographien geeignet ist (Abb. 79). Die

---

* Byk-Gulden, Konstanz.
** Schering AG, Berlin-W.

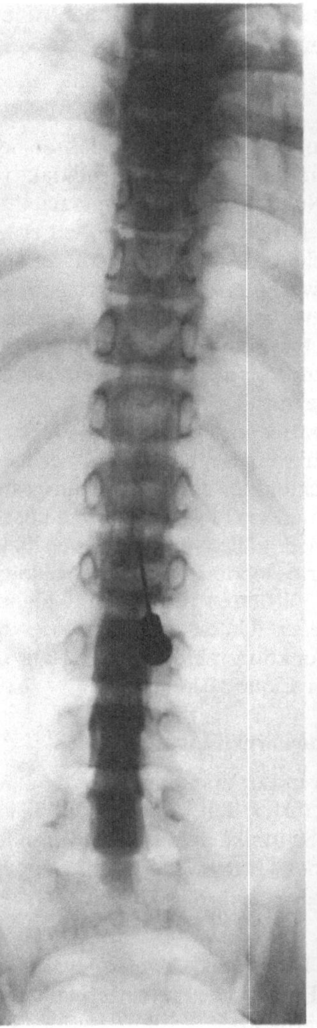
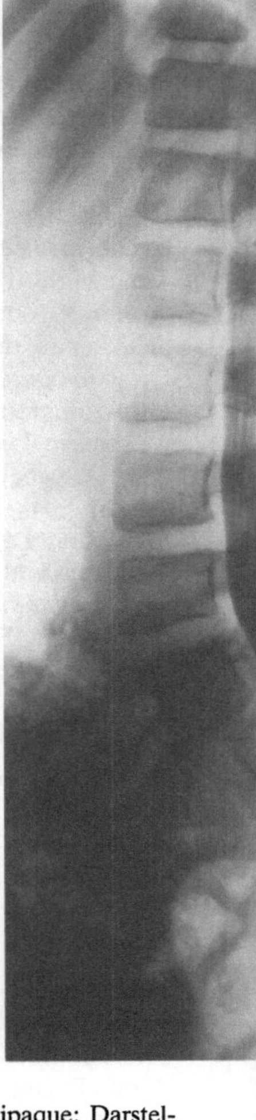

a                     b

Abb. 79a, b. Myelographie mit Amipaque: Darstellung des kaudalen Spinalkanals. Normalbefund (8 Jahre altes Mädchen)

Erfahrungen bei Kindern sind zunächst noch gering (s. HUGOSSON u. Mitarb.). Nach den günstigen Erfahrungen mit dieser Substanz bei Ventrikulographien (s. S. 50) bleibt abzuwarten, ob es nicht auch für die zervikalen und oberen thorakalen Abschnitte geeignet sein wird.
Die Darstellung mit *negativem Kontrastmittel* ($O_2$ oder Luft) gehört in die Hand eines erfahrenen Neuroradiologen und sollte bei Kindern in der Regel in Narkose durchgeführt werden. Ausführliche Darstellung bei HARWOOD-NASH (1976), HARWOOD-NASH und FITZ.

## 38. Nuklearmedizinische Untersuchungen des Zentralnervensystems

### Allgemeines

Die modernen Untersuchungsverfahren der Nuklearmedizin mit kurzlebigen radioaktiven Substanzen (Nukliden) haben einerseits die diagnostischen Möglichkeiten erheblich erweitert, andererseits belastende und eingreifende Untersuchungsverfahren bis zu einem gewissen Grade ersetzen können. Der materielle Aufwand ist vertretbar, die Strahlenbelastung liegt in der Größenordnung der konventionellen Schädelnativdiagnostik.

Die *Computertomographie* ist der statischen Hirnszintigraphie im Regelfall, d. h. bei nachweisbarem Dichteunterschied zwischen gesundem Gewebe und erkranktem Bezirk, überlegen; in manchen Fällen ergänzen sich beide Methoden. Der besondere Vorteil der nuklearmedizinischen Verfahren liegt in der Möglichkeit *funktioneller* Untersuchungen wie Sequenz- und Funktionsszintigraphie sowie der Darstellung der Liquorzirkulation.

### (1) Das statische Hirnszintigramm

**Prinzip.** Intravenöse Injektion eines Nuklids, das sich bei gestörter, d. h. vermehrt durchlässiger Blut-Hirn-Schranke in krankhaft veränderten Bezirken des Hirngewebes anreichert und durch eine lokal vermehrte Aktivität nachweisbar wird.

**Indikationen.** Tumoren, Abszesse, Nekrosen, umschriebene Entzündungen (Enzephalitiden), Prozesse mit vermehrter Vaskularisation, subdurale Ergüsse.

Die Aufzeichnung kann mit einem bewegten Detektor (Rectilinear-Scanner oder Szintigraph) oder einem fest stehenden Detektor (Szintillations- oder Gammakamera) erfolgen.

**Vorbereitung.** Etwa eine Stunde vor der Untersuchung orale Gabe von Natriumperchlorat (Irenat) 6–10 mg/kg Körpergewicht. Hiermit werden Schilddrüse, Speicheldrüse und Plexus chorioideus vor der Nuklidaufnahme blockiert. Bei Verdacht auf einen Plexustumor darf daher kein Perchlorat* gegeben werden.

**Sedierung.** Die Untersuchung mit einem Scanner dauert mindestens 1 Stunde. Daher ist eine länger wirksame Sedierung bei Säuglingen und Kleinkindern erforderlich. Der Kopf darf während der Aufzeichnung nicht bewegt werden.

Am besten ist eine Basissedierung mit Luminal, Zugabe von Valium nach Bedarf. Dosierung und weitere Medikamente, wie z. B. Chloralhydrat s. S. 18.

Säuglinge erhalten vor der Untersuchung ihre übliche Mahlzeit. Während der Untersuchung sollte eine dem Kind bekannte Person (Mutter, Krankenschwester) anwesend sein.

**Fixierung.** Schädelstützen, seitlich angelegte Sandsäcke oder Flexicast (s. S. 11, Abb. 80).

**Untersuchungsgang.** 30 Minuten nach Injektion von $^{99m}$Technetium-Pertechnetat 200 µCi/kg intravenös beginnt die Aufzeichnung in den 4 Standardpositionen, der Detektor steht waagerecht über dem Patienten:
1. Anterior, Kinn leicht angezogen.
2. und 3. Rechte und linke Seitenlage.
4. Posterior in Bauchlage, Kinn angezogen, die Hinterhauptsschuppe liegt parallel zum Detektor.
5. Vertex-Ansicht als ergänzende Aufnahme in bestimmten Fällen. Position wie axialer Gesichtsschädel (Schädelaufnahme Nr. 15, S. 34).

Je nach Befund und klinischer Fragestellung können Spätszintigramme nach 3–5 Stunden, evtl. bis zu 24 Stunden nach Injektion ohne neue Nuklidgabe durchgeführt werden.

*Bemerkung.* Das Hirnszintigramm sollte frühestens 1 Woche nach einem Krampfanfall durchgeführt werden, da sonst falsch positive Befunde auftreten können. Die Ausscheidung des Nuklids erfolgt über Niere und Darm.

**Strahlenbelastung** in mrad/µCi:
Hirn 0,006, Ganzkörper 0,02, Gonaden 0,03, Darm 0,1, Blase 0,05.

### (2) Die Myelozisternographie

**Prinzip.** Markierung des Liquors durch Injektion eines Nuklids lumbal, zisternal oder auch intraventrikulär. Darstellung des Liquorflusses zu den Basalzisternen und aufsteigend zur Konvexität, wo die Resorption erfolgt. Pathologisch

---

* Wenn bei $^{99m}$Technetium-Präparaten Natriumperchlorat zur Vorbereitung angegeben wird, bedeutet dies stets eine Gabe eine Stunde vor der Untersuchung und die gleiche Dosierung (6–10 mg/kg Körpergewicht) 6 Stunden nach der Untersuchung. Ein Tropfen der handelsüblichen Lösung von Irenat enthält 20 mg. Bei radioaktiven Jodisotopen wird die gleiche Dosierung vor der Untersuchung und täglich einmal 5 Tage lang nach der Untersuchung gegeben.

ist eine zeitliche Verzögerung und eine Darstellung der Ventrikel.

**Indikationen.** Differentialdiagnose des Hydrozephalus, Liquorblockade im Spinalkanal, Liquorfistel.

**Vorbereitung, Sedierung und Fixierung** wie beim Hirnszintigramm. Aufzeichnung mit dem Scanner oder der Gammakamera.

**Untersuchungsgang.** Injektion von sterilen, pyrogenfreien Radiopharmazeutika:

$^{99m}$Technetium-DTPA 1 mCi,
$^{111}$Indium-DTPA 200–500 µCi,
$^{131}$Jod-Humanserum-Albumin 100 µCi,
$^{111}$Indium-Humanserumalbumin 200–500 µCi.

Aufzeichnung jeweils in anteriorer, posteriorer und in beiden seitlichen Positionen nach 2, 6 und 24 Stunden – bei pathologischen Befunden auch nach 48 und 72 Stunden p. i. Für diese Spätaufnahmen ist $^{99m}$Tc wegen seiner kurzen Halbwertzeit nicht geeignet.

**Strahlenbelastung.** Zentrales Nervensystem insgesamt bei der angegebenen Dosis:

$^{99m}$Technetium-DTPA  = 300 mrad,
$^{111}$Indium-DTPA  = 200–1000 mrad,
$^{131}$Jod-Albumin  = 7000 mrad.

*Bemerkungen.* Nach Gabe von mehr als 10 mg Humanserumalbumin pro Untersuchung wurden aseptische Meningitiden beobachtet. Nach Gaben von DTPA kann das akute klinische Bild eines Calcium- und Magnesium-Jonenmangels auftreten.

### (2a) Nachweis einer Liquorfistel aus Nase oder Ohr

Injektion eines der unter (2) angegebenen Radiopharmazeutika, Aufzeichnung 2–6 Stunden p. i., anteriore und seitliche Position. Gleichzeitig kann ein Tampon in Nase oder Gehörgang deponiert werden; hiermit wird der Liquor aufgefangen und die Aktivität im Tampon gemessen.

### (3) Sequenzszintigraphie, zerebrale Nuklid-Angiographie

**Prinzip.** Rasche intravenöse Injektion des Nuklids in einem kleinen Volumen (Bolus) und sofortige Aufzeichnung der arteriellen und venösen Phase der Hirndurchblutung. Die Untersuchung ist nur mit einer Gamma-Kamera

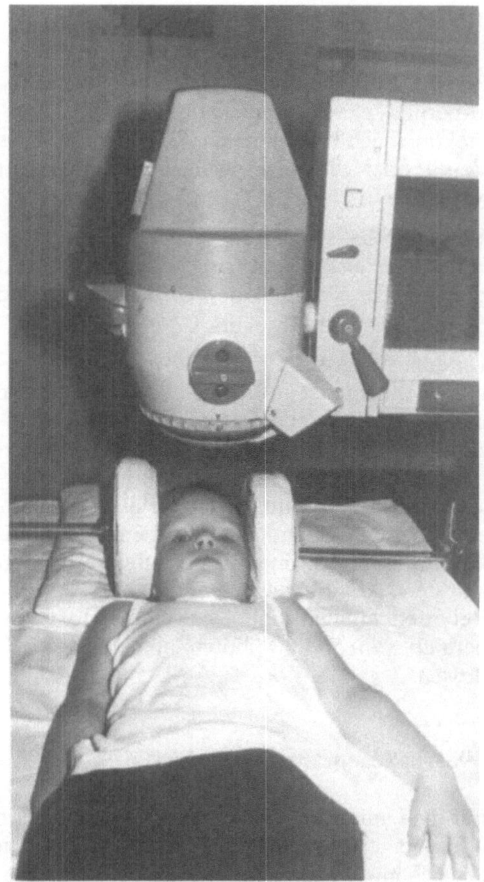

Abb. 80. Hirnszintigraphie mit einem Szintigraphen

möglich. Die Szintigramme werden mit 1–2 Bildern pro Sekunde aufgezeichnet. Optimale Auswertung der Untersuchung mit Hilfe eines Rechnersystems (Funktionsszintigraphie). Dadurch ist die Auswahl von »regions of interest« und die Aufzeichnung von Zeitaktivitätskurven mit Seitenvergleich sowie die Bestimmung der Durchblutungszeit möglich.

**Indikationen.** Zerebrale Durchblutungsstörungen jeder Genese, arteriovenöse Mißbildungen.

**Untersuchungsgang.** Vorbereitung, Sedierung und Fixierung wie bei dem statischen Hirnszintigramm. Entsprechendes Nuklid gleicher Dosierung. Die Untersuchung kann anschließend auch als statisches Hirnszintigramm weitergeführt werden. Die einzelnen Aufnahmen in den verschiedenen Positionen benötigen bei der Gamma-Kamera jeweils nur wenige Minuten.

## (4) Kontrolle der Shuntfunktion bei Hydrozephalus

**Prinzip.** Bei ventrikulo-atrialen oder ventrikulo-peritonealen Shunts kann die Ableitungsfunktion nach Injektion von Aktivität durch das Ventil oder direkt intraventrikulär überprüft werden.

**Vorbereitung.** Sedierung und Fixierung s. Hirnszintigramm. Natriumperchlorat wird gleich nach Abschluß der Untersuchung und 6 Stunden später gegeben (s. Fußnote S. 54).

**Untersuchungsgang.** 100–300 µCi $^{99m}$Technetium-Pertechnetat in 0,1 ml Lösung werden in das Shuntreservoir oder intraventrikulär injiziert und der Abfluß der Aktivität auf Sequenzszintigrammen festgehalten. Durch entsprechende Anordnung von »regions of interest« über dem Shunt lassen sich semiquantitative Informationen über die Abflußgeschwindigkeit der Aktivität gewinnen.
Bei offenem Shunt findet sich eine Aktivität innerhalb von 5–30 Minuten in den Speicheldrüsen.

## 39. Die zerebrale Angiographie

Für die Untersuchung sind Serienaufnahmen in 2 Ebenen erforderlich. Die Technik unterscheidet sich im Prinzip nicht von der bei Erwachsenen üblichen.

**Indikationen.** Verdacht auf Gefäßmißbildungen, wie arteriovenöse Fisteln und Aneurysmen. Supratentorielle Geschwülste, Verdacht auf traumatisch bedingte epidurale und subdurale Blutungen. Gefäßverschlüsse und frühkindliche Gefäßprozesse mit Zerebralschäden.

Die Versorgungsgebiete der Aa. cerebri ant. et med. werden durch Füllung der gleichseitigen A. carotis int., die Gefäße des Vertebralis-Basilaris-Kreislaufes in der hinteren Schädelgrube durch Füllung einer A. vertebralis dargestellt. Eine technische Erleichterung wurde neuerdings durch die retograde Kontrastinjektion in die A. brachialis oder femoralis erreicht. Bei der Injektion in die rechte A. brachialis stellen sich die Aufzweigungen von Karotis und Vertebralis dar, von der linken A. brachialis aus wird die A. vertebralis allein gefüllt.

## 40. Die orbitale Phlebographie

**Indikationen.** Anomalien der Augenhöhle und periorbitalen Region. Einseitiger Exophthalmus. Verdacht auf Veränderungen des Sinus cavernosus bei Fehlen von Knochenveränderungen. Tumoren der Orbita. (Diese lassen sich neuerdings einfacher mit der Ultraschalldiagnostik und Computer-Tomographie diagnostizieren.) Präoperative Klärung im Bereich der Orbita.

**Kontraindikationen.** Keine.

**Vorbereitung.** Ausreichende Sedierung, gegebenenfalls Narkose.

**Position.** Rückenlage, Kinn angehoben, entsprechend der sogenannten Brillenaufnahme der Orbita.

**Fixierung.** Erübrigt sich im Falle der Narkose.

**Strahlenschutz.** Abdeckung des Körpers.

**Kontrastmittel.** Je nach Alter 5–10 ml eines 45–60%igen gefäßgängigen Kontrastmittels, innerhalb von 8–10 sec zu injizieren mit Aufnahmen in 2 Ebenen.

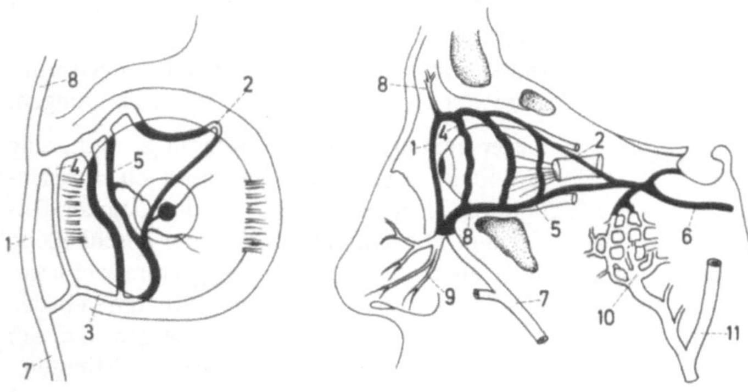


Abb. 81. Gefäßanatomie der Orbitaregion (nach SCHOBER u. BENDER) *1* V. angularis., *2* V. ophthalmica sup., *3* V. ophthalmica inf., *4* Anastomose zw. V.o.s. u. V.o.i., *5* Vv. vorticosae, *6* Sinus cavernosus, *7* V. facialis, *8* V. frontalis, *9* Vv. nasales, *10* Plexus pterygoides, *11* V. retromandibularis

**Untersuchungsgang.** Die früher geübte Freilegung einer Angularvene (SCHOBER) verhinderte eine Wiederholung der Untersuchung. Mit der jetzigen einfacheren Technik ist eine Wiederholung jederzeit möglich: Punktion und/oder Katheterisierung einer Frontalvene (s. Abb. 81, 8), die unter Infusion mit physiologischer Kochsalzlösung offen gehalten wird. Temporaloder faziale Venen (s. Abb. 81) müssen komprimiert werden, um den Kontrastmittelfluß in die rechte und linke V. ophthalmica sup. (Abb. 81, 2) über die Angularvenen (Abb. 81, 1) zu gewährleisten.

**Technik.** Zielaufnahmen unter Durchleuchtungskontrolle bei Kompression der V. facialis während der Kontrastmittelinjektion. Möglich auch mit Übersichtsaufnahmen in 2 Ebenen auf dem Buckytisch.
Aufwendiger sind simultane Serienaufnahmen in 2 Ebenen mittels Filmblattwechsler: Die ersten 5 sec von Beginn der Kontrastmittelinjektion an gerechnet eine Aufnahme pro sec, für die nächsten 3 sec je eine Aufnahme pro $1^{1}/_{2}$ sec (hohe Strahlenbelastung der Linse!).

*Bemerkung.* Eine Zusatzserie in Hirtz-Position (= axiale Position) wird nur bei besonderer Indikation angeschlossen, um die Strahlenbelastung niedrig zu halten. Diese ermöglicht besonders die Feststellung einer transversalen Dislokation der Vene. Die kavernösen Sinus lassen sich in dieser Projektion am besten durch Subtraktionstechnik studieren.

**Anatomie.** Das Venensystem der Orbita ist charakteristisch angeordnet und im a.-p.-Strahlengang einem medio-kaudal offenen Parallelogramm vergleichbar, das die Hauptvene, die V. ophthalmica sup. (2) nach ihrem Abgang aus der V. angularis (1) durch eine bajonettartige Knickung beschreibt (Abb. 81).

Dabei ergeben sich 3 Gefäßstrecken, ein prä- und ein postbulbärer Abschnitt, sowie eine Unterkreuzung des M. rectus sup., die sog. Rectussuperior-Schlinge. Die untere und obere Orbitalvene ist durch vertikal verlaufende Anastomosen miteinander verbunden. Zwischen den Gesichtsvenen und dem Sinus cavernosus bestehen Verbindungen über den orbitalen Venenplexus und auch über die V. facialis und den Plexus pterygoides; dies ist bei Obstruktionen oder Stenosen der Orbitalvene an der oberen Fissur von Bedeutung (Abb. 82).

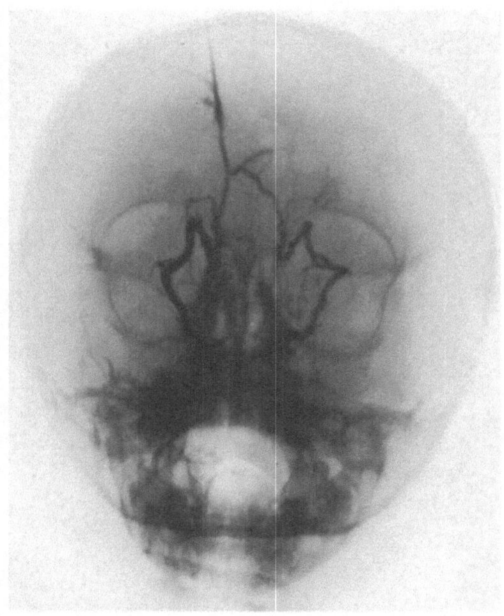

Abb. 82. Orbitale Phlebographie. Sagittalaufnahme auf dem Buckytisch. Normalbefund (16 Monate altes Kind)

## 41. Die Darstellung der Nasenhöhlen mit Kontrastmittel

**Indikationen.** Verdacht auf Choanalatresie. Bei doppelseitiger Atresie besteht schon beim Neugeborenen eine bedrohliche Atemstörung. Bei einseitigem Verschluß sind eine therapieresistente eitrige Rhinitis und Sinusitis sowie Behinderung der Nasenatmung hinweisende Zeichen.

**Vorbereitung.** Reinigung der vorderen Nasenabschnitte durch Absaugen und vorsichtiges Spülen.

**Kontrastmittel.** Wasserlöslich, viskös.

**Position.** Rückenlage wie zur sagittalen Schädelübersichtsaufnahme.

**Fixierung.** Am besten in der »Babix«-Hülle oder wie bei der Schädelaufnahme Nr. 1.

**Strahlenschutz.** Wie bei allen Schädeluntersuchungen.

**Untersuchungsgang.** Mit einem feinen Polyvinyl-Katheter (Ernährungssonde für Frühgeborene) wird das Kontrastmittel in Rückenlage

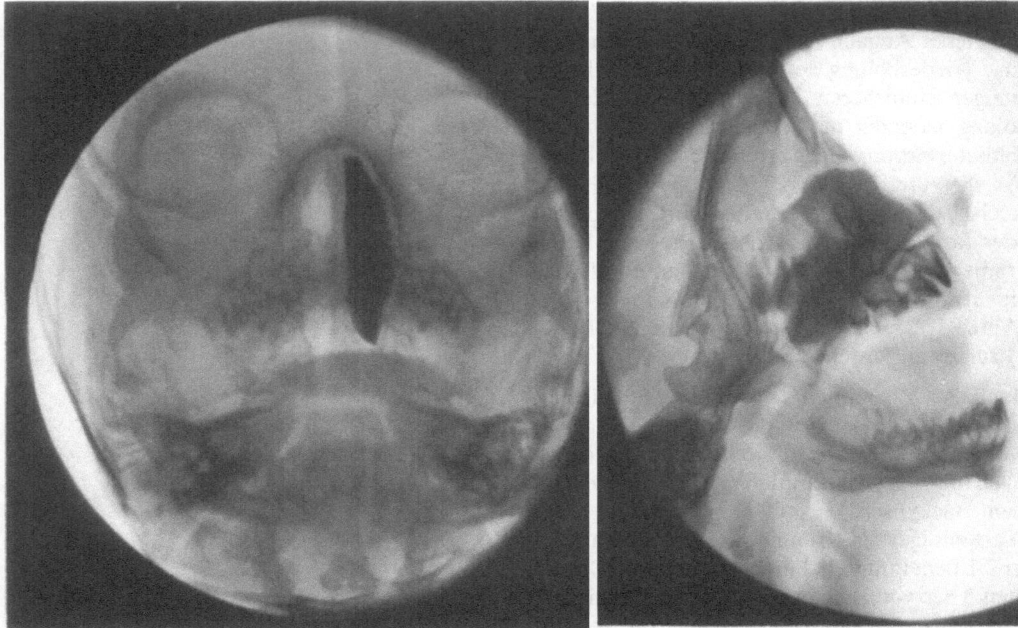

Abb. 83. Röntgenaufnahme zu Nr. 41. Choanalatresie bds. Darstellung der linken Seite in zwei Ebenen. 3 Monate alter Säugling

eingefüllt, nach etwa 1 ml wird die Sonde entfernt. Anschließend Aufnahmen des Gesichtsschädels in 2 Ebenen.
*1. Fronto-okzipital* im sagittalen Strahlengang wie Nr. 1,
*2. Seitlich* wie Nr. 3; oder, bei gleicher Position wie 1., im horizontalen Strahlengang.
Vor der Füllung der 2. Nasenseite muß das Kontrastmittel aus der zuerst dargestellten Seite weitgehend entfernt werden, dann Wiederholung des beschriebenen Verfahrens (Abb. 83).

*Bemerkung.* Die Untersuchung kann auch unter Durchleuchtungskontrolle mit Zielaufnahmen durchgeführt werden.

## 42. Die Sialographie

**Indikationen.** Chronische Sialoadenitiden bzw. Sialoadenosen, unklare rezidivierende Schwellungszustände, vor allem mit Verdacht auf Abflußbehinderung durch Speichelsteine oder bei Zytomegalie und Mukoviszidose. Stenosen anderer Genese, Fisteln und Tumoren sind bei Kindern außerordentlich selten.

**Kontraindikationen.** Akute Entzündungen der Speicheldrüsen.

**Vorbereitung.** Bei Kleinkindern am besten Intubationsnarkose, bei größeren Kindern nach Bedarf Sedierung.

**Instrumentarium.** Zur Füllung verwendet man flexible Polyäthylenkatheter mit einem äußeren Durchmesser bis 2 mm, innerem Durchmesser von 0,5–1,0 mm, dazu einen Führungsdraht, wobei die Katheter an der Spitze konisch zulaufen oder – bei jüngeren Kindern – schräg zugespitzt sind. Dazu:
1 ml-Spritze und Mundsperrer, Spatel, kleine Kocherklemme, anatomische Pinzette, sterile Tupfer, Pflasterstreifen, ein Dilatator, eine Tränen-Nasengangs-Sonde, Injektionsnadel zum Kunststoffkatheter passend. Erforderlich ist eine starke Lichtquelle, am besten Stirnlampe.

**Kontrastmittel.** Schwerflüssige Jodöle, die nur langsam wieder ausgeschieden werden: Lipiodol F und UF 40% eignen sich besonders für die blinde Füllung auf dem Buckytisch.
Bei der Untersuchung unter Sichtkontrolle mit dem Bildverstärker kann man auch visköse wasserlösliche trijodierte Kontrastmittel, die

relativ rasch wieder ausgespült werden, verwenden: Endografin viskös und andere. Die benötigten Kontrastmittelmengen gibt Tabelle 3 an:

ren der Mündung des Ductus zurückgezogen und entfernt, der weiche Polyäthylenkatheter nun weiter vorgeschoben, bis durch dessen konische Erweiterung die Mündung abgedichtet ist. Die nun aufzusetzende Spritze muß mit dem

Tabelle 3

| | Parotis-Gangsystem | | Submandibularis-Gangsystem | |
|---|---|---|---|---|
| | normal | pathologisch erweitert | normal | pathologisch erweitert |
| 1– 3 Jahre | 0,1–0,2 ml | –0,3 ml | } 0,1–0,2 ml | } –0,3 ml |
| 3– 6 Jahre | 0,2–0,3 ml } | | | |
| 6–10 Jahre | 0,2–0,4 ml } | –0,7 ml | } 0,3 ml | } –0,4 ml |
| 10–14 Jahre | 0,3–0,5 ml | –1,0 ml | | |

**Fixierung.** Bei Untersuchung im Liegen oder Sitzen müssen die Kinder von einer Hilfsperson gehalten werden. Bei Narkose erübrigt sich eine Fixierung.

**Strahlenschutz.** Abdeckung des Körpers einschließlich der Gonaden, Einblenden.

**Untersuchungsgang.** Vor Beginn der Kontrastmittelfüllung eine oder mehrere Leeraufnahmen zur Feststellung von Speichelsteinen:

1. Bei der Parotis Sagittalaufnahme des Unterkiefers (Nr. 24) oder die gleiche Einstellung auf ein Kiefergelenk zentriert, parasagittal.

2. Bei der Submandibularis enorale Aufnahme des Unterkiefers (Nr. 28).

**Sondierung und Kontrastmittelfüllung des Ductus parotidicus**

Die Öffnung des Ganges ist neben der Krone des 2. oberen Molaren gelegen. Die Identifizierung der Öffnung ist mit einer Tränengangssonde (feine Knopfsonde) möglich oder wird durch wiederholtes Trockentupfen der Schleimhautregion mit einem Psicain-getränkten Tupfer unter Zusatz von Privin erleichtert.

Nach Dilatation der Papille wird die Polyvinylsonde eingeführt. Nach etwa 1 cm stößt man wegen der Windung des Ductus auf Widerstand. Durch Vorziehen des Mundwinkels wird der Kanal gestreckt, und die Sonde gleitet bis zu 2 cm Tiefe. Fixierung der Sonde durch eine Gummischeibe, die über den Katheter geschoben wird und bei geschlossenem Mund zwischen Zahnreihe und Lippen den Katheter ausreichend festhält, oder man verwendet eine Halteklammer. Der Mandrin wird nach Passie-

Katheteransatz verriegelt werden. Bei der Füllung sollen Luftblasen vermieden werden.

Der kapillare Widerstand erfordert einen gewissen Füllungsdruck. Schmerzgefühl deutet ausreichende Füllung an, Füllungsmengen s. o.

Auch nach der Injektion bleibt der Katheter im Mund, und der Patient wird zur Röntgenaufnahme gelagert.

*Aufnahmen.*

1. Wie die Aufnahme vor der Füllung des Ductus parotidicus, Nr. 19/24 (Abb. 84): Schädel p.-a. mit gebeugtem Nacken, bei einseitiger Füllung leichte Kopfdrehung zur kontralateralen Seite.

2. Seitlicher Strahlengang, Bauchlage, Schädel exakt seitlich. Der Kopf wird in den Nacken gebeugt, um die Drüse überlagerungsfrei in den Winkel zwischen Unterkieferast und Halswirbelsäule zu projizieren.

3. Eventuell Unterkieferschrägaufnahme und Schädel p.-a. tangential, kaudal exzentrisch.

**Zentralstrahl.** Parotisgegend, Format einblenden.

| | |
|---|---|
| Abstand: 1 m | Folie: unversal |
| Raster: FF | Fokus: groß |

*Bemerkungen.* Erhöhte kV-Zahl wie bei Bronchographien.

Bei der Untersuchung unter Bildverstärkerdurchleuchtung kann die Kontrastmitteldarstellung unter Sichtkontrolle erfolgen. Sobald eine gute Füllung erreicht ist, werden Zielaufnahmen in den entsprechenden oben beschriebenen Positionen exponiert.

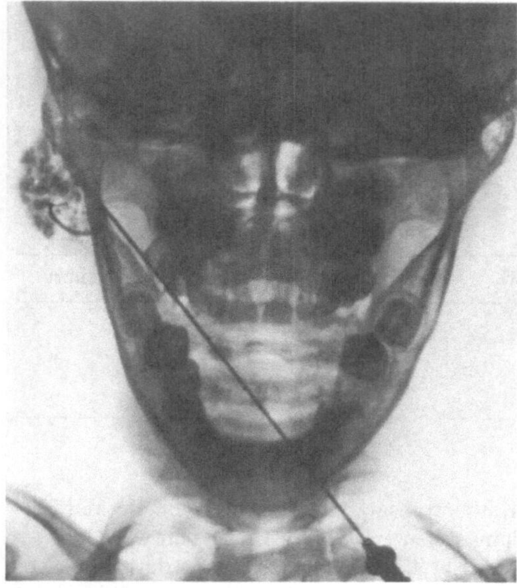

a

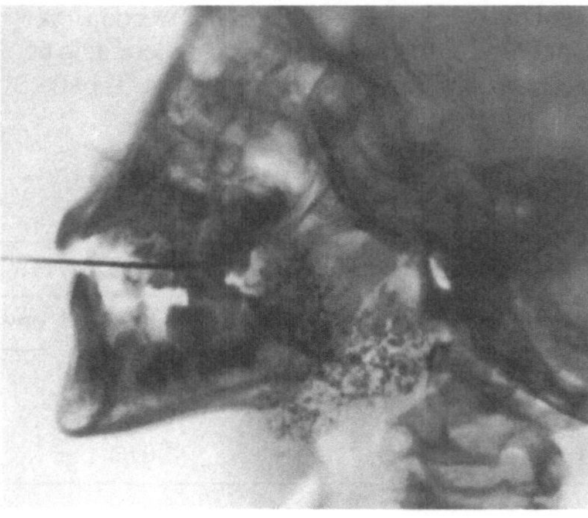

b

Abb. 84a, b. Sialographie der rechten Glandula parotis mit starrer Kanüle. Sagittale und seitliche Aufnahme

Ölige Kontrastmittel haben in der Regel den Vorzug vor wäßrigen, da sie seltener zur Parenchymanfärbung führen und man eine kleinere Menge benötigt. Mit stumpf geschnittenen, dünnkalibrigen Kunststoffkathetern kommt es selten zu Paravasat. Zur Sicherheit kann man eine kleine Menge wäßrigen Kontrastmittels vorspritzen und eine Probeaufnahme anfertigen.

Wenn die technischen Möglichkeiten gegeben sind, können auch Panoramix-Aufnahmen angefertigt werden.

### Sondierung und Kontrastmittelfüllung des Ductus submandibularis

Die Mündung des Ganges liegt auf der prominierenden Caruncula salivaria unter der Zunge, ist enger und bedeutend schwieriger zu sondieren; der Gang selbst ist aber relativ weit. Man betupft die Papille wie oben beschrieben mit Psicain-Privin und fixiert sie mit einer kleinen stumpfen Kocherklemme, der Patient muß die Zungenspitze nach oben und hinten halten. Ist das Orificium überwunden, läßt sich der dünne Polyvinyl-Katheter oder die gebogene Knopfkanüle mehrere Zentimeter in den Ductus einführen.

*Aufnahmen* auf dem Buckytisch oder als Zielaufnahme unter Durchleuchtungskontrolle mit dem Bildverstärker:

1. Schrägaufnahme des Unterkiefers wie Nr. 25 oder 26,
2. Schädel a.-p. und seitlich schräg,
3. Schädel tangential kranial exzentrisch.

## 43. Die Computer-Tomographie

**Synonyme**
CAT = Computer assisted tomography
ACT = Axiale Computer-Tomographie
EMI-Scan (genannt nach der Herstellerfirma des ersten Gerätes)
Benennung nach Teilgebieten:
Brain-CT, kraniale CT (CCT)
Ganzkörper-Computer-Tomographie (Computed-Body-Tomography)

Die Computertomographie (CT), ein neuartiges Röntgen-Transversalschichtverfahren, stellt seit der Entdeckung der Röntgenstrahlen die bedeutendste Erfindung auf dem röntgendiagnostischen Gebiet dar. Sie arbeitet mit dünngebündelten Röntgenstrahlen und hochempfindlichen Strahlendetektoren – im Gegensatz zur konventionellen Röntgentechnik, bei der Röntgenstrahlen je nach Dicke und Dichte des durchstrahlten Gewebes mehr oder weniger abgeschwächt auf dem Röntgenfilm abgebildet werden. Das Funktionsprinzip sei anhand eines Scanners der ersten Generation (Rotations-Translations-Scanner) erläutert.

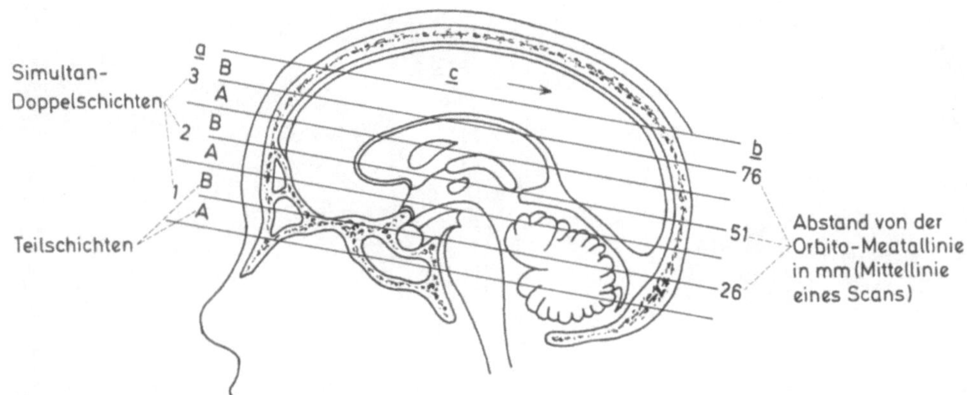



Abb. 85. Projektion der Standardschichten auf einen Medianschnitt durch den Schädel. *a* Nach links offene Röntgenröhre, *b* Strahlendetektor, *c* Verlauf der Röntgenstrahlen. Nach jeder Transversalschicht wird durch eine Verschiebung des Objektes mittels eines Förderbandes eine neue Schichtebene eingestellt

Kernstück des Untersuchungsgerätes ist eine aus Röntgenröhre und hochempfindlichem Strahlendetektor mit nachgeschaltetem Photomultiplier bestehende Meßeinrichtung zur Bestimmung der Strahlenschwächung durch das Untersuchungsobjekt.

Zur Messung der von der Objektdicke und -dichte abhängigen durchgelassenen Strahlenintensitäten führt das gekoppelte System aus Röntgenröhre und Detektor alternierend folgende Bewegungen durch: Während einer linearen, tangential zur Peripherie des Körperquerschnitts erfolgenden Transversalbewegung (Scanvorgang) durchdringt ein parallel kollimierter, ca. bleistiftdicker Röntgenstrahl einen scheibenförmigen Körperquerschnitt, anschließend dreht sich das gekoppelte System von Röhre und Detektor um jeweils einen Winkelschritt von 3°, bis ein vollständiger Halbkreis zurückgelegt ist. Durch diese alternierende Transversal- und Rotationsbewegung wird die Schwächung des Röntgenstrahlenbündels durch das Untersuchungsobjekt für eine größere Zahl jeweils benachbarter Projektionsrichtungen bestimmt. Das Intensitätsprofil der von der Objektschicht durchgelassenen Strahlung wird vom Detektor in elektrische Signale umgewandelt, die nach Digitalisierung im Analog-Digitalwandler in den Bildrechner zur Errechnung der Schwächungswerteverteilung der untersuchten Schicht übertragen werden. Die errechnete Schwächungskoeffizientenmatrix kann sowohl in Form eines Zahlenbildes als auch mit Hilfe eines Fernseh-Sichtgerätes in ein Grautonbild umgewandelt werden, wobei Objektdetails mit höherem Strahlungsschwächungsver-

mögen auf dem Bildschirm heller als solche mit geringerem Strahlungsschwächungsvermögen wiedergegeben werden. Der im Schichtbild rekonstruierten Schwächungswerteverteilung liegt eine relative von plus bis minus 1000 reichende Schwächungswerteskala mit dem Bezugswert Wasser = O zugrunde.

Mit Hilfe der CT können im Vergleich zur konventionellen Röntgenaufnahme wesentlich geringere Dichteunterschiede eines Objektes erfaßt und die Abschwächung der Strahlenintensität durch Körpergewebe weit besser differenziert werden.

Die Strahlenabsorption, die von der Dichte des durchstrahlten Gewebes abhängt, wird so genau bestimmt, daß ohne weiteres eine Unterscheidung zwischen Liquor, ödematösem Hirngewebe, normalem Hirngewebe und dichterem Tumorgewebe, ja sogar zwischen Blut und Wasser, möglich ist.

Die für eine simultane Doppelschicht benötigte Scan-Zeit beträgt bei Rotations-Translations-Scannern zwischen 2 und 4 Minuten, bei Scannern der 3. Generation (Rotationsscanner mit Fächerstrahl- und Multidetektorsystem) inzwischen 4,8 sec. Die fortschreitende Verbesserung bzw. Weiterentwicklung der Röhren-Detektorsysteme (z. B. mehrere kreisförmig angeordnete, gepulste Röhren) läßt eine weitere Reduzierung der Scan-Zeit erwarten.

Jedes Bild gibt Strahlungsschwächungswerte einer Schicht von etwa 1 cm Dicke an. Im allgemeinen reicht die Projektion von 7–8 Standardschichten aus. Eine Untersuchung nach dem CT-Verfahren ist in 30 min, mit neueren Geräten in noch kürzerer Zeit beendet (Abb. 86).

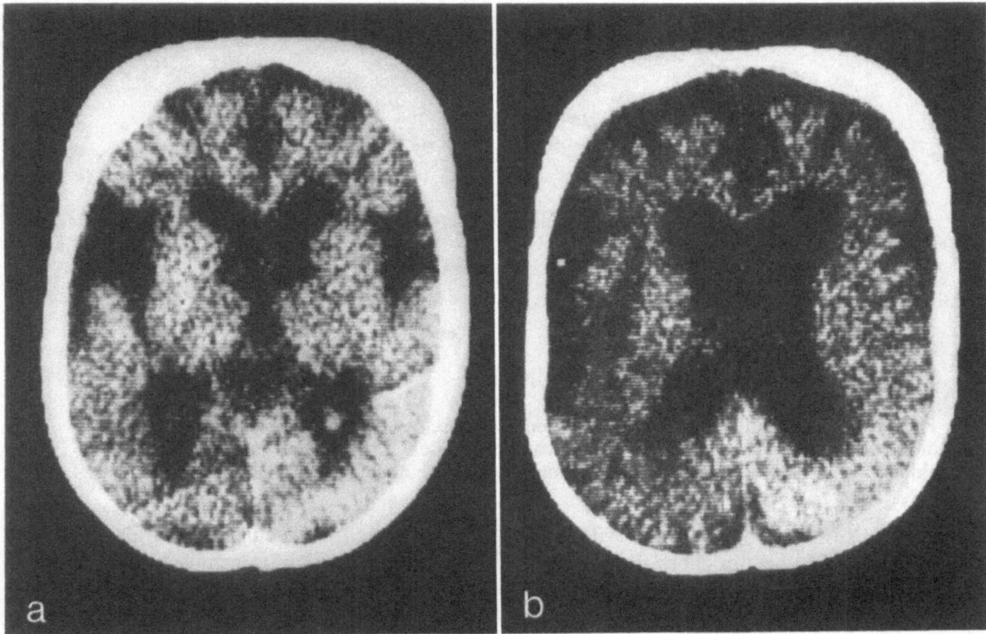

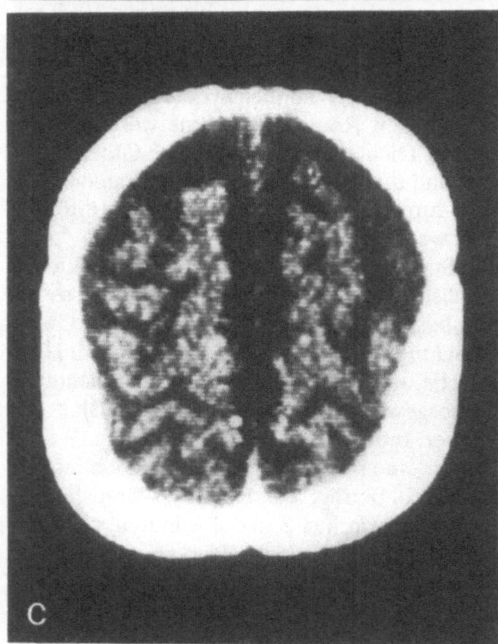

Abb. 86a–c. Hochgradiger Hydrocephalus externus et internus bei einem 1 Jahr alten Kind. a) Transversalschicht durch den erweiterten 3. Ventrikel und die Seitenventrikel. Massive Erweiterung der Sylvischen Zisterne beiderseits. b) Transversalschicht in Höhe der Cella media. Cella-media-Index 0,8. Hochgradige Erweiterung des externen Liquorraumes frontal und beiderseits temporal. c) Scheitelnahe Transversalschicht. Massive Verbreiterung der Hirnfurchen und des Interhemisphärenspaltes

**Kontraindikationen.** Keine.

**Vorbereitung.** Säuglinge und Kleinkinder müssen gut sediert oder in Narkose untersucht werden.

**Position.** Rückenlage. Luftangekoppelte Scanner erlauben auch eine Untersuchung des Kopfes in Seitenlage.

**Fixierung.** Ein Fixiergurt empfiehlt sich bei allen Säuglingen und Kleinkindern.

*Vorteile der ComputerTomographie im Vergleich zur Röntgenuntersuchung* (Pneumenzephalographie, zerebrale Angiographie). Nichtinvasive Untersuchung, geringes Risiko: Die Strahlenbelastung (Einfallsdosis) beträgt pro Untersuchung 1–1,5 rad, an der Austrittsseite 0,09–0,22 rad, entspricht somit ungefähr der

**Indikationen für die kraniale Computer-Tomographie.** Hirnblutung, Hirnmißbildung, Hirnabszeß, Hirntumor und postoperative Resttumoren, Tumorrezidive, intrakraniale Zysten, Hydrozephalus, Hirnödem, Hirntrauma, Orbitaprozesse.

einer Schädelaufnahme in 2 Ebenen. In der Regel werden 4 Scans pro Untersuchung, das sind 8 Schichten gelegt. Belastung der Augenlinse pro Untersuchung bei 180 Abtastungen von okzipital her insgesamt 0,6–0,8 rad.

Ambulant durchführbar; wiederholbar. Sehr rasches diagnostisches Ergebnis bei Schädelhirntrauma. Postoperative Kontrolle nach neurochirurgischen Eingriffen (Komplikationen, Verlaufsbeobachtung).

Exakte Bestimmung der Lage und Ausdehnung von Schädelprozessen. Das durch relative Schwächungswerte quantitativ charakterisierbare Absorptionsmuster von Tumoren liefert häufig artdiagnostische Hinweise.

Direkter Nachweis und genaue Bestimmung der Ausdehnung einer intrakraniellen Blutung, die mit konventionellen Verfahren nicht eindeutig zu bestimmen war und keine Unterscheidung zwischen einer Raumforderung durch Blutkoagel oder perifokalem Ödem erlaubte.

*Stellung zur Pneumenzephalographie und Ventrikulographie.* Die Indikationen zur Pneumenzephalographie sind durch die CT erheblich eingeschränkt worden. Sie beschränken sich nach Einführung der CT auf Fälle mit klinisch dringendem Verdacht auf einen mittelliniennahen Tumor bei negativem bzw. nicht eindeutigem CT.

*Nachteile des CT im Vergleich zur Röntgenuntersuchung.* Diese ergeben sich im wesentlichen zur zerebralen Angiographie: Gefäßstenosen, Strömungsumkehr der Hirnarterien und zahlreiche andere Gefäßprozesse und -mißbildungen sind durch die CT nicht erfaßbar, weshalb die zerebrale Angiographie weitgehend ihren Platz bei Gefäßerkrankungen behauptet hat. Sie wird von neurochirurgischer Seite weiterhin vor allen Operationen, insbesondere bei Hirntumoren, gefordert.

*Kontrastverstärkung der Computer-Tomographie durch Röntgenkontrastmittel (Enhancement).* Nach zusätzlicher intravenöser Verabreichung jodhaltiger Röntgenkontrastmittel mit einer Dosis von 1 ml/kg Körpergewicht innerhalb von 5 min bei einem Jodgehalt von 300 mg/ml kann die diagnostische Aussage verbessert werden; in gefäßreichen Tumoren oder auch infolge einer Bluthirnschrankenstörung im Tumorbereich und dadurch bedingtem Kontrastmittelaustritt ins Gewebe kann es zu einer starken Erhöhung (Enhancement) der Strahlenabsorption des Tumorgewebes kommen. Das Absorptionsmuster eines Tumors läßt sich häufig erst nach Kontrastmittel-Enhancement in zystische bzw. nekrotische und solide Gewebsanteile differenzieren. Die Treffsicherheit der Diagnostik kann hierbei auf ca. 99% erhöht werden.

Die *Computer assisted Myelography* in Kombination mit Kontrastmittel (Amipaque, 3 ml intralumbal) ergibt 1–3 Stunden später bei sitzendem Patienten im thorakalen, nach 10–24 Stunden im zervikalem Bereich, im 4. Ventrikel und in den basalen Zisternen ein Enhancement.

*Ganzkörper-Computer-Tomographie.* Die extrakraniale CT bei Kindern ist noch im Entwicklungsstadium. Die Schwierigkeiten der Erfassung und Abgrenzbarkeit parenchymatöser Körperorgane sowie von Zysten und Tumoren sind durch die Notwendigkeit der völligen Ruhigstellung des Patienten, bei Kindern auch mit deren geringen Fettschicht um die Organe begründet. Atembewegungen, Pulsschlag und Peristaltik stören den Abtastvorgang. Durch Erhöhung der Zahl der Strahlendetektoren gelingt es neuerdings, die Abtastzeit pro Standardschicht von $4^1/_2$ min auf 20 sec und darunter (4,8 sec) zu verkürzen. Dadurch können Organe wie Nieren, Milz, Nebenniere und Leber, ferner erweiterte Gallengänge und Pankreas in die Untersuchungsmethode einbezogen werden.

# II. Die Röntgenuntersuchung des Skelets

Eine Domäne der Kinderradiologie ist die subtile Kenntnis des normalen Skeletsystems im Wachstumsalter, seine zahlreichen Variationen und seine Pathologie. In allen Altersstufen bieten die Wachstumszonen günstige Möglichkeiten zur Erkennung von Störungen verschiedenster Genese (metabolisch, toxisch, endokrin etc.).

Beim *Neugeborenen* interessieren Mißbildungs-Syndrome mit und ohne Chromosomenaberrationen, früh erkennbare Systemerkrankungen und Einzelmißbildungen.

An geburtstraumatischen Schäden finden sich häufig Frakturen der Schlüsselbeine, der langen Röhrenknochen und seltener, aber typisch, die (Osteo-)Epiphysenlösungen an Oberarm- und Femurkopf.

Im *Säuglingsalter* ist auch heute noch eine der häufigsten Indikationen zur Röntgenuntersuchung die Rachitis. Weitere typische Fragestellungen sind die Osteomyelitis, die Hypothyreose und die Hüftgelenksdysplasie.

Vom *Kleinkindesalter* an werden die Frakturen häufiger, besonders die charakteristischen Grünholzfrakturen. Bei den Verlaufsuntersuchungen während einer Knochenbruchbehandlung ist die sehr rasch eintretende Knochenatrophie bei Ruhigstellung und die große Seltenheit von Pseudarthrosen und Sudeckschen Atrophien bemerkenswert. Die Diagnose einer Knochenverletzung kann in Bereichen mit zahlreichen Ossifikationskernen (Ellenbogengelenk, Fußwurzel usw.) große Schwierigkeiten verursachen. In Zweifelsfällen muß die gesunde Seite zum Vergleich untersucht werden.

Bei traumatischen und entzündlichen Veränderungen ist eine gezielte Untersuchung wegen der häufig sehr unbestimmten Symptome schwierig. Hier gilt die Regel: *je jünger das Kind, desto größer der zu untersuchende Skeletabschnitt.*

Zum Beispiel bei der häufigen Angabe »das Kind schont ein Bein« wird man die ganze Extremität einschließlich Fuß- und Hüftgelenk untersuchen müssen.

Knochenveränderungen bei einer Osteomyelitis erscheinen in der Regel, je nach Alter des Kindes und Größe des befallenen Skeletabschnittes, nach 1–3 Wochen. Trotzdem sollte man bei bestehendem Verdacht schon eher eine Röntgenuntersuchung durchführen; man hat damit einen Ausgangsbefund und kann bei nicht zu harten Aufnahmen eine Infiltration der Weichteilschichten erkennen und damit die Verdachtsdiagnose Osteomyelitis begründen (GIEDION). Nicht selten wird bei sehr frühzeitiger antibiotischer Therapie eine Knochenveränderung nur diskret oder gar nicht sichtbar. – Entzündliche Veränderungen durch Lues und Tuberkulose kommen zur Zeit selten vor.

Die sogenannten aseptischen Nekrosen an den verschiedenen Epiphysen sind ebenfalls typische Erkrankungen des Wachstumsalters.

Knochentumoren sind im Kindesalter relativ selten; die osteogenen Sarkome sind sehr bösartig.

Die bei Erwachsenen im Vordergrund stehende Diagnostik von Degenerations- und Verschleißerscheinungen spielt in der Kinderradiologie keine Rolle.

## Zur Untersuchungstechnik

Die Standardeinstellungen für die einzelnen Skeletabschnitte entsprechen bei größeren Kindern, die bei der Untersuchung mitarbeiten können, den allgemein gebräuchlichen. Wir werden daher besonders auf die Fixierung und Halterung bei Säuglingen und Kleinkindern eingehen.

Aufnahmen in *2 Ebenen* sind routinemäßig nur bei Frakturverdacht erforderlich, bei den übrigen Indikationen sollte man erst nach der Übersichtsaufnahme entscheiden, ob die 2. Ebene nötig ist; das gleiche gilt für die *Vergleichsaufnahme* der anderen Extremität.

Extremitätenaufnahmen werden in der Regel mit feinzeichnenden Folien und ohne Sekundärstrahlenblende angefertigt; nur bei sehr stark entwickelten Weichteilen (Oberschenkel) ist eine Bucky-Blende erforderlich.

Als einziger folienloser Film für Maschinenentwicklung ist der für Mammographien hergestellte PE 4006 (Kodak) in den Formaten 18 × 24 und 24 × 30 cm auf dem Markt. Er eignet sich besonders zur Darstellung der Knochenfeinstruktur der Hand und erfordert eine relativ hohe Dosis.

Es bleibt abzuwarten, wie weit die Entwicklung neuer Film-Folienkombinationen gute Detailerkennbarkeit bei niedriger Strahlenbelastung und dadurch kurzer Belichtungszeit erbringt. Die Röntgenaufnahmen mit *Vergrößerungstechnik* sind entbehrlich, da eine scharf gezeichnete Normalaufnahme mit feinzeichnender Folie die gleiche diagnostische Ausbeute liefert (BÜCHNER).

Bei Aufnahmen im Gipsverband kann man die Strahlendosis vermindern, wenn man das Trocknen des Gipses abwartet.

# A. Obere Extremität mit Schultergürtel

## 1. Ganze Hand dorso-ventral

**Indikationen.** Wichtigste Untersuchung zum Studium von Wachstums- und Stoffwechselstörungen jeglicher Genese. Gelegentlich ist die Untersuchung beider Hände von Nutzen, z. B. bei Hemispastik und anderen seitenbetonten

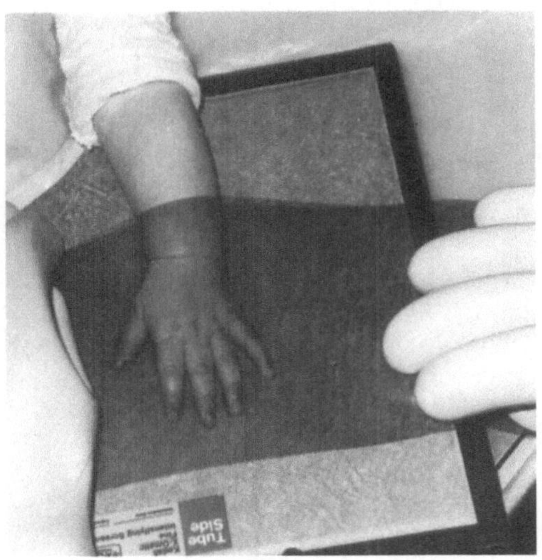

Abb. 87. Aufnahme der Hand, Fixierung mit klarem Filmstreifen. Bleigummiabdeckung des Kindes

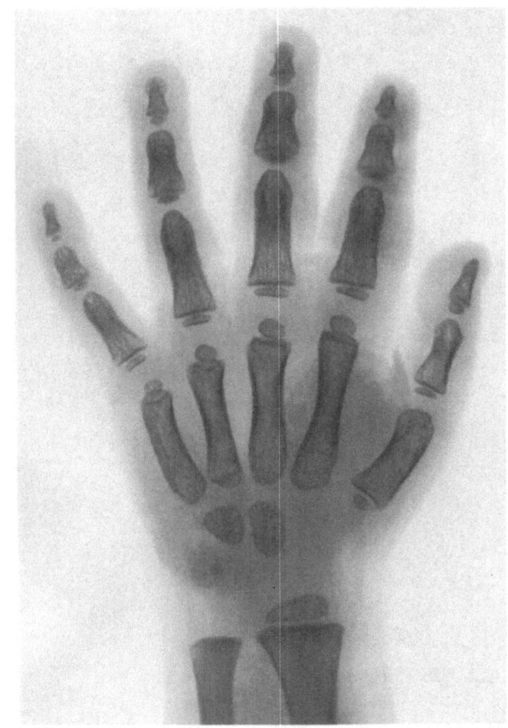

Abb. 88. Röntgenaufnahme zu Nr. 1

neurologischen Symptomen. In der Regel wird die ganze Hand mit den distalen Enden von Radius und Ulna untersucht.

**Position.** *Säuglinge und Kleinkinder* in Rückenlage.

*Größere Kinder* im Sitzen, zweckmäßigerweise an einem Extratisch mit einstellbarer Höhe (Abb. 95).

**Fixierung.** Bei *Säuglingen* und *Kleinkindern* wird der freie Arm am Thorax angewickelt oder durch einen Sandsack beschwert, den Körper hält ein Kompressorium auf dem Tisch fest. Über die Hand wird ein Filmstreifen ausgespannt und von einer Hilfskraft mit bleigummigeschützten Händen straff gehalten (Abb. 87).

Kann das Kind quer auf dem Tisch liegen, läßt sich die ganze Extremität mit einem Kompressorium oder einem Plastikband mit Bleigewichten an den Enden fixieren entsprechend der Position Nr. 4 (Abb. 90).

**Strahlenschutz.** Abdecken des Körpers einschließlich der Gonaden durch Bleigummi etc., Einblenden mit dem Lichtvisier.

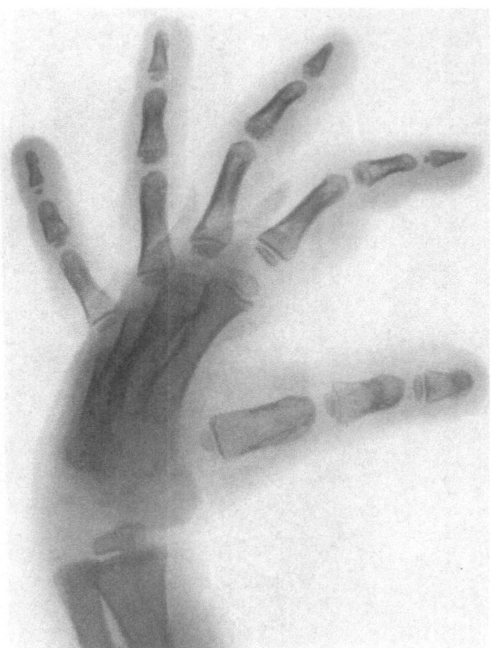

Abb. 89. Röntgenaufnahme zu Nr. 2

Bei Aufnahmen im Sitzen wird außerdem der Körper von dem Tisch abgewendet.
Dicke Bleigummiunterlage unter Film bzw. Kassette.

**Zentralstrahl.** Mitte der Mittelhand.

| Abstand: 1 m | Folie: feinzeichnend |
|---|---|
| Raster: ohne | Fokus: klein |

## 2. Hand seitlich und schräg

**Indikationen.** Streng seitliche Einstellung z. B. bei Fremkörpern in den Weichteilen. Veränderungen an den Mittelhand- und Handwurzelknochen, vor allem auch die Naviculare-Frakturen untersucht man besser in schräger Position = »*Zitherspielerstellung*«.

**Position.** Wie bei Nr. 1.

**Fixierung.** Wie bei Nr. 1. Die Hand wird für die seitliche Aufnahme zwischen zwei Schaumgummikissen gehalten oder unter dem Kompressorium fixiert. Die Schrägstellung erreicht man durch Unterpolsterung mit Schaumgummi oder Zellstoffballen (Abb. 89).

**Technik.** Wie bei Nr. 1.

## 3. Einzelne Finger

*Dorso-volarer Strahlengang* wie bei Nr. 1.
*Seitlicher Strahlengang.* Der gewünschte Finger muß von den übrigen abgespreizt und, durch Schaumgummi oder Zellstoff abgepolstert, von einer Hilfskraft gehalten werden.

# Unterarm mit Handgelenk

**Indikationen.** Hauptsächlich die häufigen Grünholzfrakturen des distalen Unterarmes, gelegentlich auch eine Osteoepiphysenlösung der distalen Radiusepiphyse. Bei Kleinkindern sind die Schmerzlokalisation und der klinische Befund häufig unzuverlässig, daher untersucht man besser zunächst Unterarm mit Ellenbogengelenk, gegebenenfalls die ganze obere Extremität. Die einzelnen Positionen für Unterarm, Ellenbogengelenk, Oberarm sind weitgehend

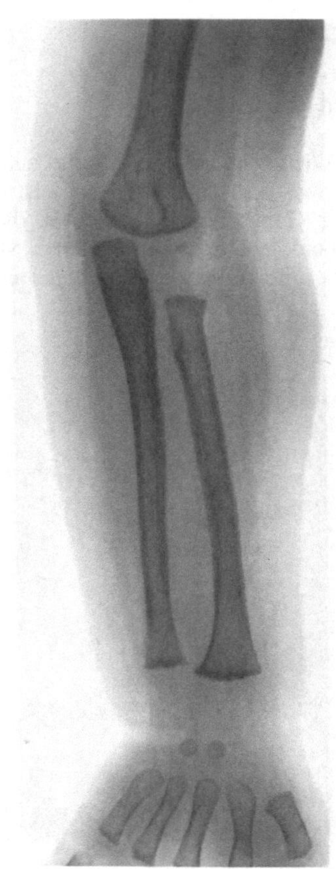

Abb. 90. Röntgenaufnahme zu Nr. 4

identisch; beim Ellenbogengelenk ist zu beachten, daß es sowohl mit aufliegender Handfläche als auch mit senkrecht gestellter Handfläche seitlich dargestellt werden kann (s. Nr. 7).

## 4. Unterarm mit Handgelenk dorso-ventral bzw. ventro-dorsal

**Position.** *Säuglinge und Kleinkinder* in Rückenlage, längs oder quer auf dem Bucky-Tisch. Ellenbogengelenk gestreckt (Abb. 90), bei Querlagerung besser gebeugt, Handfläche nach oben (Abb. 91).
*Größere Kinder* im Sitzen am Extratisch, Handfläche nach unten. Siehe Nr. 7 (Abb. 94).

**Fixierung.** Der Arm wird durch eine Hilfsperson am Oberarm und an der Hand gehalten, bei ruhigen Kindern kann auch ein kleiner Sandsack auf der Handinnenfläche genügen. Bei Querlagerung Kompressorium über die ganze Extremität (Abb. 91).
Fixierung des Körpers wie bei Nr. 1.
Im Sitzen bei dorso-ventralem Strahlengang bleibeschwertes Band über die Mittelhand oder statt dessen ein kleiner Sandsack.

**Strahlenschutz.** Bleigummischürze über dem Körper, gut einblenden. Bei Aufnahmen im Sitzen Körper vom Tisch wegdrehen, dickes Bleigummi unter die Kassette.

**Zentralstrahl.** Objektmitte.

| | |
|---|---|
| Abstand: 1 m | Folie: feinzeichnend |
| Raster: ohne | Fokus: klein |

## 5. Unterarm mit Handgelenk seitlich

**Position.** a) Ganzer Arm gestreckt und abduziert, die Hand wird gehalten, Handfläche senkrecht, radio-ulnarer Strahlengang (Abb. 92). Das Ellenbogengelenk wird hierbei antero-posterior dargestellt.
b) Untersuchung im Sitzen wie bei Nr. 7, Handfläche senkrecht gestellt (Abb. 93).

**Fixierung.** Der Arm wird an der Hand gehalten oder mit einem Kompressorium unter entsprechender Abpolsterung der senkrecht gestellten Hand fixiert. Im übrigen wie bei Nr. 1 und 4.

**Strahlenschutz und Technik.** Wie bei Nr. 4.

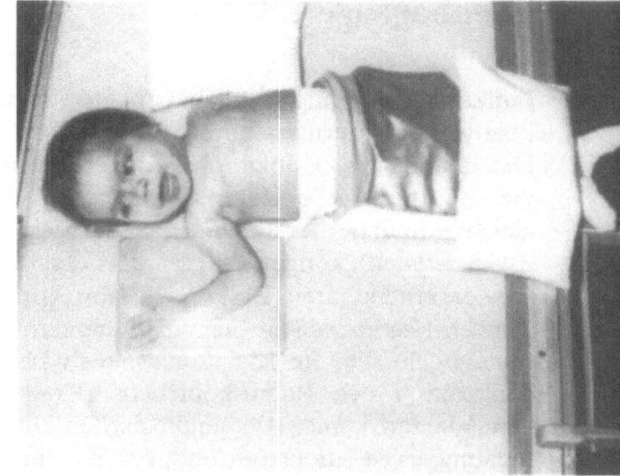

Abb. 91. Position zu Nr. 4, Kind liegt quer auf dem Bucky-Tisch, Ellenbogengelenk gebeugt. Fixierung mit Plastikkompressorium. Strahlenschutz sollte den gesamten Körper abdecken

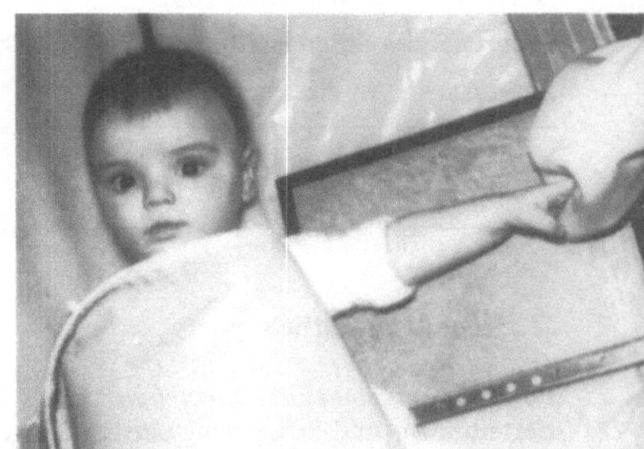

Abb. 92. Position zu Nr. 5a, Kompressorium, Strahlenschutz, s. hierzu Abb. 100

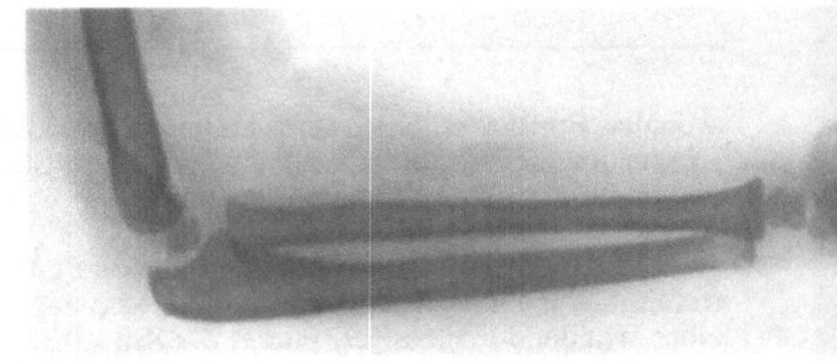

Abb. 93. Röntgenaufnahme zu Nr. 5b

# Ellenbogengelenk

**Indikationen.** Hauptsächlich per- und supra-kondyläre Humerusfrakturen.
Die zahlreichen Ossifikationskerne erschweren die Beurteilung, gelegentlich ist eine Vergleichsaufnahme der gesunden Seite nötig. In Zweifelsfällen können sogar bei den sehr schwer erkennbaren Epikondylusabrissen des distalen Humerusendes Schrägaufnahmen notwendig sein. Die im Kleinkindesalter typische Subluxation des Radiusköpfchens (CHASSAIGNAC) bedarf keiner röntgenologischen Untersuchung; es ist jedoch ratsam, nach der Einrenkung begleitende Knochenverletzungen auszuschließen.

## 6. Ellenbogengelenk antero-posterior

**Position.** Im Liegen oder Sitzen, Unterarm gestreckt, Handfläche nach oben oder senkrecht (s. Nr. 4 u. 5a, Abb. 96 u. 100).

**Fixierung und Strahlenschutz.** Wie bei Nr. 4.

**Zentralstrahl.** In die Ellenbeuge.

| | |
|---|---|
| Abstand: 1 m | Folie: feinzeichnend |
| Raster: ohne | Fokus: klein |

## 7. Ellenbogen seitlich

**Position.** *Säuglinge und Kleinkinder* mit abduziertem Arm und 90° gebeugtem Ellenbogengelenk wie bei Nr. 4 u. 5b (Abb. 91 u. 93).
*Größere Kinder* im Sitzen am Extratisch, Ellenbogengelenk 90° gebeugt. Die Handfläche kann dem Tisch aufliegen, die Projektion des Ellenbogengelenkes wird dadurch nicht verändert (Abb. 94, 95 u. 97).

**Fixierung und Strahlenschutz.** Wie bei Nr. 6.

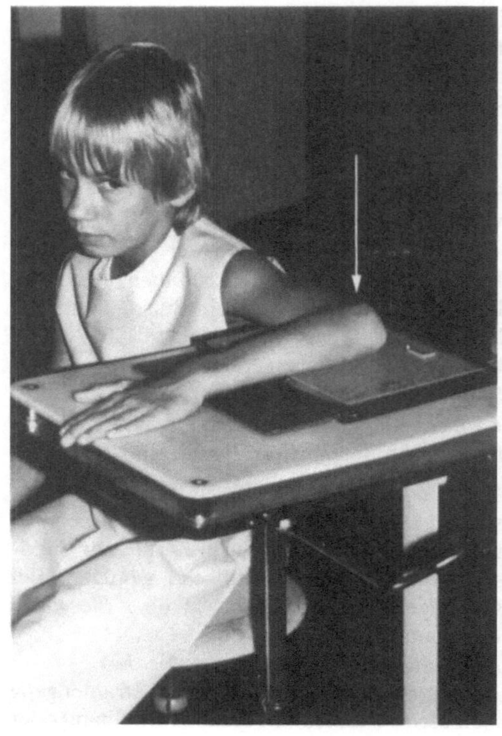

Abb. 94 △
Abb. 95 ▽

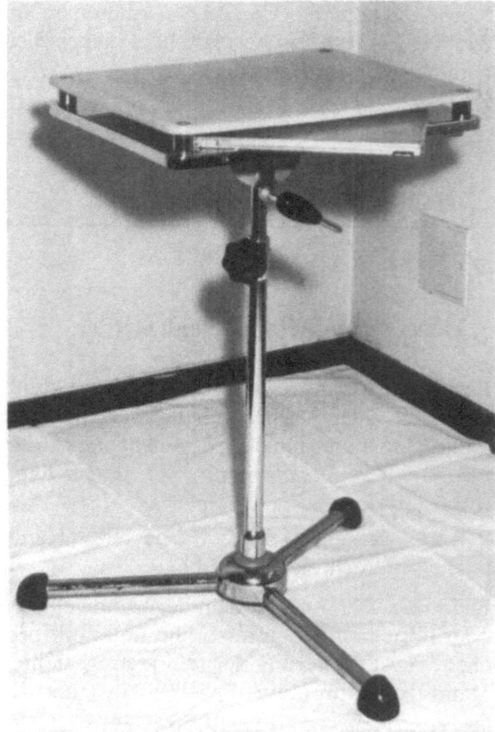

Abb. 94. Position zu Nr. 7. Aufnahme am Extratisch. △
Körper aus der Strahlenrichtung weggedreht, Strahlenschutz

Abb. 95. Extratisch für Aufnahmen der oberen Ex- ▷
tremität. Die Höhe ist verstellbar. Der Arm liegt auf einer strahlendurchlässigen Platte, die Kassette kann darunter eingeschoben werden (Fa. Maquet, Best. Nr. 4450.50)

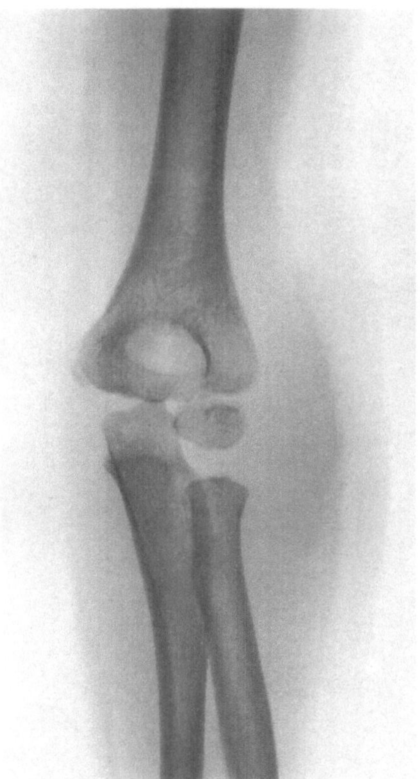

Abb. 96

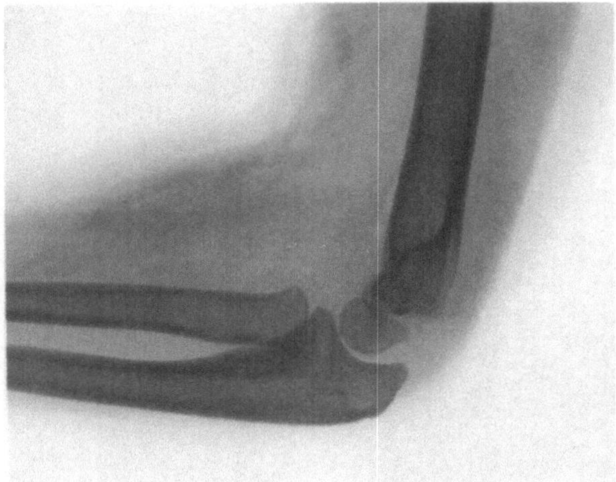

Abb. 97. Röntgenaufnahme zu Nr. 7

## Oberarm und Schultergelenk

**Indikationen.** Schaft- und subkapitale Frakturen. Epiphysenlösung am proximalen Humerusende als Geburtstrauma. Schultergelenksluxationen, im Kindesalter selten.

### 8. Oberarm mit Schultergelenk antero-posterior

**Position.** Wie bei Nr. 4 oder 5a im Liegen bzw. Sitzen. Die exakte antero-posteriore Einstellung läßt sich am besten an der Lage des Ellenbogengelenkes kontrollieren.

**Fixierung.** Am Unterarm durch Sandsack, Kompressorium oder Hilfsperson, entsprechend variiert wie bei Nr. 4 und 5.

**Strahlenschutz.** Wie bei Nr. 4.

**Zentralstrahl.** Mitte des Oberarmes (Abb. 98 u. 100).

### 9. Oberarm seitlich

**Position.** Rückenlage, Oberarm fast 90° abduziert, Ellenbogengelenk 90° gebeugt, Handrücken aufliegend (wie Nr. 4, Abb. 91 und 99). Bei gestrecktem Arm Handinnenfläche etwas nach außen gedreht, bis die Kondylen senkrecht übereinander stehen.

**Technik.** Wie bei Nr. 8.

**Zentralstrahl.** Auf den lateralen Epicondylus.

**Technik.** Wie bei Nr. 6.

*Bemerkungen.* Bei nicht streckbarem Ellenbogengelenk macht man 2 Aufnahmen:

1. Unterarm flach auf dem Tisch, der Kassette anliegend.

2. Oberarm flach auf dem Tisch, der Kassette anliegend; in beiden Fällen vertikaler Zentralstrahl in die Ellenbeuge. Eventuell noch eine 3. Aufnahme in Mittelstellung zwischen der 1. und 2., Olecranonspitze auf der Kassette. Hat man eine flexible Kassette, kann man diese an Ober- und Unterarm anlegen und das Gelenk mit in die Ellenbeuge gerichtetem Zentralstrahl untersuchen.

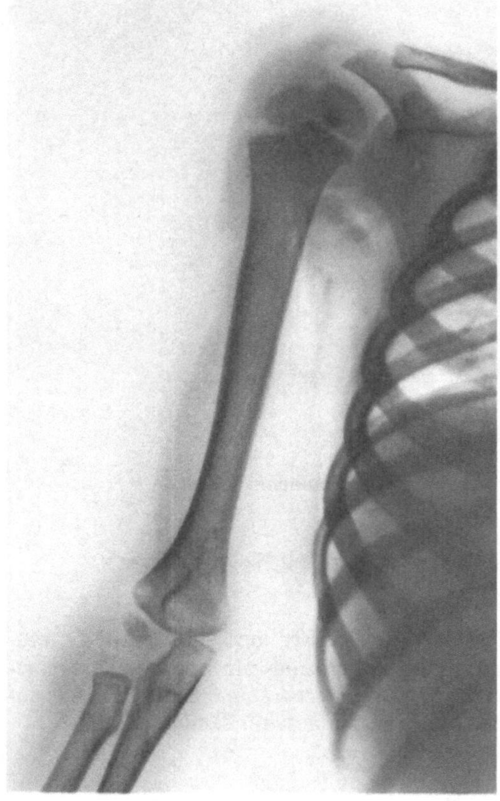

Abb. 98. Röntgenaufnahme zu Nr. 8

Abb. 99. Röntgenaufnahme zu Nr. 9 Oberarm seitlich

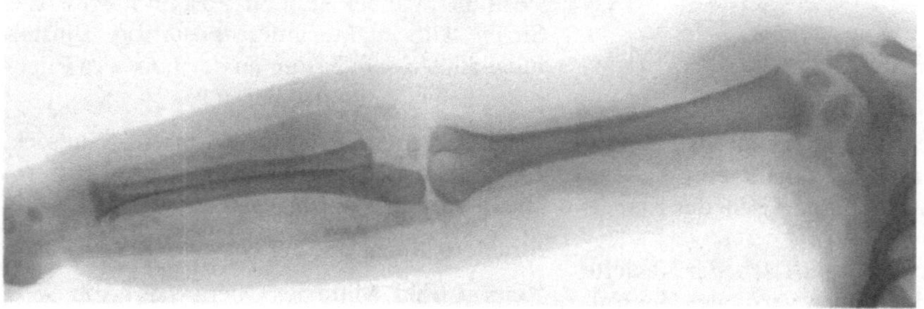

Abb. 100. Röntgenaufnahme der ganzen oberen Extremität, Hand und Unterarm seitlich, Ellenbogengelenk und Oberarm antero-posterior, entsprechend Position 5a

## 10. Oberarm mit Schultergelenk axial

**Indikationen.** An Stelle der Position Nr. 9, wenn Manipulationen am Oberarm möglichst vermieden werden sollen oder unmöglich sind, wie bei subkapitalen Humerusfrakturen und Luxationen. Siehe auch Nr. 12.

**Position.** Rückenlage auf einem Schaumgummikissen, dessen Oberkante mit der Schulterhöhe abschneidet. Arm 90° abduziert, gestreckt oder im Ellenbogengelenk gebeugt, die Handinnenfläche supiniert.
Die Kassette wird senkrecht hinter Oberarm und Schulter gestellt, bis zum Hals vorgescho-

Abb. 101. Position zu Nr. 10, Oberarm axial

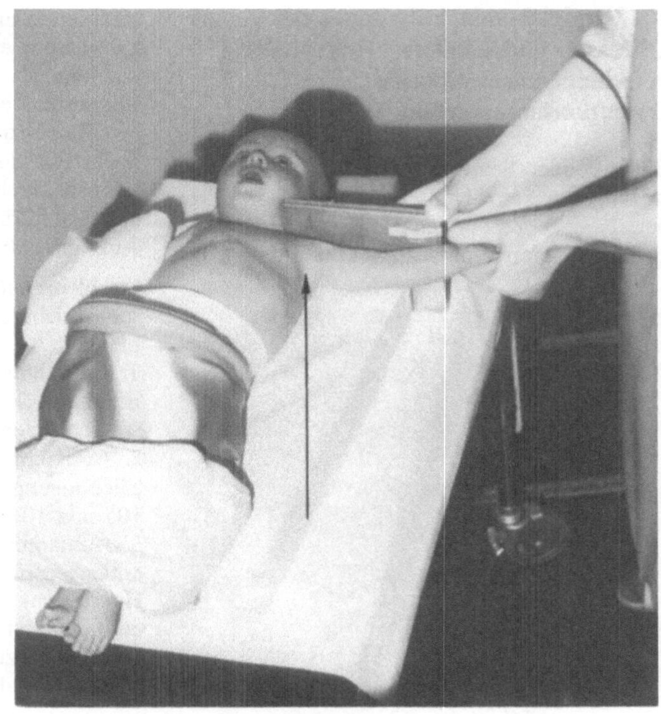

Abb. 102. Röntgenaufnahme zu Nr. 10

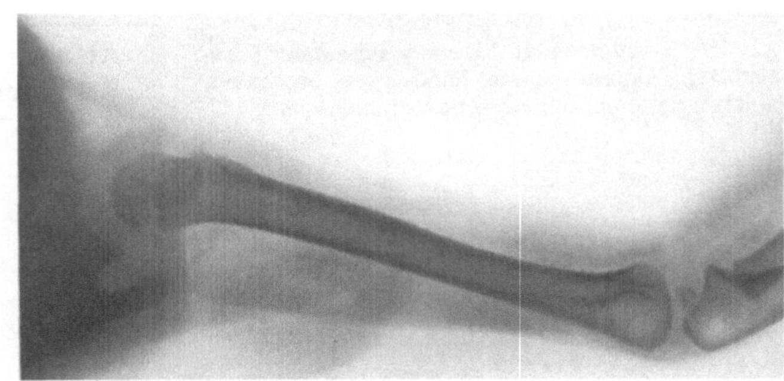

ben (Abb. 101 und 102) und durch einen Sandsack gehalten.

**Fixierung.** Der Arm wird an der Hand gehalten, der übrige Körper durch Sandsäcke oder, wenn möglich, durch Kompressorium fixiert.

**Strahlenschutz.** Abdomen und Gonaden in Richtung des Zentralstrahles abdecken, gut einblenden.

**Zentralstrahl.** Horizontal in die Achselgrube gerichtet, etwa 10° zur Körperachse abgewinkelt.

| | |
|---|---|
| Abstand: 1 m | Folie: feinzeichnend |
| Raster: ohne | Fokus: klein |

## 11. Vergleichende Aufnahmen der Oberarm- und Schultergelenke in drei verschiedenen Positionen (Funktionsuntersuchung)

**Indikationen.** Schwer erkennbare Funktionsstörungen eines Schultergelenkes. Vor allem bei Neugeborenen zur Differentialdiagnose zwischen Epiphysenlösung am proximalen Humerusende und oberer Plexuslähmung. Ossifikationszentren sind meistens noch nicht vorhanden.

Mindestens eine der Aufnahmen soll den ganzen Thorax mit abbilden, um einen Zwerchfellhochstand durch Phrenikusläsion erkennen zu können. Bei klarer Diagnose kann die Untersuchung natürlich nach der ersten oder zweiten Aufnahme abgebrochen werden.

**Strahlenschutz.** Körper mit Abdomen einschließlich der Gonaden abdecken und gut einblenden.

1. Aufnahme. Beide Arme wie Nr. 8. Unterarme durch Sandsäcke, Kopf durch die Schädelstützen fixiert (Abb. 103 und 104).

2. Aufnahme. Beide Arme in 90° Abduktion, Ellenbogengelenke 90° gebeugt (s. Nr. 9, Abb. 105 und 106).

3. Aufnahme. Beide Arme gestreckt am Kopf entlang gehalten oder durch Schlaufen um die Handgelenke fixiert. Entspricht einer Thoraxaufnahme im Liegen, daher kann auch die »Babix«-Hülle zur Fixierung verwendet werden. Vorsicht bei Frakturen! (Abb. 107 und 108).

**Zentralstrahl.** Mitte zwischen beiden Schultergelenken, etwa Oberrand des Brustbeines.

| | |
|---|---|
| Abstand: 1 m | Folie: feinzeichnend |
| Raster: ohne | Fokus: klein |

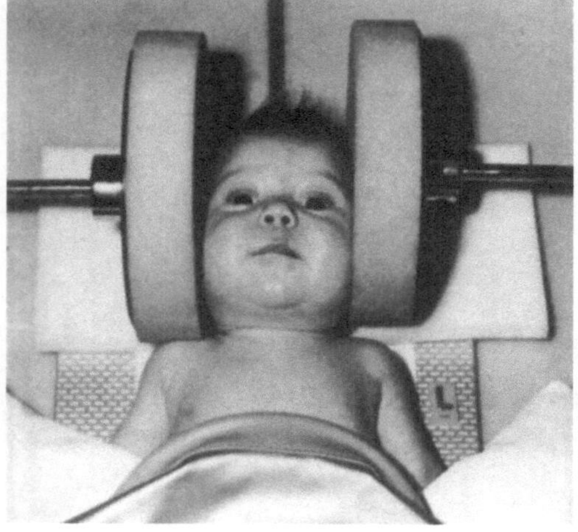

Abb. 103. Position zu Nr. 11, erste Aufnahme. Schädelstützen, Unterarme mit Sandsäcken beschwert, Papierserviette auf der Kassette. Strahlenschutz

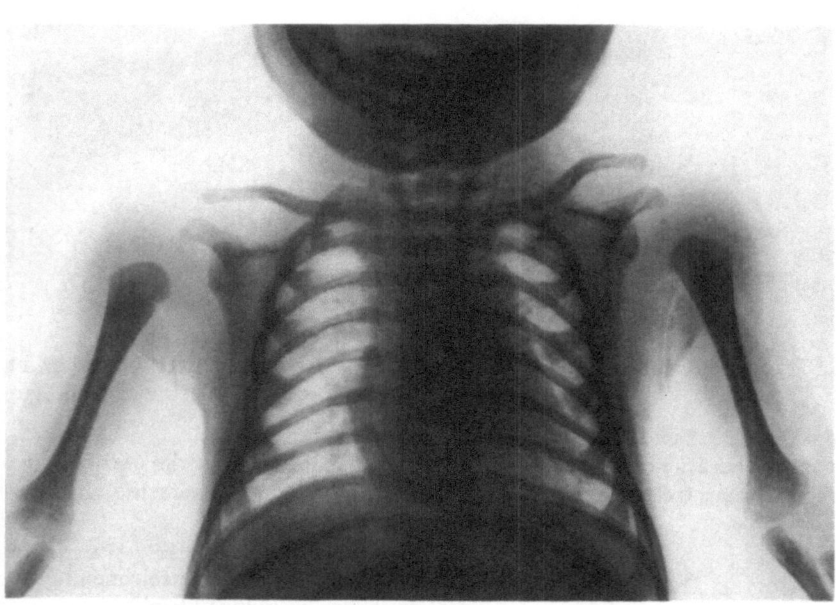

Abb. 104. Röntgenaufnahme zu Abb. 103

Abb. 105. Position zu Nr. 11, zweite Aufnahme

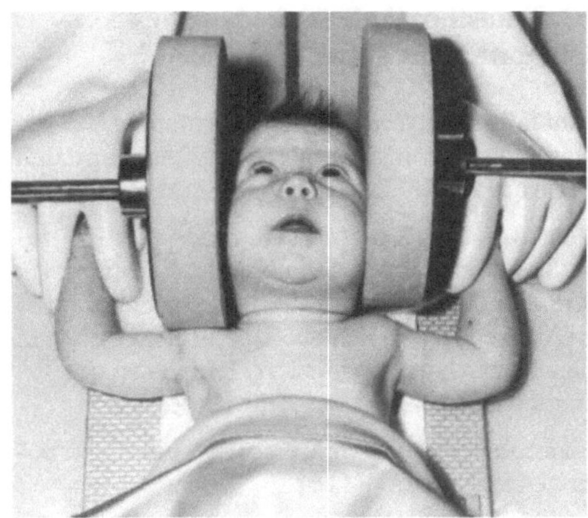

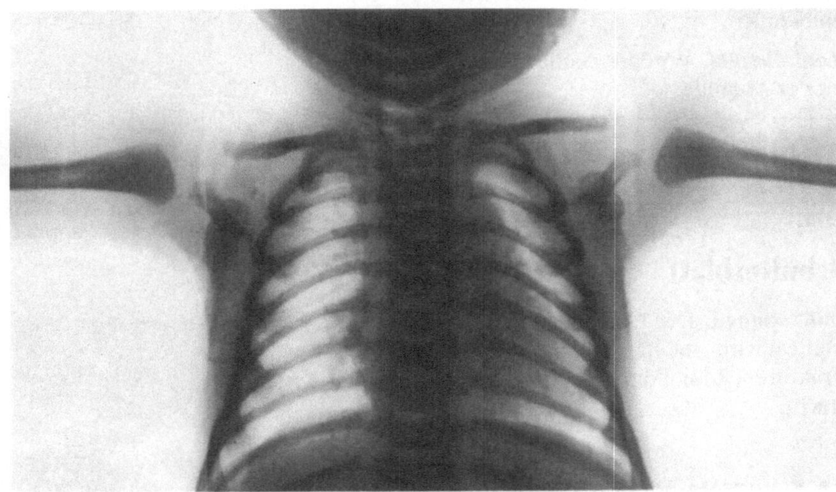

Abb. 106.
Röntgenaufnahme
zu Abb. 105

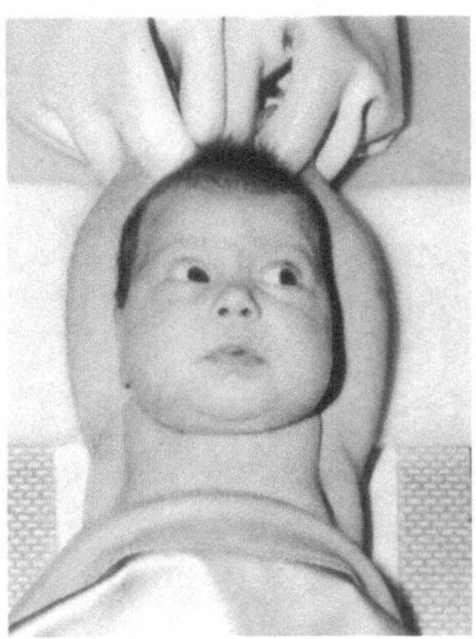

Abb. 107. Position zu Nr. 11, dritte Aufnahme

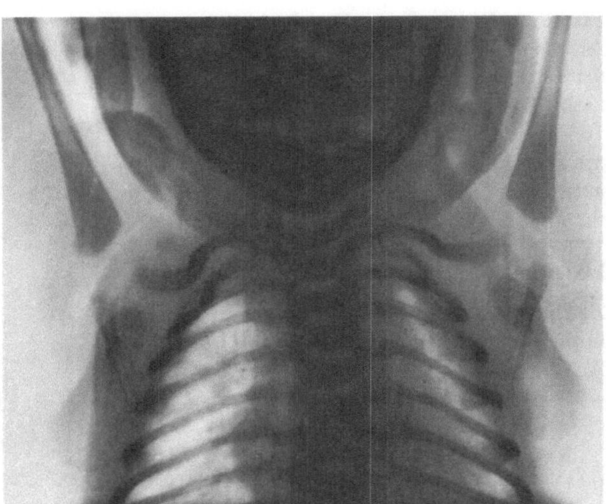

Abb. 108. Röntgenaufnahme zu Abb. 107

## 12. Transthorakale Aufnahme des Oberarmes im Sitzen

**Indikationen.** Wenn der Oberarm nicht bewegt werden soll, insbesondere bei subkapitalen Frakturen.

**Position.** Das Kind sitzt an einer vertikal gestellten Sekundärstrahlenblende (Vertigraph). Kranker Arm plattennahe und die Schulter so weit gesenkt, daß sich der Oberarmkopf etwa in den Herzschatten projiziert. Die Hand des gesunden Armes liegt auf dem Kopf.

**Fixierung.** Plastikkompressorium um den Thorax (Abb. 109 und 110).

**Strahlenschutz.** Abdomen abdecken und gut einblenden.

**Zentralstrahl.** Vordere Axillarlinie etwa in Höhe der Mamille.

| | |
|---|---|
| Abstand: 1 m | Folie: universal |
| Raster: FF | Fokus: groß |

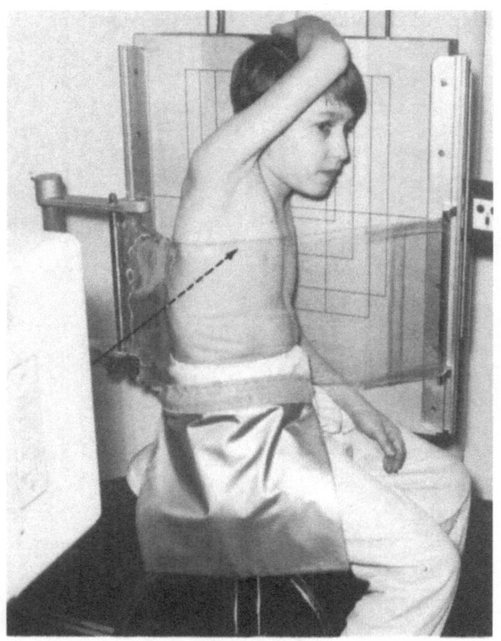

Abb. 109. Position zu Nr. 12. Fixierung am Vertigraphen mit Plastikkompressorium. Strahlenschutz

# Schulterblatt

**Indikationen.** Die Untersuchung des Schulterblattes wird selten verlangt. Sie kommt bei Frakturen, Mißbildungen und Tumoren in Betracht.

## 13. Schulterblatt antero-posterior

**Position.** Rückenlage. Durch Abduktion des Armes um 90° wird die untere Spitze des Schulterblattes vom Thorax frei projiziert.
Siehe Position bei Nr. 9 und 11 (2.) (Abb. 99, 105 und 106). Bei *Säuglingen* ist diese Aufnahme auch in der »Babix«-Hülle möglich, wie die gute Darstellung der Schulterblätter bei Thoraxaufnahmen antero-posterior zeigt (Abb. 173 ff.).
**Fixierung und Strahlenschutz.** Wie bei Nr. 4.

**Zentralstrahl.** Medialer Rand des Oberarmkopfes, etwa Mitte zwischen Schulterhöhe und Achselfalte.

| |
|---|
| Abstand: 1 m |
| Raster: FF, bei Säuglingen ohne |
| Folie: feinzeichnend |
| Fokus: mit Raster groß, ohne Raster klein |

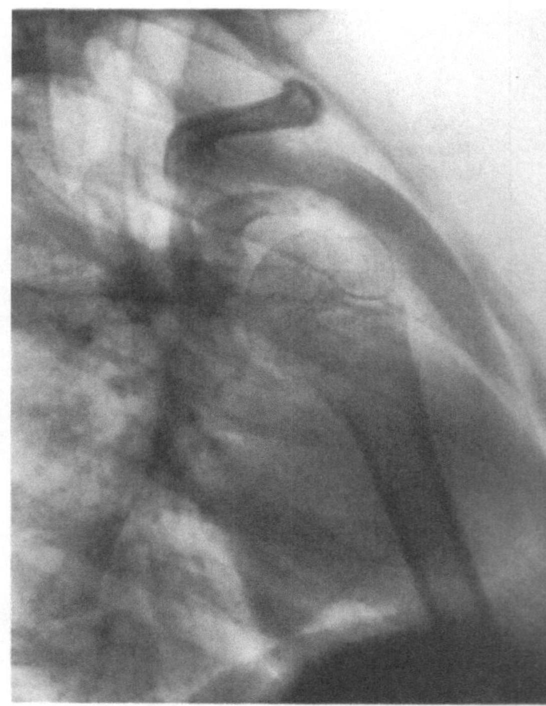

Abb. 110. Röntgenaufnahme zu Abb. 109. Der Oberarm (mit Fraktur) bildet sich im Herzschatten ab

## 14. Schulterblatt tangential

**Position.** *Säuglinge* in der »Babix«-Hülle wie zur Thoraxaufnahme, schräger Strahlengang, das plattennahe Schulterblatt wird tangential eingestellt, notfalls auch am Zielgerät.
*Größere Kinder* werden im Liegen untersucht. Zunächst Seitenlage, kranke Seite unten. Der unten liegende Arm wird nach oben über den Kopf gelegt, dann wird der Thorax so weit nach ventral geneigt, bis das Schulterblatt senkrecht auf der Kassette steht. Knie angezogen. Der Oberkörper wird durch den gesunden Arm oder durch Schaumgummikissen in der gewünschten Lage gehalten (nach JANKER) Abb. 111).

**Fixierung.** Aufnahme nur bei ruhigen Kindern möglich.

**Strahlenschutz.** Abdomen einschließlich der Gonaden abdecken, gut einblenden.

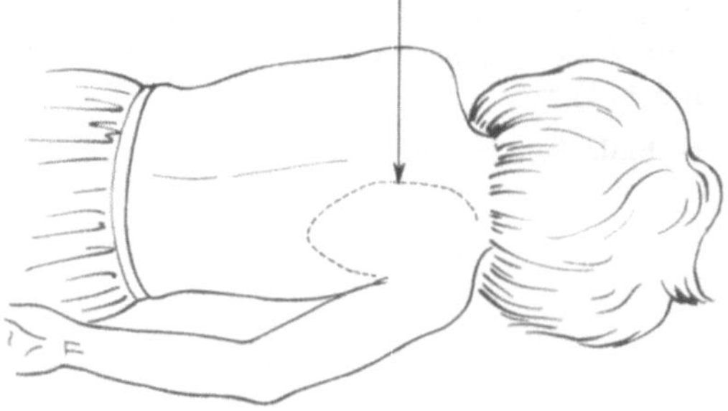

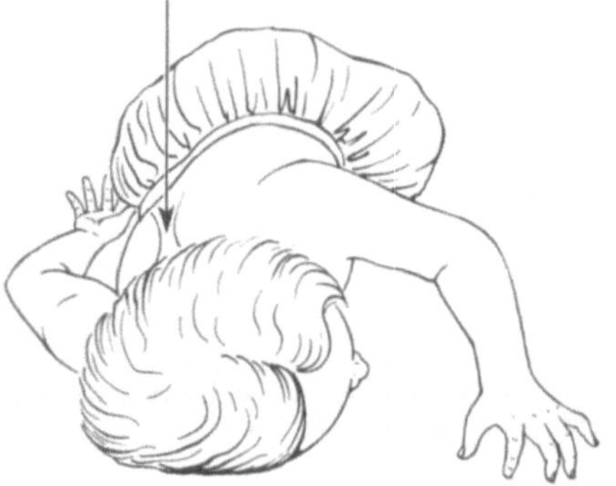

Abb. 112. Position zur tangentialen Aufnahme des Schulterblattes nach DARLING

**Zentralstrahl.** Tangential an der Innenfläche des Schulterblattes entlang.

| | |
|---|---|
| Abstand: 1 m | Folie: feinzeichnend |
| Raster: FF | Fokus: groß |

*Bemerkung.* Modifikation nach DARLING: der unten liegende Arm wird hinter dem Thorax nach unten gelegt (s. Abb. 112).

## 15. Schlüsselbein

**Indikationen.** Frakturen; Mißbildungen, wie angeborene Pseudarthrosen und Hypoplasien.

**Position, Fixierung und Technik.** Wie bei Nr. 8.

**Zentralstrahl.** Mitte des Schlüsselbeines, vertikal. Bei Vergleichsaufnahmen beider Seiten Oberrand des Brustbeines.

Als Ergänzung bei Frakturverdacht *Schrägaufnahme nach* DARLING:

**Zentralstrahl.** 35° kopfwärts und auf die Mitte des Schlüsselbeines oder bei Vergleichsaufnahmen auf den Oberrand des Brustbeines gerich-

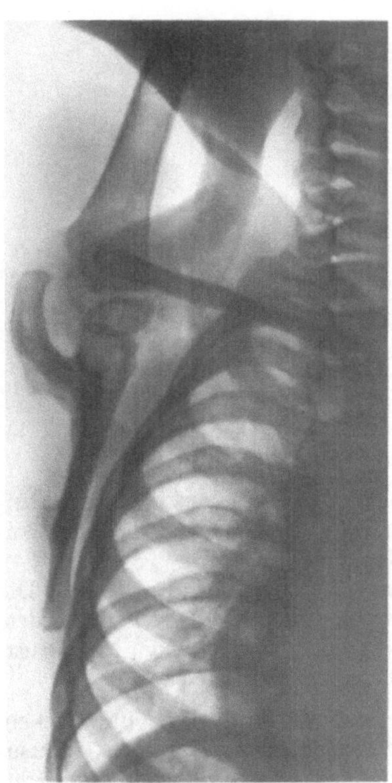

Abb. 111. Röntgenaufnahme zu Nr. 14, mit erhobenem Arm

tet, das bzw. die Schlüsselbeine projizieren sich dann aus den oberen Rippen heraus (Abb. 113 und 114).

**Technik.** Wie bei Nr. 8.

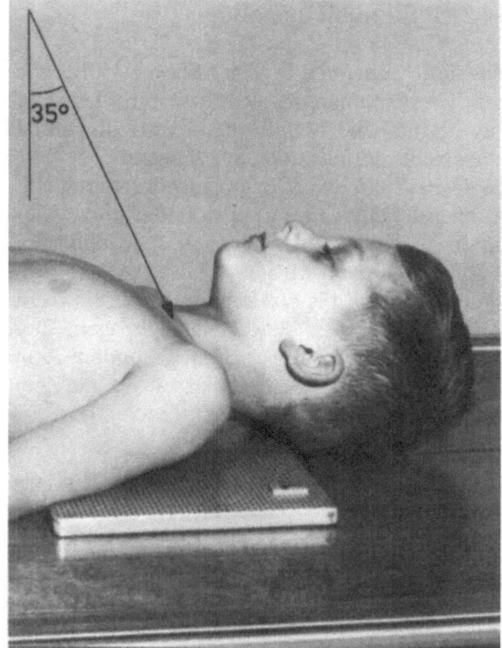


Abb. 113. Position zu Nr. 15, Schrägaufnahme nach ▷ DARLING. Die Bleigummischürze sollte den Körper bis zum unteren Bildrand bedecken

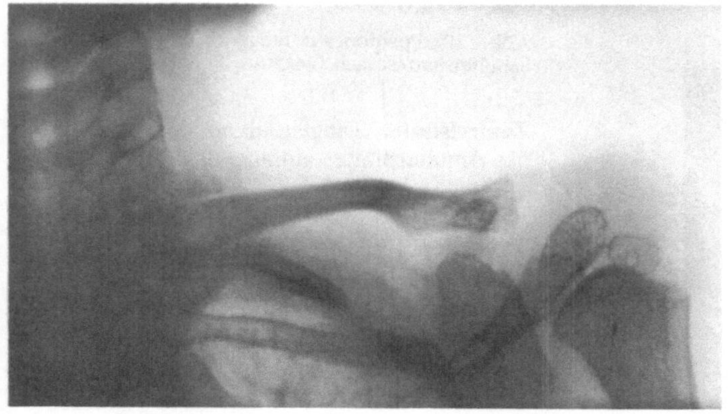

Abb. 114. Röntgenaufnahme zu Abb. 113

## 16. Sternoklavikulargelenke

**Indikationen.** Entzündungen, Mißbildungen und Luxationen, selten.

**Technische Möglichkeiten**
a) Einzelaufnahmen in schräger Bauchlage, Ergebnisse wegen der ungünstigen Kontrastverhältnisse, insbesondere bei jüngeren Kindern, nicht optimal.
b) Kontaktaufnahme nach JANKER, schräge Bauchlage; gute Darstellung. Hohe Strahlenbelastung.

c) Zonographie, gute Ergebnisse; beide Gelenke werden zu gleicher Zeit dargestellt. Untersuchung in Rückenlage möglich.
**Position** zu c). Zonographie in Rückenlage. Die Arme müssen symmetrisch gelagert werden, um eine seitengleiche Darstellung der Brust-Schlüsselbeingelenke zu erreichen.

**Fixierung.** Kompressorium über das Becken, Arme durch Sandsäcke gehalten. Die Untersuchung ist nur bei ruhigen oder sedierten Kindern möglich. Der Kopf muß mit der Median-Sagittal-Ebene senkrecht liegen.

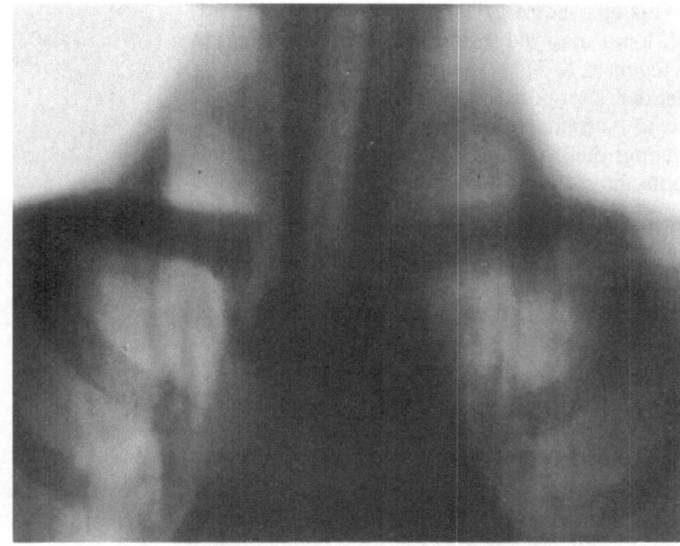

Abb. 115. Schichtaufnahme der Sternoklavikulargelenke. Links ist das Schlüsselbein nach ventral und medial luxiert.

**Strahlenschutz.** Körper einschließlich der Gonaden mit Bleigummi abdecken, Format gut einblenden.

**Zentralstrahl.** Mitte zwischen beiden Gelenken.

Abstand: entsprechend dem Schichtgerät
Folie: Universal
2–3 Filme in 1 cm Abstand
Raster: FF
Fokus: groß

Schichtwinkel 5–10° (Abb. 115).

*Bemerkungen.* Die Doppelaufnahme nach ZIMMER gibt einen exakten Vergleich beider Gelenke. Aufnahmen im tangentialen Strahlengang zum Nachweis anteriorer und der sehr seltenen posterioren Luxationen (LEE u. GWINN).

# B. Knöcherner Thorax, Wirbelsäule und Becken

## 17. Brustbein seitlich

**Indikationen.** Mißbildungen, wie Trichterbrust, Sternumspalten und -lücken. Entzündungen und Tumoren.

**Position.** In den meisten Fällen Aufnahme im seitlichen Strahlengang in Inspiration wie bei der Thoraxaufnahme (s. S. 116).

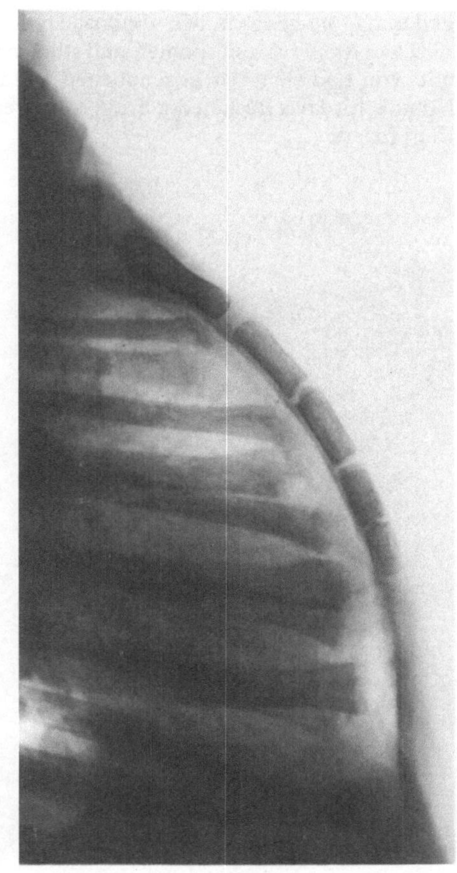

Abb. 116. Röntgenaufnahme zu Nr. 17, seitlich, im Liegen, ohne Sekundärstrahlenblende, Abstand 1 m

Wird eine bessere Detailzeichnung gewünscht, so kann man die seitliche Thoraxaufnahme im Liegen (s. S. 77) wählen (Abb. 116).
Ist der Thorax sehr asymmetrisch und eine seitliche Aufnahme am Aufnahmestativ schwierig, gelingt diese Untersuchung am besten als Zielaufnahme.

Bei einer Trichterbrust ist die Markierung des Sternum wichtig, bei tiefer Inspiration läßt sich der Abstand zwischen dem Boden des »Trichters« und dem Vorderrand der Wirbelsäule ausmessen – auch zur Beurteilung des postoperativen Verlaufes. Für die Markierung eignet sich Barium-Paste (s. S. 302).

**Technik.** Siehe S. 116, Nr. 3, weiche Technik.

## 18. Brustbein postero-anterior

**Position.** Bauchlage, die rechte oder die linke Seite etwa 30° angehoben. Bei Anheben der linken Seite projiziert sich das Sternum in den Herzschatten.

**Fixierung.** *Säuglinge* in der »Babix«-Hülle.
*Größere Kinder* liegen spontan und stützen sich mit Arm und Bein der angehobenen Seite ab. Notfalls wird das Becken durch ein Kompressorium fixiert.

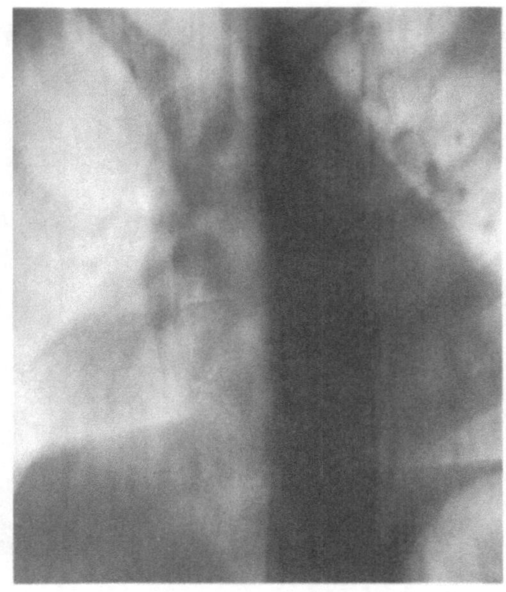

Abb. 118. Zonographie des Brustbeines, Schichtwinkel 5°

**Strahlenschutz.** Abdomen einschließlich der Gonaden abdecken, gut einblenden.

**Zentralstrahl.** Medialer Rand des unten liegenden Schulterblattes in der Höhe der Mamillen (Abb. 117).

| | |
|---|---|
| Abstand: 1 m | Folie: feinzeichnend |
| Raster: FF | Fokus: groß |

*Bemerkungen.* Bei Säuglingen und Kleinkindern ist wegen der ungünstigen Kontrastverhältnisse oft eine
**Schichtuntersuchung** vorteilhafter:
*Position.* Rückenlage, eine Seite etwa 30° angehoben.
*Technik.* Wie die Zonographie der Sternoklavikular-Gelenke (S. 77 u. Abb. 118).

## 19. Rippen

**Indikationen.** Frakturen, Entzündungen und Tumoren. Veränderungen an den knorpeligen Anteilen stellen sich natürlich, außer bei verkalkenden Prozessen, nicht dar.

**Technik.** Bei *Säuglingen und Kleinkindern* genügt eine normale Thoraxaufnahme, Strahlenrichtung entsprechend einer plattennahen Dar-

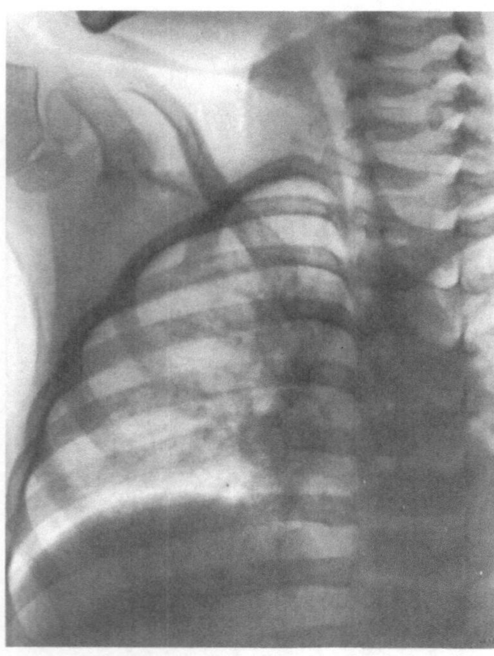

Abb. 117. Röntgenaufnahme zu Nr. 18, 2jähriges Kind

stellung der Veränderung. Feinzeichnende Folie.

Die Aufnahme kann auch im Liegen als Knochenaufnahme mit Sekundärstrahlenblende und feinzeichnender Folie ausgeführt werden. Bei *größeren Kindern* gilt das gleiche; nur müssen die sich unterhalb des Zwerchfells darstellenden Rippen (8.–12.) gesondert aufgenommen werden,

*Technik* wie Abdomenübersicht im Liegen, in Exspiration (s. S. 136). Einblenden auf den Oberbauch.

*Bemerkung.* Bei lokalisierbaren Veränderungen oder Schmerzen kann ihr Sitz mit einem aufgeklebten Bleiplättchen markiert werden.

# Halswirbelsäule

**Indikationen.** Mißbildungen und zum Ausschluß von knöchernen Veränderungen bei Schiefhals. Häufige Indikation ist die Bewegungshemmung nach Trauma. Meist handelt es sich klinisch um Subluxationen im Bereich der drei oberen Halswirbel, der Röntgenbefund ist oft normal. Entzündungen und Tumoren sind sehr selten. Mit weicher Technik können Verkalkungen in den angrenzenden Weichteilen dargestellt werden.

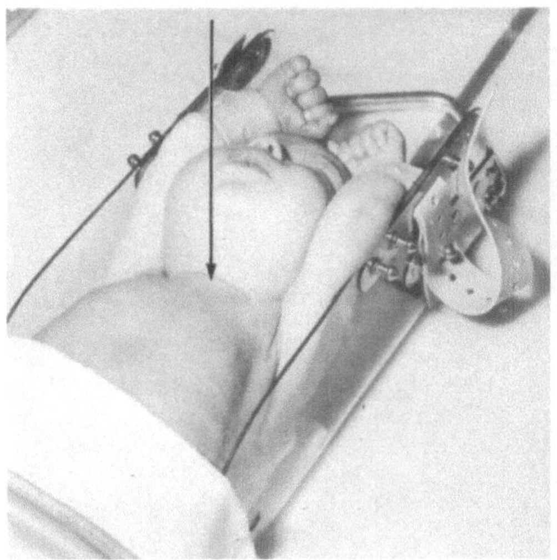

Abb. 119. Position zu Nr. 20, Säugling in der »Babix«-Hülle, Modifikation für Wirbelsäule. Unterpolsterung des Schultergürtels durch Schaumgummikeil. Strahlenschutz

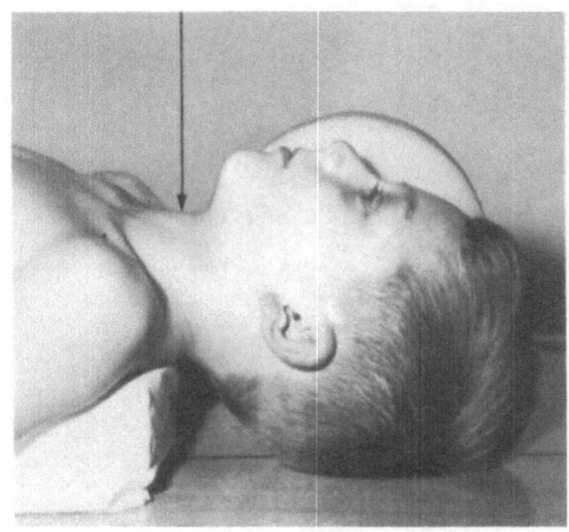

Abb. 120. Position zu Nr. 20, großes Kind. Die Schädelstütze auf der Seite des Betrachters ist der Übersichtlichkeit halber weggelassen. Strahlenschutz

## 20. Halswirbelsäule antero-posterior

**Position.** Rückenlage, Thorax mit Schultern durch Schaumgummikissen erhöht, der Kopf sinkt auf die Platte zurück, dadurch wird das Kinn etwas angehoben.

**Fixierung.** *Säuglinge* können in der »Babix«-Hülle untersucht werden, die oben beschriebene Position wird durch Unterpolsterung des Thorax vor dem Einpacken hergestellt. Oder Anwickeln der Arme an den Thorax und Position wie oben beschrieben; Körper durch Kompressorium, Kopf durch Schädelstützen gehalten (Abb. 119).

*Kleinkinder* entsprechend, eventuell müssen die Arme von einer Hilfskraft gehalten werden.

Bei *größeren Kindern* genügt die Fixierung des Kopfes durch Schädelstützen in der gewünschten Lage (Abb. 120).

Eine weitere Hilfe ist ein um das Kinn geführtes Band, das nach kranial gezogen wird und dabei das Kinn anhebt.

**Strahlenschutz.** Körper einschließlich der Gonaden abdecken, Feld gut einblenden.

**Zentralstrahl.** Senkrecht auf die Mitte zwischen Sternalgrube und Kinnspitze, nach DARLING 10° kopfwärts geneigt (Abb. 121).

| Abstand: 1 m | Folie: feinzeichnend |
| --- | --- |
| Raster: FF | Fokus: groß |

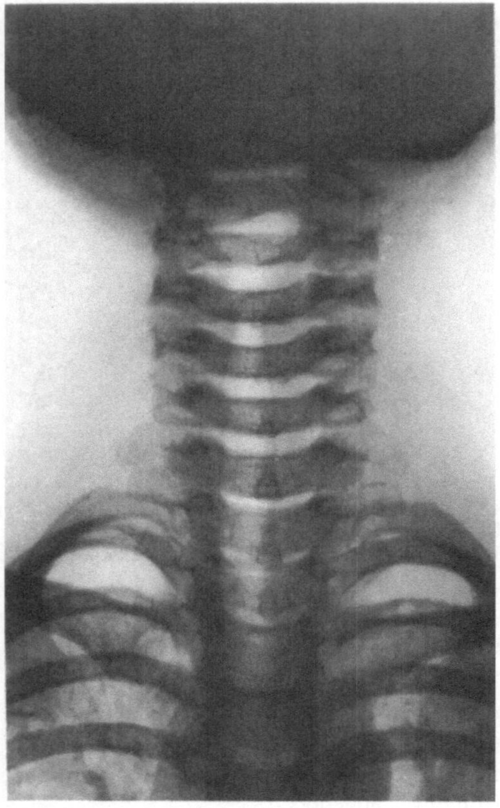

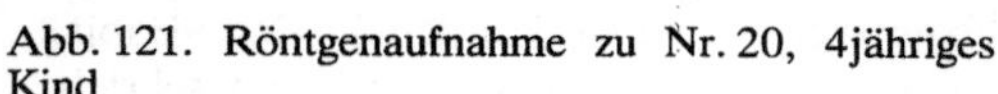

Abb. 121. Röntgenaufnahme zu Nr. 20, 4jähriges Kind

*Bemerkung.* Bei Säuglingen ist eine Sekundärstrahlenblende nicht erforderlich.

## 21. Darstellung der ersten 3 Halswirbel

**Position.** Rückenlage ohne Erhöhung der Schultern. Geringe Lordosierung der HWS durch kleinen Schaumgummikeil im Nacken. Der Mund wird weit geöffnet und durch einen Gummikeil, Korken oder ähnliche nicht röntgenschattengebende Mittel offengehalten. Gelingt dies bei kleineren Kindern nicht, so kann man versuchen, nach einem geringen Schmerzreiz den Moment der Schreiinspiration für die Aufnahme auszunutzen (Abb. 122).

**Fixierung und Strahlenschutz.** Wie bei Nr. 20.

**Zentralstrahl.** Senkrecht in den Mund. Bei Überlagerung mit dem Boden der hinteren Schädelgrube einige Grad fußwärts gekippt (Abb. 123).

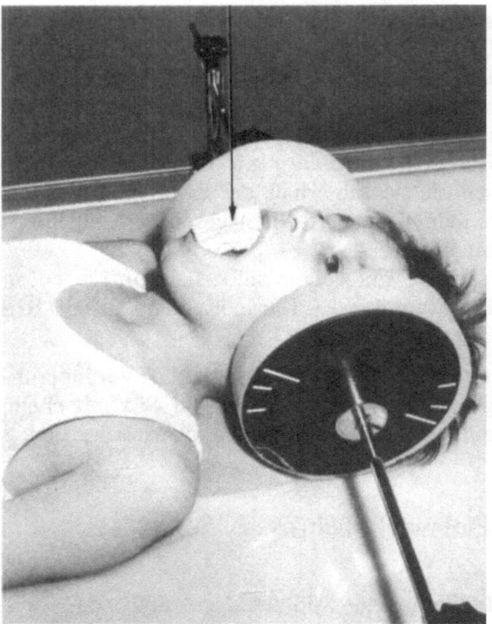

Abb. 122. Position zu Nr. 21, Mund durch Gummikeil offengehalten, Fixierung des Kopfes durch die Schädelstützen

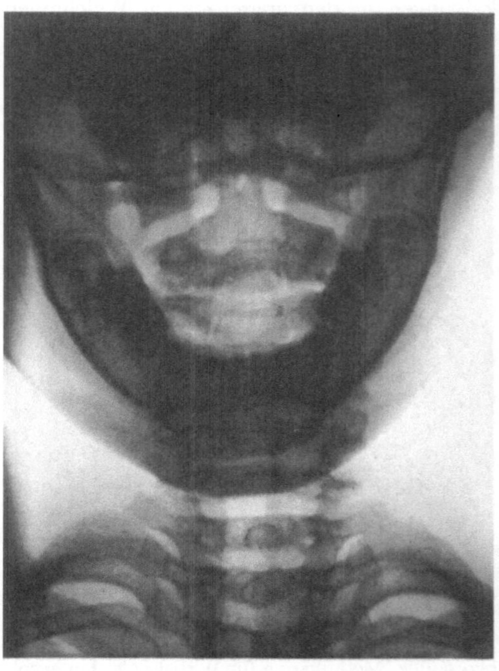

Abb. 123. Röntgenaufnahme zu Nr. 21. Darstellung des Dens, 2jähriges Kind

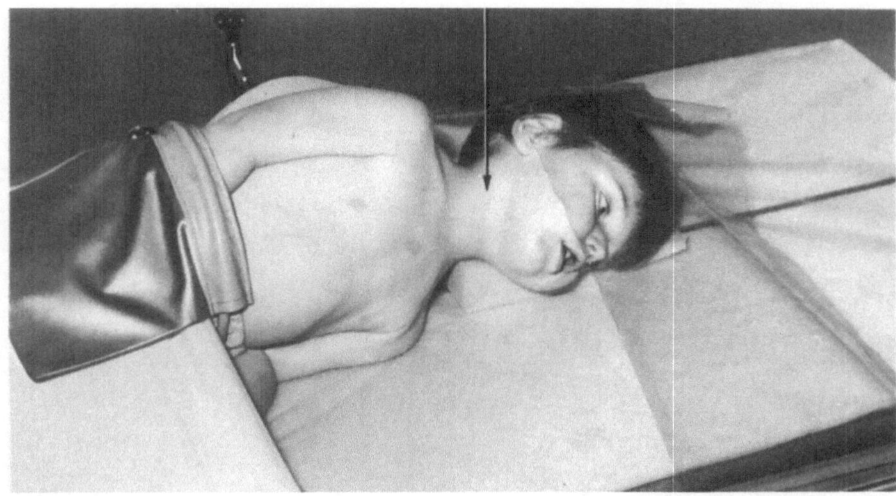

Abb. 124. Position zu Nr. 22. Kleinkind. Schädel mit Plastikkompressorium fixiert, Hände am Körper festgewickelt. Kompressorium über das Becken gespannt, Schädelstützen (die vordere hier weggelassen). Strahlenschutz

---

Abstand: 1 m     Folie: feinzeichnend
Raster: FF     Fokus: groß

---

*Bemerkungen.* Bei Säuglingen und Kleinkindern kann man auf die Sekundärstrahlenblende verzichten.

Unter Umständen muß diese Aufnahme am Zielgerät unter Durchleuchtungskontrolle eingestellt und exponiert werden.

Auf die bei Erwachsenen übliche Technik mit Unterkieferbewegung (»gekaut«) nach OTTONELLO soll nur hingewiesen werden.

## 22. Halswirbelsäule, seitlicher Strahlengang

**Position.** Seitenlage, Rückenlage oder im Sitzen.

**Fixierung.** *Säuglinge* in Seiten- oder Rückenlage in der »Babix«-Hülle, Arme am Thorax, Schultern möglichst weit kaudal gezogen. Kopf durch Schaumgummikissen in der Hülle abgepolstert.

Im Liegen ohne »Babix«-Hülle *in allen Altersstufen:* Seitenlage, der Kopf liegt auf einem schmalen Schaumgummikeil, breite Seite kaudal, das Kinn ist leicht angehoben, um eine krampfhafte Steilstellung der HWS zu vermei-

den. Der Körper kann zusätzlich durch die Schädelstützen gehalten werden, das Becken durch ein Kompressorium (Abb. 124).

In Rückenlage Fixierung usw. wie bei Nr. 20; Kassette seitlich angestellt.

Bei der Aufnahme im Sitzen halten beide Hände einen Sandsack, dadurch werden die Schultern heruntergezogen. Der Abstand zwischen Kopf und Platte bzw. Vertigraph wird durch ein Schaumgummikissen ausgefüllt, Fixierung des Kopfes an den Vertigraphen durch ein Kompressorium. Bei Aufnahme ohne Blende am Aufnahmestativ kann man ein an den Enden mit Bleigewichten beschwertes Band benutzen (Abb. 125 und 126).

**Strahlenschutz.** Körper einschließlich der Gonaden abdecken und gut einblenden.

**Zentralstrahl.** Halsmitte, etwas unterhalb des Kieferwinkels. Bei Rückenlage horizontaler Strahlengang, Kassette ohne Raster seitlich angestellt, oder Verwendung der Lysholm-Blende (s. Abb. 64).

---

Abstand: 1 m
Raster: FF oder ohne
Folie: feinzeichnend
Fokus: mit Raster groß,
ohne Raster klein

---

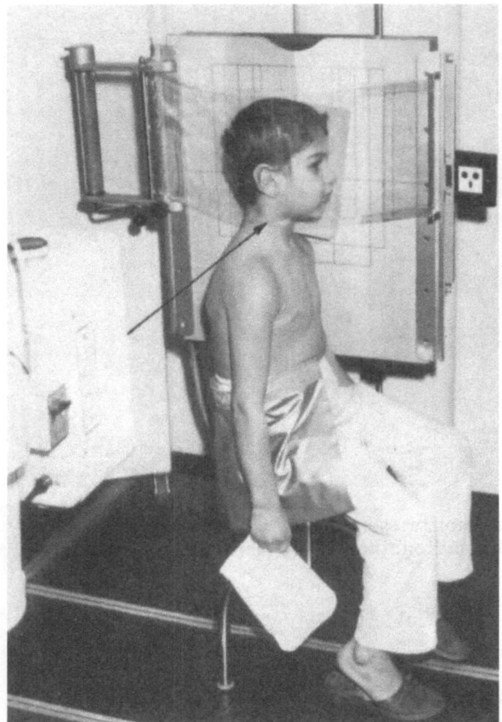

Abb. 125. Position zu Nr. 22, HWS seitlich im Sitzen. Plastikkompressorium, Kopf gegen den Vertigraphen mit Schaumgummikissen abgepolstert. Die Hände halten Sandsäcke. Strahlenschutz

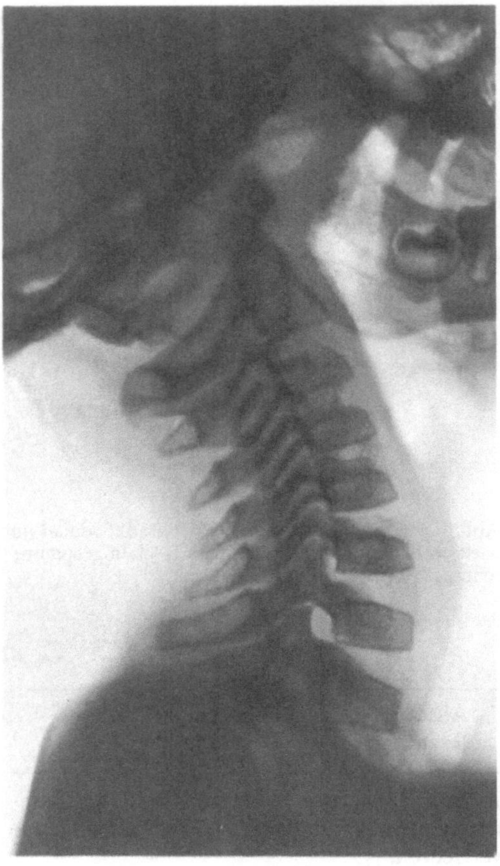

Abb. 126. Röntgenaufnahme zu Nr. 22

*Bemerkungen.* Wird bei dieser Aufnahme die Halswirbelsäule unnatürlich steil gehalten, kann eine Verschiebung zwischen dem zweiten und dritten Halswirbelkörper vorgetäuscht werden. Zur Klärung empfehlen sich dann *Funktionsaufnahmen* im seitlichen Strahlengang mit maximal nach vorn und nach hinten geneigtem Kopf.

## 23. Halswirbelsäule schräg

**Indikationen.** Zur genaueren Darstellung der kleinen Wirbelgelenke und der Foramina intervertebralia.

### Position

a) Antero-posterior, kranke Seite aus der Rückenlage um 45° angehoben, Kopf entsprechend zur gesunden Seite geneigt. Darstellung der plattenfernen Intervertebrallöcher.
b) Postero-anterior, aus der Bauchlage wird die gesunde Seite um 45° angehoben und der Kopf entsprechend bewegt. Jetzt sind die dargestellten Intervertebrallöcher plattennahe. Diese Darstellung ist besser, für Kinder aber schwieriger (Abb. 127).

**Fixierung.** *Säuglinge* in der »Babix«-Hülle. *Kleinkinder* werden durch Schaumgummiunterpolsterung in die gewünschte Position gebracht und müssen gehalten werden.
*Größere Kinder* benötigen keine Fixierung.

**Strahlenschutz und Technik.** Wie bei Nr. 22.

*Bemerkung:* In der Regel werden die Aufnahmen beider Seiten in möglichst identischer Position gemacht, notfalls auch als Zielaufnahmen unter Durchleuchtungskontrolle.

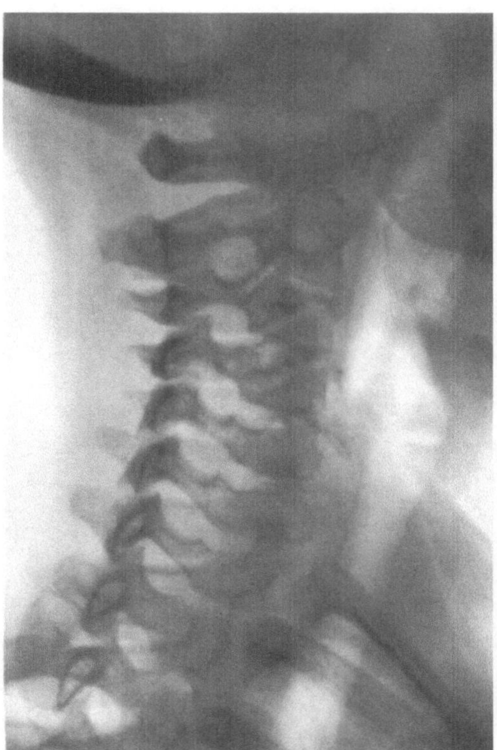

Abb. 127. Röntgenaufnahme zu Nr. 23

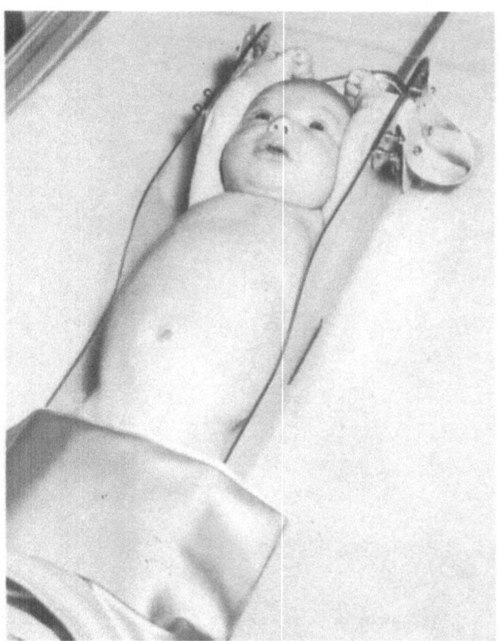

Abb. 128. Position zu Nr. 24. Säugling in der modifizierten »Babix«-Hülle. Strahlenschutz

# Brustwirbelsäule

**Indikationen.** Unklare Beschwerden; Fehlbildungen und Fehlhaltungen wie Kyphosen und Skoliosen.

Sind Skoliosen nicht durch Mißbildungen, wie Halbwirbel u. a. verursacht, muß durch Funktionsaufnahmen geklärt werden, ob sie fixiert oder ausgleichbar sind (s. Nr. 28).

Für die Diagnostik der zahlreichen Skeletdysplasien sind Röntgenuntersuchungen der Wirbelsäule – vor allem seitliche Aufnahmen – von großer Bedeutung.

Die Spondylitis ist bei Kindern derzeitig vorwiegend unspezifisch-bakterieller Genese.

Eine typische Erkrankung älterer Schulkinder ist der Morbus Scheuermann.

Frakturen der Wirbelkörper sind nicht selten, leichte Kompressionsfrakturen sind unter Umständen nur mit einer Zonographie zu diagnostizieren. Umschriebene Prozesse geringer Ausdehnung, wie z. B. eine Osteomyelitis an einem Wirbelbogen oder ein kleines Osteoid-

Osteom sind ebenfalls häufig nur mit Schichtuntersuchungen zu entdecken. Umbauprozesse wie Tumoren, Entzündungen und Frakturen lassen sich durch die Szintigraphie nachweisen.

Osteoporosen mit Keilwirbelbildung, Tumoren, z. B. im Rahmen einer Leukämie, und eosinophile Granulome sind ebenfalls seltene Befunde.

Bei vielen Fragestellungen ist es zweckmäßig, Brust- und Lendenwirbelsäule zugleich darzustellen.

## 24. Brustwirbelsäule antero-posterior

**Position.** Rückenlage, Körper gestreckt, lagebedingte »Skoliosen« müssen vermieden werden.

**Fixierung.** *Säuglinge* werden in der »Babix«-Hülle wie zur Thorax- oder Abdomenaufnahme untersucht (Abb. 128).

Hier hat sich eine nach unseren Vorstellungen abgewandelte Form dieses Hilfsmittels bewährt. Abb. 128, 129.

Ohne »Babix«-Hülle: Rückenlage, über Abdomen und Oberschenkel ein Kompressorium.

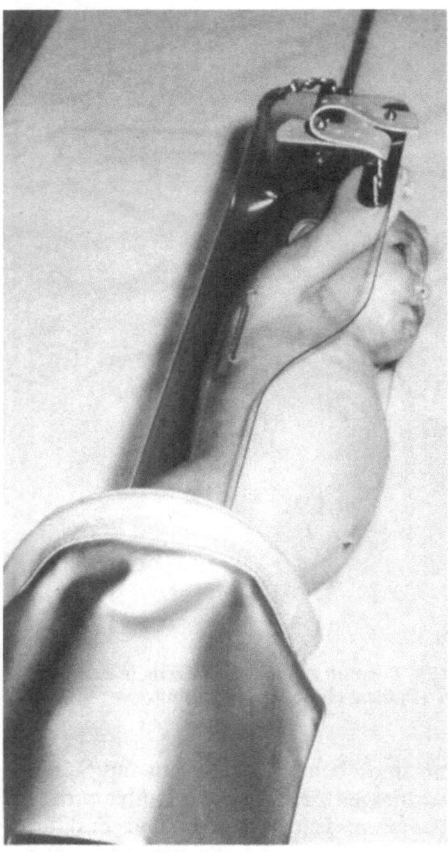

Abb. 129. Position zu Nr. 25. Säugling in der »Babix-Hülle. Strahlenschutz

Die Arme liegen neben dem Körper mit Sandsäcken über den Unterarmen, oder sie werden am Kopf entlang nach oben ausgestreckt und von einer Halteperson direkt oder mit Hilfe von Schlaufen um die Handgelenke – größerer Abstand – gehalten (s. Abb. 137, S. 88).
*Größere Kinder* werden nach den gleichen Prinzipien fixiert.

**Strahlenschutz.** Bei ausschließlicher Darstellung der BWS Abdomen einschließlich der Gonaden abdecken.

**Zentralstrahl.** Bei BWS Mitte des Sternum; BWS mit LWS untere Sternumspitze.

---

| Abstand: 1 m | Folie: universal |
| Raster: FF | Fokus: groß |

---

*Bemerkung.* Bei Kyphosen zielt der Zentralstrahl auf den Scheitelpunkt der Verbiegung.

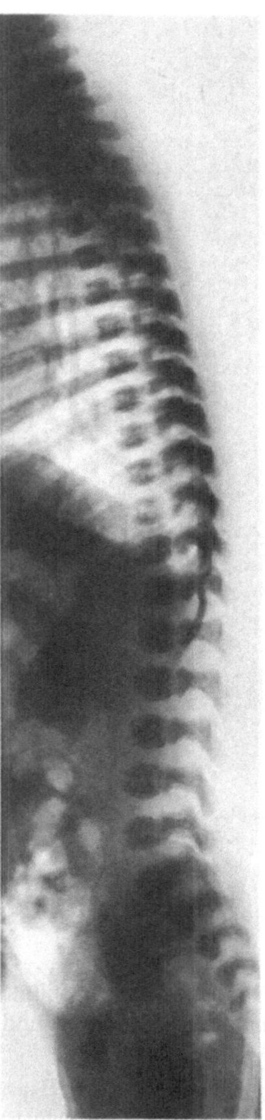

Abb. 130. Röntgenaufnahme zu Nr. 25, Brust- und Lendenwirbelsäule bei 2 Wochen altem Säugling in der »Babix«-Hülle, ohne Sekundärstrahlenblende

## 25. Brustwirbelsäule seitlich

**Position.** Seitenlage. Bei Skoliosen liegt die konvexe Seite der Verbiegung plattennahe.

**Fixierung.** *Säuglinge* in der »Babix«-Hülle (Abb. 129 und 130). Die Seitenlage kann durch Sandsäcke oder die beiden Schädelstützen abgesichert werden.

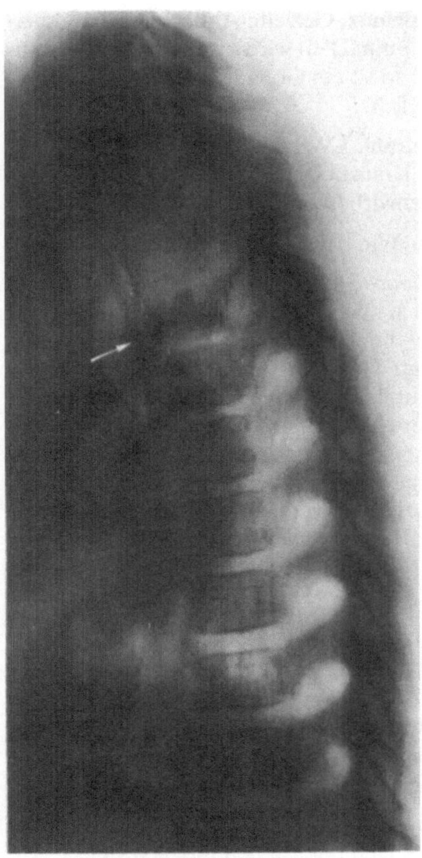

Abb. 131. Schichtuntersuchung der Brustwirbelsäule im seitlichen Strahlengang. Schichtwinkel 10°. 50 mA, 75 kV. Allgemeine Osteoporose, Kompression in der oberen Brustwirbelsäule durch Tumormetastase (Neuroblastom) ←

*Kleinkinder.* Sehr unruhige Patienten müssen an Beinen und Armen in der Seitenlage von Hilfspersonen gehalten werden; oder man kann eine Fixierung durch ein Kompressorium über das Becken und Sandsäcke oder Schädelstützen an Rücken und Thorax versuchen. Kopf und Arme müssen meist gehalten werden.

*Größere Kinder.* Seitenlage mit angezogenen Beinen, Schädelstützen an Thorax und Rücken. Das Kind nimmt den Kopf zwischen die Arme.

**Strahlenschutz.** Wie bei Nr. 24.

**Zentralstrahl.** Mittlere Axillarlinie in Höhe der Mamillen. Bei gleichzeitiger Darstellung der LWS in Höhe der unteren Sternumspitze.

**Technik.** Wie bei Nr. 24.

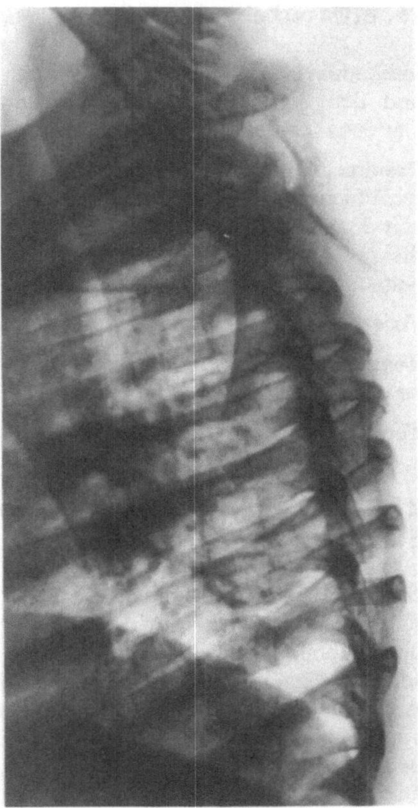

Abb. 132. Schrägaufnahme der oberen Brustwirbelsäule

*Bemerkungen.* Bei Säuglingen kann man wie bei Nr. 24 Brust- und Lendenwirbelsäule zugleich aufnehmen, meist ohne Sekundärstrahlenblende.

Eine bessere Darstellung umschriebener Abschnitte erreicht man durch
a) eine entsprechend stark eingeblendete Aufnahme, eventuell mit Tubus; feinzeichnende Folie, Markierung eines Dornfortsatzes mit einer Bleikugel;
b) eine Schichtuntersuchung (Zonographie) s. S. 120 im seitlichen Strahlengang, eventuell auch zusätzlich im sagittalen Strahlengang. 2–3 Schichten in 1 cm Abstand mit Universalfolie, Schichtwinkel 5–10° (Abb. 131).
Die bei Erwachsenen bewährte Langzeitaufnahme mit Verwischung der Rippen gelingt nur bei großen Kindern.

In dieser Position ist die Darstellung der ersten 3–4 Brustwirbel meist unbefriedigend. Sie gelingt besser bei einer Achsendrehung um 7–15°, fokusnahe Schulter nach rückwärts (nach POPPE), Abb. 132. Andere Einstellungen s. bei ZIMMER-BROSSY.

## 26. Brustwirbelsäule schräg

**Indikationen.** Darstellung der Wirbelgelenke und der angrenzenden Bogenabschnitte der plattennahen Seite.

**Position.** Ausgehend von der Position zur Seitenaufnahme wird das Kind mit der plattenfernen Seite um 45° nach dorsal gekippt und in dieser Lage durch Schaumgummikeile etc. gehalten.

**Fixierung.** Wie bei Nr. 25.

**Zentralstrahl.** Vordere Axillarlinie etwa in Höhe der Mamillen.

**Technik.** Wie bei Nr. 25.

## 27. Lendenwirbelsäule, Kreuzbein und Steißbein

**Indikationen.** Sie entsprechen in den meisten Fällen den bei der Brustwirbelsäule angegebenen. Mißbildungen: vor allem Meningomyelozelen und gelegentlich Steißbeinteratome. Bei Anal- und Rektumagenesien ist der Nachweis von Mißbildungen an der LWS und am Kreuzbein von Bedeutung.
Die Scheuermannsche Erkrankung kann auch an der LWS auftreten.
Eine Spondylolisthesis ist recht selten, hierfür sind Schrägaufnahmen erforderlich.

**Position und Fixierung.** Analog den Positionen Nr. 24–26, für Kreuzbein antero-posterior Nr. 29.

**Strahlenschutz.** Gezielte Abdeckung der Gonaden mit 1 mm Blei; wird das Kreuzbein mit abgebildet, so ist ein Gonadenschutz nur bei Knaben möglich.

**Zentralstrahl.** LWS mit Kreuzbein in Höhe des Nabels. Kreuzbein mit Steißbein in Höhe des 5. Lendenwirbeldornfortsatzes.

**Technik.** Wie bei Nr. 24–26.

*Bemerkungen.* Bei Aufnahmen von BWS und LWS im seitlichen Strahlengang ist vom Schulalter ab die Benutzung einer Ausgleichsfolie vorteilhaft.
Zum Ausgleich einer starken Lendenlordose bei antero-posteriorer Aufnahme werden die Oberschenkel durch Unterpolsterung der Beine leicht angehoben und angebeugt.
Über gezielte Darstellung und Schichtuntersuchung s. Bemerkungen bei BWS S. 85.

## 28. Funktionsaufnahmen der Wirbelsäule

**Indikationen.** Zum Nachweis von fixierten Skoliosen werden in Ergänzung zur Aufnahme Nr. 24 antero-posterior je eine mit maximaler Beugung nach rechts und nach links angefertigt.

**Position.** Prinzipiell ist die Untersuchung im Liegen, Sitzen und Stehen möglich.

**Fixierung.** Wenn das Kind die gewünschte Position nicht spontan einnimmt, muß es durch ein bis zwei Haltepersonen (an den Beinen und an den Armen) fixiert werden. Im Liegen kann ein

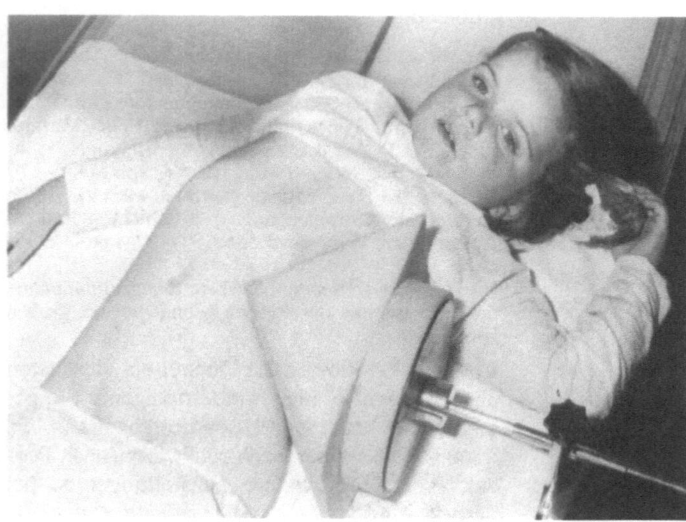

Abb. 133. Position zu Nr. 28. Beugung der Wirbelsäule nach links zur Funktionsaufnahme

Schaumgummikeil zur Unterstützung dienen
(Abb. 133–136).

**Strahlenschutz.** Abdeckung der Gonaden mit
1 mm Blei.

**Zentralstrahl.** Antero-posteriore Aufnahme
von BWS mit LWS untere Sternumspitze.

| | |
|---|---|
| Abstand: 1 m | Folie: universal |
| Raster: FF | Fokus: groß |

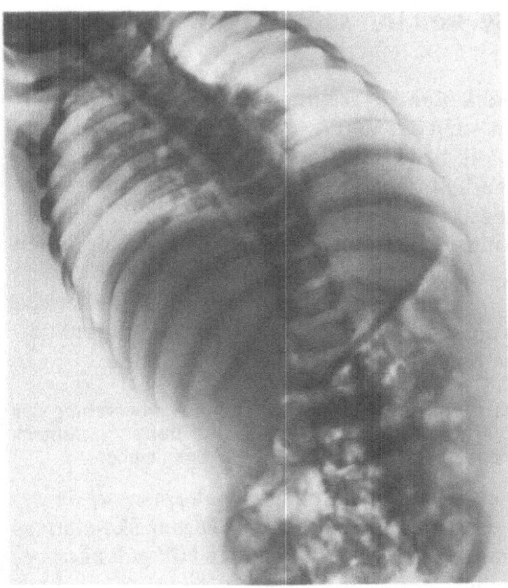

Abb. 135. Biegung nach rechts zeigt einen gleichmäßigen Bogen der Wirbelsäule

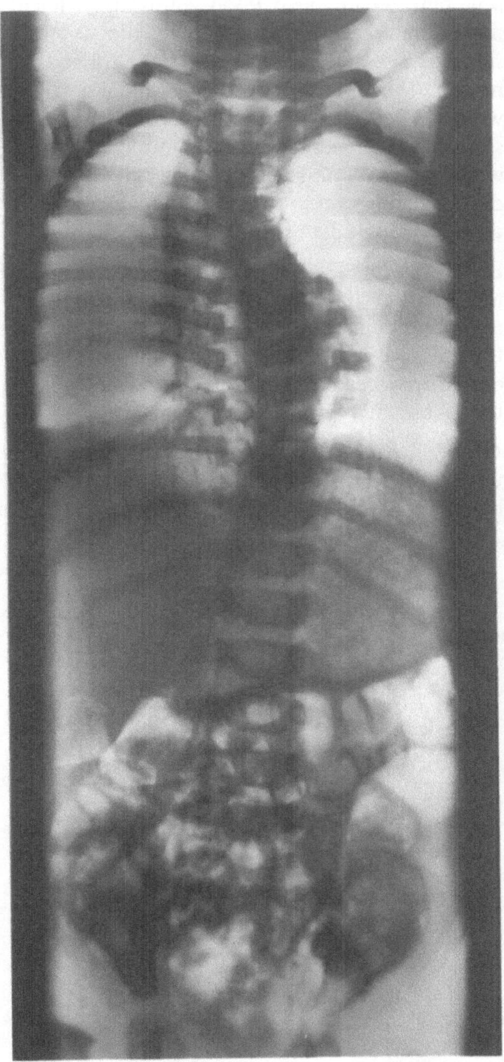

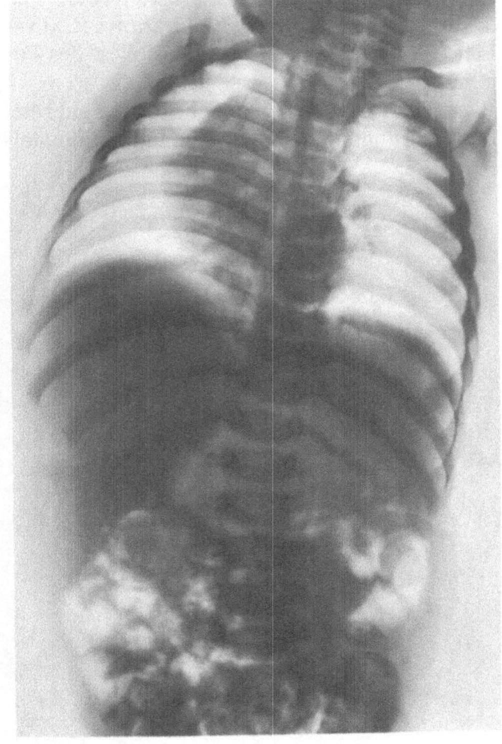

Abb. 134–136. Röntgenaufnahmen zu Nr. 28

Abb. 134. a.-p.-Aufnahme im Liegen, linkskonvexe
Skoliose der Brustwirbelsäule

Abb. 136. Biegung nach links zeigt, daß sich die Skoliose nicht ausgleichen läßt

# Becken mit Hüftgelenken

**Indikationen.** Während des ersten Lebensjahres steht der Verdacht auf eine Hüftgelenksdysplasie bzw. -luxation im Vordergrund. Die Sicherheit der röntgenologischen Dysplasie-Diagnostik nimmt mit dem Alter des Kindes zu und sollte daher – abgesehen von den manifesten Luxationen natürlich – nicht vor Ablauf des ersten Trimenons versucht werden. Für klinische Verdachtsfälle wird bis zu diesem Zeitpunkt eine Spreizhosenbehandlung empfohlen.

ANDRÉN und v. ROSEN haben zur Verbesserung der Diagnostik im Neugeborenenalter Funktionsaufnahmen in verschiedenen Positionen angegeben.

Bei vielen Mißbildungs-Syndromen sowie systematisierten und generalisierten Skeletaffektionen ist das Becken mit den Hüftgelenken beteiligt.
Eine typische Mißbildung ist das Spaltbecken bei der Blasenekstrophie.
Entzündliche und traumatische Veränderungen sind nicht sehr häufig; typisch ist die Epiphysenlösung des Hüftkopfes als Geburtstrauma.
Charakteristisch für das Wachstumsalter sind die aseptische Nekrose des Hüftkopfes (CALVÉ-LEGG-PERTHES) und die Epiphysiolyse des Femurkopfes.
Wegen der hohen Gonadenbelastung sind bei Beckenaufnahmen eine strenge Indikationsstellung und ein sorgfältiger Strahlenschutz, soweit möglich, zu fordern.

Normal entwickelte Ovarien liegen bei Neugeborenen in Höhe oder oberhalb der Linea terminalis, jedenfalls innerhalb des großen Beckens. Während des 1. Lebensjahres wandern sie in das kleine Becken (H. PRÉVÔT).

## 29. Becken mit Hüftgelenken antero-posterior

**Position.** Rückenlage, Beine gestreckt, Kniescheiben zeigen nach oben, Fußspitzen leicht nach innen gedreht, dadurch wird die Antetorsion des Schenkelhalses ausgeglichen. Die Beine sollen nicht gewaltsam nach kaudal gezogen werden. Bei stärkerer Lendenlordose muß diese durch Anheben der Beine und leichtes Anwinkeln der Oberschenkel ausgeglichen werden. Bei der unten beschriebenen Fixation ist dies bei Säuglingen fast nie nötig.

**Fixierung.** Die Beine werden in der gewünschten Position durch Schaumgummi abgepolstert und mit einem Kompressorium fest auf die Unterlage gedrückt. Durch eine Hilfsperson wird der Körper gestreckt und an den Armen gehalten (Abb. 137 und 138).

*Größere Kinder.* Durch angelegte Sandsäcke werden die Füße in leichter Innenrotation gehalten, sonst ist keine Fixierung nötig.

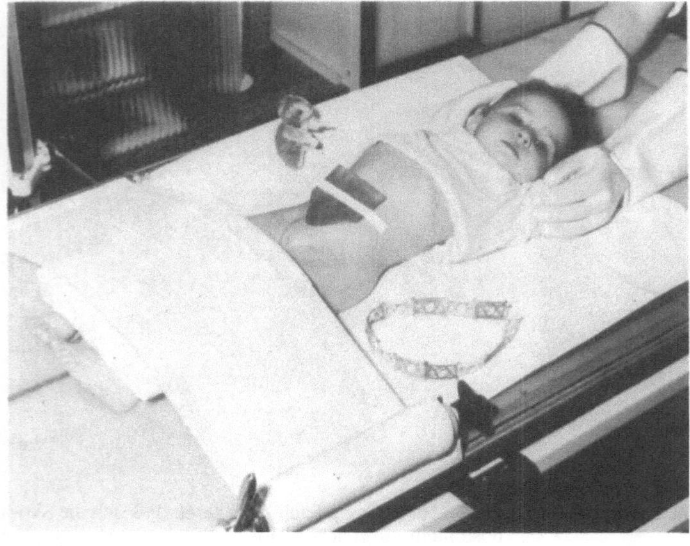

Abb. 137. Position zu Nr. 29. Beine durch Kompressorium fixiert, Arme gehalten. Strahlenschutz aus 1 mm starkem Bleiblech selbst angefertigt, mit Heftpflaster fixiert

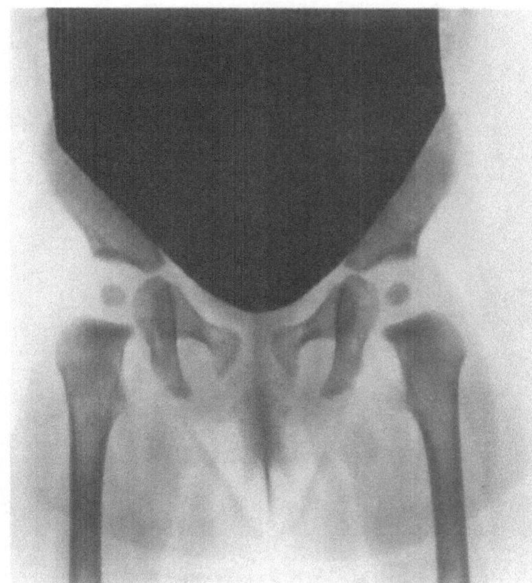

Abb. 138. Röntgenaufnahme zu Nr. 29. 6 Monate altes Mädchen

**Strahlenschutz.** Sorgfältiges Abdecken der Gonaden mit 1 mm Blei (Direktbestrahlung!) Bei »Luxationshüfte« stört der Gonadenschutz auch bei Mädchen nicht, in anderen Fällen muß er gegebenenfalls weggelassen werden.
Bei Kindern mit Hüftgelenksluxation ist wegen der häufigen Kontrolluntersuchungen der Strahlenschutz besonders wichtig und die Strahlenbelastung durch folgende Maßnahmen erheblich zu senken:

Gonaden stets abdecken, auch bei der ersten Aufnahme,
hochverstärkende Folie (seltene Erden!),
in der Regel keine Sekundärstrahlenblende,
möglichst keine Aufnahmen im Beckengips,
möglichst keine Aufnahmen mit der Röntgenkugel.

Ein besonders wirksamer Strahlenschutz wurde kürzlich von KREPLER angegeben. Wir decken die Gonaden bei Mädchen mit 1 mm Bleiblech ab, das für verschiedene Altersstufen nach der Beckengröße geschnitten ist. Die untere abgerundete Spitze liegt am Oberrand der Symphyse, die Befestigung erfolgt mit breitem Heftpflaster. Nach kranial reicht die Abdeckung bis zum Bildrand.

**Zentralstrahl.** Mittellinie, etwas oberhalb der Symphyse.

Abstand: 1 m
Raster: FF bzw. ohne
Folie: hoch verstärkend
Fokus: groß

*Bemerkungen.* Ist die Knochenzeichnung von Bedeutung, so werden die Aufnahmen mit Sekundärstrahlenblende und feinzeichnender Folie gemacht, sonst s. Strahlenschutz.
Darstellung der Symphyse und ventralen Beckenabschnitte im postero-anterioren Strahlengang.
Bei »halbseitiger Hypoplasie« des Beckens muß durch Untersuchung des Kindes geklärt werden, ob es sich nicht um eine Fehlentwicklung bei ständiger einseitiger Lagerung handelt; hierbei ist besonders auf die Wirbelsäule und eine Schädelasymmetrie zu achten.

## 30. Funktionsaufnahmen nach Andrén und v. Rosen

### a) Stauchung

**Position.** Kind in Rückenlage, der Untersucher hält beide Beine gestreckt und drückt sie nach kranial; das Kind wird von einer zweiten Halteperson an Oberarmen und Schultern gegen den Druck gehalten (Abb. 139). Der Vergleich der beiden Aufnahmen mit und ohne Stauchung soll eine abnorme Verschiebung der Femurenden nach kranial und lateral erkennen lassen.

### b) Beide Beine in 45° Abduktion, Innenrotation und Streckung

**Position.** Rückenlage, die Beine werden in der angegebenen Position gehalten.
Die Längsachse der Oberschenkel darf das Becken normalerweise nicht oberhalb des lateralen Pfannenrandes treffen. Bei Abduktion unter 45° kommt es zu Fehldeutungen (Abb. 140).

### c) Beide Beine in 30° Abduktion und Außenrotation.

**Position.** Rückenlage, die Beine werden vom Untersucher in der angegebenen Position gehalten. Hierbei kommt es praktisch zur Luxation der erkrankten Hüfte.

*Bemerkungen:* Bestimmung der *Antetorsion* des Schenkelhalses, s. S. 95 f.

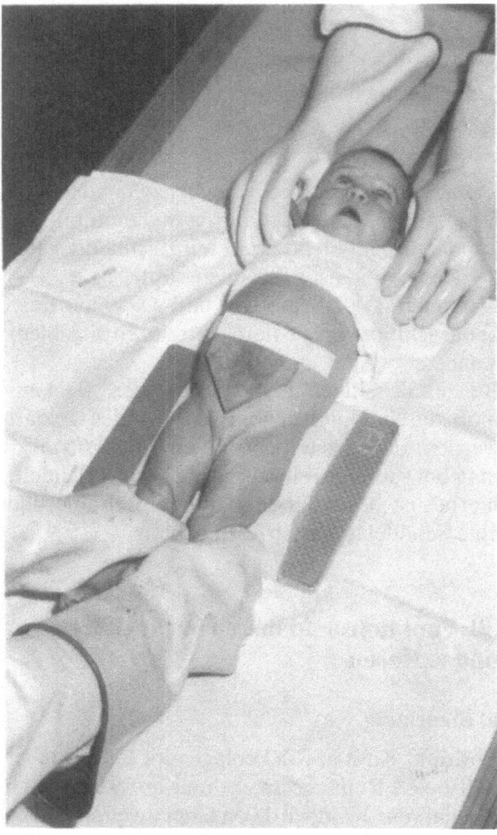

a

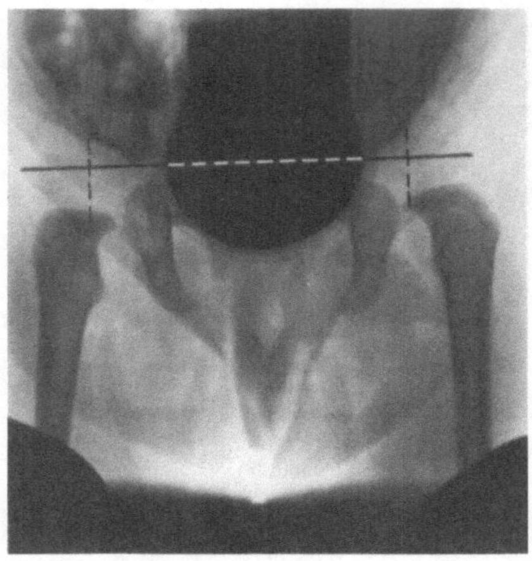

b

Abb. 139a, b. a) Position zu Nr. 30a. Kassette, keine Sekundärstrahlenblende. Strahlenschutz

b) Röntgenaufnahme zu Abb. 139a. Durch die Stauchung ist der li. Femur nach kranial und lateral gewandert

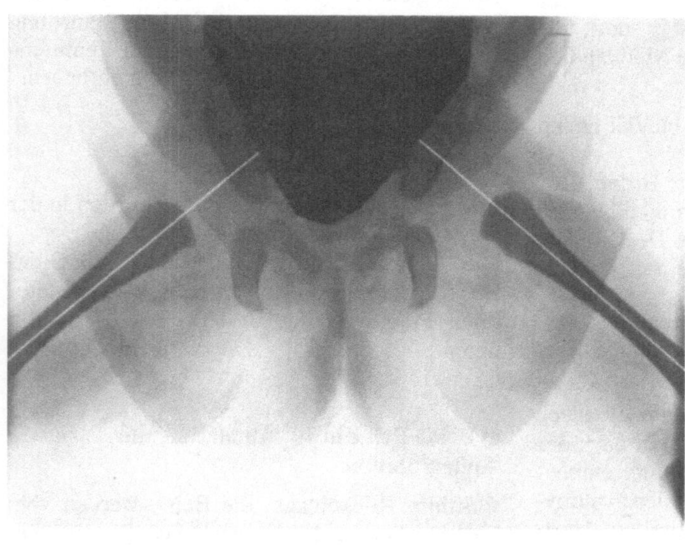

Abb. 140. Röntgenaufnahme zu Nr. 30b.
Links pathologischer Befund

Abb. 141. Röntgenaufnahme zu Nr. 31

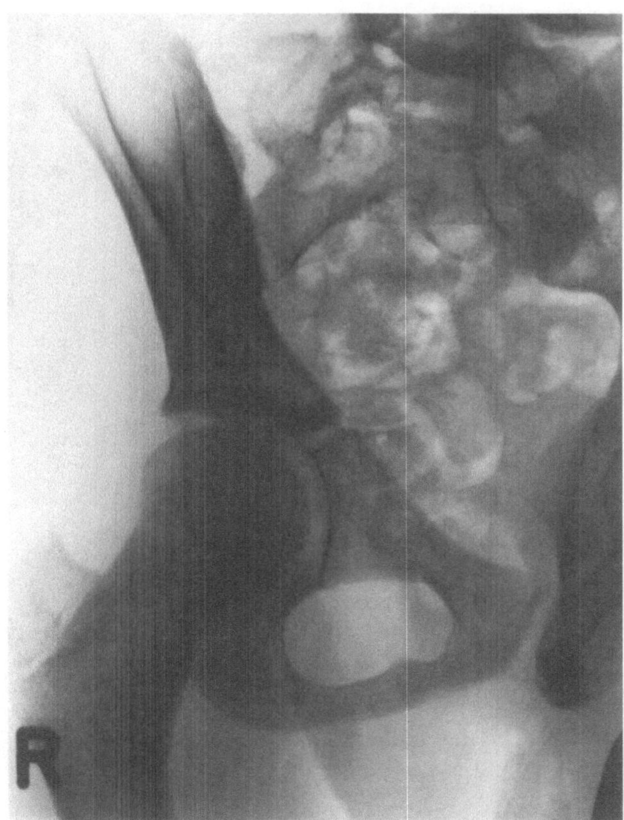


## 31. Becken, schräg

**Indikationen.** Darstellung der Iliosakralgelenke und der Scham- und Sitzbeine bei Frakturen, Tumoren, Osteomyelitis und der – seltenen – Tuberkulose an den Kreuz-Darmbeingelenken.

**Position.** Aus der Rückenlage wird die darzustellende Seite angehoben, etwa 30° Drehung gegen die Tischplatte. Es stellen sich der Gelenkspalt des plattenfernen Kreuz-Darmbeingelenkes dar und die seitengleichen symphysennahen Abschnitte von Scham- und Sitzbein, plattenparallel. Für die Darstellung der letzteren plattennahe und -parallel ist die Bauchlage günstiger. Es wird dann die Gegenseite von der Tischplatte angehoben (Abb. 141).

**Fixierung.** Wenn nötig Unterpolsterung mit Schaumgummikissen in der gewünschten Lage und Kompressorium.

**Strahlenschutz.** Bleiabdeckung der Gonaden nur bei Knaben möglich.

**Technik.** Wie bei Nr. 29, mit Raster.

# C. Untere Extremität

## Hüftgelenk und Schenkelhals

### 32. Hüftgelenk in Abduktion und Beugung (nach Lauenstein)

**Indikationen.** Als Ergänzung zu Nr. 29 bei allen unklaren Affektionen des Hüftgelenkes als zweite Ebene empfehlenswert. Der Schenkelhals projiziert sich in die Längsachse des Oberschenkels.

**Position.** Rückenlage, Oberschenkel bei gebeugtem Hüft- und Kniegelenk abduziert und außenrotiert, die Fußsohle zeigt zum gesunden Bein.

**Fixierung.** *Säuglinge* können so gelagert werden, daß beide Fußsohlen aneinander liegen und beide Hüftgelenke in identischer Position als Vergleichsaufnahme zur Darstellung kommen. Die Füße werden durch eine elastische Binde aneinandergewickelt, ein Kompresso-

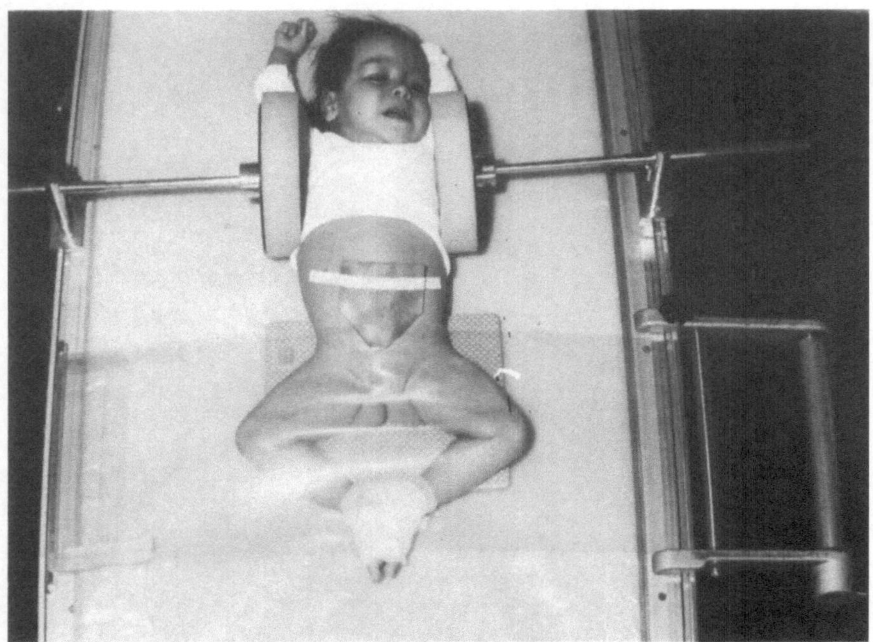

Abb. 142. Position zu Nr. 32. Säugling. Aufnahme beider Hüftgelenke in Lauenstein-Position. Kassette, keine Sekundärstrahlenblende. Strahlenschutz. Siehe Abb. 163

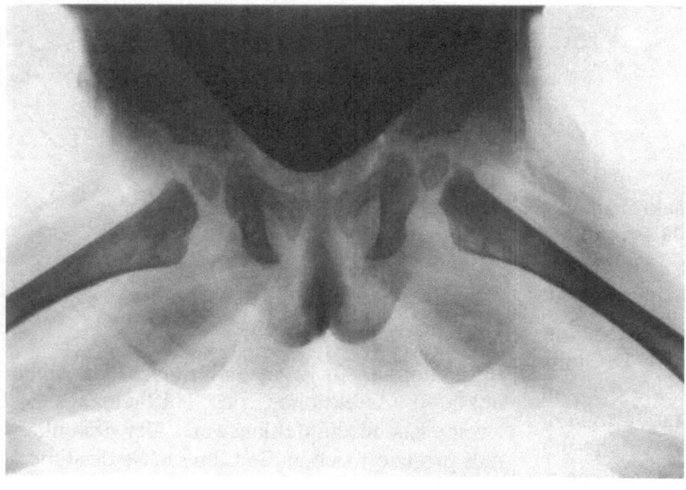

Abb. 143. Röntgenaufnahme zu Abb. 142

rium drückt beide Beine auf die Kassette. Fixierung des übrigen Körpers wie bei Beckenaufnahmen (Abb. 142 und 143).

Bei *größeren Kindern* gelingt die Abduktion nicht in dem Grade, es kann nur eine Seite untersucht werden. Das Knie wird durch einen schmalen Schaumgummikeil unterpolstert, die Fußsohle liegt an der Wade des gestreckten gesunden Beines, Sandsäcke auf beiden Beinen (Abb. 144).

**Strahlenschutz.** Abdecken der Gonaden mit Blei wie bei Nr. 29.

**Zentralstrahl.** Mitte der Inguinalfalte bei einseitiger bzw. in der Medianebene etwas oberhalb der Symphyse bei beidseitiger Darstellung.

**Technik.** Wie bei Nr. 29.

*Bemerkung.* Bei Frakturen des proximalen Femurendes ist diese Position gefährlich. Schonender ist dann die zweite Ebene wie bei Nr. 34.

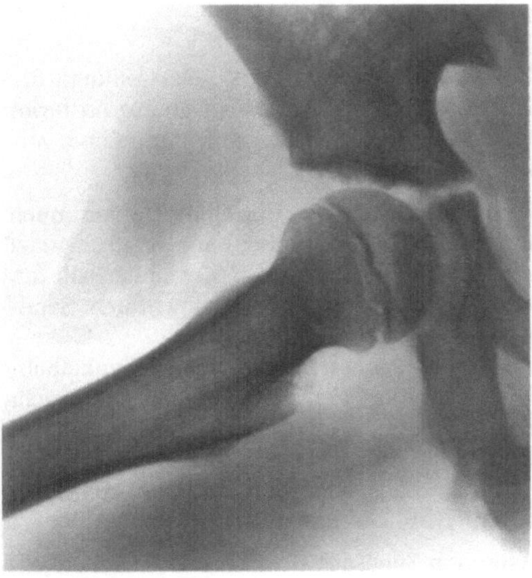

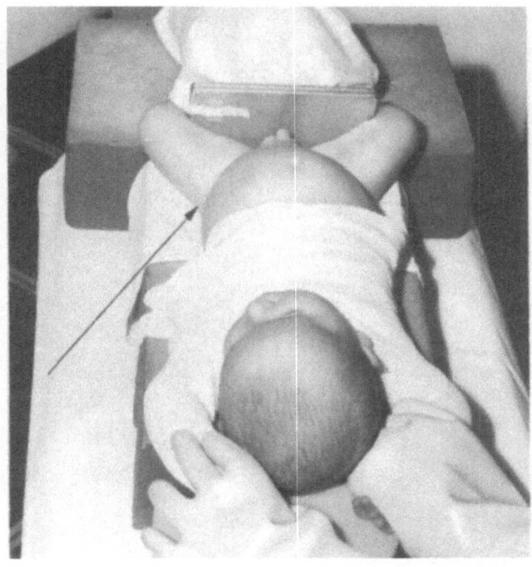

Abb. 144. Röntgenaufnahme zu Nr. 32, 9jähriges Kind

Abb. 145. Position zu Nr. 33

## 33. Azetabular-lateral-Projektion (nach Darling u. Shurtleff)

**Indikationen.** Spezialaufnahme zur Darstellung des Kopfes in der Pfanne bei Säuglingen und zweite Ebene zu Nr. 32.

**Position.** Rückenlage, erhöht. Lagerung der Beine wie bei der Lauenstein-Aufnahme. Die Kassette liegt zwischen den Beinen in den Kniekehlen (Abb. 145 und 146).

**Fixierung.** Die hochgeschlagenen Arme werden gehalten, auf die zusammengebundenen Füße wird ein Sandsack gelegt.

**Strahlenschutz.** Nicht möglich.

**Zentralstrahl.** Horizontal von außen nach innen in Richtung der Leistenbeuge verlaufend.

| | |
|---|---|
| Abstand: 1 m | Folie: universal |
| Raster: ohne | Fokus: groß |

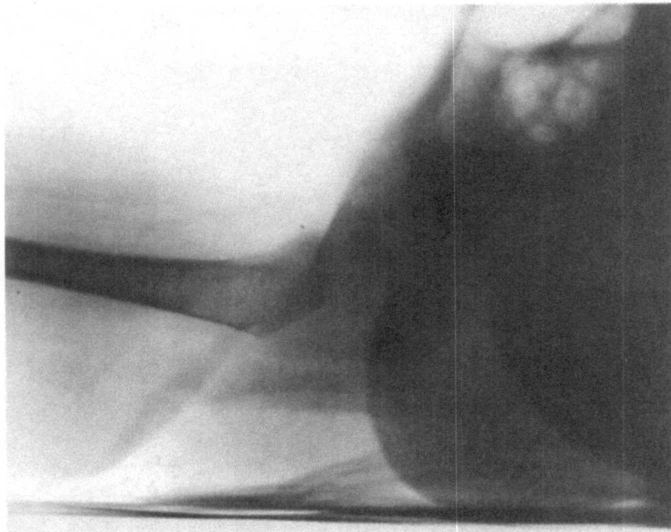

Abb. 146. Röntgenaufnahme zu Nr. 33

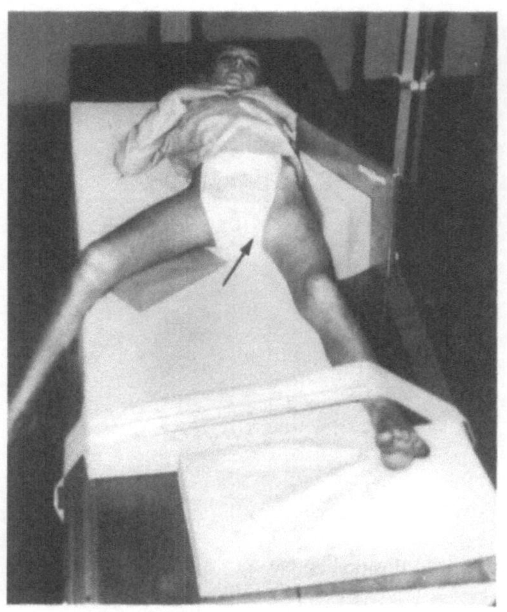

Abb. 147. Position zu Nr. 34. Strahlengang von innen nach außen

## 34. Schenkelhals axial

**Indikationen.** Ergänzende Darstellung des Schenkelhalses zur Übersicht antero-posterior Nr. 29, wenn die Lauenstein-Aufnahme vermieden werden muß.

**Position.** Rückenlage, Strahlengang von innen nach außen. Das gesunde Bein wird abgespreizt oder soweit angehoben, daß es außerhalb des Strahlengangs liegt, Abstützung durch Sandsäcke oder Kissen.
Die Kassette liegt parallel zum Schenkelhals, d. h. sie berührt den Beckenkamm und weicht nach kaudal im Winkel von 20° nach außen von der Oberschenkellängsachse ab. Sie wird durch einen Sandsack oder vom Patienten selbst gehalten (Abb. 147 und 148).

**Fixierung.** Sandsack über dem Unterschenkel.

**Zentralstrahl.** Horizontal in Richtung der Inguinalfurche.

| | |
|---|---|
| Abstand: 1 m | Folie: universal |
| Raster: ohne | Fokus: groß |

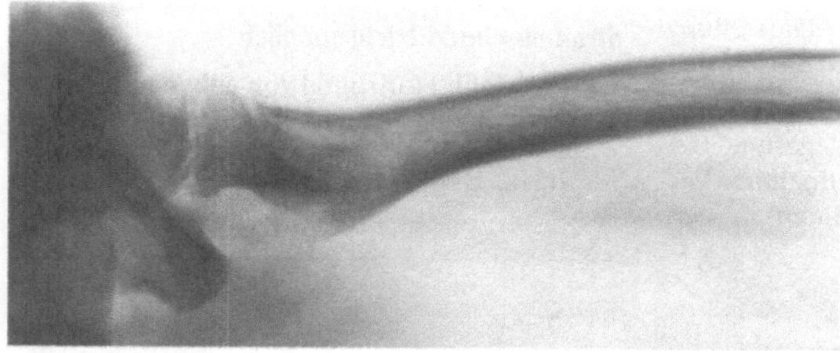

Abb. 148. Röntgenaufnahme zu Nr. 34 (Schenkelhalsfraktur)

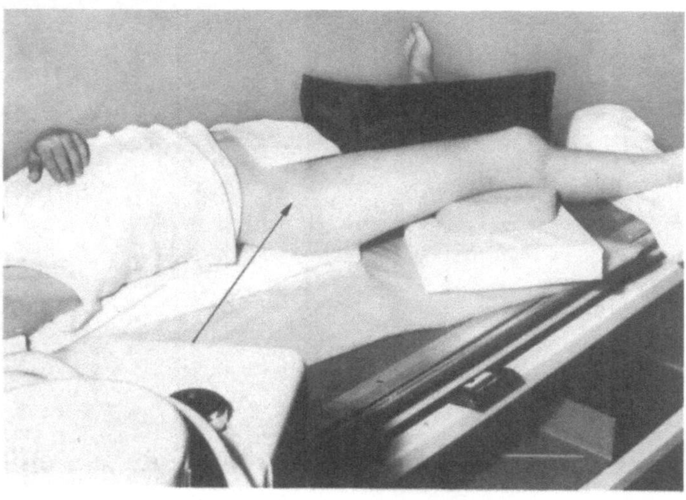

Abb. 149. Position zu Nr. 34, hier Strahlengang von außen nach innen, Verwendung einer flexiblen Plastikkassette

*Bemerkungen.* Die gleiche Technik ist auch mit dem Strahlengang von außen nach innen möglich. Hierbei ist eine flexible Kassette vorteilhafter, da die starre Metallkassette nur schlecht in die geeignete Position zu bringen ist (Abb. 149).

## 35. Bestimmung des Antetorsionswinkels und des Schenkelhalsschaftwinkels nach Rippstein

**Indikationen.** Bei Luxationshüften, nach Oberschenkelschaftfrakturen zur Bestimmung der Rotationsfehlstellung, bei Coxa valga, da diese durch eine vermehrte Antetorsion des Schenkelhalses vorgetäuscht werden kann.

**Technik.** Es werden 2 Aufnahmen benötigt. Die gemessenen Winkel werden mit Hilfe einer Tabelle in reelle Werte – durch Ausschaltung von Projektionsfaktoren – umgerechnet.

*1. Aufnahme.* Beckenübersicht (s. Nr. 29) in Mittelstellung, Kniescheiben zeigen nach oben.
Nach RIPPSTEIN liegen die Kinder am Ende des Tisches, Tischkante in den Kniekehlen, Kniegelenke 90° gebeugt, Unterschenkel hängen senkrecht herab.

*2. Aufnahme.* Rückenlage, Hüft- und Kniegelenke 90° gebeugt, Oberschenkel 20° abduziert. Die Unterschenkel sind parallel der Körperlängsachse. RIPPSTEIN hat für diese Position ein einfaches Haltegerät angegeben, jedes Bein hat

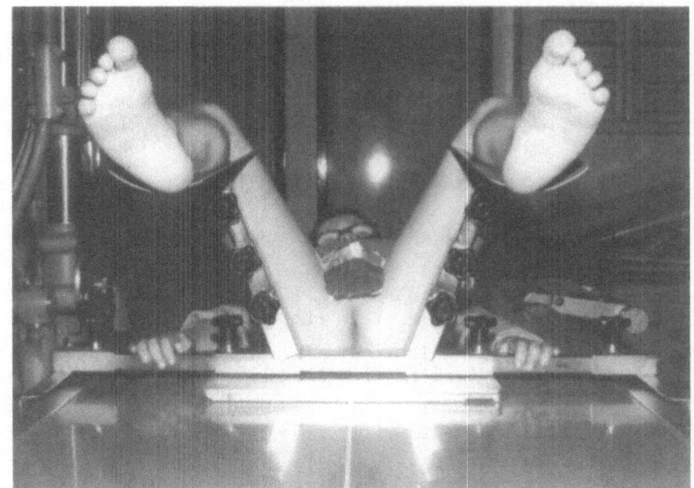

Abb. 150. Position zur Rippsteinaufnahme

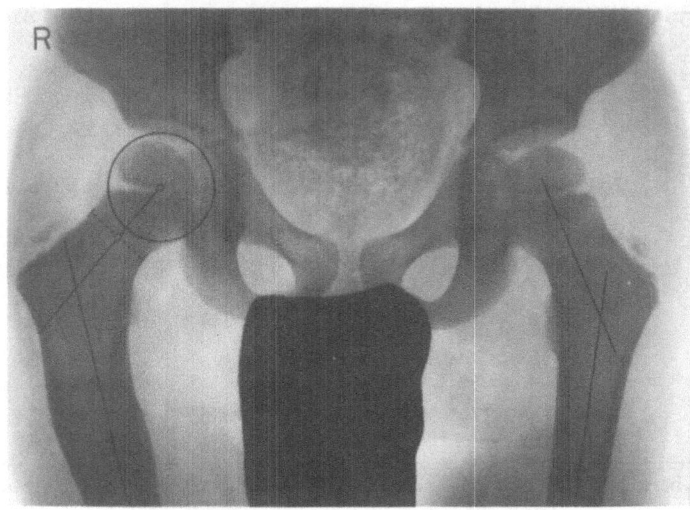


Abb. 151. Übersichtsaufnahme des Beckens zur Bestimmung des Schenkelhals-Schaftwinkels. Darstellung des CCD-Winkels: Gemessene Werte rechts 124°, links 150°

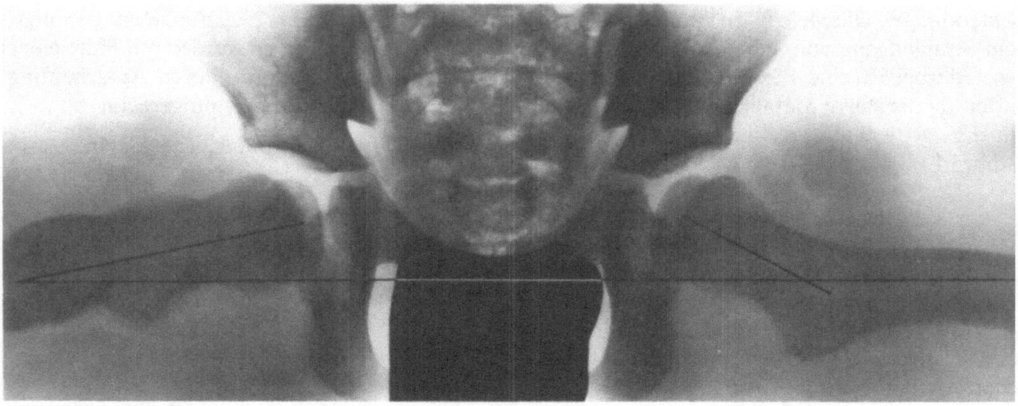

Abb. 152. Röntgenbild zu Abb. 150. Bestimmung des AT-Winkels mit Hilfe der Rippsteinschiene: Rechts 11°, links 28°

Tabelle 4. *Diagramm zur Ablesung errechneter reeller Werte des CCD-Winkels und des Antetorsionswinkels. Die Ausgangsziffern wurden nach der Methode von* Dunlap *gewonnen;* aus: Handbuch Med. Radiol. Bd. V, Teil 4 (1971).

| Projizierter Zentrum-Kollum-Diaphysenwinkel CCD∢ | Projizierter Antetorsionswinkel (AT∢) 5° | 10° | 15° | 20° | 25° | 30° | 35° | 40° | 45° | 50° | 55° | 60° | 65° | 70° | 75° | 80° |
|---|---|---|---|---|---|---|---|---|---|---|---|---|---|---|---|---|
| 100° | 4 | 9 | 15 | 20 | 25 | 30 | 35 | 40 | 45 | 50 | 55 | 60 | 65 | 70 | 75 | 80 |
| | 101 | 100 | 100 | 100 | 100 | 99 | 99 | 98 | 97 | 96 | 95 | 94 | 94 | 93 | 92 | 91 |
| 105° | 5 | 9 | 15 | 20 | 25 | 31 | 35 | 41 | 46 | 51 | 56 | 60 | 65 | 70 | 75 | 80 |
| | 105 | 105 | 104 | 103 | 103 | 102 | 100 | 100 | 99 | 98 | 97 | 96 | 95 | 94 | 92 | |
| 110° | 5 | 10 | 16 | 21 | 27 | 32 | 36 | 42 | 47 | 52 | 56 | 61 | 66 | 71 | 76 | 80 |
| | 110 | 110 | 109 | 108 | 108 | 106 | 106 | 105 | 104 | 103 | 101 | 99 | 98 | 97 | 95 | 93 |
| 115° | 5 | 10 | 16 | 21 | 27 | 32 | 37 | 43 | 48 | 52 | 57 | 62 | 67 | 71 | 76 | 81 |
| | 115 | 115 | 114 | 112 | 112 | 111 | 110 | 109 | 107 | 105 | 104 | 102 | 101 | 99 | 96 | 94 |
| 120° | 6 | 11 | 16 | 22 | 28 | 33 | 38 | 44 | 49 | 53 | 58 | 63 | 68 | 72 | 77 | 81 |
| | 120 | 119 | 118 | 117 | 116 | 115 | 114 | 112 | 110 | 108 | 106 | 104 | 103 | 101 | 98 | 95 |
| 125° | 6 | 11 | 17 | 23 | 28 | 34 | 39 | 44 | 50 | 54 | 58 | 63 | 68 | 72 | 77 | 81 |
| | 125 | 124 | 123 | 121 | 120 | 119 | 118 | 116 | 114 | 112 | 109 | 107 | 105 | 103 | 100 | 95 |
| 130° | 6 | 12 | 18 | 24 | 29 | 35 | 40 | 46 | 51 | 55 | 60 | 64 | 69 | 73 | 78 | 82 |
| | 130 | 129 | 127 | 126 | 125 | 124 | 122 | 120 | 117 | 116 | 112 | 109 | 107 | 104 | 101 | 96 |
| 135° | 7 | 13 | 19 | 25 | 31 | 36 | 42 | 47 | 52 | 56 | 61 | 65 | 70 | 74 | 78 | 82 |
| | 135 | 133 | 132 | 131 | 130 | 129 | 126 | 124 | 120 | 118 | 114 | 112 | 109 | 105 | 102 | 96 |
| 140° | 7 | 13 | 20 | 27 | 32 | 38 | 44 | 49 | 53 | 58 | 63 | 67 | 71 | 75 | 79 | 83 |
| | 139 | 138 | 137 | 135 | 134 | 132 | 130 | 127 | 124 | 120 | 117 | 114 | 111 | 107 | 103 | 97 |
| 145° | 8 | 14 | 21 | 28 | 34 | 40 | 45 | 50 | 55 | 59 | 64 | 68 | 72 | 75 | 79 | 83 |
| | 144 | 142 | 141 | 139 | 138 | 136 | 134 | 131 | 128 | 124 | 120 | 117 | 114 | 110 | 104 | 98 |
| 150° | 8 | 15 | 22 | 29 | 35 | 42 | 47 | 52 | 56 | 61 | 65 | 69 | 73 | 76 | 80 | 84 |
| | 149 | 147 | 146 | 144 | 143 | 141 | 138 | 136 | 134 | 129 | 124 | 120 | 116 | 112 | 105 | 100 |
| 155° | 9 | 17 | 24 | 32 | 38 | 44 | 50 | 54 | 58 | 63 | 67 | 71 | 74 | 77 | 81 | 84 |
| | 154 | 152 | 151 | 149 | 148 | 145 | 142 | 139 | 137 | 132 | 128 | 124 | 119 | 115 | 108 | 103 |
| 160° | 10 | 18 | 27 | 34 | 44 | 46 | 52 | 57 | 61 | 65 | 69 | 73 | 76 | 79 | 82 | 82 |
| | 159 | 158 | 157 | 155 | 153 | 151 | 147 | 144 | 141 | 134 | 132 | 128 | 122 | 116 | 111 | 105 |
| 165° | 13 | 23 | 33 | 40 | 47 | 53 | 57 | 62 | 67 | 69 | 73 | 76 | 78 | 81 | 83 | 86 |
| | 164 | 162[a] | 160[a] | 159 | 158 | 156 | 153 | 148 | 144 | 140 | 135 | 130 | 122 | 119 | 113 | 106 |
| 170° | 15 | 27 | 37 | 46 | 53 | 58 | 63 | 67 | 70 | 73 | 76 | 78 | 80 | 83 | 84 | 87 |
| | 169 | 167 | 166 | 164 | 163 | 159 | 157 | 154 | 150 | 145 | 142 | 134 | 130 | 122 | 118 | 113 |

Obere Zahl = Reeller AT∢. Untere Zahl = Reeller CCD∢. [a] Diese Werte wurden vom Verfasser geschätzt.

eine Halterungsschiene, die auf einer horizontal liegenden Schiene für die verschiedenen Größen verschieblich ist. Diese Schiene liegt horizontal, quer am unteren Bildrand und bildet die Basislinie für die Messung des Antetorsionswinkels (Abb. 150–152).

**Fixierung.** Größere kooperative Kinder bedürfen keiner Fixierung, evtl. Fixiergurt über dem Abdomen, Unterschenkel auf dem Haltegerät festgewickelt.

**Strahlenschutz.** Gonadenschutz wie bei Nr. 29.

**Zentralstrahl.** Senkrecht etwas oberhalb der Symphyse

| | |
|---|---|
| Abstand: 1 m | Folie: hoch verstärkend |
| Raster: ohne | Fokus: groß |

**Auswertung der Aufnahmen:** Der *Schenkelhalsschaftwinkel* wird auf der Beckenübersichtsaufnahme bestimmt:
Winkel zwischen einer Linie vom Zentrum des als Kugel gedachten Kopfes durch das Kollum und der Längsachse der Femurdiaphyse (CCD-Winkel).
Der *Antetorsionswinkel* (AT-Winkel) wird auf der zweiten Aufnahme bestimmt:
Winkel des Schenkelhalses gegen die Femurlängsachse, die bei richtiger Einstellung parallel der horizontal liegenden Metallschiene verläuft. Normalwerte: Neugeborene 35°, 2–4 Jahre 30°, 6–12 Jahre 20–25°, Erwachsene 8–12°.
Ausgehend von den gemessenen Werten lassen sich auf der Tabelle 4 die reellen Werte ablesen. Bei einseitigen Prozessen ist eine Winkeldifferenz über 10° pathologisch.

Die realen Werte der Abb. 151 und 152 betragen nach Bestimmung aus der Tabelle:
CCD-Winkel rechts 124°, links 140°
AT-Winkel rechts 11°, links 40°

Die Messung erfolgt parallel zur Schiene, die als Grundlinie dient. Der AT-Winkel ist rechts pathologisch vermindert durch Drehung infolge Oberschenkelschaftfraktur. –

# Oberschenkel

**Indikationen.** Frakturen und Osteomyelitis. Bei Säuglingen und Kleinkindern häufiger auch Mißbildungen, Strukturveränderungen und periostale Reaktionen; in diesen Fällen und auch bei einem gewünschten Größenvergleich kommt eine simultane Darstellung *beider* Oberschenkel in einer Ebene in Frage, möglichst mit Hüft- und Kniegelenk (Abb. 153 und 154).

### 36. Oberschenkel antero-posterior

**Position.** Wie bei Nr. 29.

**Fixierung.** Bei *Säuglingen und Kleinkindern* werden die Beine durch ein Kompressorium gestreckt und parallel gehalten, seitliche Schaumgummipolster verhindern ein Abweichen oder Drehen. Die Kniescheiben zeigen nach oben. Die Fixierung des übrigen Körpers kann je nach Bedarf durch ein weiteres Kompressorium, durch die seitlich angestellten Schädelstützen oder durch eine Hilfsperson erfolgen (s. auch bei Nr. 29).

**Strahlenschutz.** Bleiabdeckung der Gonaden.

**Zentralstrahl.** Objektmitte.

| | |
|---|---|
| Abstand: 1 m | Folie: feinzeichnend |
| Raster: ohne | Fokus: klein |

*Bemerkung.* Bei stärker entwickelten Weichteilen, etwa vom 2. Lebensjahr an, Universalfolie und Sekundärstrahlenblende.

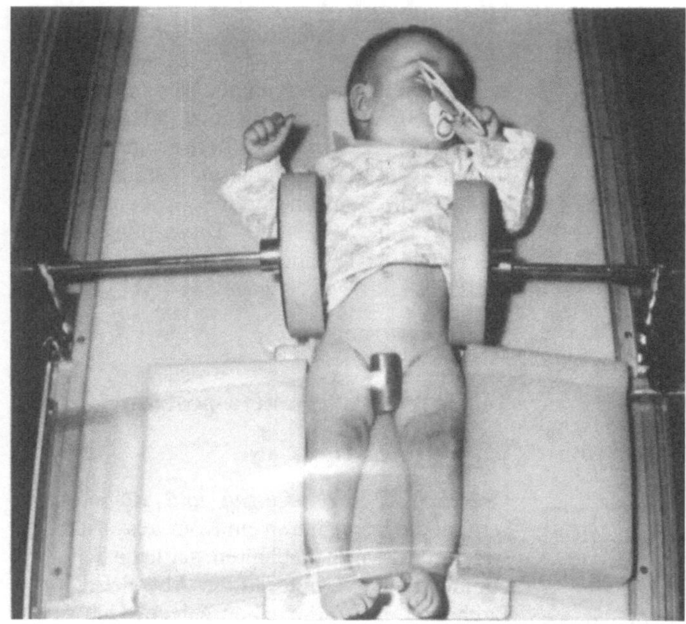

Abb. 153. Position zu Nr. 36. Beide Oberschenkel bzw. beide untere Extremitäten antero-posterior. Kassette ohne Sekundärstrahlenblende, Plastikkompressorium. Körper durch Schädelstützen gehalten. Gonadenschutz. (Siehe Abb. 162)

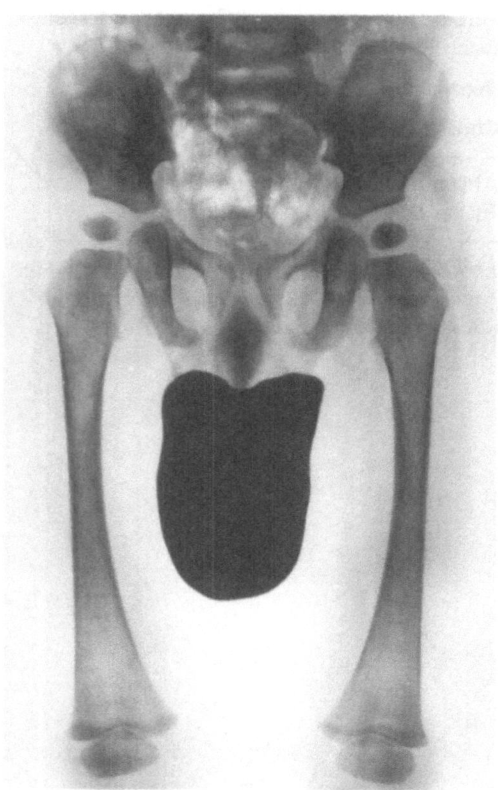

Abb. 154. Röntgenaufnahme zu Abb. 153

## 37. Oberschenkel seitlich

**Position.** *Säuglinge* in Rückenlage, Position des oder der Beine wie bei der Lauenstein-Aufnahme, Nr. 32 oder – wie auch bei den *anderen Altersstufen* – leichte Drehung auf die kranke Seite, bis das kranke Bein flach auf der Unterlage liegt; Hüftgelenk und Kniegelenk leicht gebeugt.

**Fixierung.** Körper in der gewünschten Position durch Schaumgummikissen im Rücken oder Schädelstützen gehalten. Das kranke Bein kann durch ein Kompressorium oder durch einen Sandsack auf dem Unterschenkel fixiert werden (Abb. 155–157).

**Strahlenschutz.** Abdecken des Unterbauches und der Gonaden unter Vermeidung des Hüftgelenkes. Gut einblenden mit dem Lichtvisier.

**Zentralstrahl.** Mitte des Oberschenkels.

**Technik.** Wie bei Nr. 36.

Abb. 155. Position zu Nr. 37, Säugling

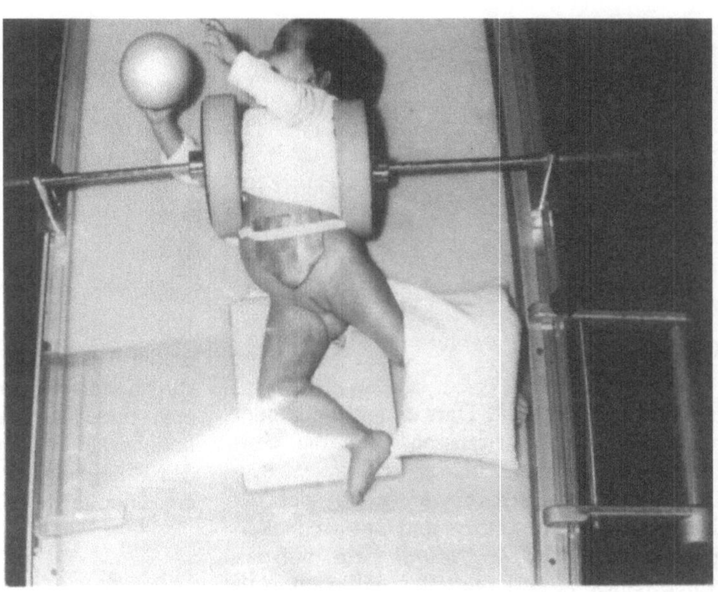

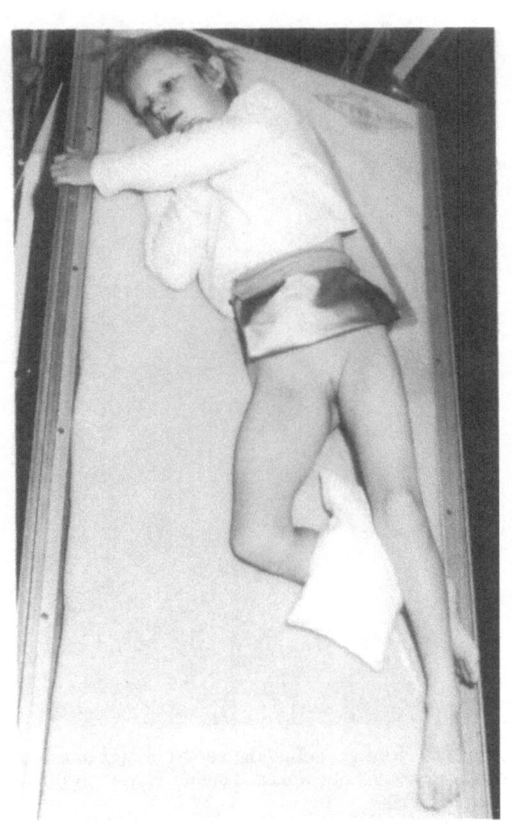

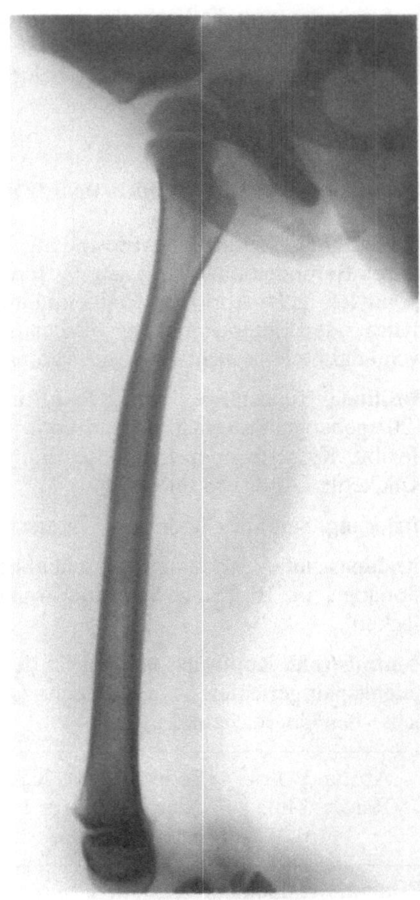

Abb. 156. Position zu Nr. 37, großes Kind

Abb. 157. Röntgenaufnahme zu Abb. 156

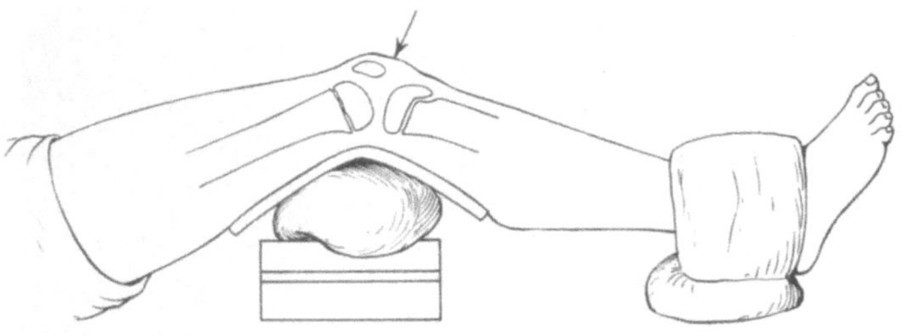

Abb. 158. Position zu Nr. 38. (Nach JANKER)

# Kniegelenk

**Indikationen.** Gezielte Darstellung eines oder beider Gelenke bei Ergüssen, Traumen, Entzündungen, Morbus Schlatter usw.

Die *Untersuchungstechnik* entspricht der bei den Aufnahmen des Ober- und Unterschenkels geschilderten. Der *Zentralstrahl* wird auf den Kniegelenkspalt gerichtet. Bei seitlichen Aufnahmen wird das Gelenk in leichter Beugestellung gehalten und die Ferse durch ein Schaumgummikissen etwas angehoben.

Bei unklaren Befunden müssen beide Seiten zum Vergleich untersucht werden.

## 38. Kniegelenk in Beugung nach Frik

**Indikationen.** Zusätzliche Einstellung bei unklaren Befunden oder Traumen im Bereich der Kondylen (z. B. Abriß der Eminentia intercondylica oder Osteochondrosis dissecans), oder wenn das Gelenk nicht gestreckt werden kann.

**Position.** Rückenlage, Kniegelenk um etwa 120° gebeugt und entsprechend unterpolstert; flexible Kassette oder folienloser Film in der Kniekehle (Abb. 158 und 159).

**Fixierung.** Sandsack über dem Unterschenkel.

**Strahlenschutz.** Abdomen einschließlich der Gonaden in Richtung des Nutzstrahles abdecken.

**Zentralstrahl.** Kopfwärts gekippt, in den Kniegelenkspalt gerichtet, etwa senkrecht zu Längsachse des Unterschenkels.

| | |
|---|---|
| Abstand: 1 m | Folie: flexible Kassette |
| Raster: ohne | oder folienloser Film |
| | Fokus: groß |

*Bemerkung:* Flexible Kassetten werden heute nur noch selten benutzt, bei folienlosen Filmen

ist die Dosis hoch und die Belichtungszeit entsprechend lang. Behelfsmäßig kann man auch eine starre Kassette benutzen, bessere Detailerkennbarkeit erhält man bei gleicher Position des Kniegelenkes aber in Bauchlage, Kassette am Knie, postero-anteriorer Strahlengang.

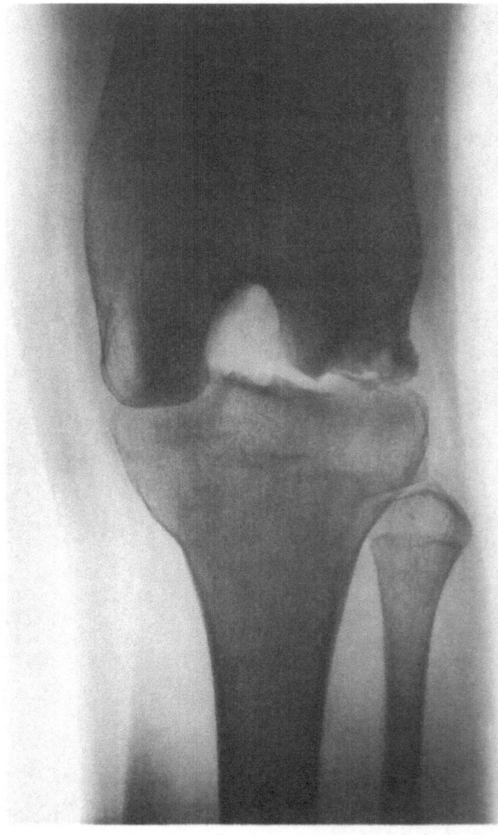

Abb. 159. Röntgenaufnahme zur Nr. 37. Osteochondrosis dissecans des linken distalen Femur. Aufnahme nach Frik
Decortin-Dauerbehandlung wegen Nephrose (16 Jahre alter Patient)

# Patella

**Indikationen.** Isolierte Erkrankungen der Kniescheibe, wie Frakturen, Entzündungen und Ossifikationsstörungen; sie sind selten. Die Knochenkernentwicklung in der Kniescheibe beginnt im Alter von 4–6 Jahren.

## 39. Patella antero-posterior oder postero-anterior

a) Normale Technik s. Ober- und Unterschenkel-Aufnahmen.
b) Kontaktaufnahme der Kniescheibe postero-anterior nach JANKER:

**Position.** Bauchlage, Oberschenkel und Kniescheibe liegen der Unterlage flach auf, Unterschenkel und Fuß werden unterpolstert.

**Fixierung.** Sandsack auf dem Unterschenkel.

**Strahlenschutz.** Wie Nr. 38.

**Zentralstrahl.** Senkrecht, Kugel oder Röhre ohne Tubus in der Kniekehle aufgesetzt.

---

Abstand: Kontaktaufnahme
Raster: ohne
Folie: feinzeichnend
Fokus: klein

---

*Bemerkungen.* Cave Überbelichtung. Gelegentlich kann auch eine Schichtuntersuchung indiziert sein.

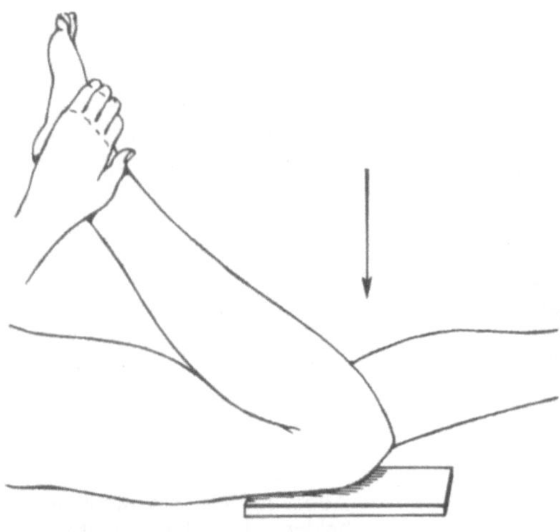

Abb. 160. Position zu Nr. 40. (Nach JANKER)

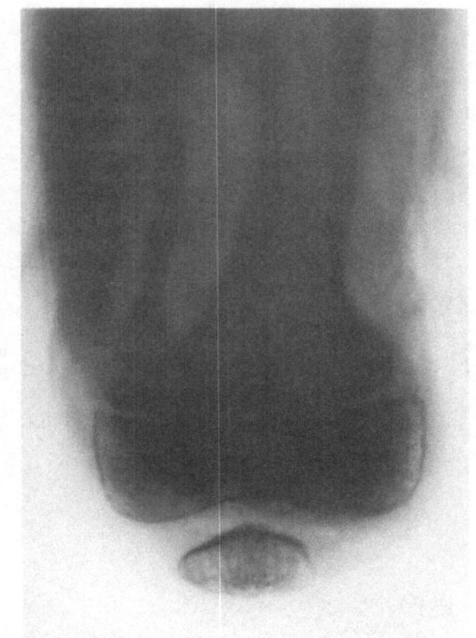

Abb. 161. Röntgenaufnahme zu Nr. 40

## 40. Patella tangential

**Position.** Bauchlage, Kniegelenk so weit gebeugt, daß die Patella senkrecht zur Tischplatte steht.

**Fixierung.** Der Patient hält das Bein am Fußgelenk (Abb. 160 und 161).

**Strahlenschutz.** Wie bei Nr. 38.

**Zentralstrahl.** Senkrecht, im Verlauf der Kniescheibe.

---

Abstand: 1 m    Folie: feinzeichnend
Raster: ohne    Fokus: klein

---

# Unterschenkel

**Indikationen.** Wie bei Oberschenkel und Kniegelenk. Es werden nach Möglichkeit Kniegelenk und Sprunggelenk mit dargestellt.
Bei *Säuglingen und Kleinkindern* ist die gleiche Technik sowohl für die Darstellung der ganzen unteren Extremität(en) als auch der Kniegelenke und der Unterschenkel allein anwendbar. Es müssen nur jeweils die Belichtungsdaten und der Zentralstrahl variiert werden (Abb. 162 und 163).

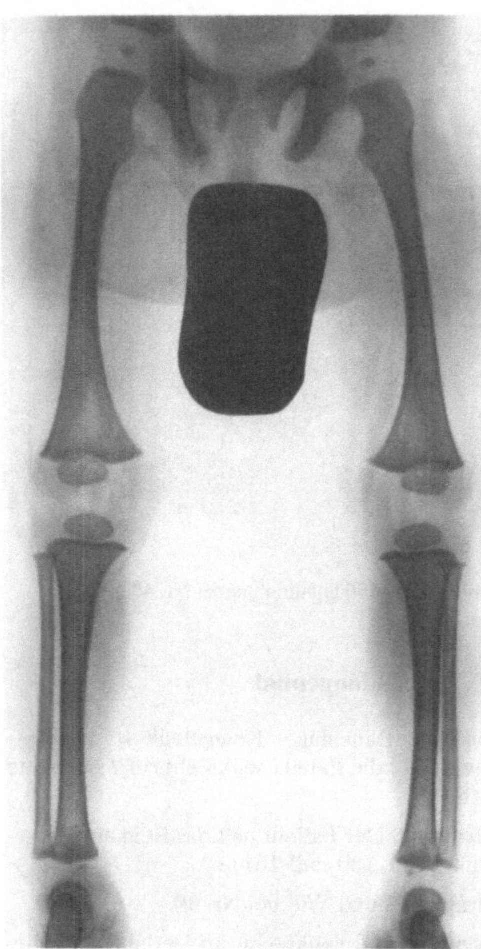

## 41. Unterschenkel antero-posterior

**Position.** Rückenlage, Beine gestreckt auf der Unterlage, Kniescheibe nach oben.

**Fixierung und Strahlenschutz.** Wie bei Nr. 36.

**Zentralstrahl.** Mitte des Unterschenkels oder zwischen beide Unterschenkel in Objektmitte unter Einschluß von Knie- und Sprunggelenk.

| | |
|---|---|
| Abstand: 1 m | Folie: feinzeichnend |
| Raster: ohne | Fokus: klein |

## 42. Unterschenkel seitlich

**Position.** Wie bei Oberschenkel frontal unter Einschluß von Kniegelenk und Sprunggelenk. Ferse leicht angehoben.

**Fixierung und Strahlenschutz.** Wie bei Nr. 37.

**Zentralstrahl.** Objektmitte.

**Technik.** Wie bei Nr. 41.

◁ Abb. 162. Röntgenaufnahme beider unterer Extremitäten antero-posterior, s. Abb. 153

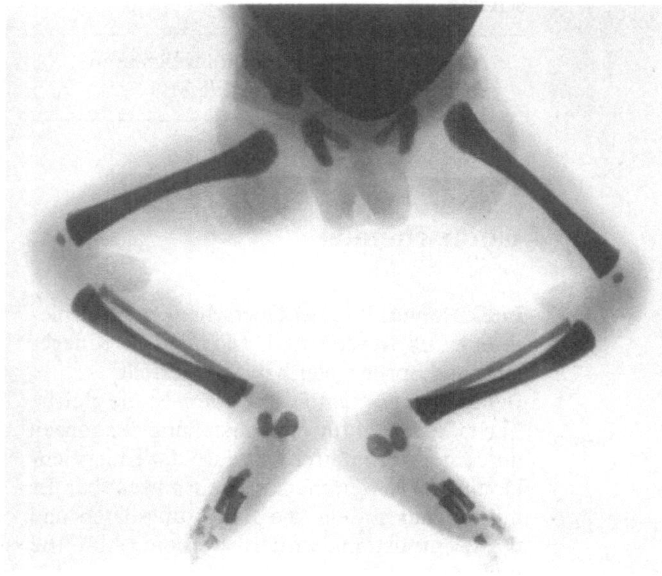

Abb. 163. Röntgenaufnahme beider unterer Extremitäten seitlich, s. Abb. 142

# Fuß und Sprunggelenk

**Indikationen.** Frakturen, Luxationen, Osteomyelitis, Mißbildungen und Fehlstellungen.

### 43. Sprunggelenk antero-posterior

**Position.** Rückenlage, das Bein liegt gestreckt auf der Unterlage, die Kniescheibe zeigt nach oben, der Fuß ist plantarflektiert.

**Fixierung.** An den Enden beschwertes Band um den Mittelfuß oder, insbesondere bei Aufnahmen beider Seiten zugleich, Plastikkompressorium über Unterschenkel und Füße, ähnlich wie Abb. 153.

**Strahlenschutz.** Abdomen einschließlich der Gonaden abdecken, Format gut einblenden.

**Zentralstrahl.** Senkrecht zwischen beide Knöchel (Abb. 164).

| | |
|---|---|
| Abstand: 1 m | Folie: feinzeichnend |
| Raster: ohne | Fokus: klein |

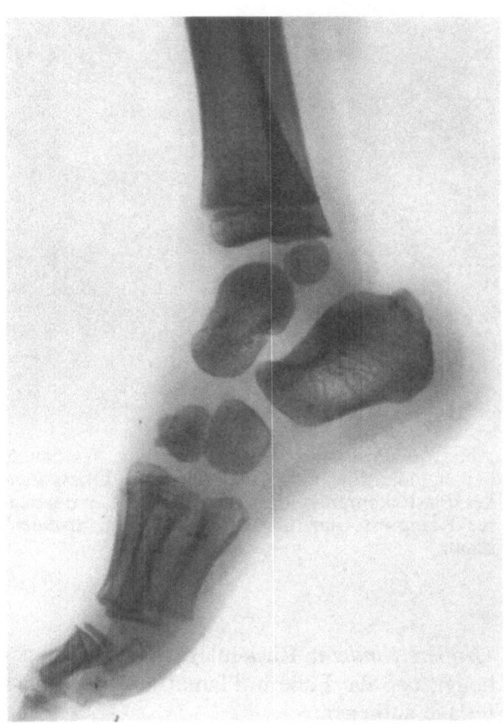

Abb. 165. Röntgenaufnahme zu Nr. 44

### 44. Sprunggelenk seitlich

**Position.** Seitenlage, der Fuß liegt auf der Außenkante. Durch ein leichtes Anheben der Ferse (Schaumgummikeil) werden die Malleolen nicht genau aufeinander, sondern hintereinander projiziert; dies erleichtert die Beurteilung von Knöchelfrakturen (Abb. 165).

**Fixierung.** Band über den Mittelfuß oder Plastikkompressorium wie bei Nr. 43.

**Strahlenschutz und Technik.** Wie bei Nr. 43.

### 45. Fuß antero-posterior

**Position.** Ein oder beide Füße ruhen mit der Fußsohle in Plantarflexion auf der Kassette.

**Fixierung.** *Säuglinge* liegen mit dem Körper so weit erhöht, daß die Füße bequem auf der Kassette stehen und durch ein Kompressorium fixiert werden können.
Die Beine werden am Oberschenkel durch elastische Binden zusammengehalten, über den Körper wird ein weiteres Kompressorium gespannt (Abb. 166 und 167).

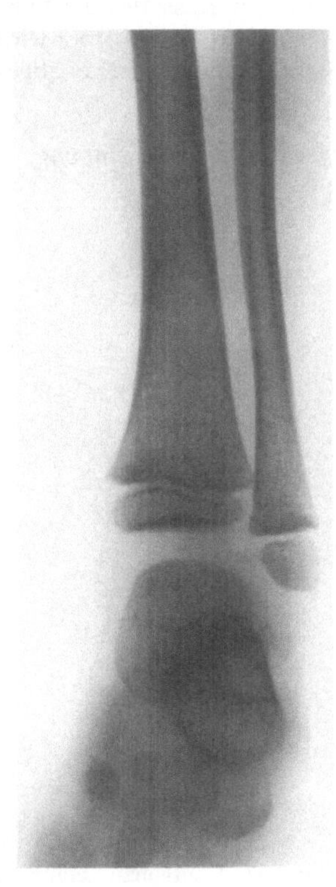

Abb. 164. Röntgenaufnahme zu Nr. 43

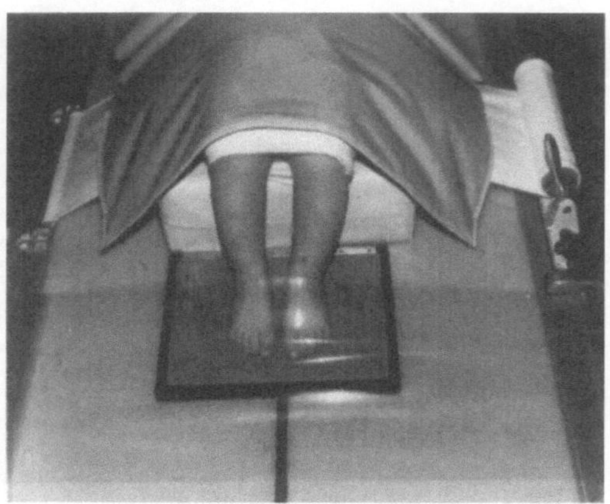

Abb. 166. Position zu Nr. 45. Säugling, Aufnahme beider Füße. Elastische Binde um beide Oberschenkel. Plastikkompressorium über die Füße, ein weiteres Kompressorium über das Abdomen. Strahlenschutz

*Größere Kinder* in Rückenlage, Knie soweit gebeugt, daß die Füße in Plantarflexion der Unterlage aufliegen.

**Strahlenschutz.** Abdomen einschließlich der Gonaden abdecken, Format gut einblenden.

**Zentralstrahl.** 15° kopfwärts geneigt auf die Basis der Mittelfußknochen gerichtet.

**Technik.** Wie bei Nr. 43.

## 46. Fuß schräg

**Indikationen.** Bei Frakturen als zweite Ebene günstiger als eine streng seitliche Aufnahme.

**Position.** Rückenlage, das gesunde Bein liegt gestreckt auf der Unterlage.
Der kranke Fuß steht zunächst auf der Kassette wie bei Nr. 45, dann wird die Außenkante – durch Neigen des Kniegelenkes zur gesunden Seite um etwa 15° zur Senkrechten – angehoben (Abb. 168).

**Fixierung.** Schlecht möglich, bei Säuglingen und Kleinkindern muß das Bein am Kniegelenk gehalten werden.

**Strahlenschutz.** Wie bei Nr. 45.

**Zentralstrahl.** Auf die Mitte des Fußrückens, senkrecht oder 15° kopfwärts gekippt (nach DARLING).

**Technik.** Wie bei Nr. 43.

*Bemerkungen.* Fuß schräg von unten nach oben (nach JANKER):
*Position.* Schräge Bauchlage, kranke Seite unten, Bein gestreckt, der Fußrücken liegt mit seinem lateralen Teil auf der Kassette, die Fußsohle sieht schräg nach oben. Der Körper wird durch Arm und Bein der Gegenseite abgestützt.

*Zentralstrahl.* Senkrecht in die Fußwölbung.

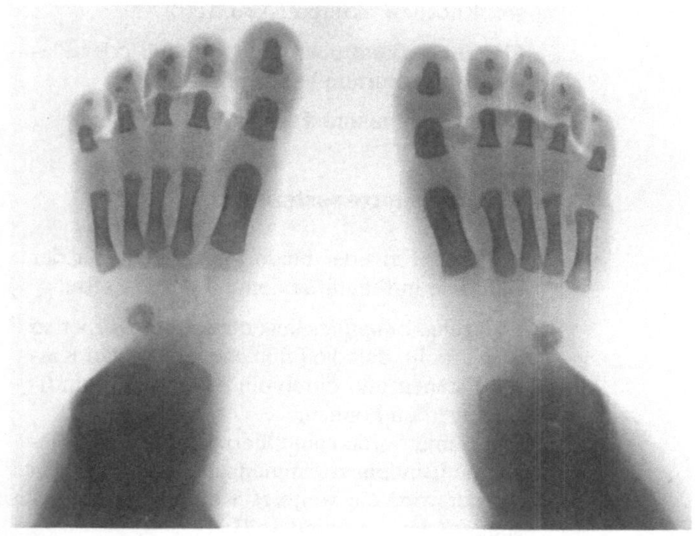

Abb. 167. Röntgenaufnahme zu Abb. 166

Abb. 168.
Röntgenaufnahme
zu Nr. 46

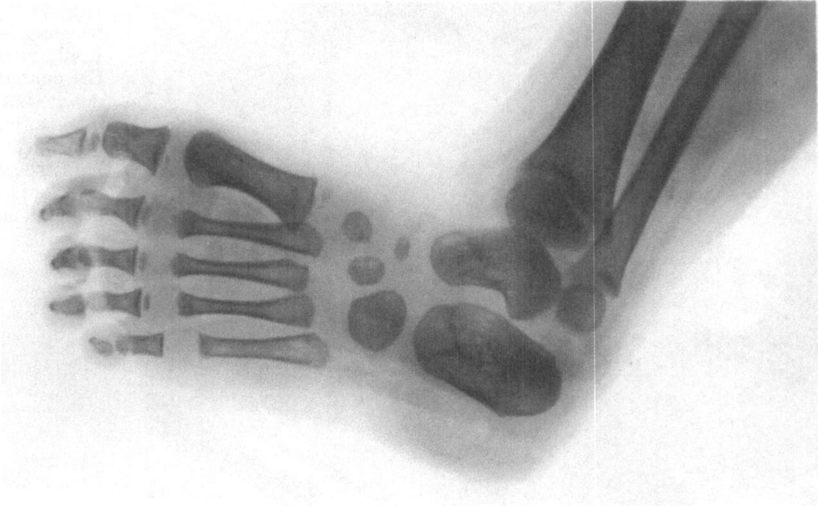

## 47. Fuß seitlich

**Position.** Seitenlage, der laterale Fußrand liegt auf dem Film, die Fußsohle steht senkrecht, dazu muß das Knie durch einen Schaumgummikeil etwas angehoben werden.

**Fixierung und Strahlenschutz.** Wie bei Nr. 44.

**Zentralstrahl.** Senkrecht auf die Basis der Mittelfußknochen.

**Technik.** Wie bei Nr. 43.

## 48. Röntgenuntersuchung bei Fußdeformitäten

Die Untersuchungstechnik bei Fußanomalien muß reproduzierbare Abbildungen ergeben, um die für die orthopädische Behandlung erforderlichen Winkel bestimmen und kontrollieren zu können.

1. Beide Füße, antero-posterior bzw. dorsoplantar. Im Prinzip Position wie bei Nr. 45.
Bei Säuglingen sollen die Unterschenkel senkrecht zur Kassette stehen, die Kassette muß von einer Hilfsperson mittels eines Holzblockes o. ä. gegen die Fußsohlen gedrückt werden, um eine *Belastungsaufnahme* zu ermöglichen.
Größere Kinder werden im Stehen untersucht.
*Technik* wie bei Nr. 45.

2. Fuß seitlich:
Auch hier Belastungsaufnahme mit senkrecht zur Fußsohle stehendem Unterschenkel, Säuglinge in Seitenlage, Knie 90° gebeugt.
Große Kinder im Stehen, Kassette zwischen den Füßen. *Technik* wie Nr. 47.

3. Oberes Sprunggelenk, antero-posterior, ebenfalls unter den Bedingungen der Belastung des Fußes, Winkel zum Unterschenkel 90°. Diese Aufnahme dient zur Bestimmung des Winkels zwischen Tibialängsachse und Calcaneus. *Technik* wie Nr. 43.

## 49. Calcaneus axial

**Indikationen.** Ergänzungsaufnahme zu Nr. 47.

**Position.** Rückenlage, das Bein liegt gestreckt mit der Ferse auf der Kassette. Der Vorfuß wird mit einem Band von dem Kind selbst oder einer Hilfsperson möglichst weit nach kranial gezogen.

**Fixierung.** Bei *Säuglingen* ist diese Aufnahme selten indiziert; über die Unterschenkel wird ein Kompressorium gespannt, Unterschenkel seitlich durch Schaumgummi abgepolstert, der Fuß wird wie oben beschrieben durch einen Zügel nach kranial gezogen (Abb. 169 und 170).

**Strahlenschutz.** Abdomen einschließlich der Gonaden abdecken, gut auf das Format einblenden.

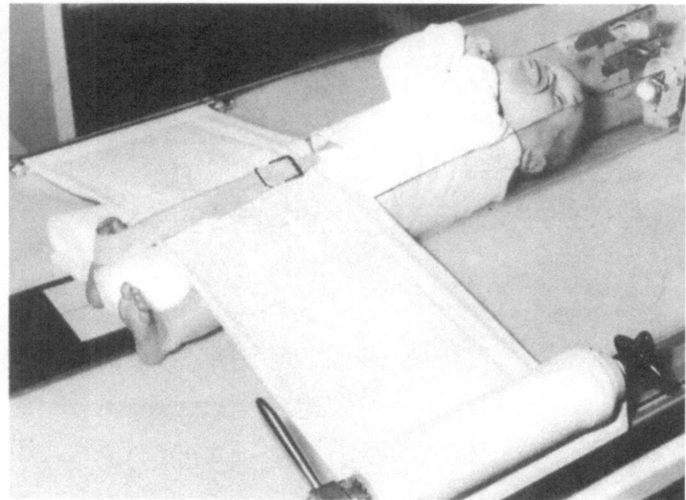

Abb. 169. Position zu Nr. 49. Säugling. In der »Babix«-Hülle, Kompressorium über die unteren Extremitäten gespannt, der Fuß durch Stoff oder Schaumgummi in seiner Lage seitlich gehalten und durch eine Schlaufe nach kranial gezogen. Strahlenschutz hier der Übersichtlichkeit halber nicht mit abgebildet

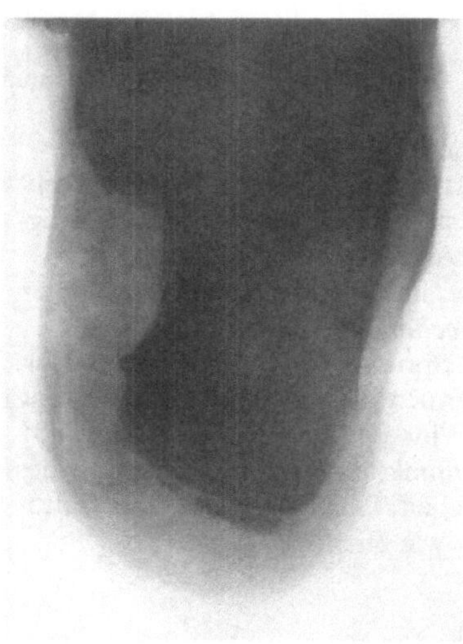

Abb. 170. Röntgenaufnahme zu Nr. 49

**Zentralstrahl.** Auf den ventralen Abschnitt des Fersenbeines, 60° kopfwärts gekippt.

| | |
|---|---|
| Abstand: 1 m | Folie: feinzeichnend |
| Raster: ohne | Fokus: klein |

*Bemerkungen.* Bei *großen Kindern* ist auch die Aufnahme nach JANKER möglich:
*Position.* In Schrittstellung, krankes Bein hinten, mit Sohle und Ferse auf der Kassette stehend, die durch einen Keil im dorsal offenen Winkel von 15° vom Boden abgehoben ist.
*Zentralstrahl.* Senkrecht auf das Fersenbein.
*Technik.* Wie bei Nr. 49.

Die **Aufnahmetechnik der Zehen** entspricht den Einstellungen Nr. 45 und 46, für schräge und antero-posteriore Strahlenrichtung. Bei speziellen Fragestellungen, die einzelne Zehen betreffen, müssen diese gehalten und die anderen durch ein Band aus dem Strahlengang gezogen werden.

## 50. Die Arthrographie des Hüftgelenkes

**Indikationen.** Diese Methode ermöglicht eine genaue anatomische Darstellung des Hüftgelenkes bei Säuglingen und jungen Kindern, wenn Femurkopf und Pfanne noch teilweise knorpelig sind. Das ist vor allem für den Orthopäden von großem Wert; z. B., wenn es nicht gelingt, eine luxierte Hüfte zu reponieren, bei komplizierten oder spät diagnostizierten Fällen, vor einer operativen Reposition und schließlich auch zur Verlaufskontrolle.
Die Kontrastdarstellung des Gelenkes ist im allgemeinen bei den in den ersten Lebensmonaten diagnostizierten Dysplasien und Luxationen überflüssig, wenn die konservative Spreizhosenbehandlung indiziert und erfolgreich ist.

**Vorbereitung.** Prämedikation für die Narkose.

**Instrumentarium.** 5 ml-Spritzen, 8 cm lange Kanülen mit Mandrin für Lumbalpunktion, Nr. 12; 0,9%ige NaCl-Lösung.

**Kontrastmittel.** Wäßriges, trijodiertes Kontrastmittel wie z. B. Endografin. Zur Vermeidung von Gelenkschmerzen nach der Untersuchung wird ein Zusatz von 1 ml Novocain 1%ig empfohlen (GUARINI u. CONTESSA). Manche untersuchen auch mit positivem Kontrastmittel und Luft = Doppelkontrastmethode (KAISER).

**Position.** Rückenlage, sagittaler Strahlengang.

**Strahlenschutz.** S. S. 89!
Bei Durchleuchtung Bildverstärker-Fernsehkette und kurze Durchleuchtungszeiten. Aufnahmen mit leistungsfähiger Apparatur. Gonadenschutz soweit möglich mit 1 mm Blei, am besten mit Pflaster aufgeklebt.

**Untersuchungsgang.** Desinfizieren und abdekken wie zu einem chirurgischen Eingriff.
*Punktion des Gelenkes von ventral.* Fixation der A. femoralis in der Leistenbeuge unter dem tastenden Finger, Hüftgelenk entspannt in mäßiger Abduktion (30–45°) und Innenrotation. Punktion latero-kaudal der Leistenbeuge und des Fingers knapp unterhalb des Ligamentum inguinale, 60° zur Horizontalen und in Richtung der Längsachse des Oberschenkels.
Nach wenigen Zentimetern wird ein Widerstand spürbar, die Gelenkkapsel, die ähnlich wie bei der Lumbalpunktion durch einen kräftigen Stoß überwunden werden muß. Zur Prüfung der intraartikulären Lage wird jetzt Kochsalzlösung injiziert, was ohne wesentlichen Widerstand gelingt; nach Injektion von einigen Teilstrichen strömt die Lösung bei leicht gehen-

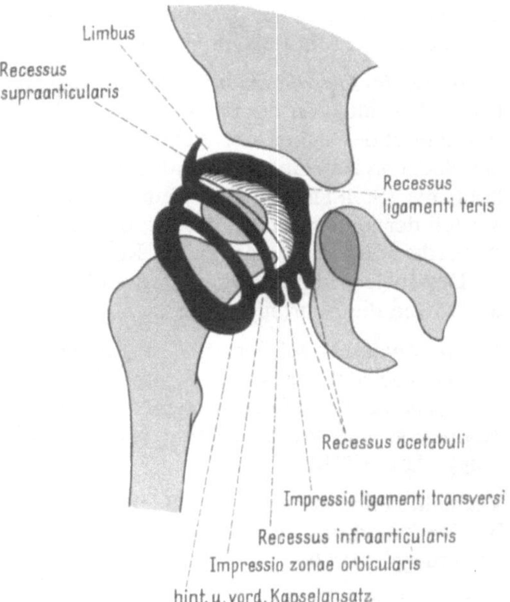


Abb. 171. Schema zu den Abb. 172a und b

dem Spritzenstempel zurück und enthält jetzt auch schlierenbildende Gelenkflüssigkeit.
Injektion von 2–4 ml des Kontrastmittels körperwarm unter Durchleuchtungskontrolle. Die Nadel wird entfernt, durch Bewegen des Hüft-

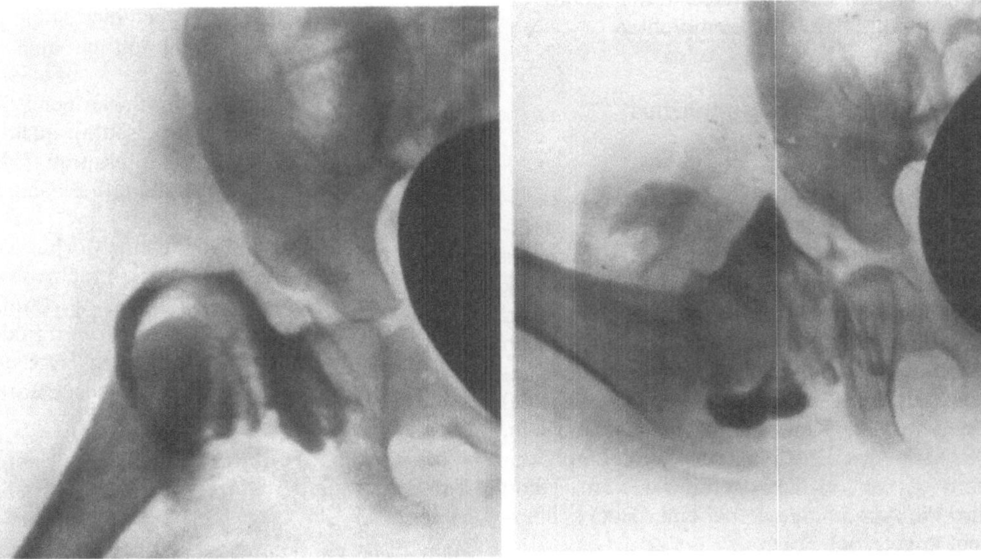

a

b

Abb. 172a, b. a) Röntgenaufnahme zu Nr. 50. Erste Aufnahme, Lange-Stellung. Luxation
b) Zweite Aufnahme, Lorenz-Stellung

gelenkes kommt es zur gleichmäßigen Verteilung des Kontrastmittels im Gelenkraum.

*Punktion des Gelenkes von kaudal:* In Rückenlage, 90° Abduktion des Oberschenkels, Punktion lateral des Tuber ossis ischii. Vorschieben der Nadel bis zum Gelenk unter Bildverstärkerkontrolle (SCHNEIDER). Die Methode hat den Vorteil der plattenparallelen Lage der Kanüle. Außerdem liegen extraartikuläre Kontrastmittel-Depots fast immer unterhalb des Gelenkes und stören die Beurteilung nicht.

*1. Aufnahme.* Abduktion von 30°, Innenrotation (Lange-Stellung) (Abb. 171 und 172a).
*2. Aufnahme.* Nach Reposition in 90° Beugung, Abduktion und Außenrotation (Lorenz-Stellung) (Abb. 172b).

**Technik.** Aufnahmen auf dem Bucky-Tisch wie bei Nr. 29 oder Zielaufnahmen unter Durchleuchtungskontrolle.

*Bemerkungen.* Periartikuläre Kontrastmittel-Depots entstehen durch falsche Lage der Punktionskanüle oder nach mehrfacher Punktion der Kapsel; bei der Kontrastmittelinjektion fließt das Kontrastmittel aus den Stichkanälen in die Umgebung. Die Punktionsnadel sollte den Gelenkknorpel möglichst nicht berühren; während der Punktion ist jede Bewegung des Gelenkes zu vermeiden.
Die Pneumarthrographie (LANGHAGEL) ist wegen der komplizierten Technik, der geringeren diagnostischen Ergiebigkeit und der Gefahr einer Luftembolie nicht zu empfehlen.

## 51. Vakuum-Arthrographie des Hüftgelenkes

Nach POZNANSKI gelingt es häufig, das bekannte Vakuumphänomen der Gelenke bei der Hüfte zur Darstellung des knorpligen Hüftkopfes und zum Ausschluß eines Ergusses im Gelenk auszunutzen. Das Kind liegt auf dem Tisch und wird unter den Achseln von einer Hilfsperson gehalten. Der Untersucher übt an *einem* gestreckten Bein einen Zug von etwa 20–30 Pfund aus. Das Kind muß völlig entspannt sein. Oft kann das Entstehen des Vakuumphänomens als ein »Klick« gefühlt werden. Dann wird die Aufnahme wie bei einer Beckenübersicht angefertigt.

Die **Arthrographie des Kniegelenkes und anderer Gelenke** ist bei Kindern selten indiziert; am ehesten kommt noch die Untersuchung des Kniegelenkes bei älteren Kindern und Jugendlichen in Betracht. Die Technik unterscheidet sich nicht von dem im Erwachsenenalter üblichen Vorgehen.
Über Erfahrungen und Ergebnisse bei Kindern s. BRAMSON und STABLE, POZNANSKI, MOES und MUNN, STENSTRÖM, TURNER und BUDIN.

## 52. Skeletszintigraphie

**Prinzip.** Knochenaffine radioaktive Substanzen, sogenannte »bone seeker«, werden in Bezirken lokal gesteigerter Osteogenese oder erhöhter ossärer Durchblutung sowie bei gesteigertem Knochenumbau vermehrt abgelagert. Die Vorgänge sind im einzelnen nicht völlig geklärt, Adsorption an der Kristalloberfläche des Hydroxylapatits und Ionenaustausch werden angenommen.

**Indikationen.** Osteomyelitis; sie wird schon 24 Stunden nach Krankheitsbeginn szintigraphisch nachweisbar, wesentlich früher als röntgenologisch! Auch an röntgenologisch schwer zugänglichen Bezirken wie Wirbelsäule und Becken ist die Szintigraphie sehr nützlich.
Verlaufskontrolle bei verzögerter Heilung, verminderte Aktivität bei Nekrosen.
Primär maligne Knochentumoren und Tumormetastasen im Skeletsystem, Verlaufskontrollen unter der Behandlung; auch hier ist ein pathologischer Befund szintigraphisch eher als röntgenologisch zu erheben.
Frakturen, insbesondere bei schwieriger Röntgendiagnostik (Becken, Wirbelsäule), auch als Suchmethode bei multiplen Frakturen (Mißhandlung!), Aktivitätsbeurteilung bei Pseudarthrosen.
Aseptische Nekrosen, vor allem Morbus Perthes. Der Nachweis der Femurkopfnekrose erfordert eine gute Detaildarstellung (Auflösung). Die Aufnahme nachweisbar verminderter Aktivität ermöglicht die Diagnose vor dem röntgenologischen Nachweis eines Morbus Perthes.

**Vorbereitung.** Ausreichende Flüssigkeitszufuhr zur Förderung der Diurese, sonst keine Vorbereitung.

**Sedierung.** Die Untersuchung mit einem Scanner ist sehr langwierig, mit einer Gamma-Kamera wesentlich kürzer. Je nach Alter und Verhalten müssen die Kinder beruhigt oder auch medikamentös sediert werden.

Fixierung der jeweiligen, zur Aufzeichnung kommenden Körperabschnitte mit Sandsäcken, Flexicast etc.

**Untersuchungsgang.** Intravenöse Injektion von $^{99m}$Technetium-Phosphatverbindungen wie Methylen-diphosphonat, maximal 200 µCi/kg Körpergewicht.

Nach ca. 4 Stunden ist die Substanz zu etwa 40% aus der Blutbahn in den Knochen übergegangen, die Untergrundaktivität daher stark abgesunken. Eine und vier Stunden nach der Injektion – also unmittelbar vor Beginn der Aufzeichnung – muß die Blase entleert werden, da die dort vorhandene Radioaktivität die Beurteilung der Beckenregion stark beeinträchtigt und wesentlich für die Strahlenbelastung der Gonaden verantwortlich ist.

Die Aufzeichnung der einzelnen Skeletabschnitte hängt von der Fragestellung ab. Bei einer Ganzkörperuntersuchung wird das Skelet in anteriorer und posteriorer Position untersucht, Extremitäten entsprechend. Zusätzlich können noch Seitenansichten bei gebeugten Hüft- und Kniegelenken angefertigt werden. Eine vollständige Untersuchung des Schädels umfaßt 4 Aufnahmepositionen: Anterior, posterior, rechts und links anliegend.

Die Ausscheidung des Nuklids erfolgt vorwiegend über die Nieren, daher sind reichliche Flüssigkeitszufuhr und häufigere Entleerung der Blase erforderlich.

**Strahlenbelastung des Skelets:** Deutliche Altersabhängigkeit (mrad/µCi):

Neugeborene 0,65, 1jährige 0,19, 10jährige 0,09.

# III. Die Röntgenuntersuchung der Luftwege und Thoraxorgane

## Allgemeines

Ein großer Anteil aller Röntgenuntersuchungen im Kindesalter entfällt auf die Thoraxorgane.

In der *Neugeborenenperiode* führen vor allem akute Atemstörungen und schwere Herzfehler zur Untersuchung (Intensivstation).

Im *Säuglingsalter* sind typische Indikationen der Stridor congenitus, die Virusinfekte mit ihren pulmonalen Komplikationen und die verschiedenen Pneumonieformen. Charakteristisch für diese Altersstufe ist die primär abszedierende Staphylokokkenpneumonie mit der Bildung von Empyem und Pneumatozelen.

Vom *Kleinkindesalter* an treten zahlreiche Virusinfekte mit Beteiligung der Hilusgebiete auf (»Infekthilus«); diese Veränderungen sind öfter schwer von der Tuberkulose abzugrenzen. Häufig sind ferner Pneumonien im Verlaufe von Infektionskrankheiten, vor allem Keuchhusten und Masern.

Im *Schulalter* führen in erster Linie die kombinierten Entzündungen der Bronchien und der ebenfalls zu den Luftwegen gehörenden Nasennebenhöhlen (sogenannte Sinubronchitis) zur Röntgenuntersuchung.

Die Tuberkulose ist in allen Altersstufen erheblich zurückgegangen.

Im frühen Kindesalter ist ein typischer Befund der vergrößerte Thymus; seine Abgrenzung von einem echten Tumor kann in Einzelfällen schwierig sein. Mediastinaltumoren sind jedoch relativ selten, bösartige Geschwülste der Lunge und der Pleura sind Raritäten.

Zu den auf S. 10 geschilderten psychischen Eigenheiten des Kindes kommen in den ersten Lebensjahren noch einige physische Besonderheiten, die bei der Röntgenuntersuchung der Thoraxorgane technische und auch diagnostische Schwierigkeiten bereiten:

Der Säugling atmet hauptsächlich diaphragmal bei fast horizontal stehenden Rippen. Der Quotient Thoraxbreite:Thoraxhöhe beträgt 1,5 – mit 6 Jahren dagegen 1,2 und beim Erwachsenen 1,0 – (nach F. Schmid). Der Thorax ist also zunächst wesentlich breiter als hoch, der Zwerchfellstand beeinflußt die Darstellung der Thoraxorgane erheblich!

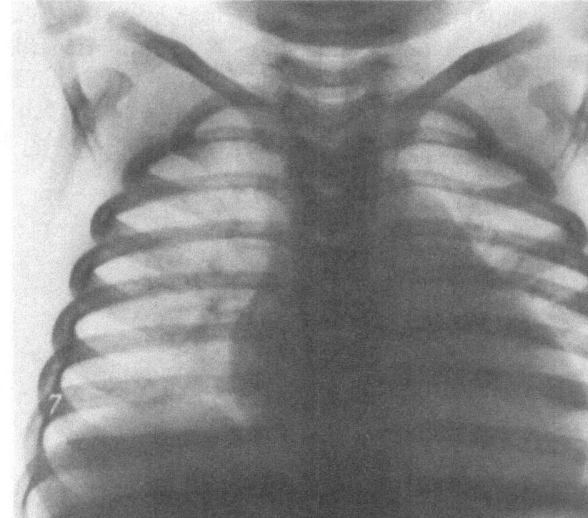

a

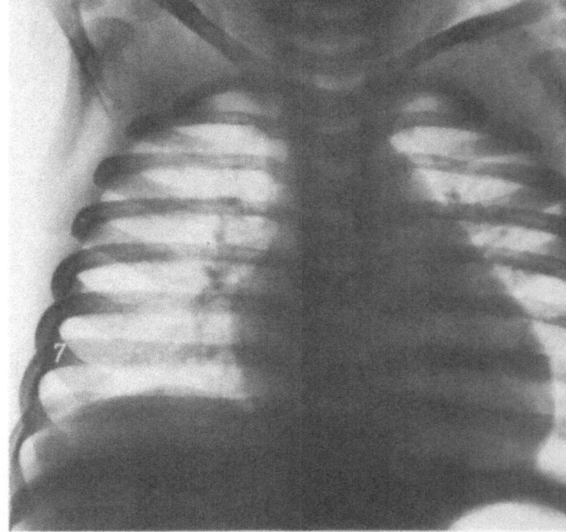

b

Abb. 173a, b. Einfluß der Atemphase auf die Abbildung der Thoraxorgane. 1jähriges Kind. a) Exspirium, b) Inspirium. Die 7. rechte Rippe ist bezeichnet. Beachte die Unterschiede im Zwerchfellstand, in der Lungenzeichnung, in der Herzform und -größe

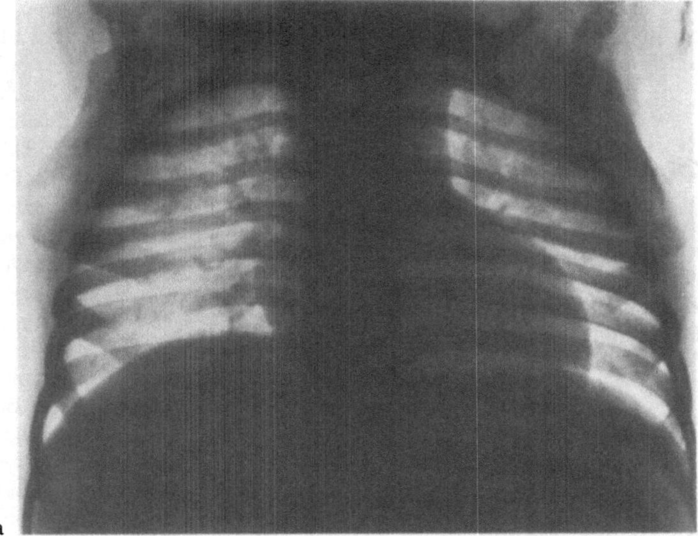

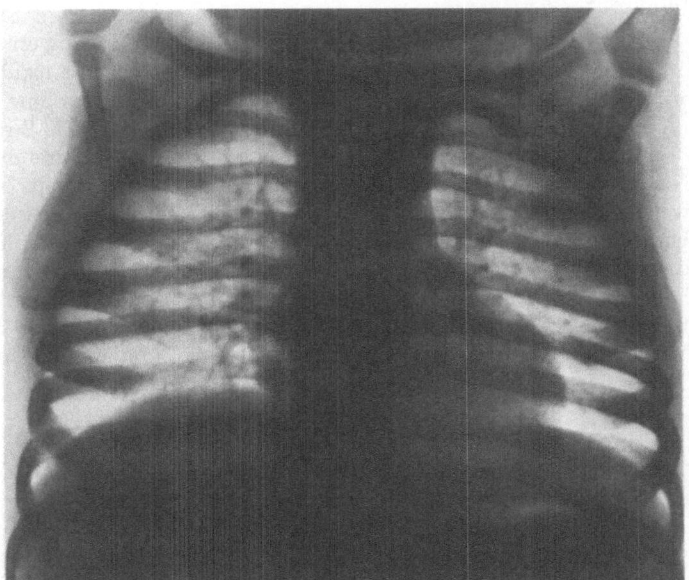

Abb. 174a, b. 1¹/₂jähriges Kind. Aufnahmen am selben Tage im Liegen (a) und im Sitzen (b). Bei a trotz etwas tiefer stehender Zwerchfellkuppeln deutlich verbreiterter Mittelschatten einschließlich der Herzsilhouette, Lungenspitzen nicht zu beurteilen

Eine Aufnahme im Exspirium kann Herzvergrößerung, Mittelschattenverbreiterung, vermehrte Lungenzeichnung und u. U. Lungenstauung vortäuschen (Abb. 173).

Eine anschließend in ausreichendem Inspirium exponierte Aufnahme läßt alle diese »Befunde« verschwinden. Bei der vergleichenden Beurteilung von Thoraxaufnahmen ist also die Beachtung des Zwerchfellstandes von großer Bedeutung.

Bei älteren Säuglingen und vielen Kleinkindern ist das Verhältnis zwischen den relativ dicken Thoraxweichteilen und dem Lungendurchmesser ungünstig. Der durch diese Weichteile verursachte hohe Streustrahlenanteil läßt die Aufnahmen grau und kontrastarm werden. Pathologische Zunahme der Weichteile bei pastösen Kindern, bei Ödemen, Adipositas und Steroid-Cushing erschweren die Röntgenuntersuchung zusätzlich.

Beim Säugling kann die Magenblase nach dem Füttern eine ungeahnte Größe erreichen und dabei auch den linken Zwerchfellanteil deutlich anheben. Die Untersuchung sollte deshalb möglichst *vor* der Mahlzeit erfolgen; ein stark gefülltes Abdomen erzeugt außerdem vermehrte Streustrahlung.

## Die Aufnahmeposition

Bei Aufnahmen der Thoraxorgane bevorzugen wir die aufrechte Position, da hierbei das Zwerchfell von selbst etwas tiefer steht und die Darstellung der Thoraxorgane günstig beeinflußt. Selbstverständlich können in besonderen Fällen auch Aufnahmen im Liegen gemacht werden, und sicherlich ist eine gute Aufnahme im Liegen besser als eine schlechte in aufrechter Position (Abb. 174).
Über die Möglichkeiten der automatischen Auslösung der Aufnahme in maximaler Inspiration s. S. 2.

## Die Hartstrahltechnik

Neben der üblichen Belichtungstechnik mit weichen Strahlen, etwa 45–50 kV, kommt die Hartstrahltechnik mit 100–200 kV zur Anwendung.
Die Absorption dieser harten Strahlen ist im Körpergewebe geringer, die Schwächung – das Verhältnis Eintrittsdosis : Austrittsdosis – wird kleiner. Diese Abnahme der Schwächung mit zunehmender Strahlenhärte tritt besonders bei Stoffen mit hoher Ordnungszahl (z. B. Calcium) auf, macht sich dagegen bei Stoffen mit niedriger Ordnungszahl (Weichteilgewebe) geringer bemerkbar. Der Schwächungsunterschied innerhalb der Weichteilgewebe bleibt erhalten, Unterschiede in Dicke und Dichte stellen sich noch gut dar, Einzelheiten sind wegen der erhöhten Durchdringungsfähigkeit der harten Strahlen sogar noch besser erkennbar.
Die mit Hartstrahltechnik hergestellten Thoraxaufnahmen zeigen insgesamt eine Verminderung der Kontraste, vor allem zwischen dem kalkhaltigen Knochen und dem übrigen Weichteilgewebe, dagegen sind die Details innerhalb des Lungengewebes erhalten und bei dichteren Verschattungen u. U. deutlicher; z. B. sind Trachea und Hauptbronchien innerhalb des Mittelschattens klar dargestellt. Eine gute Hartstrahlaufnahme der Lunge kann manche Schichtuntersuchung ersetzen (Abb. 175).
Je nach Ausführung der Hartstrahltechnik läßt sich auch eine verkürzte Belichtungszeit erreichen. Die Strahlenbelastung (Volumendosis) im Nutzstrahlbereich ist vermindert. Andererseits ist mit zunehmender Strahlenhärte eine vermehrte Streustrahlung verbunden, die durch technische Hilfsmittel wieder vermindert werden muß. Erforderlich ist eine Sekundärstrahlenblende, entweder als bewegtes Raster am Vertigraphen oder als stehendes Linienraster mit 40–50 Linien/cm. Bei Anwendung einer

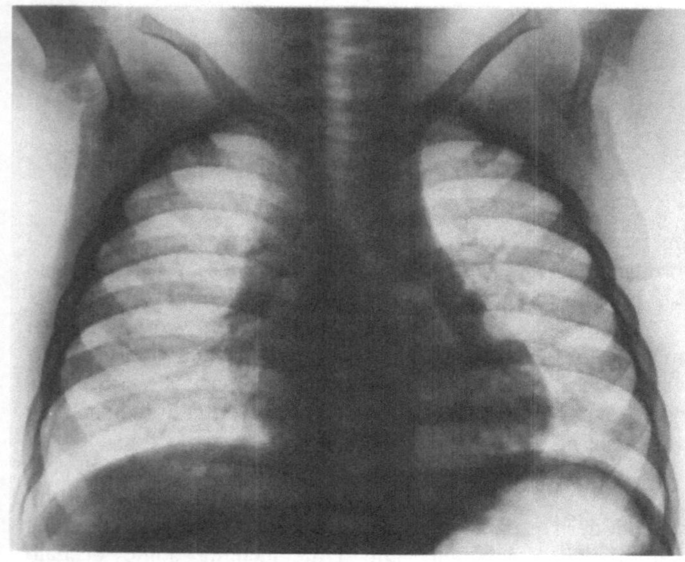

Abb. 175. Thoraxaufnahme, Hartstrahltechnik, 14 Monate altes Kind. 95 kV, Fokus: 1,2 mm, 3 mAs, 0,006 sec, stehendes Raster (Erguß re.)

Streustrahlenblende genügt ein Fokus-Film-Abstand von 1,50 m.

Wir benutzen eine modifizierte Hartstrahltechnik bei Säuglingen und Kleinkindern: 85–110 kV, 3,5–5 mAs, ~0,01 sec. Diese Technik liefert relativ kontrastreiche Bilder. Liegen die Belichtungszeiten unter einem für die Ablaufgeschwindigkeit der Streustrahlenraster kritischen Punkt, muß man den Fokus-Film-Abstand auf 2 m erhöhen.

Weitere Anwendungsgebiete der Hartstrahltechnik sind die Magen-Darm-Diagnostik mit Kontrastmitteln, die retroperitoneale Luftfüllung, die Bronchographie und die Kontrastdarstellung des Herzens und der Gefäße.

Nach unseren Erfahrungen hat im Bereich der Thoraxorgane die Hartstrahltechnik folgende

**Indikationen:**

Aufnahme der Trachea in beiden Ebenen,

Thoraxaufnahme im seitlichen Strahlengang,

Thoraxaufnahmen bei Atelektasen, Bronchostenosen, Mittelschattenprozessen, Tumoren, Veränderungen innerhalb des Herz- und Zwerchfellschattens,

Aufnahmen des Herzens und der großen Gefäße bei Schulkindern.

Vor einer Schichtuntersuchung sollten Hartstrahlaufnahmen des Thorax in 2 Ebenen angefertigt werden.

# Röntgenuntersuchungen auf der Intensivstation

**Indikationen.** Die moderne Intensivbehandlung vor allem schwerkranker Neugeborener, erfordert häufige Röntgenuntersuchungen auf der Station. Dazu ist ein leistungsfähiger fahrbarer Apparat (Vierventil- oder Kondensator-Apparat) zu verwenden. Aufnahmen mit einer Röntgenkugel sind nur ein Notbehelf. In der überwiegenden Mehrzahl handelt es sich um Thoraxaufnahmen im sagittalen Strahlengang, seltener Aufnahmen des Abdomen, seitliche Aufnahmen von Thorax und Abdomen, gelegentlich Aufnahmen von Skeletabschnitten, des Schädels, Aufnahmen nach behelfsmäßiger Luftfüllung des Ventrikelsystems oder Subduralraumes.

Als Notfalldiagnostik kann die Darstellung des offenen Ductus arteriosus Botalli durch einen liegenden Nabelarterienkatheter erforderlich werden.

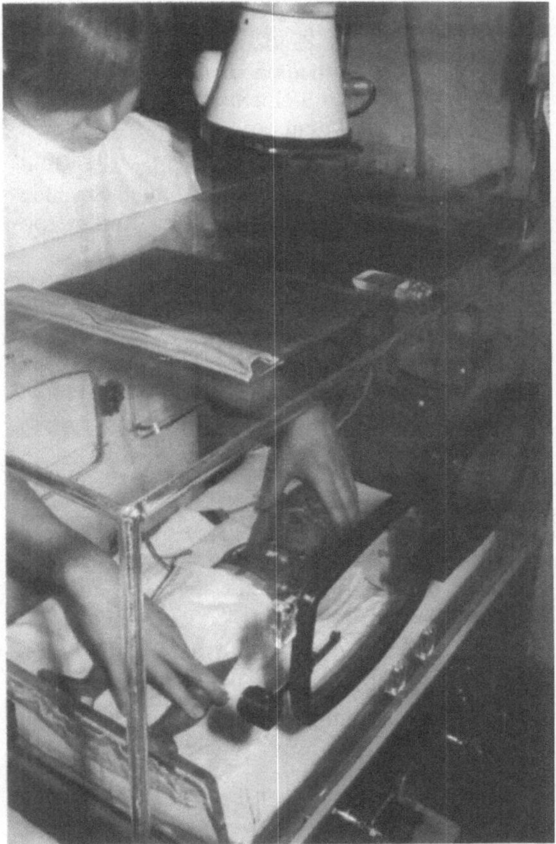

Abb. 176.  Thoraxaufnahme a.-p. im Inkubator (Streustrahlenschutz auf dem Inkubator. Die Schwester trägt die Bleischürze unter dem weißen Kittel)

Aus technischen und hygienischen Gründen wäre ein ausschließlich für die Intensivstation vorgesehener Röntgenapparat ideal, aus Kostengründen ist dies meistens nicht realisierbar, jedoch sollten die Filmkassetten für diese Station reserviert bleiben.

**Positionen.**

1. Thoraxaufnahme im sagittalen Strahlengang, Rückenlage im Inkubator (Abb. 176). Der Kopf sollte möglichst gerade, die Arme symmetrisch neben dem Thorax liegen; wenn nötig, muß eine Hilfsperson die Arme mit dem Kopf halten. Ist eine schräge oder Seitenlage des Kopfes unvermeidlich, sollte dieses auf der Aufnahme erkennbar sein. Auch die ganze Trachea sowie die proximalen Abschnitte der Oberarme (mögliche pathologische Skeletbefunde) müssen abgebildet werden.

2. Thorax seitlich im vertikalen Strahlengang. Hierzu muß das Kind in Seitenlage gebracht werden, die Aufnahme dient zur Beurteilung von Tubuslage und einem Pneumothorax bzw. Pneumomediastinum.

3. Aufnahme des Thorax und/oder des Abdomen in Rückenlage im horizontalen Strahlengang (Pneumothorax? Tubuslage? Katheterpositionen? Ileus oder Perforation?).
Hierzu muß das Kind im Inkubator durch eine entsprechend dicke Matratze oder durch Windellagen von der Unterlage angehoben werden. Die Arme liegen neben dem Kopf, die Kassette steht in dem Inkubator am Kind senkrecht.

4. Aufnahme des Thorax und/oder des Abdomen in Seitenlage im horizontalen Strahlengang.

**Fixierung.** Wenn erforderlich nur durch eine Hilfsperson möglich, da man im Inkubator nicht mit Sandsäcken und ähnlichen Hilfsmitteln arbeiten kann.

**Strahlenschutz.** *Für die Patienten:* Sorgfältiges Einblenden des Formates, gegen die extrafokale Strahlung Bleigummiabdeckung auf dem Inkubator. Bei Aufnahmen mit horizontalem Strahlengang muß hinter der Kassette ebenfalls mit einer Bleigummischürze abgedeckt werden, in Strahlenrichtung dürfen keine Hilfsperson und kein weiterer Inkubator mit Patient stehen.
*Für die Halteperson:* Bleigummischürze, Hände nicht im Nutzstrahlenkegel!
Wegen des sehr kleinen Untersuchungsobjektes ist die Streustrahlung außerordentlich gering, sie kann in über 1 m Abstand praktisch vernachlässigt werden.

**Technik.** Die Kassette wird in ein steriles Tuch oder eine Plastikhülle eingepackt und unter bzw. neben das Kind gelegt. Der Abstand richtet sich nach dem Filmformat und der Leistungsfähigkeit des Apparates, da eine kurze Belichtungszeit erforderlich ist: In der Regel Abstand 70–100 cm, feinzeichnende Folie.

*Bemerkung.* An die Möglichkeit, Pneumothorax und Pneumomediastinum durch die Transillumination zu erkennen (KUHNS et al.), sei erinnert. Die Methode entspricht dem Vorgehen am Schädel zum Nachweis eines subduralen Ergusses.

# A. Obere Luftwege, Lunge, Mediastinum, Pleura, Zwerchfell

## 1. Thoraxaufnahme sagittal, aufrechte Position

**Indikationen.** Diese Standardaufnahme ist der erste Schritt bei der Röntgenuntersuchung der Luftwege und der Thoraxorgane; meistens ist damit auch eine Diagnose zu stellen. Der weitere Untersuchungsgang richtet sich nach der klinischen Fragestellung und dem mit dieser ersten Aufnahme erhobenen Befund.
Bei den auf S. 113 angegebenen Indikationen empfiehlt sich die Anwendung der Hartstrahltechnik.

**Position.** Hängen, Sitzen oder Stehen. Strahlenrichtung exakt dorso-ventral. Inspiration, nach Möglichkeit bei angehaltenem Atem. Neigung und Drehung des Kopfes verursachen atypische Bilder des Mittelschattens und der Lungenspitzen. Säuglinge und Kleinkinder bis zu etwa 3 Jahren sind bei ventro-dorsalem Strahlengang besser abzulenken, die Atemphase ist leichter zu beurteilen, keine Verfälschung der Herzgröße.

**Fixierung.** *Säuglinge und Kleinkinder* bis zu $1^1/_2$ –2 Jahren im Hängen in einer »Babix«-Hülle von altersentsprechender Größe. Einzelheiten s. Kapitel Ruhigstellung S. 12. Zur Auslösung der Aufnahme in Inspiration ist eine genaue Beobachtung des Kindes (Handschalter!) erforderlich. *Kleinkinder* werden im Sitzen auf der entsprechenden Vorrichtung des vorhandenen Aufnahmestativs fixiert. Einzelheiten s. Kapitel Ruhigstellung, S. 15.
*Schulkinder* werden im Stehen wie Erwachsene untersucht.

**Strahlenschutz.** Bleigummischürze, schwenkbare Bleiplatten oder Bleigummivorhang mit Deckenaufhängung. Exaktes Einblenden mit dem Lichtvisier. Die Halteperson muß Mantelschürze und Handschuhe aus Bleigummi tragen und sollte außerdem hinter einer Strahlenschutzwand stehen (s. Abb. 14, S. 15).

**Zentralstrahl.** Oberes Drittel des Thorax. Wenn die Trachea mit abgebildet werden soll (Fremdkörpersuche), muß die Kassette entsprechend eingestellt werden.

| Abstand: 1,50 m | Folie: universal |
| --- | --- |
| Raster: ohne | Fokus: groß |

Bei Hartstrahlaufnahmen:

| Abstand: 1,50 m, bei FF-Raster 2 m |
| --- |
| Raster: stehendes Linien- oder FF-Raster |
| Folie: feinzeichnend |
| Fokus: klein |

*Bemerkungen.* Bei der Weichstrahltechnik benutzen wir den großen Fokus und eine Universal-Folie, um vor allem die Bewegungsunschärfe durch kurze Belichtungszeiten zu vermeiden. Bei der Hartstrahlaufnahme verwenden wir etwa vom Schulalter ab den Vertigraphen mit FF-Raster. Die Belichtungszeit wird durch den erhöhten Abstand mit Rücksicht auf die Ablaufgeschwindigkeit der Streustrahlenblende verlängert.
Die ermittelten Belichtungswerte müssen bei geblähten Lungen (Asthma, spastische Bronchitis) reduziert werden. Über atemgesteuerte Auslösung der Thoraxaufnahme s. S. 2.

## 2. Thoraxaufnahme sagittal, im Liegen

**Indikation:** Wenn die Patienten nicht für Nr. 1 in aufrechte Position gebracht werden können.

**Technische Möglichkeiten:**
a) Patient mit dem Bett unter die Röhre fahren.
b) Aufnahme auf dem Bucky-Tisch.
c) Aufnahme im Krankenzimmer mit einem fahrbaren Vierventilapparat, nur im Notfall mit einer Röntgenkugel. Intensivstation s. S. 113.

**Fixierung.** Bei schwer kranken Kindern im Bett nur behelfsmäßig möglich, eventuell größere Kinder auf dem Bucky-Tisch wie bei der Abdomenübersicht, Fixiergurt über das Abdomen, Arme am Kopf entlang gestreckt gehalten. Liegen die Arme neben dem Körper, können sie bei leicht gebeugten Ellenbogengelenken durch Unterpolsterung angehoben werden, dadurch werden die Schulterblätter aus dem Thorax herausgedreht.

**Strahlenschutz.** Abdomen abdecken, Format gut einblenden. Haltepersonen müssen eine Bleigummischürze tragen, ebenso bei Stationsaufnahmen die technische Assistentin.

| Abstand: 1 m | Folie: hochverstärkend |
| --- | --- |
| Raster: ohne | kend |
| | Fokus: groß |

## 3. Thoraxaufnahme seitlich

**Indikationen.** Keine Routineaufnahme, nur zur Ergänzung der Aufnahme Nr. 1:
zur näheren Diagnostik und Lokalisation der bereits dargestellten Veränderungen in der Sagittalebene.

*Beispiele:* Segmentpneumonie, Interlobärerguß, Hiluslymphknoten-Tuberkulose, Pneumothorax und Pneumomediastinum, Thymusvergrößerung und andere pathologische Befunde im Mediastinum, Zwerchfellveränderungen, Trichterbrust, Metastasen.
Die Klärung von Hilusveränderungen gelingt häufig besser durch einige Schichtaufnahmen.

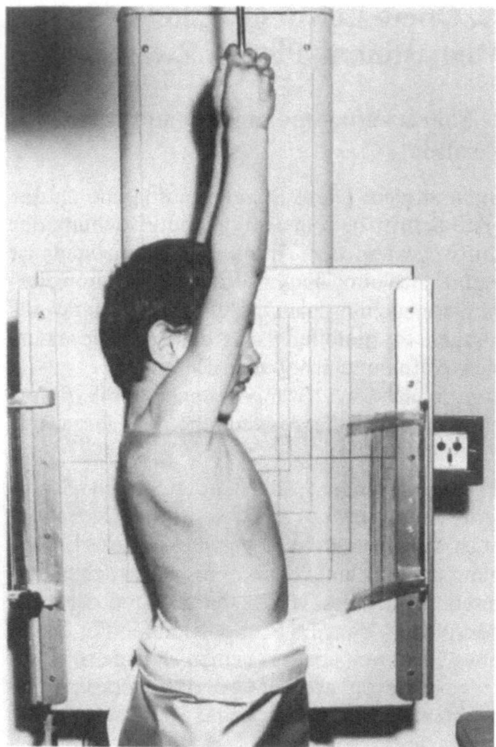

Abb. 178. Position zu Nr. 3, Schulkind im Stehen. Arme erhoben, hier an der Deckenaufhängung der »Babix«-Hülle fixiert. Hartstrahltechnik am Vertigraphen, Fixierung durch Plastikkompressorium. Strahlenschutz

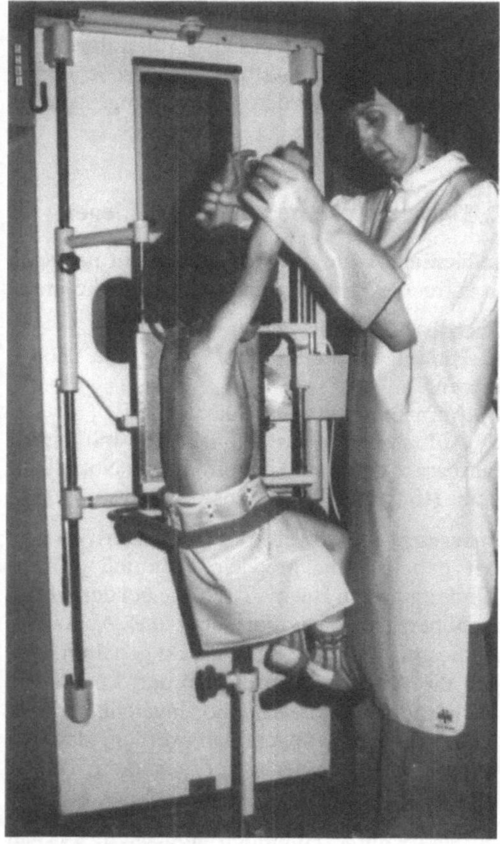

Abb. 177. Position für Nr. 3, Kleinkind am Aufnahmestativ im seitlichen Strahlengang. Fixierung in Beckenhöhe. Strahlenschutz

Abb. 179. Röntgenaufnahme des Thorax seitlich. ▷ Säugling in der »Babix«-Hülle. Die Vorderkanten der Hülle projizieren sich als senkrechte zarte Strichschatten in das vordere Mediastinum. Hartstrahltechnik

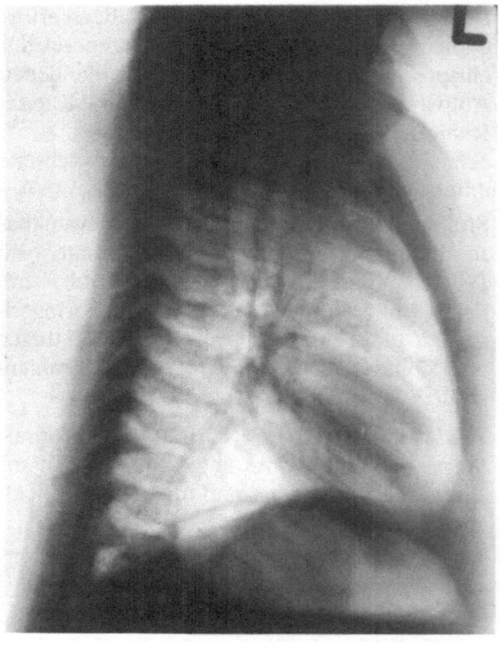

**Position.** Die kranke oder im Zweifelsfalle die linke Seite liegt der Kassette an.
*Säuglinge* im Hängen in der »Babix«-Hülle.
*Kleinkinder* im Sitzen am Aufnahmestativ (Abb. 177). Die streng seitliche Position kann meist nur durch eine Hilfsperson, die die Arme am Kopf entlang hält, erreicht werden. Bei unruhigen Kindern ist nicht selten eine weitere Hilfsperson zum Halten der Beine erforderlich.
*Schulkinder* im Stehen mit erhobenen Armen, Schultern zurück (Abb. 178).

**Fixierung und Strahlenschutz.** Wie bei Nr. 1.

**Zentralstrahl.** Vordere Axillarlinie etwa in Höhe der Mamillen.

**Technik.** Siehe Nr. 1, Hartstrahltechnik.

# Obere Luftwege

**Indikationen.** Angeborener oder erworbener inspiratorischer Stridor, hartnäckiger Croup, Mund- und Kiefermißbildungen, Struma, Retropharyngealabszeß, Fremdkörperaspiration, Schluckstörungen. Adenoide nur, wenn sie nicht auf andere Weise diagnostiziert werden können.
In vielen Fällen ist zusätzlich eine Kontrastdarstellung des Ösophagus in 2 Ebenen zweckmäßig, Technik s. S. 141 f.

## 4. Obere Luftwege sagittal

**Position und Aufnahmetechnik.** Wie bei Nr. 1, Hartstrahltechnik. Formateinblendung und Zentralstrahl entsprechend höher.

## 5. Obere Luftwege seitlich

**Position.** Seitenlage, Arme nach schräg dorsalkaudal (Abb. 180); größere Kinder können auch im Sitzen am Aufnahmestativ oder Vertigraphen untersucht werden.

**Fixierung.** Im Liegen wie bei der HWS seitlich (S. 81), nur müssen hier die Arme nach dorsal und kaudal gestreckt werden. In dieser Position werden sie von einer Halteperson fixiert oder durch elastische Binden zusammengebunden. Der Kopf wird etwas in den Nacken gebeugt.

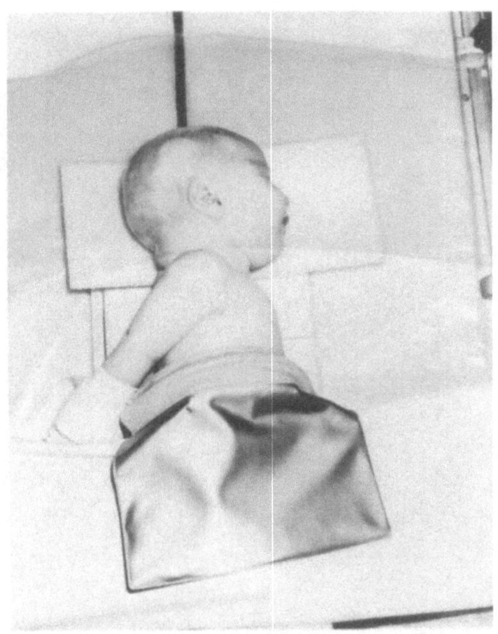

Abb. 180. Position zu Nr. 5, Säugling im Liegen, Arme nach dorsal gestreckt, durch elastische Binden aneinander fixiert. Kopf durch Plastikkompressorium gehalten. Über das untere Abdomen und die Beine ist ein Stoffkompressorium gespannt. Strahlenschutz

*Große Kinder* im Sitzen, auch sie müssen die Schultern und die Arme weit zurücknehmen.

**Strahlenschutz.** Abdomen abdecken, gut einblenden, Pharynx und Hauptbronchien sollen mit abgebildet werden.

**Zentralstrahl.** Vordere Axillarlinie in Höhe des Manubrium sterni.

**Technik.** Hartstrahltechnik, bei Aufnahmen im Liegen Abstand 1 m.

*Bemerkungen.* Die Aufnahmen werden im Inspirium exponiert.
Bei Stridor, Croup und bei unklaren Verbreiterungen des prävertebralen Weichteilschattens der HWS sind je eine Aufnahme im *Inspirium und Exspirium* (Handschalter!) erforderlich.
Die Aufnahmen Nr. 4 und 5 können auch als *Zielaufnahmen* am Durchleuchtungsgerät angefertigt werden. Man kann dann gleich die notwendige Ösophagus-Brei-Passage anschließen (Abb. 181a und b, Abb. 182a und b).
Bei dieser Untersuchung ist die 70/100 mm-Technik mit 1–2 Bildern/sec vorteilhaft.
Für die Untersuchung von Trachea und Hauptbronchus empfehlen LALLEMAND und SAUVEGRAIN 100–120 kV und Filterung mit 1 mm Cu.

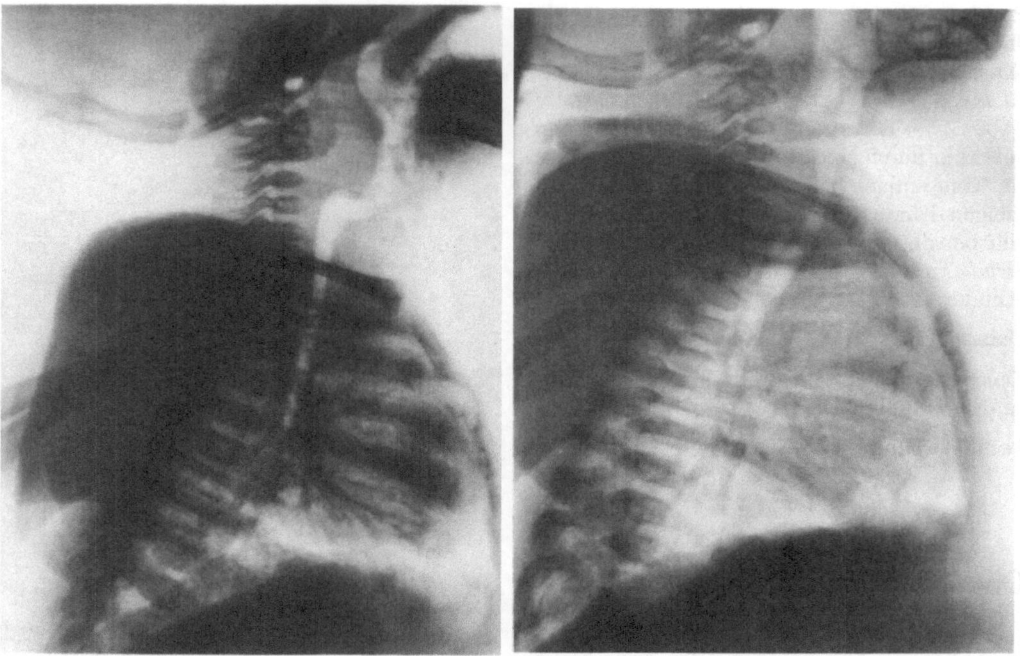

a b

Abb. 181a, b. Röntgenaufnahme zu Nr. 5. a) Exspirium, b) Inspirium. Normaler Befund. 4 Monate altes Kind. Hartstrahltechnik im Liegen mit dem Raster. 1 m Abstand. (Der in a anscheinend verbreiterte prävertebrale Weichteilschatten verschwindet bei Inspiration)

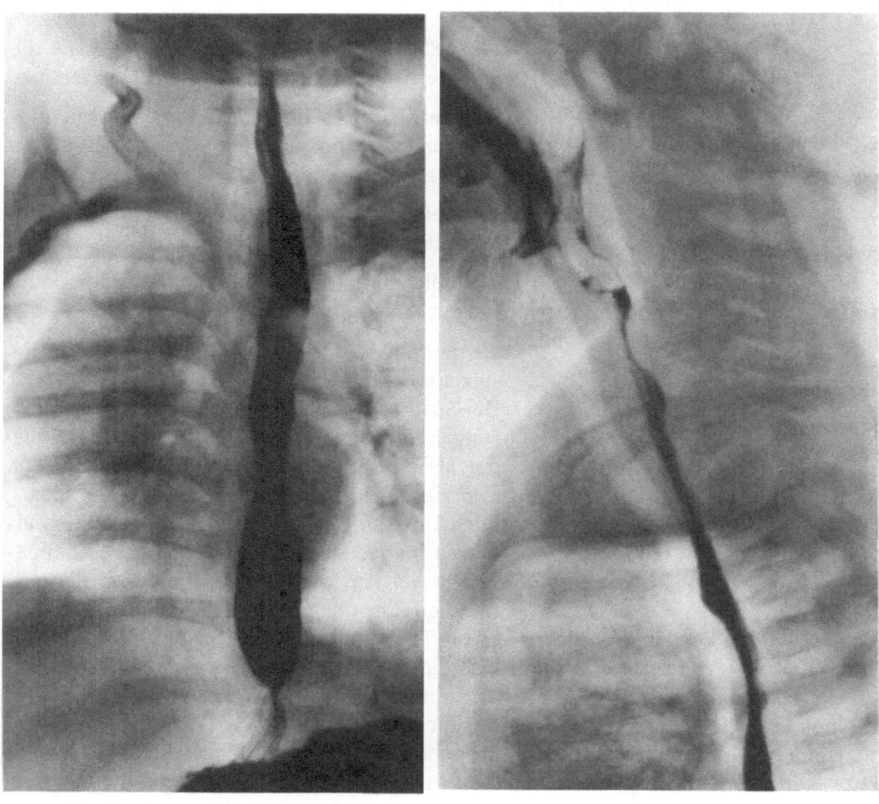

a b

## 6. Schrägaufnahmen des Thorax

**Indikationen.** Zur besseren Beurteilung der dorsobasalen Lungenanteile, vor allem links, hat ZSEBÖK eine Schrägaufnahme mit Drehung um 30° empfohlen.
Bei stärkerer Drehung – 60–80° – stellen sich Trachea und die Hauptbronchien innerhalb des Herzschattens dar, und zwar

beim ersten schrägen Durchmesser, rechte Seite vorn, der linke Hauptbronchus ventral, der rechte dorsal,
beim zweiten schrägen Durchmesser, linke Seite vorn, der rechte Hauptbronchus ventral, der linke dorsal.

Ein Bronchialverschluß durch einen nicht schattengebenden Fremdkörper läßt sich mit diesen Aufnahmen durch Abbruch bzw. Unterbrechung der den Bronchus füllenden Luftsäule erkennen (Abb. 183).

**Position** und die weitere **Untersuchungstechnik.** Wie bei Nr. 1. Hartstrahltechnik ist vorteilhaft. Aufnahme nach Möglichkeit im Inspirium exponieren.
Da bei einer Bronchostenose (Fremdkörper) in der Regel durchleuchtet wird, kann man diese Aufnahmen auch am Zielgerät anfertigen. Auch hier ist eine harte Technik mit mindestens 65 kV nützlich.

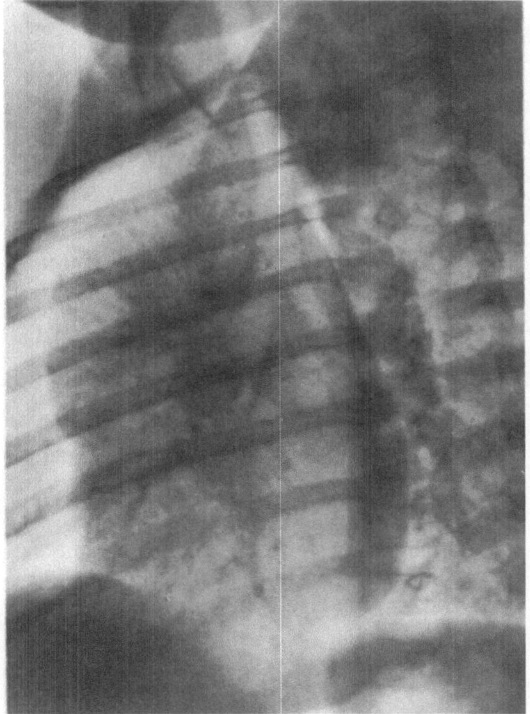

Abb. 183. Röntgenaufnahme zu Nr. 6. Zielaufnahmen am Durchleuchtungsgerät im zweiten schrägen Durchmesser, 60° Drehung. Die Trachea und die Hauptbronchien projizieren sich in den Herzschatten. 3 Monate altes Kind

## 7. Thorax sagittal, Seitenlage, horizontaler Strahlengang

**Indikationen.** Bei einem fraglichen Exsudat im Sinus phrenicocostalis, kranke Seite unten.
Zur Feststellung von Lungenprozessen, die durch einen ausgedehnten Erguß überlagert sind, wie Pneumonien, Abszesse, Kavernen, Tumoren. Hierbei ist die günstigste Position nicht voraussehbar, u. U. müssen 2 Aufnahmen, kranke und gesunde Seite unten, angefertigt werden.
Bei Spiegeln innerhalb einer Verschattung kann durch diese Aufnahmen die Ausdehnung der Höhle (Abszeß, Empyem, Zyste etc.) festgestellt werden.

**Position.** Seitenlage auf dem Bucky-Tisch, durch Schaumgummikissen erhöht. Die Ergüsse sammeln sich an der lateralen Thoraxwand am tiefsten Punkt.

**Fixierung.** *Säuglinge* in der »Babix«-Hülle.

*Kleinkinder:* Kompressorium über das Abdomen und die Beine. Kopf und Arme müssen meist gehalten werden.

*Größere Kinder:* Seitenlage mit angezogenen Beinen. Das Kind nimmt den Kopf zwischen die Arme.

**Strahlenschutz.** Wie bei den bisherigen Thoraxaufnahmen.

---

◁ Abb. 182a, b. Ergänzende Kontrastmitteluntersuchung bei Stridor congenitus, a) sagittal, b) seitlich. Zielaufnahmen unter Durchleuchtung, »Babix«-Hülle

**Zentralstrahl.** Ventro-dorsal, oberes Drittel des Sternum, horizontal.

---

Abstand: 1 m  Folie: universal
Raster: Lysholm-Blende,  Fokus: groß
stehendes Raster
oder ohne

---

*Bemerkungen.* Eine andere Möglichkeit zum Nachweis geringfügiger Ergüsse und deren Verschieblichkeit: Aufnahmen der Spitzen- und Oberfelder in aufrechter Position, anschließend Aufnahme des gleichen Gebietes bei mäßiger Kopftieflage. Der Vergleich beider Aufnahmen ermöglicht die Feststellung eines verschieblichen Ergusses im apikalen Abschnitt des Pleuraspaltes.

*Position und übrige Technik:*
1. Aufnahme am Aufnahmetisch wie Nr. 1,
2. Aufnahme auf dem Bucky-Tisch wie Nr. 2 b mit Kopftieflage. Für beide Positionen eignet sich auch das Zielgerät, besonders für die zweite in Kopftieflage.

## 8. Schichtuntersuchung

**Indikationen.** Darstellung von Details, wie z. B. Abszesse und Kavernen in dichten, nicht strahlentransparenten Verschattungen,
Verdacht auf Mediastinaltumor bzw. vergrößerte Hiluslymphknoten,
Veränderungen am Bronchialsystem,
Mißbildungen der Lunge und der großen Gefäße.
Klärung der Beziehungen zwischen intrapulmonalen Verschattungen und der Thoraxwand.
Zur Diagnose von Bronchiektasen reicht die Schichtuntersuchung nicht aus, besser wird gleich eine Bronchographie durchgeführt.
Voraussetzung für eine Schichtuntersuchung ist die Ausschöpfung aller diagnostischen Möglichkeiten durch Aufnahmen, wie sie bisher geschildert wurden, eventuell in Verbindung mit Durchleuchtung. Vor allem können gute *Hartstrahlaufnahmen* in 1 oder 2 Ebenen häufig eine Schichtuntersuchung überflüssig machen.

**Position.** Rückenlage. Um die Ebene der Hauptbronchien plattenparallel zu bekommen, wird das Gesäß durch Kissen etwas angehoben. Die Segmentbronchien der basalen Untergeschosse und des Mittellappens stellen sich auf einer seitlichen Schichtaufnahme besser dar. ·

Hierbei sollte der Patient nicht streng seitlich liegen, sondern etwa 15–20° schräg.
Auch im sagittalen Strahlengang kann es vorteilhaft sein, die Hauptbronchien und die Abgänge der Lappenbronchien bei leichter Schräglage in den Herzschatten zu projizieren und dadurch aus der Wirbelsäule herauszudrehen. Gelegentlich müssen auch Schichtuntersuchungen in beiden Ebenen durchgeführt werden.

**Fixierung.** Die Untersuchung ist nur möglich, wenn die Kinder ruhig liegen und den Atem anhalten können. Die Belichtungszeiten betragen bei dem üblichen Schichtwinkel von etwa 30° eine bis mehrere Sekunden. Man führt den Schichtablauf ohne Belichtung ein- oder mehrmals vor, um die Kinder an die Untersuchung zu gewöhnen. Manchmal gelingt es einer geschickten Schwester, während der Belichtung durch Zuhalten der Nase bei einem ruhigen oder sedierten Kind den nötigen Atemstillstand zu erzielen.
Unter den genannten Voraussetzungen erübrigt sich eine stärkere Fixierung. Eine gewisse Ruhigstellung kann man durch ein Kompressorium über den Unterbauch erzielen.

**Strahlenschutz.** Wie bei den bisherigen Thoraxaufnahmen (s. »Strahlenhygiene«).

**Zentralstrahl.** Auf den gewünschten Thoraxabschnitt. Die Schichttiefe wird am liegenden Patienten in Inspiration gemessen, oder aus der seitlichen Thoraxaufnahme bestimmt. Die Bifurkation liegt etwa in der Mitte des sagittalen Thoraxdurchmessers.

---

Abstand: je nach Schichtgerät
Raster: FF
Folie: Simultankassette bzw. Einzelschicht
mit Universalfolie
Fokus: klein

---

*Bemerkungen.* Der bei Erwachsenen gebräuchliche Schichtwinkel beträgt 30 Grad. Bei Kindern empfiehlt sich die Zonographie (s. unten); über Anwendung der Simultankassette s. S. 3.

## Zonographie

Schichtuntersuchungen mit einem Pendelwinkel von 10° und darunter bezeichnet man als Zonographie (ZIEDSES DES PLANTES). Sie ist

auch mit einfachen Schichtzusatzgeräten und linearer Verwischung gut durchführbar. Die Methode läßt sich mit den photographischen Bedingungen einer Aufnahme mit weiter Blende – Vorder- und Hintergrund unscharf – vergleichen (SWART); sie ist daher besonders geeignet für Objekte, die einen gewissen Abstand von Störschatten haben:
Trachea, Bronchialsystem, Wirbelsäule, Brustbein, Sternoklavikulargelenk, Sella, kontrastgefülltes Nierenbeckenkelchsystem, Gallenwege, Pneumoretroperitoneum u. a. Neben den technischen Vorteilen des Kontrastgewinnes und der geringeren Folienunschärfe gegenüber der konventionellen Schichttechnik ist für die Kinderröntgenologie vor allem die *verkürzte Belichtungszeit* der entscheidende Gewinn! Mit Ausnahme von sehr speziellen Fällen (Felsenbein, Siebbein und andere sehr kleindimensionierte Objekte, s. Tabelle 5. Schichtdicke!) ist die Zonographie für das Kindesalter wie geschaffen.

**Technik.** Zonographie der Lunge und des Bronchialsystems: Pendelwinkel 10°, Simultankassette nur, wenn mindestens fünf Filme benötigt werden. Bei gezielten Schichtuntersuchungen mit weniger Aufnahmen genügen Einzelschichten mit Universalfolie (Abb. 184). Man beginnt zur Orientierung etwa in Thoraxmitte, entsprechend der Tracheaebene, und geht dann

jeweils im Abstand von 1 cm nach ventral und nach dorsal. Die Untersuchungstechnik anderer Organe ist in den entsprechenden Kapiteln angegeben.

Tabelle 5. *Schichtdicke E in Abhängigkeit vom Pendelwinkel α* (nach GRIESBACH u. KEMPER)

$$E\,\mathrm{mm} = \frac{0{,}4}{1{,}2} \cdot \mathrm{ctg}\ \frac{\alpha}{2}$$

1,2 = Vergrößerungsfaktor
0,4 = Unschärfegrad

| α | E |
|---|---|
| 30° | 1,23 mm |
| 20° | 1,87 mm |
| 10° | 3,78 mm |
| 5° | 7,55 mm |

## 9. Bronchographie

**Indikationen.** In erster Linie Bronchiektasen und ihre Abgrenzung von den gesunden Abschnitten des Bronchialsystems; ferner chronische Lungenprozesse mit Verdacht auf Bronchostenosen spezifischer und unspezifischer Genese, z. B. das Mittellappen-Syndrom.
Tumoren des Bronchialsystems sind im Kindesalter sehr selten und treten als Adenome auf. Häufiger wird das Bronchialsystem durch mediastinale Tumoren verlagert oder eingeengt.
Eine seltenere Indikation sind Mißbildungen wie Lappenagenesien, -hypoplasien und -sequestrationen.
Vor einer Bronchographie müssen erst die diagnostischen Möglichkeiten der Übersichtsaufnahmen in 2 Ebenen und der Hartstrahltechnik ausgeschöpft werden. Die Indikationen für Bronchoskopie, Zonographie und Pulmonalisangiographie sind zu prüfen.

**Vorbereitung.** Im Kindesalter ist die Bronchographie in Intubationsnarkose, also in enger Zusammenarbeit mit einem Anaesthesisten, die Methode der Wahl.

**Instrumentarium.** Métras-Katheter ab Ch. 10. Bei Kleinkindern und Säuglingen kann man notfalls auch andere dünne Katheter verwenden; geben sie keinen Röntgenschatten, erleichtert man sich die Orientierung bei der Katheterisierung, wenn man sie vorher mit Kontrastmittel füllt.

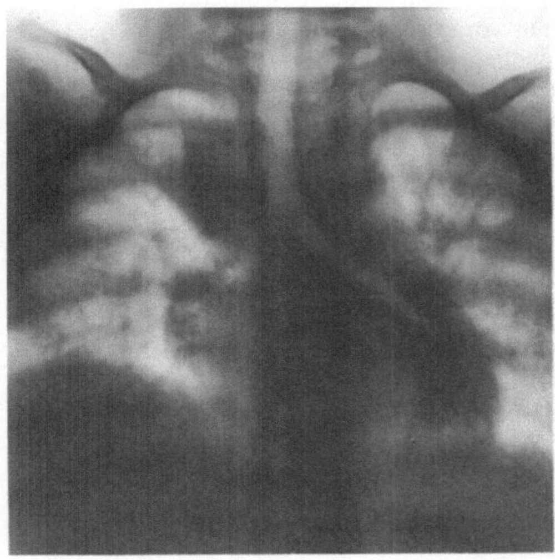

Abb. 184.   Zonographie   des   Bronchialsystems. 14 Monate altes Kind. Atelektase des re. Oberlappens. Pendelwinkel 10°, 75 kV, 75 mA, Fokus 0,6 mm

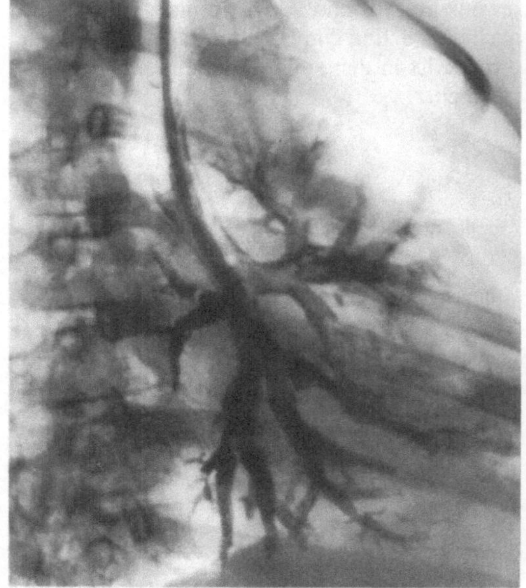

a

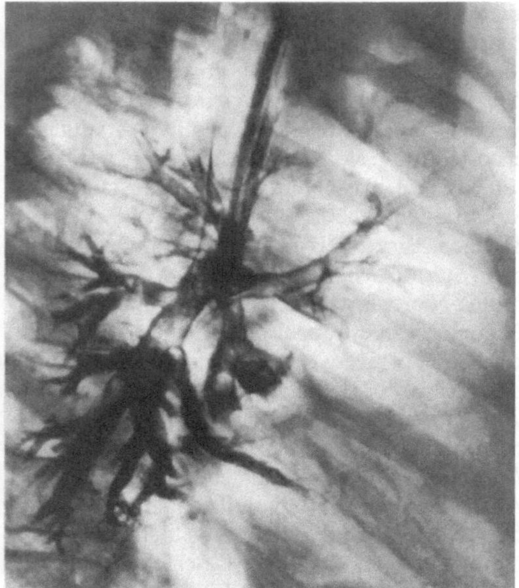

b

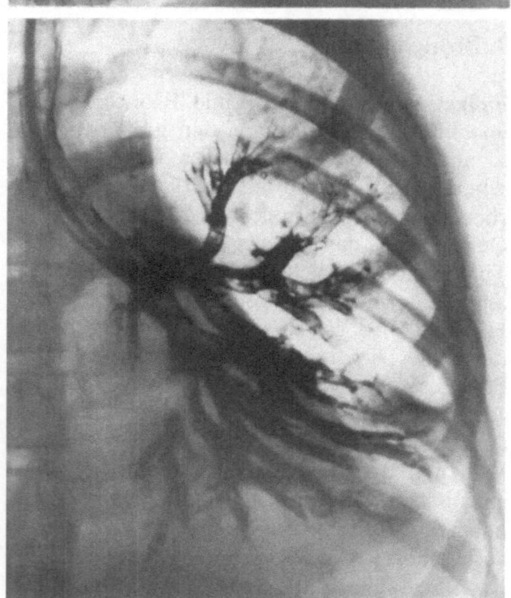

c

Abb. 185a–c. Bronchographie des linken Bronchialsystems, a) erster Schräger, b) seitlich, rechts anliegend, c) sagittal. Bronchiektasen im Unterlappen und
in der Lingula. Die pathologisch veränderten Bronchien zeigen eine kompakte Füllung, die normalen
Bronchien des Oberlappens einen Wandbeschlag

**Kontrastmittel.** Wäßrige Suspensionen, z. B.
Dionosil Aquosum (Glaxo), Propyliodon-Cilag
oder Hytrast (Byk-Gulden). Die Menge soll für
die Darstellung eines Lungenflügels nicht mehr
als 5–10 ml betragen.

**Position.** Liegend auf der horizontal gestellten
Rückwand des Durchleuchtungsgerätes.

**Fixierung.** Nicht erforderlich, da Narkose.

**Strahlenschutz.** Lendenschürze aus Bleigummi
oder Bleiplatte auf dem Durchleuchtungstisch
(s. S. 5, Abb. 2).

**Untersuchungsgang.** In Narkose und Relaxation wird der Métras-Katheter durch den Tra-
chealtubus eingeführt und unter Durchleuchtungskontrolle in den gewünschten Hauptbronchus vorgeschoben.

Instillation des Kontrastmittels in leichter
Schräglage, kranke Seite plattenfern (unten),
damit das Kontrastmittel nicht in die gesunde
Seite fließt. Es wird jeweils eine kleine Menge
eingespritzt und durch dosierte Atemstöße in
die kleineren Bronchien getrieben. Bei richti-
gem Vorgehen kommt ein Beschlag der Bron-
chialschleimhaut ohne kompakte Füllung des
gesamten Bronchiallumens zustande. Eine Al-
veolarfüllung soll vermieden werden.

Wird eine ganze Seite gefüllt, empfiehlt sich die
Reihenfolge Oberlappen, Mittellappen (bzw.
Lingula), Unterlappen. Sind alle gewünschten
Lappen- und Segmentbronchien gefüllt

*Aufnahmen* in Apnoe:

1. in Schräglage, kranke Seite unten (Abb.
185),
2. in Seitenlage, kranke Seite unten,
3. in Rückenlage.

Die Aufnahmen werden entwickelt, in der Zwischenzeit wird das Kontrastmittel abgesaugt. Bei noch bestehenden Unklarheiten sind weitere Aufnahmen möglich, notfalls kann auch eine bestimmte Region erneut gezielt mit Kontrastmittel gefüllt werden.

Zur Darstellung funktioneller Störungen im Bronchialsystem (pathologische Kaliberschwankungen, Stenosen) fertigt man jeweils eine Aufnahme in maximaler Inspiration und maximaler Exspiration an, sog. funktionelle Bronchographie (MERADJI).

**Tracheographie.** Sie ist indiziert bei Trachealstenosen, evtl. auch bei Ösophago-Trachealfisteln. Prinzipiell gleiche Untersuchungstechnik wie bei der funktionellen Bronchographie: In- und Exspirationsphase müssen durch je eine Aufnahme dokumentiert werden.

---

Abstand: entsprechend dem Durchleuchtungsgerät
Raster: FF, 85–100 kV
Folie: universal
Fokus: klein

---

## 10. Die Röntgendurchleuchtung

Diese Untersuchung ist *gezielt* als Ergänzung zu den Standardaufnahmen des Thorax einzusetzen. Eine kurze Durchleuchtung mit niedrigem Röhrenstrom – leistungsfähige Bildverstärkerröhre! – bedeutet keine größere Strahlenbelastung als eine konventionelle Röntgenaufnahme (s. S. 6, Tabelle 1).

*Eine Röntgendurchleuchtung als Routinemaßnahme ist nicht indiziert und als einzige Untersuchungsmethode – z. B. als Reihenuntersuchung bei Verschickungsaktionen usw. – im Kindesalter als Kunstfehler zu betrachten!*

**Indikationen.** Zur Lokalisation von pathologischen Befunden; zur Beurteilung von Bewegungsabläufen (Zwerchfell, Herz und große Gefäße, Mittelschatten), zur Kontrolle von Eingriffen (Bronchographie, endobronchiales Absaugen) und bei Fremdkörperaspiration.

**Position.** Alle Kinder lassen sich am besten im Liegen untersuchen, fixieren und bewegen, besonders beim Arbeiten mit der Bildverstärker-Fernsehkette. In bestimmten Fällen (Erguß, Pneumothorax und -mediastinum) ist die aufrechte Position vorteilhafter.

**Fixierung.** *Säuglinge* in der »Babix«-Hülle, in der sie sich von den vorhergehenden Aufnahmen befinden.

*Kleinkinder* und Säuglinge ohne »Babix«-Hülle werden von einer am Kopfende stehenden Hilfsperson an den ausgestreckten Armen gehalten, der Untersucher selbst drückt mit der freien Hand auf die Knie des Kindes. Notfalls muß eine zweite Hilfsperson auch die Beine halten. In aufrechter Position müssen die Arme von der Seite her gehalten werden.

*Schulkinder* bedürfen meist keiner besonderen Fixierung. – Bei aufrechter Position ist es für alle Beteiligten leichter, wenn die Rückwand 15–20° nach dorsal geneigt ist und nicht genau vertikal steht.

**Strahlenschutz** (s. S. 5, Abb. 2). Verschiebliche Bleiplatte oder Bleigummischürze mit Stahlbügel oder Klettenverschluß; hier empfiehlt sich eine spezielle Ausführung, die den ganzen Körper umgibt; so sind auch beim Drehen Abdomen und Gonaden in jeder Position geschützt. Bleigummischürzen für alle Hilfspersonen, Vorderseite zur Röhre gerichtet. Über Ausnutzung des Quadratabstandsgesetzes s. S. 6.

**Untersuchungsgang.** Grundsätzlich sollte man bei allen Durchleuchtungen nach einem festen Schema arbeiten, nur so ist man sicher, alle diagnostischen Möglichkeiten dieser Untersuchung voll auszunutzen. Bei *gezielter* Durchleuchtung kann das Schema verkürzt oder modifiziert werden.

Beispiel eines *vollständigen* Durchleuchtungsschemas für die Untersuchung der Thoraxorgane (Abb. 186):

Einschalten des Stromes bei geschlossener Blende bzw. mit dem kleinsten Feld der automatischen Tiefenblende. Aufblenden, Untersuchung des rechten Sinus phrenicocostalis mit Beobachtung der Zwerchfellaktion und Entfaltung des Sinus unter Drehung des Patienten. Die Feldgröße entspricht dem rechten Untergeschoß.

Schrittweises Ableuchten der ganzen rechten Lunge bei gleicher Feldgröße durch Aufwärtsschieben des Schirmes unter ständigem leichten Hin- und Herdrehen des Patienten. Besondere Beachtung des Hilusgebietes und einer eventuellen Thymusvergrößerung.

Vom rechten Spitzen-Oberfeld Übergang zur linken Seite und, wie rechts aufwärts, jetzt links abwärts bis zum linken Zwerchfell und dem Sinus phrenicocostalis.

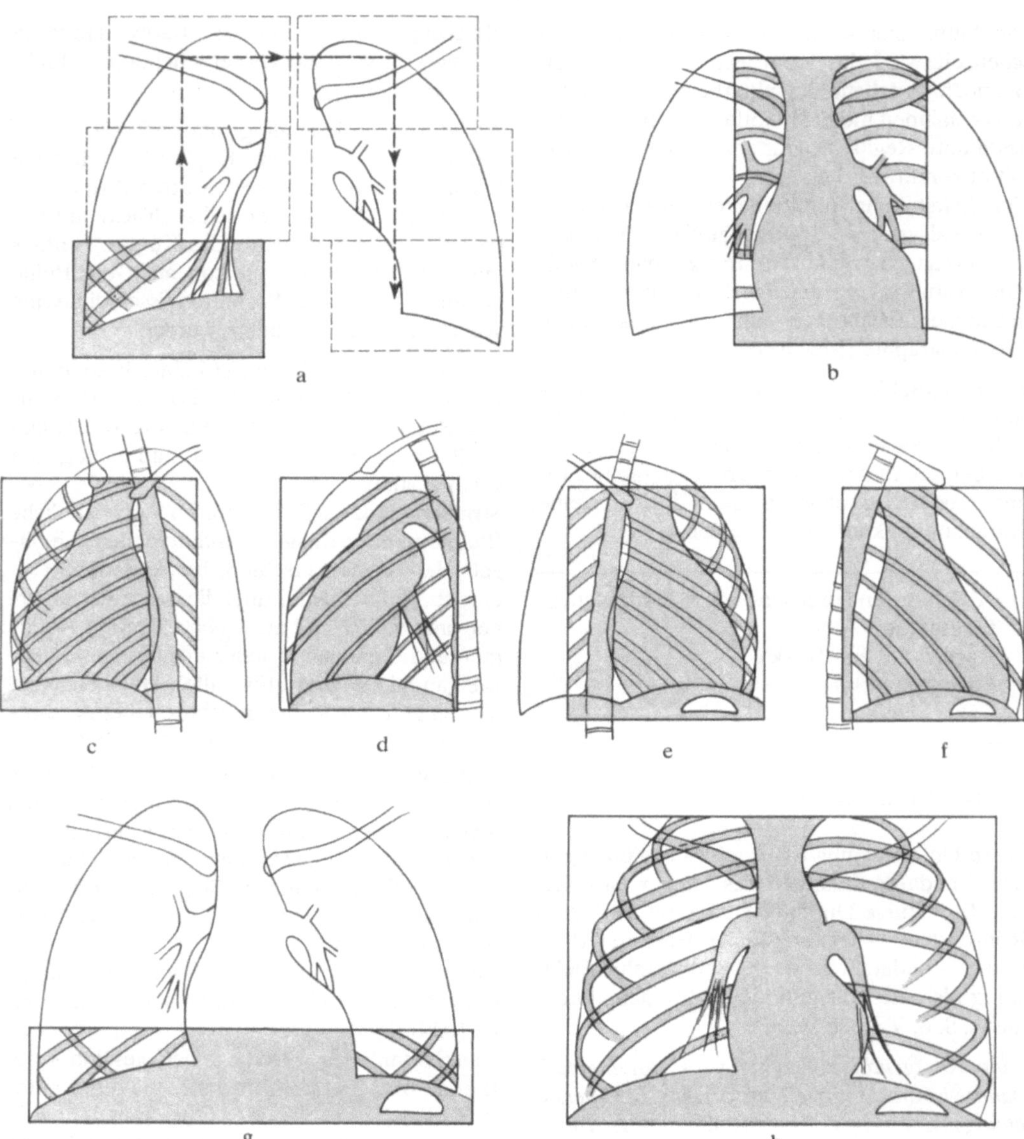

Abb. 186 a–h. Durchleuchtungsschema. a) Abschnittsweise Durchleuchtung mit kleinem Feld. Beginn rechts basal, dann nach kranial, Übergang von der rechten zur linken Spitze, links abwärts zur Basis. b) Herz und große Gefäße. c, d) Drehung über den zweiten schrägen Durchmesser in den seitlichen Strahlengang (dex.-sin.). e, f) Drehung über den ersten schrägen Durchmesser in den seitlichen Strahlengang (sin.-dex.). g) Zwerchfellaktion. h) Beide Lungenfelder und Mittelschatten

Einstellen der Herzsilhouette, Beobachtung der Herzaktion und Veränderungen der Herzform und -größe bei Inspiration, Apnoe und wenn möglich beim Valsalvaversuch, eventuell bei Lagewechsel (aufrechte und Kopftieflage bei Verdacht auf Herzbeutelerguß). Das Herz muß während einer tiefen Inspiration betrachtet werden, notfalls ist sie als Schreiinspiration zu provozieren. – Strom ausschalten.

Fortsetzung mit erhobenen Armen, Drehung über den zweiten (linken) schrägen Durchmesser bis zum seitlichen Strahlengang, linke Seite plattennahe.

Diese Bewegung rückläufig und Drehung über den ersten (rechten) schrägen Durchmesser in den seitlichen Strahlengang bei rechtsanliegender Position; während beider Untersuchungsphasen Beachtung von Lungenfeldern, Herz und Zwerchfell. – Strom ausschalten.

Fortsetzung im sagittalen Strahlengang, wie zu Beginn. Einstellung beider Zwerchfellhälften zur vergleichenden Beurteilung ihrer Funktion; bei Verdacht auf Zwerchfellparese möglichst forcierte Aktion (Schnupfen, Husten oder Schreiinspiration) veranlassen. Bei größeren Kindern und BV-Durchleuchtung ist diese Untersuchung nur im schrägen Durchmesser möglich (Feldgröße!).

Abschließend vergleichende Betrachtung der Lungenfelder und des Mittelschattens in mehreren Atemphasen bei exaktem dorso-ventralen Strahlengang, besonders bei unterschiedlicher Strahlentransparenz und Verdacht auf eine Ventilbronchostenose.

In allen diagnostisch unergiebigen Phasen, wie Lagewechsel, unerwartete Abwehrbewegung des Kindes usw., Röhrenstrom sofort ausschalten; hierbei kann ein Fußschalter nützlich sein.

*Zielaufnahmen* in übersichtlichem Format werden von allen wichtigen Befunden angefertigt und ausgewertet; so können auch unklare Befunde oft besser diagnostiziert werden als bei einer ausgedehnten Durchleuchtung.

In gleicher Weise läßt sich die *magnetische Bandaufzeichnung* des Fernsehbildes diagnosefördernd und strahlensparend ausnützen.

Für den später diktierten Befundbericht sind kurze Notizen und Skizzen über die Durchleuchtungsbefunde nützlich. Vorgedruckte Schemata der Thoraxorgane erleichtern diese Aufzeichnungen.

**Technik:**
Durchleuchtung ohne Bildverstärker 0,5–2 mA, großer Fokus, 60–80 kV,
Durchleuchtung mit Bildverstärker 0,1–1,0 mA,
kleiner Fokus, 60–80 kV.

**Zielaufnahmen:**

| | |
|---|---|
| Folie: universal | Fokus: klein |
| Raster: ja | kV: 60–80 |

nach Möglichkeit 70- oder 100 mm-Aufnahmen.

*Bemerkungen.* Bei Verwendung einer Belichtungsautomatik wählt man die hohen kV-Werte, wenn die Belichtungszeit kurz sein muß. Die Aufnahmen werden kontrastreicher mit geringerer Strahlenhärte, dann muß das Kind aber ruhig sein und die Luft anhalten können.

## Computer-Tomographie im Thoraxbereich

**Indikationen:** Mediastinaltumoren und ihre Differential-Diagnose.
Lungenmetastasen; sie sind früher als mit konventionellen Methoden nachweisbar vor allem subpleural und zwerchfellnah. Gezielte Biopsie pathologischer Prozesse. Zur Unterstützung der Strahlentherapie und Verlaufskontrolle bei Tumoren.

## 11. Pneumomediastinographie

Diese von CONDORELLI angegebene, weitgehend ungefährliche Methode ist in seltenen Fällen als Zusatzuntersuchung zur Differenzierung unklarer Raumforderungen und Strukturen im Mediastinal- und oberen Thoraxbereich auch bei Kindern durchführbar.

**Indikationen.** Als Ergänzung der üblichen Methoden zur Lokalisation und Differenzierung der Größe, Form und Struktur von Organen, Tumoren, Zysten und unklaren Veränderungen im oberen Mediastinum und seiner Umgebung.

**Instrumentarium.** Spezialnadel, die in der Mitte oder am Ende – hockeystockähnlich – um 120° abgebogen ist, Länge – je nach Alter des Kindes – 5–9 cm, Injektionsspritze, Kochsalzlösung.

**Vorbereitung.** Bei Säuglingen und Kleinkindern gute Sedierung, besser Narkose.

**Kontrastmittel.** Luft oder Sauerstoff.

| Dosis: | Säuglinge | 50–100 ml, |
|---|---|---|
| | Kleinkinder | 100–250 ml, |
| | Schulkinder | 300–500 ml. |

**Position.** Überstreckte Rückenlage: Dorsalflexion des Kopfes mit Schaumgummiunterlage im Nacken.

**Fixation.** Bei ausreichender Sedierung nicht erforderlich.

**Strahlenschutz.** Abdeckung der Gonadengegend einschließlich des gesamten Abdomen.

**Untersuchungsgang.** Vorspritzen von 1%igem Novocain bzw. 0,5%igem Scandicain (ohne Adrenalinzusatz) an der Punktionsstelle.

**Prätracheales Verfahren.** Insufflation der Luft in den prätrachealen Raum (»Pneumothymographie«) bei Fragestellungen, die das obere vordere Mediastinum betreffen. Diese Methode wird bei Kindern wegen ihrer Harmlosigkeit und des bevorzugten Auftretens von retrosternalen Weichteilprozessen am häufigsten ange-

wandt. Außerdem besitzt sie den Vorteil, daß nach einigem Warten auch eine gute Füllung des hinteren Mediastinums erzielt wird.

Im Abstand von 3–4 cm oberhalb der Incisura jugularis sterni wird mit der Nadel bis zum prätrachealen Raum eingegangen. Die Nadelspitze steht senkrecht zur Haut. Einstechen mit aufgesetzter Injektionsspritze, in der sich 20 ml Kochsalzlösung befinden. Wenn die Nadelspitze den Hinterrand der Incisura jugularis erreicht hat, was bei einiger Übung leicht feststellbar ist, wird der Ansatz der Nadel mitsamt der aufgesetzten Spritze so weit gegen den

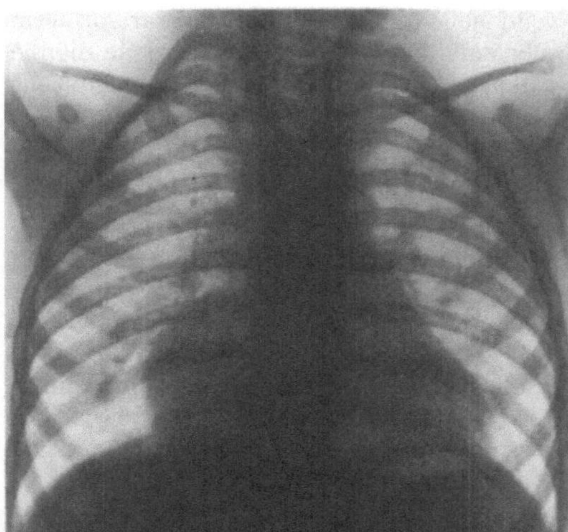

a

Abb. 187a–c.  Pneumomediastinographie. a) Im Übersichtsbild rechts parakardial 2 konvex bogige, scharf begrenzte Vorwölbungen. Mißbildung am zerviko-thorakalen Wirbelsäulenübergang. (Im Seitenbild: Lokalisation der Verschattung im mittleren und hinteren Mediastinum.) b) und c) Pneumomediastinogramm in 2 Ebenen nach Insufflation von 300 ml Luft: Gedoppelter Rundschatten rechts paramediastinal und über der rechten Herzregion, vom Herzen und Zwerchfell durch Luftstreifen abgesetzt. Partieller Pneumothorax rechts. In der Seitenansicht nimmt die Raumforderung das mittlere und hintere Mediastinum ein. Röntgendiagnose: Enterogene oder bronchogene Zyste. Operative Entfernung. Histologie: Bronchogene Zyste (2 Jahre altes Kind)

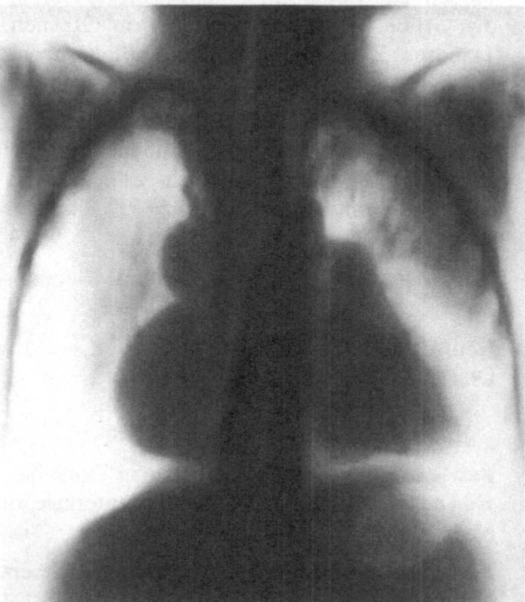

b

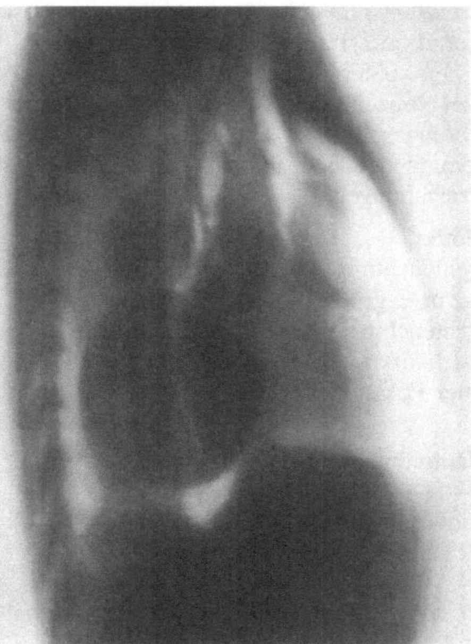

c

Kehlkopf des Kindes gesenkt, bis der Spitzenteil der Nadel parallel der Hinterfläche des Manubrium sterni steht. Unter gleichzeitigem Spritzen von Kochsalzlösung wird die Nadel so weit in Richtung der Hinterfläche des Manubrium sterni vorgeschoben, bis sich der Knick der Nadel in der Gegend der Incisura jugularis befindet und unter der Haut der Fossa jugularis verschwunden ist. Bei unveränderter Nadellage soll die Nadelspitze möglichst nahe der Hinterfläche des Manubrium sterni liegen, hierbei werden weitere 10–20 ml physiologischer Kochsalzlösung injiziert, wobei mehrmals aspiriert wird. Erhält man Blut, muß die Untersuchung abgebrochen und einige Tage später wiederholt werden. Nach gelungener Injektion werden je nach Alter im Abstand von 1–2 min 10–25 ml Luft insuffliert, bis die oben genannte Gesamt-Dosierung erreicht ist. Gibt das Kind Druckgefühl in der Brust oder beiden Schultern an, so ist das zu Beginn normal, sollte jedoch bei weiterer Insufflation abnehmen. Bleibt es bestehen oder nimmt der Schmerz zu, beendet man die Füllung vorzeitig.

Anschließend an die Füllung wird der Patient alle 15–30 Minuten abwechselnd auf die rechte und linke Seite gelegt, tiefes Atmen verbessert die Luftverteilung. Aufnahmen erfolgen erst 3–4 Stunden nach der Luftinsufflation (Abb. 187).

**Transtracheale Technik.** Eingehen suprasternal oberhalb oder unterhalb der Schilddrüse bis in das Lumen der Trachea. Von der intratrachealen Lage überzeugt man sich durch die Aspiration, schiebt dann die Nadel bis zur dorsalen Trachealwand vor, perforiert diese und befindet sich mit der Nadelöffnung im retrotrachealen Bindegewebsraum. Insufflation der Luft wie oben angegeben.

Die Sauerstoffausbreitung läßt sich auf dem Fernsehschirm gut verfolgen. Diese Methode ist schwieriger, es müssen auch etwas größere Gasmengen angewandt werden.

**Aufnahmetechnik.** Aufnahmen in 2 Ebenen, sagittal und seitlich, verbesserte Resultate mittels Tomographie in 2 Ebenen (s. Abb. 187 b u. c).

**Komplikationen.** Sehr selten Pneumothorax.

# 12. Nuklearmedizinische Untersuchungen der Lunge

Diese modernen Methoden der Lungenfunktionsprüfung sind wenig belastend, in jedem Alter durchführbar und mit geringer Strahlenbelastung verbunden. Eine aktive Mitarbeit des Patienten ist nicht erforderlich.

**Prinzipien**

1 a) Prüfung der Lungendurchblutung (Perfusion) durch intravenöse Injektion radioaktiv markierter Partikel, die vorübergehend zur Embolie von Lungenkapillaren – etwa 1 von 10 000 – führen. Regionale Durchblutungsstörungen werden dadurch erkennbar. Die Methode stellt keine Belastung des Lungenkreislaufes dar. Sie kann mit einem Scanner durchgeführt werden.

1 b) Durch Injektion eines radioaktiven Gases, gelöst in physiologischer NaCl-Lösung, kann ebenfalls die Lungenperfusion untersucht werden; anschließend diffundiert das Gas in die Alveolen und wird abgeatmet (Ventilation).

2) Untersuchung der Ventilation durch Inhalation von $^{133}$Xenon in einem geschlossenen System bis zur gleichmäßigen Verteilung (Äquilibrium), dann läßt man mit der Raumluft das Gas abatmen (Washout).

Für die Untersuchungen mit Gasen, die nur wenige Minuten erfordern, und ihre quantitative Auswertung ist eine Gamma-Kamera mit Rechner erforderlich.

**Indikationen.** Perfusionsstörungen durch Thrombosen oder Embolien (im Kindesalter selten, bei ventrikuloatrialen Shunts und bei zyanotischen Herzfehlern). Stenose oder Agenesie einer Pulmonalarterie, Kompression oder Minderbelüftung von Lungenabschnitten.

Kongenitales Lobäremphysem und seine Differentialdiagnose.

Bronchostenose und Fremdkörperaspiration, wenn die Diagnose röntgenologisch zweifelhaft und eine Bronchoskopie nicht zumutbar ist.

Prä- und postoperative Lungenfunktionsprüfung bei Lungenerkrankungen, Herzfehlern, Trichterbrust, schweren Skoliosen usw.

Nachweis eines subphrenischen Ergusses rechts bei Kombination mit einem Leberscan.

**Kontraindikationen.** Für die Untersuchung der Perfusion (1 a) pulmonale Hypertonie und schwere Lungenerkrankungen mit Dyspnoe. Für die Untersuchung der Ventilation besteht keine Kontraindikation.

**Vorbereitung.** Natriumperchlorat oral bei Verwendung von $^{99m}$Tc-Makroaggregat (s. Fußnote S. 54).

**Sedierung.** Bei Kleinkindern und den langdauernden Untersuchungen mit dem Scanner meist erforderlich.

**Fixierung.** Wenn nötig wie bei Thoraxaufnahme im Liegen beschrieben (S. 115).

**Untersuchungsgang.** 1 a) Zur Untersuchung der Lungenperfusion i. v.-Injektion von $^{99m}$Tc-Makroaggregat 50 µCi/kg in Rückenlage. Anschließend Aufzeichnungen in Rückenlage anterior, posterior, rechts und links anliegend. In speziellen Fällen kommen noch schräge Positionen in Frage.

1 b) Die Untersuchung der Perfusion mit $^{133}$Xenon wird zweckmäßig an die Ventilationsmethode angeschlossen.

2) Ventilation im geschlossenen System, das 8–16 mCi $^{133}$Xenon enthält. Der Patient atmet in dem geschlossenen System, bis die Aktivität über den Lungen nicht mehr ansteigt (Äquilibrium). Anschließend läßt man ihn in das Auffang- oder Entlüftungssystem atmen, bis die Lungenaktivität die Untergrundaktivität erreicht hat.

Danach Untersuchung der Perfusion: Injektion eines Bolus von 300 µCi/kg $^{133}$Xenon intravenös (mindestens 2 mCi, Aktivität von 10–40 µCi/ml). Aufzeichnung der Perfusion und des Washout. Durch den Computer läßt sich eine Funktionsszintigraphie mit Darstellung von Aktivitätskurven über beliebigen »regions of interest« und weitere Programme zur quantitativen Auswertung durchführen.

Die Eiweißpartikel werden in wenigen Stunden abgebaut, das Gas innerhalb von Sekunden eliminiert.

**Strahlenbelastung.** $^{99m}$Tc-Makroaggregat: Lunge 0,2–0,4 mrad/µCi, bei kleinen Kindern ist die Dosis etwas höher, bei Neugeborenen 1,8 mrad/µCi.

$^{133}$Xenon-Injektion von 300 µCi/kg erzeugt für die Lunge eine Dosis von 90 mrad (Säugling) bis etwa 200 mrad bei einem 5jährigen Kind.

# B. Herz und große Gefäße

**Indikationen.** In erster Linie die »Vorfelddiagnostik« bei Vitien. Die fortschreitende Operationstechnik macht in zunehmendem Maße schon im Säuglingsalter eine genaue Diagnosestellung erforderlich. Mit den hier geschilderten konventionellen Methoden muß vor allem die Notwendigkeit und die Dringlichkeit einer Katheteruntersuchung und einer Angiokardiographie entschieden werden.
Weitere Indikationen sind das »große Herz« bei Säuglingen, Herzinsuffizienz, Myokarditis, erworbene Herzfehler, Cor pulmonale und alle Erkrankungen des Perikards.

**Position.** Grundsätzlich kann in aufrechter oder liegender Stellung untersucht werden. Wir bevorzugen die erstgenannte Position bei Untersuchung am Aufnahmestativ.
Wird die Untersuchung im Liegen unter Durchleuchtung ausgeführt, so ist bei Beobachtung der Herzfigur in verschiedenen Atemphasen eine einwandfreie Beurteilung möglich.

**Fixierung und Strahlenschutz.** Siehe Thoraxaufnahmen und -durchleuchtung.

**Abstand.** Am Aufnahmestativ 1,50 m.

**Hartstrahltechnik** ist günstig (s. S. 112).

**Untersuchungsgang** etwa nach folgendem Schema:

**Thoraxaufnahme dorso-ventral** (s. Nr. 1)
Säuglinge und Kleinkinder bis zum 4. Lebensjahr auch ventro-dorsal.
In Verbindung mit den kardiologischen Befunden kann mit dieser Aufnahme schon ein großer Teil der Verdachtsfälle (»Herzgeräusch«) geklärt werden.

**Thoraxaufnahme seitlich** (s. Nr. 5)

**Indikationen.** Nicht in allen Fällen erforderlich; Darstellung des linken Vorhofes, der Tiefenausdehnung des Gefäßbandes, des Retrokardialraumes.

**Position.** Linke Seite plattennahe.

**Technik.** Am Thoraxstativ mit oder ohne Breischluck, wie Nr. 5; besser mit Durchleuchtung und Ösophaguspassage als Zielaufnahme.

### Schrägaufnahmen

a) Im ersten (rechten) Schrägen, Drehung um etwa 60°; der Hinterrand des Herzschattens projiziert sich vor die Wirbelsäule (Abb. 188).

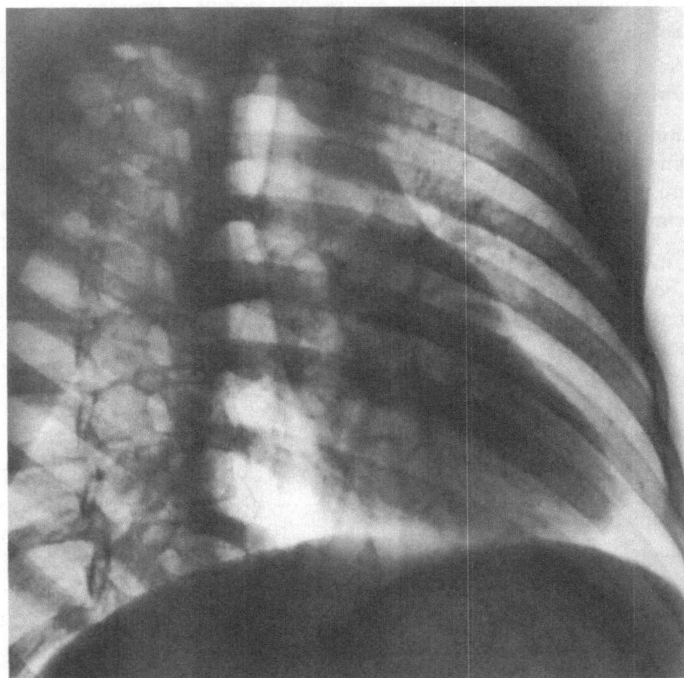

Abb. 188. Röntgenaufnahme des Herzens im ersten Schrägen, Zielaufnahme

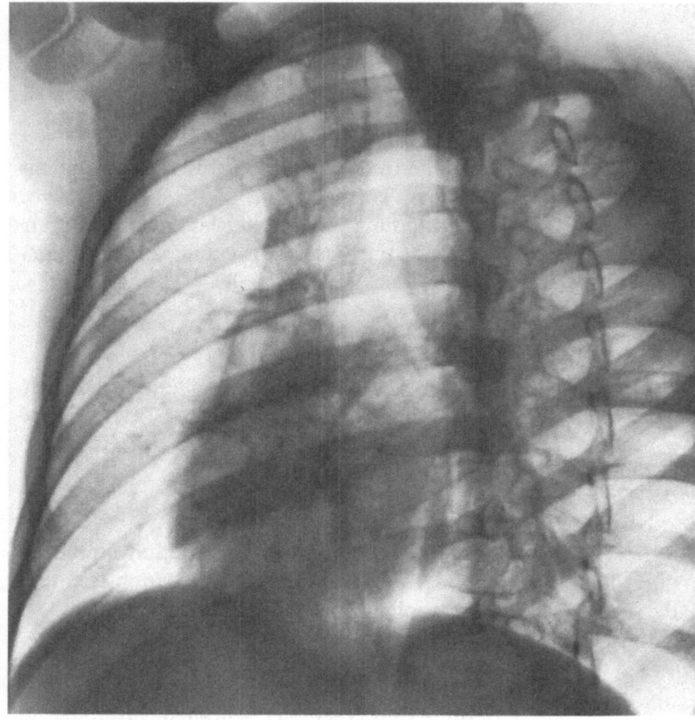

Abb. 189. Röntgenaufnahme des Herzens im zweiten Schrägen, Zielaufnahme

b) Im zweiten (linken) Schrägen, Drehung um 45°; so wird das Kammerseptum etwa orthograd getroffen, ventral liegt der rechte, dorsal der linke Ventrikel (Abb. 189).

**Durchleuchtung**

**Indikationen.** Bei berechtigtem Verdacht auf einen Herzfehler erforderlich, meistens schon, um die schrägen und seitlichen Aufnahmen, sowie die Ösophaguspassage durchzuführen.

**Untersuchungsgang.** Siehe Nr. 10, S. 123.
Die wichtigsten Informationen seien noch einmal hervorgehoben: Pulsation der Herzränder, der Hilusgebiete, der Aorta und der Pulmonalarterien; Veränderung der Herzform beim Pressen (Valsalvaversuch). Vergrößerung einzelner Herzabschnitte in den verschiedenen Drehungsstellungen.

**Ösophagus-Passage**

Prallfüllung der Speiseröhre mit pastenartigem Kontrastmittel. Darstellung von Impressionen und Verlagerungen im Bereich der großen Gefäße im dorso-ventralen und seitlichen Strahlengang; die Verlagerung durch den vergrößer-

ten linken Vorhof stellt sich meist im ersten Schrägen oder im seitlichen Strahlengang dar (dextro-sinist.).
*Zielaufnahmen* im Inspirium. Die Lage des Magens muß ersichtlich sein.

**Technik.** Siehe S. 142 (Abb. 190).

**Schichtuntersuchung**

**Indikationen.** Bei Anomalien der großen Gefäße, falsch einmündenden Lungenvenen und Gefäßmißbildungen innerhalb der Lungenfelder. Die Methode kommt selten zur Anwendung.

**Technik.** Wie bei Nr. 8 (Zonographie).

**Kymographie**

**Indikationen:** In seltenen Fällen zur Klärung von Pulsationsphänomenen, z. B. an der Aorta und den Hilusgefäßen nützlich. Ist nur bei Kindern möglich, die mehrere Sekunden den Atem anhalten können. Die erhebliche Strahlenbelastung kann durch eine Anordnung des Rasters zwischen Röhre und Patient erheblich reduziert werden (Firma Janus) (STUMPF u. GRASSER).

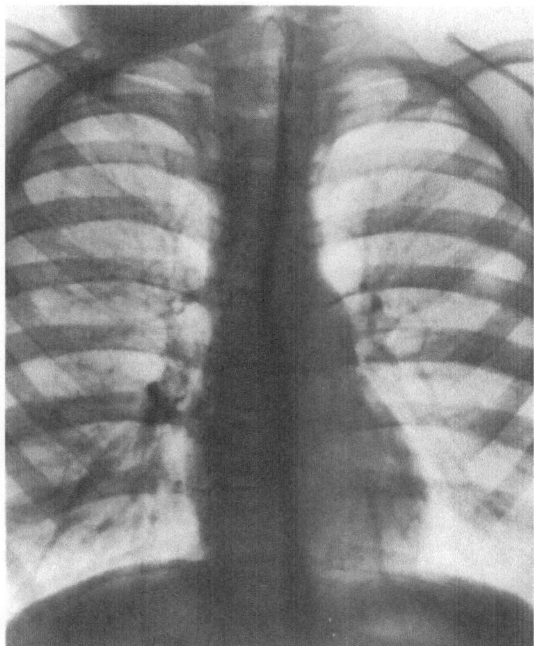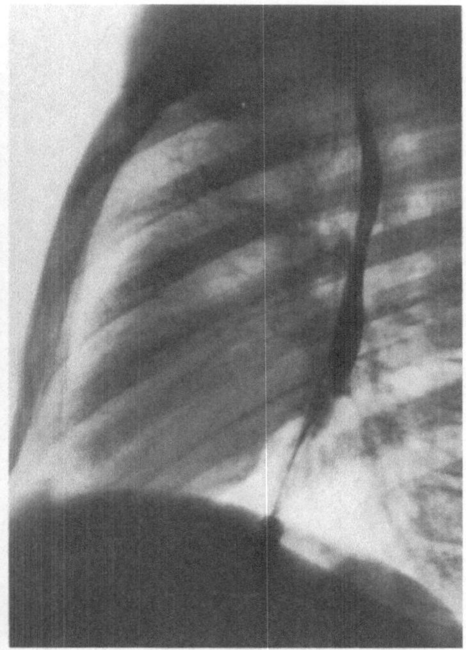

Abb. 190a, b. Ösophaguspassage mit Zielaufnahmen; a) sagittaler Strahlengang, b) seitlicher Strahlengang

## Angiokardiographie

**Indikationen:** Sie ergeben sich aus den gesamten kardiologischen und bisher geschilderten röntgenologischen Untersuchungen.

Die Angiokardiographie bleibt speziellen kardiologischen Zentren vorbehalten und soll hier nicht abgehandelt werden. Prinzipiell gibt es die Möglichkeit der Serienaufnahmen im Großformat (Blattfilmwechsler oder Rollfilm) mit etwa 6–12 Aufnahmen/sec, im Mittelformat (70- oder 100 mm) und die Kinematographie mit 16 mm- oder 35 mm-Film. Sie hat den Vorteil der erhöhten Bildfrequenz von 50/sec und mehr.

## 13. Obere Kavographie

Die Kontrastmitteldarstellung der oberen Hohlvene ist eine ergänzende Methode in der Diagnostik des oberen Mediastinum.

**Indikationen.** Feststellung tumorbedingter Verlagerungen, Kompressionen mit Abflußstörung oder auch totalen Verschlüssen (z. B. infolge Tumoreinbruch) der V. cava sup. vor allem präoperativ.

Bei pathologischen Gefäßprozessen des venösen Systems, wie Abflußstörungen aus den oberen Extremitäten, Anomalien der V. cava sup. und ihrer Differentialdiagnose.

Weiterführende Methode bei unklarer Mittelschattenverbreiterung im Thoraxröntgenbild (z. B. bei atypisch gelegenem Thymus).

Zur Kontrolle der venösen Abflußwege eines ventrikulo-atrialen Shunts.

Auf die diagnostischen Möglichkeiten im oberen Mediastinum mittels der Computertomographie sei hingewiesen.

**Vorbereitung.** Säuglinge und unruhige Kleinkinder gut sedieren oder Untersuchung in Narkose.

**Kontrastmittel.** Die für Angiographien üblichen Kontrastmittel oder das speziell für Phlebographien entwickelte Urografin 45% (Jodgehalt 220 mg/ml, 50 ml-Flasche mit 11,0 g).

Dosis:

| | | |
|---|---|---|
| bei Säuglingen | 4 ml/kg/KG | Gesamtdosis |
| bei Kleinkindern | 15 mi | aufgeteilt |
| bei Schulkindern | 20 ml | auf beide |
| | | Arme |

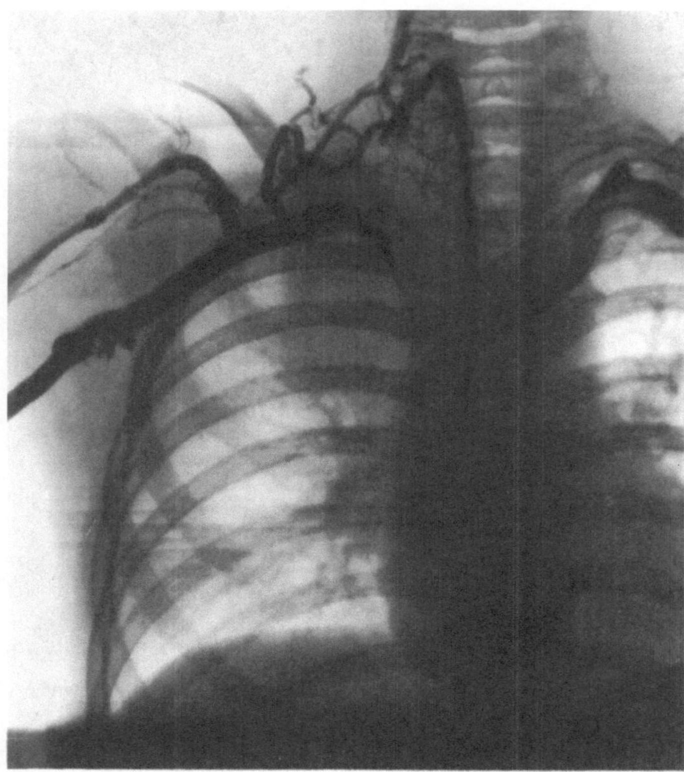

Abb. 191. Obere Kavographie mit Blattfilmwechsler. Chronisch-entzündlicher Prozeß im rechten oberen Mediastinalbereich mit Ummauerung der V. cava sup. und Kollateralkreislauf (8jähriger Junge)

**Position.** Rückenlage auf dem Durchleuchtungs- oder Angiographie-Tisch.

**Fixierung.** Säuglinge und Kleinkinder an beiden Armen von den injizierenden Ärzten, Fixiergurt um den Körper. Fixierung entfällt bei Narkose.

**Strahlenschutz.** Vollständige Abdeckung des Abdomen einschließlich der Gonadengegend.

**Untersuchungsgang.** Je eine Armvene der rechten und linken Seite (V. cubitalis oder V. basilica) wird anpunktiert, Stauung an den Oberarmen. Mit Beginn der Injektion und gleichzeitiger Lösung dieser Binden werden entweder unter Bildverstärkerkontrolle mehrere Zielaufnahmen in Mittelformattechnik in kurzen Abständen angefertigt oder mit dem Blattfilmwechsler 8–10 Aufnahmen im Abstand von 1 Sekunde ausgelöst (Abb. 191).

Bei größeren Kindern können (wie auch bei Erwachsenen) die Injektionsnadeln an eine Druckinjektionsspritze über eine Y-Kupplung angeschlossen werden. Die Injektion erfolgt dann ohne vorherige Stauung unter einem Druck von 2 atü. Injektionsdauer: ca. 3 Sekun-

den. Mit Injektionsbeginn Serienaufnahmen mit dem AOT-Blattfilmwechsler über 7–10 Sekunden, 1/Bild sec. Der frühzeitige Beginn der Serie ist erforderlich, um nicht eine retrograde Venenfüllung oder Flußumkehr zu übersehen und um das kollaterale Gefäßnetz zu erfassen. Alternativ ist auch Mittelformattechnik möglich.

Die *einseitige Füllung* ist besonderen Fragestellungen vorbehalten oder manchmal aus technischen Gründen (fehlende Punktionsmöglichkeit, Mißlingen der Injektion) gegeben. Sie ergibt bei Säuglingen regelmäßig ein gutes Bild. Es empfiehlt sich, den Abfluß der kontralateralen Seite zu drosseln und höhere Kontrastmittelmengen als für eine Seite angegeben zu verwenden.

## 14. Nuklearmedizinische Untersuchungen von Herz und Kreislauf

Diese nichtinvasiven Methoden können auch schwerkranken Patienten zugemutet werden. Vor oder anstelle einer Angiographie bzw. Angiokardiographie sind wichtige diagnostische Ergebnisse möglich.

**Prinzip.** Bolusinjektion eines Nuklids intravenös und Aufzeichnung der Passage durch Herz, Lungen und die großen Gefäße. Qualitative Auswertung durch Sequenzszintigraphie, volle Ausnutzung der diagnostischen Möglichkeiten mit quantitativen Aussagen durch ein leistungsfähiges Kamera-Computersystem (Funktionsszintigraphie). Es gibt auch fahrbare Systeme für Intensivstationen.

**Indikationen.** Angeborene Herzfehler mit Links-Rechts-Shunt; Tetralogie, Pulmonalstenose, Transposition, arteriovenöse Fistel.
Differentialdiagnose der Zyanose bei Neugeborenen und des Atemnotsyndromes (offener Ductus arteriosus Botalli!).
Verschlüsse der oberen oder unteren Hohlvene (Nuklid-Kavographie). Perikarderguß (hier sollte zunächst die Ultraschalldiagnostik eingesetzt werden).
Nach Herzoperationen.

**Vorbereitung.** Natriumperchlorat (s. Fußnote S. 54).

**Sedierung.** Die Patienten müssen ruhig liegen oder sitzen und dürfen nicht schreien, daher kann eine medikamentöse Sedierung erforderlich sein.

**Fixierung.** Bei ruhigem Verhalten nicht erforderlich.

**Untersuchungsgang.** Kleine Kinder werden in Rückenlage, größere im Sitzen untersucht. Stellung der Kamera und Schräglage des Patienten je nach Fragestellung.
Injektion von $^{99m}$-Tc-Pertechnetat, 200 µCi/kg als Bolus – mindestens 2 mCi in kleinem Volumen von 30 mCi/ml – in die Vena jugularis oder durch einen Vena-cava-Katheter.
Sequenzszintigraphie mit 1–2 Bildern/sec etwa 15 Sekunden lang,
Funktionsszintigraphie mit 10–20 Aufnahmen/sec.
Bei Perikarderguß Aufnahmen auch nach 10–20 Minuten.

**Strahlenbelastung.** Ein Kind von 12 kg Gewicht erhält 2,4 mCi $^{99m}TcO_4$, Gonadendosis 220 mrad, der Magen erhält als »kritisches Organ« 1270 mrad.

*Bemerkung.* Bei Verwendung von $^{99m}Tc$-DTPA ist eine Prämedikation mit Natriumperchlorat nicht erforderlich, da diese Substanz schneller eliminiert wird.

# IV. Die Röntgenuntersuchung des Abdomen und der Abdominalorgane

## Allgemeines

Die Untersuchung der Bauchorgane nimmt einen bedeutenden Raum in der Kinderröntgenologie ein. In diesem Bereich ereignen sich die meisten Irrtümer; eine rasche Diagnose ist häufig erforderlich und kann oft mit einfachen Mitteln gestellt werden.

In der *Neugeborenenperiode* erfordern vor allem die Ileus-Syndrome, die durch Atresien und Stenosen im Magen-Darmtrakt hervorgerufen werden, eine rasche Klärung. Die Differenzierung funktioneller und mechanischer Passagestörungen (Volvulus, Mekoniumpfropf-Syndrom, Mekonium-Ileus, Aganglionose u. a.) ist von Bedeutung.

Tumoren im Abdomen sind in dieser Altersstufe noch selten.

Im *Säuglingsalter* sind Funktionsstörungen und Bildungsfehler des Kardiabereiches, Pylorusstenosen und andere Ursachen des rezidivierenden Erbrechens die wesentlichen Indikationen. Eine typische Erkrankung dieser Altersstufe ist die Invagination. Relativ selten sind Lageanomalien des Magen-Darmkanals.

Im *Kleinkindes- und Schulalter* wird der »akute Bauch« häufiger und verlangt eine rasche Untersuchung.

Weitere diagnostische Aufgaben entstehen bei Blutentleerung aus dem Darm, chronischer Obstipation und Tumoren im Abdomen.

Die häufigen rezidivierenden Bauchschmerzen (»Nabelkoliken«) machen in bestimmten Fällen eine Röntgenuntersuchung erforderlich.

Die bei Erwachsenen vorherrschenden Ulzera des Magens und Duodenum haben bei Kindern geringere Bedeutung.

Sarkome kommen gelegentlich, Karzinome so gut wie gar nicht vor.

## A. Untersuchung des Abdomen ohne Kontrastmittel

Das neugeborene Kind schluckt vom ersten Atemzuge an Luft, die allmählich den ganzen Magen-Darmkanal füllt und im Normalfall nach ca. 8–12 Std das Rektum erreicht. Ein bis zu 48 Std post partum anhaltender Meteorismus ist physiologisch. Eine mäßige, kontinuierliche Luftfüllung des gesamten Darmkanales bleibt im ganzen Säuglings- und Kleinkindesalter bestehen. Dieser Luftgehalt wirkt häufig störend, läßt sich jedoch als negatives Kontrastmittel auch diagnostisch ausnützen (Abb. 192).

Der Magen des Säuglings ist nach den Mahlzeiten, besonders bei reichlich mitgeschluckter Luft, sehr groß und kann den gesamten Ober- und Mittelbauch

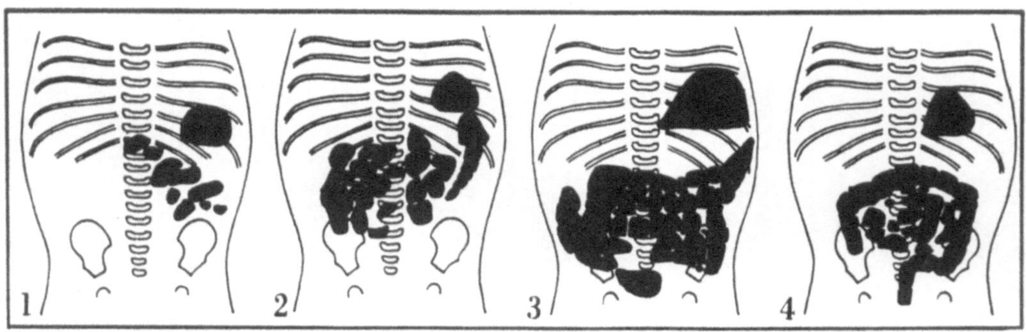

Abb. 192. Schema der physiologischen Luftverteilung im Magen-Darm-Trakt beim Neugeborenen (nach H. G. WOLF): 1 Std (*1*), 5 Std (*2*), 12 Std (*3*), 48 Std (*4*) post partum

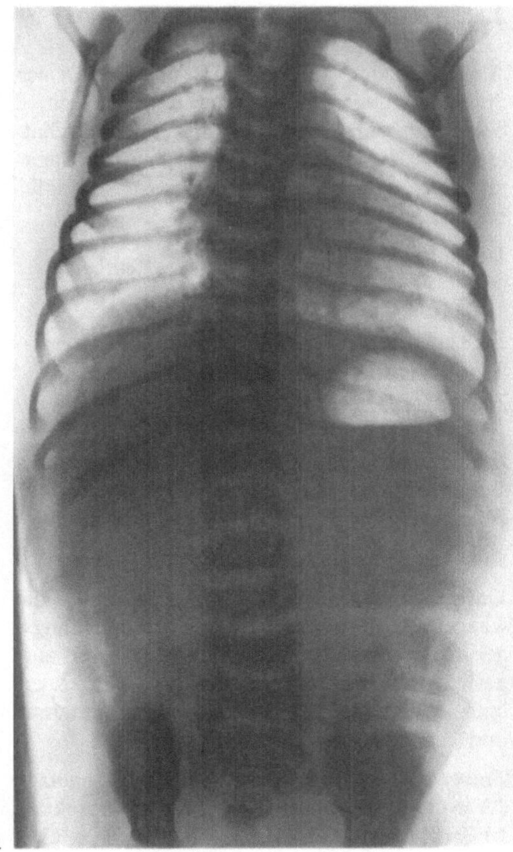

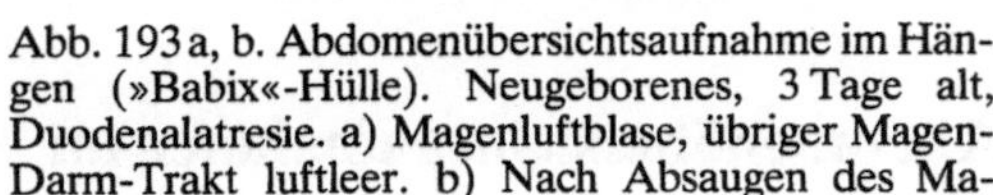

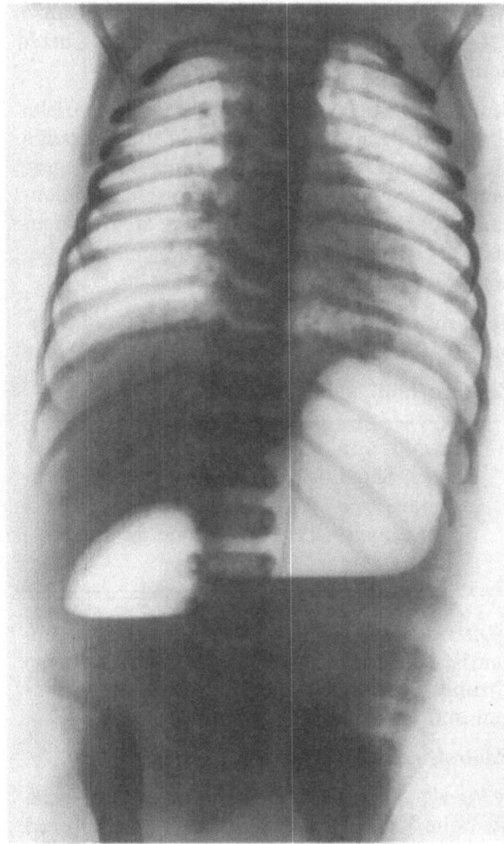

a

b

Abb. 193a, b. Abdomenübersichtsaufnahme im Hängen (»Babix«-Hülle). Neugeborenes, 3 Tage alt, Duodenalatresie. a) Magenluftblase, übriger Magen-Darm-Trakt luftleer. b) Nach Absaugen des Mageninhaltes und Luftinsufflation typisches Bild der Spiegelbildung im Magen und erweiterten Duodenum bei Duodenalatresie. Außerdem Herzfehler mit vermehrtem Lungendurchfluß

einnehmen. Dieser Umstand kommt der urologischen Röntgendiagnostik dieser Altersstufe entgegen, ist jedoch für andere Aufnahmen und aus Gründen der vermehrten Streustrahlung ungünstig.

Die Abdomenübersichtsaufnahmen genügen in der Mehrzahl der Fälle als einzige Untersuchungsmethode im frühen Kindesalter, in dem umfangreiche und belastende Untersuchungen von längerer Dauer möglichst vermieden werden sollen.

Zwar läßt sich auf Grund des Abdomenübersichtsbildes nicht immer eine präzise Diagnose stellen, meist ist aber die Entscheidung über konservatives oder operatives Vorgehen und die Lokalisation eines Verschlusses möglich. Zur Differentialdiagnose und zur Erkennung einer Pneumonie oder Aspiration sollten die Thoraxorgane gleichzeitig mitabgebildet werden.

# Abdomenübersichtsaufnahmen in aufrechter Position

## 1. Abdomen im sagittalen Strahlengang

**Indikationen.** Diese Aufnahme ist stets der erste Schritt bei der Untersuchung akuter abdominaler Krankheitsbilder und bei Passagestörungen jeder Genese. Das Ergebnis entscheidet über die Notwendigkeit weiterer Methoden mit und ohne Kontrastmittel.

*Unnötig* ist diese Aufnahme bei Ösophagusstenosen, Hiatushernien und in der Regel bei Pylorusstenosen.

**Vorbereitung.** Nicht erforderlich.

**Position und Fixierung:** *Säuglinge* im Hängen in der »Babix«-Hülle.

*Kleinkinder und Schulkinder,* je nach Krankheitszustand im Stehen oder wie Nr. 3. Einzelheiten s. S. 12.

**Strahlenschutz.** Bei Knaben Gonaden mit Blei abdecken. Bei Mädchen können die Gonaden nicht geschützt werden. Da sie dorsal liegen, werden sie bei antero-posteriorem Strahlengang weniger Strahlung erhalten als in umgekehrter Richtung, besonders bei aufgetriebenem Abdomen.

**Feldgröße.** Basale Lungenabschnitte bis Symphyse.

**Zentralstrahl.** Nabelgegend (Abb. 193).

---

Abstand: 1 m oder 1,5 m
Raster: Säuglinge ohne, sonst FF am Vertigraphen
Folie: universal, besser seltene Erden
Fokus: groß

---

*Bemerkungen.* Bei Neugeborenen und Säuglingen ist es nützlich, die Thoraxorgane ganz mit abzubilden; so können Pneumonien, Aspirationen und Herzfehler erfaßt werden.

*Zentralstrahl.* Epigastrium.

*Feldgröße.* Thorax und Abdomen. Durch relativ hohe kV (~65) bleibt die Belichtungszeit kurz genug.

Eine *mangelhafte Luftfüllung* des Magen-Darmkanales findet man:
bei unreifen und geschädigten Neugeborenen, da sie weniger Luft schlucken,
bei Hiatushernien bzw. Kardiainsuffizienzen, weil die Luft wieder entweicht,
bei hochsitzenden Darmstenosen und -atresien durch das heftige Erbrechen.

Zur Klärung der Diagnose legt man eine Magensonde, saugt die meist reichlich vorhandene Flüssigkeit ab und injiziert in linker Seitenlage 30–50 ml Luft. Die nachfolgende Abdomenübersichtsaufnahme zeigt die Passagemöglichkeiten deutlicher. Nicht selten wird jetzt erst das klassische Bild der Duodenalatresie bzw. -stenose mit ihren zwei Flüssigkeitsspiegeln sichtbar (Abb. 193).
*Äußere* Duodenalstenosen können intermittierend Symptome machen; zu ihrem Nachweis ist häufig eine Kontrastmitteluntersuchung des oberen Verdauungstraktes erforderlich. Ein indirekter Hinweis ist eine durch Kontrasteinlauf nachweisbare Malrotation II.

## 2. Abdomen im seitlichen Strahlengang

Als Ergänzung zu Nr. 1. Hiermit lassen sich Spiegelbildungen, Luft unter dem Zwerchfell bei Darmperforation, unklare Weichteilschatten, Verlagerungen des Darmes in der Sagittalebene und Zwerchfellanomalien besser differenzieren.

**Technik.** Wie bei Nr. 1.

## 3. Abdomen im sagittalen oder seitlichen Strahlengang unter Durchleuchtung als Zielaufnahme

**Indikationen.** Schwerkranke Kinder, die nicht stehen können; Indikationen wie Nr. 1, s. auch Nr. 6.

**Technik.** Wie bei Durchleuchtung (s. S. 16).

**Untersuchungsgang.** Das Kind wird auf die waagerecht gestellte Platte des Untersuchungsgerätes gelegt und dieses vorsichtig soweit aufgerichtet, wie es der Zustand des Kindes erlaubt; dann rasche Auslösung der Aufnahme und Rückkehr in die Horizontallage.

*Bemerkung:* Aufnahme in Kopfhängelage (WANGENSTEEN u. RICE) s. unter »Anorektale Mißbildungen« S. 166ff.

# Abdomenübersichtsaufnahmen im Liegen

## 4. Abdomen in Rückenlage, vertikaler Strahlengang

**Indikationen.** Beurteilung von Organschatten (Milz, Leber, Niere),
unklare und chronisch rezidivierende Bauchschmerzen,
verschluckte Fremdkörper,
intraabdominale und retroperitoneale Verkalkungen,
Tumoren,
zu Beginn eines i. v.-Urogramms (s. S. 202ff.).

**Vorbereitung.** Je nach Indikation und Situation. In akuten Fällen und bei *Säuglingen* ist in der Regel keine Vorbereitung möglich.
*Klein- und Schulkinder* bekommen am Abend vorher leichte Kost und einen Reinigungsein-

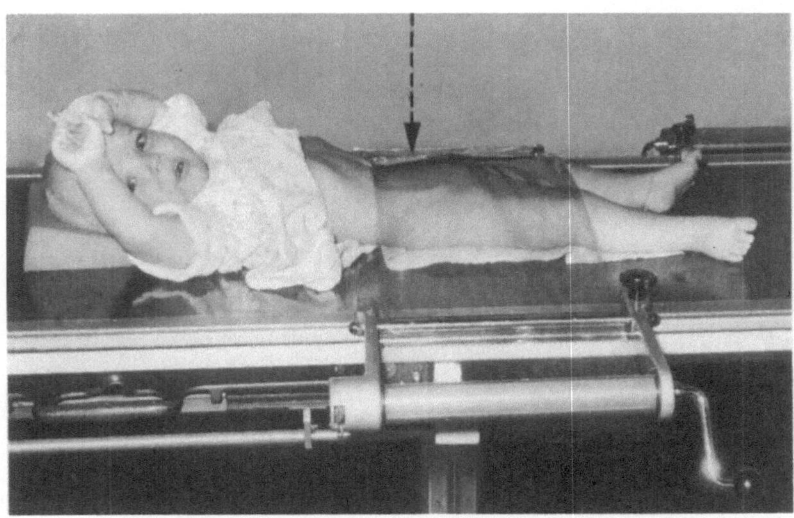

Abb. 194. Position zu Nr. 4. Abdomenübersichtsaufnahme im Liegen, Säugling. Fixiergurt (Kompressorium) über Oberschenkel und Abdomen

lauf, bleiben am Morgen des Untersuchungstages nüchtern und werden mit ½–1 Dulcolax-Suppositorium (Wirkungseintritt nach 30–45 min) abgeführt. Zur natürlichen Entgasung läßt man sie möglichst aufstehen.
Längere Wartezeiten vor der Untersuchung lassen die Kinder unruhig werden; durch Weinen und Schreien kommt erneut Luft in den Magen-Darmtrakt.

**Fixierung.** *Säuglinge und Kleinkinder* erhalten ein Kompressorium über Bauch und Oberschenkel. Kopf und nach oben geschlagene Arme werden von einer Begleitperson gehalten, die mit Bleihandschuhen und Bleischürze versehen ist und auf das Kind auch beruhigend einwirkt (Abb. 194). *Säuglinge* können auch in der »Babix«-Hülle fixiert werden, wofür sich eine abgewandelte Form bewährt hat (s. S. 83), oder schließlich durch Anwickeln der Arme am Thorax mit breiten elastischen Binden.

**Strahlenschutz.** Bei Knaben Abdecken der Gonaden; bei Mädchen Bleischutz der Gonaden nur bei gezielter Untersuchung des Ober- und Mittelbauches.

**Zentralstrahl.** Nabel.

**Feldgröße.** Symphyse bis Zwerchfell.

---

Abstand: 1 m          Folie: universal, besser
Raster: FF            seltene Erden
                     Fokus: groß

---

## 5. Abdomen in Seitenlage, vertikaler Strahlengang

**Indikationen.** Ergänzung zu Nr. 4. Lokalisation von Konkrementen, Tumoren, Verlagerung von Darmabschnitten und Beurteilung der Zwerchfellkuppeln.
*Technik.* Wie bei Nr. 4.

## 6. Abdomen in Rücken- oder Seitenlage, horizontaler Strahlengang

**Indikationen.** Ersatzaufnahme für Nr. 1, wenn schwerkranken Kindern eine aufrechte Position nicht zuzumuten ist. Vor allem bei Verdacht auf Ileus oder freie Luft im Bauchraum. Bei Seitenlage linke Seite unten.

**Fixierung.** Die Kinder liegen auf dem Bucky-Tisch, eine Fixierung ist meist nicht möglich, behelfsmäßig werden Arme und Beine gehalten, eventuell durch Sandsäcke unterstützt.

**Strahlenschutz, Zentralstrahl und Feldgröße.** Wie bei Nr. 1 (Abb. 195).

---

Abstand: 1,50 m
Raster: ohne, senkrecht angestelltes stehendes Raster oder Vertigraph, Hartstrahltechnik
Folie: hochverstärkend, seltene Erden
Fokus: groß

---

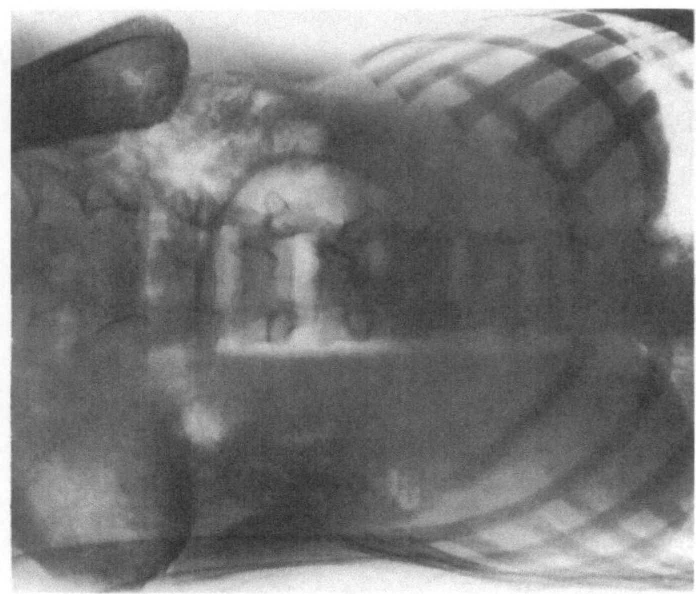

Abb. 195. Röntgenaufnahme zu Nr. 6. Abdomen in linker Seitenlage, horizontaler Strahlengang

Nachweis kleiner intraperitonealer Ergüsse (JORULF): Eingeblendete Aufnahme (~ 10 cm Breite) beider Flanken in Rückenlage, vertikaler Strahlengang, Feldgröße von der Lungenbasis bis zum Beckenkamm. Falls keine klare Diagnose möglich ist, wird der Patient für 3–5 Minuten in die rechte Seitenlage gebracht, dabei möglichst Kopftieflage von 30°. Anschließend wieder Rückenlage und Wiederholung der ersten Aufnahme der rechten Flanke. Der Vergleich der ersten und zweiten Aufnahme läßt eine Flüssigkeitsansammlung zwischen Flankenschatten, Darmwand und Leberunterrand erkennen.

# B. Untersuchung des Verdauungstraktes mit Kontrastmittel

## Die Kontrastmittel

### Bariumsulfat (Barium sulfuricum puriss.)

Diese Substanz ist als Pulver mit verschiedenen Zusätzen für orale bzw. rektale Anwendung im Handel, z. B.:
Neobar (Merck),
Unibaryt C (Röhm & Haas),
Micropaque (Nicholas GmbH, gebrauchsfertige, stabilisierte und wohlschmeckende Suspension, pastenartig in Tuben als Microtrast),
Bariumsulfat (Boehringer-Ingelheim) mit $CO_2$ als Fertigsuspension.

## a) Orale Anwendung

*Säuglinge* werden mit der Flasche, der Spezialflasche nach FÖRSTER (Abb. 196) oder mit dem Löffel gefüttert. Wird das Kontrastmittel sehr schlecht genommen, kann es bei Flaschenfütterung durch Druck auf den Sauger vorsichtig eingeträufelt werden. Die wirksamste Methode ist das Einspritzen durch eine dünne Magensonde, deren Spitze oberhalb der zu untersuchenden Region in der Speiseröhre oder im Magen liegt.

GIEDION entwickelte einen Nuckel mit Plastikring, durch den ein Polyäthylenkatheter geführt ist (»Catheter-Dummy«, Fa. Radiplast, Uppsala). Der Ring wird am Mund mittels um die Ohren gespannter Gummibänder befestigt, der Sauger vor der Kontrastmittelzufuhr mit Zuckerwasser angefeuchtet. Mit dem Beginn der Saugbewegungen wird das Kontrastmittel durch den Katheter instilliert, das offene Katheterende soll je nach Fragestellung im Pharynx

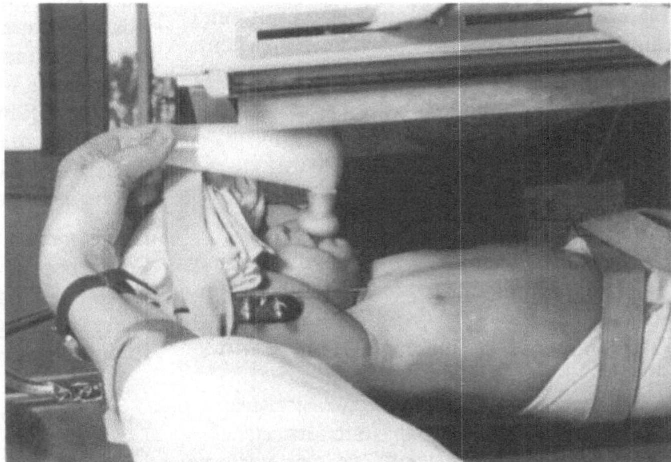

Abb. 196. Spezialflasche nach FÖRSTER

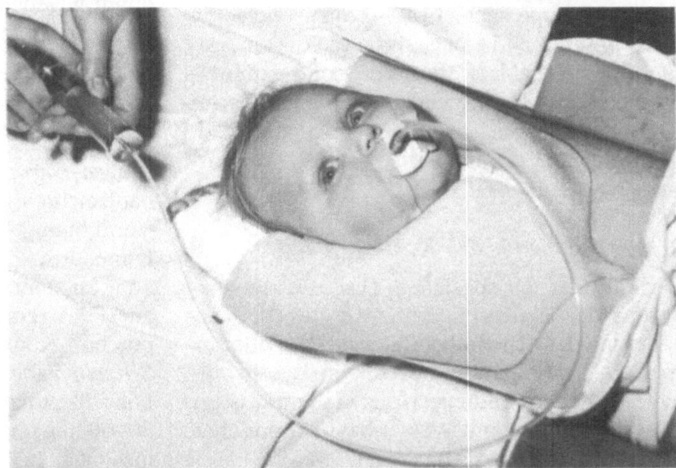

Abb. 197. »Catheter-Dummy« nach GIEDION

bzw. oberen Ösophagus liegen, womit die pharyngeale oder orale Phase des Schluckaktes erfaßt wird (Abb. 197).

*Klein- und Schulkinder* erhalten wie Erwachsene breiartige Kontrastmittel mit dem Löffel, dünnflüssigere trinken sie aus dem Becher, bei Untersuchung im Liegen können sie das Kontrastmittel mit einem gebogenen Strohhalm oder einem Plastikröhrchen (Meterware) aus dem Becher selbst ansaugen.

Falls eine Geschmacksverbesserung erwünscht ist, kann man Saccharin, etwas Himbeersirup oder einige Milliliter Gastrografin zusetzen.

*Untersuchung der Speiseröhre.* Normalerweise erfolgt die Untersuchung mit einer sahneartigen Suspension, die bei Flaschenfütterung dickflüssig durch ein relativ großes Saugerloch gehen muß.

Zur Untersuchung in Prallfüllung soll das Barium eine pastenartige Konsistenz haben.

*Magen-Darmpassage.* Die Untersuchung der Magenschleimhaut gelingt am besten mit einer Aufschwemmung von sahneartiger Konsistenz, bei der Dünndarmpassage kann das Kontrastmittel dünnflüssiger sein.

Gesamtmenge:

| | |
|---|---|
| Säuglinge | 30–50–100 ml |
| Kleinkinder | 100–150 ml |
| Schulkinder | 150–200 ml |

*Passagebeschleunigung.* Eine Beschleunigung der Dünndarmfüllung ist durch Zusätze zu erreichen:

Gastrografin, 10–15 ml auf 100 ml Kontrastmittel,

Sorbit, etwa 5 g auf 100 ml Kontrastmittel,

Solcoray, 15 ml auf 100 ml Kontrastmittel.

Mit diesen Präparaten bzw. Zusätzen wird die Ileozökalklappe nach etwa 1–3 Std erreicht, die Dickdarmfüllung ist nach 4–6 Std vollständig. Eine kleine Mahlzeit nach der Kontrastmittelpassage des Magens und oberen Dünndarms wirkt auf die weitere Passagegeschwindigkeit begünstigend, ebenso Trinkenlassen von Eiswasser.

*b) Anwendung für den Kontrasteinlauf*

Bariumsulfat mit speziellen Zusätzen zur Förderung der Entleerung ohne wesentliche Veränderung des Schleimhautbildes, z. B. Dulcolax spezial. Die Präparate dürfen kein Tannin enthalten. Die Anwendung erfolgt in dünnflüssiger Aufschwemmung mit Wasser bzw. isotonischen Salzlösungen (s. S. 160).

Gesamtmenge:

| | |
|---|---|
| Säuglinge | 150–200 ml, |
| Kleinkinder | 250–500 ml, |
| Schulkinder | 1,0–1,5 l. |

*Doppelkontrastuntersuchung des Kolons.* Im Gegensatz zum normalen Kontrasteinlauf muß hier die Suspension eine rahmartige Beschaffenheit haben und frei von Luftblasen sein.

WELIN benutzt Unibaryt C in einer Mischung, die »etwas dicker als gewöhnlich ist«. Gut geeignet ist Micropaque in der Verdünnung 1:1.

## Gastrografin (Schering)

Dieses wasserlösliche Kontrastmittel ist 76%iges Urografin mit Geschmackskorrigentien und einem Netzmittel.

Die Resorption aus dem Darm beträgt bei normalen Passageverhältnissen etwa 0,5–2%, bei Stenosen und Entzündungen wahrscheinlich mehr. Durch den hohen osmotischen Druck der Lösung kommt es im Magen-Darmkanal zu einer Verdünnung auf das 6fache Volumen. Zu hohe Dosen wirken stark laxierend wie ein salinisches Abführmittel. Dieser osmotische Effekt kann auch zu einer gefährlichen Verminderung des Plasmavolumens führen, deshalb sind die Höchstmengen zu beachten!

Höchstmengen der unverdünnten Lösung:

| | |
|---|---|
| Frühgeborene | 3–5 ml, |
| junge Säuglinge | etwa 10 ml, |
| ältere Säuglinge | 10–15 ml, |
| Kleinkinder | etwa 20 ml. |

*Untersuchung der Speiseröhre.* Bei Beachtung der Maximaldosierung kann Gastrografin unverdünnt oder 1:1 mit Wasser oder Tee verdünnt gegeben werden. Der Kontrast ist dann auch für detaillierte Untersuchungen ausreichend.

*Indikationen:* Ösophagusperforation, Nahtinsuffizienz.

*Magen-Darmpassage.* Kontrast und Schleimhautzeichnung sind im Magen-Duodenum bei Verdünnung 1:1 bis 1:2 noch ausreichend, im Dünndarm kommt es durch die rasche Verdünnung zu keiner Schleimhautdarstellung. Hier ist auch das reine Gastrografin nur zur orientierenden Kontrolle der Passage brauchbar.

*Schnellpassage* s. S. 156.

Die Ileozökalklappe wird oft schon nach 30–60 min erreicht, die Füllung des Dickdarmes nach 1–2–4 Std. Durch zunehmende Wasserrückresorption ist der Kontrast im Dickdarm wesentlich besser und erreicht fast den einer Barium-Suspension. Bei erheblichen Entleerungsstörungen des Dickdarmes kann das Gastrografin noch nach Wochen erkennbar sein.

*Indikationen.* Bei Verdacht auf Perforation des oberen Verdauungstraktes, zur Feststellung der Lokalisation.

Bei allen im Nativbild zu vermutenden Atresien oder Stenosen des oberen Verdauungstraktes, wenn mit nachfolgender Operation zu rechnen ist, insbesondere bei Mißlingen der auf S. 136 beschriebenen Luftinsufflation bei Duodenalstenose.

Zur orientierenden Schnellpassage des Darmes bei unklarem, rezidivierenden oder intermittierenden Ileus, ferner beim akuten Abdomen unklarer Ursache.

*Kolonkontrasteinlauf.* Hier ist Gastrografin in einer Verdünnung von 1:2 bei allen Risikofällen indiziert, d. h., wenn eine Perforation zu befürchten ist, ferner bei besonderen Situationen mit unklaren Passagebedingungen, z. B. Darstellung des aboralen Schenkels bei Anus praeter, Fistelfüllung bei Analagenesie, bei unklaren Ileusfällen oder akutem Abdomen im ersten Lebensjahr. Anwendung bei Mekoniumileus S. 171.

**Dionosil Aquosum (Glaxo), Hytrast (Byk-Gulden) oder Propyliodon (Cilag).**

Diese wäßrigen isotonischen Kontrastmittel zur Bronchographie sind bei starker Aspirationsgefahr (Ösophagusatresie, Ösophago-Trachealfistel, Schlucklähmung) indiziert. Sie können 1:1 mit Wasser verdünnt oder in reiner Substanz gegeben werden; die benötigten Mengen sind bei den angegebenen Indikationen nur gering.

# 7. Pharynx und Ösophagus

Der Schluckakt muß stets in allen drei Abschnitten (pharyngeal, ösophageal, kardial) untersucht werden, da häufig Störungen in mehreren Abschnitten vorliegen.

Die Ösophaguspassage wird, abgesehen von ihren speziellen Indikationen, bei jeder Magenbzw. Darmuntersuchung mitbeobachtet. Zielaufnahmen fertigt man nur bei pathologischen Befunden an. Bei gastro-ösophagealem Reflux oder Hiatushernie ist die Ösophaguspassage allein nicht ausreichend, sondern eine Ösophagus-Magen-Duodenumuntersuchung mit entsprechender Vorbereitung (nüchtern!) erforderlich.

Neben der hier geschilderten Technik wird die Pharynx- und Ösophaguspassage in der Regel auch bei der Magenpassage beobachtet. Aus methodischen Gründen wird dort die Untersuchung der Kardia ausführlich behandelt, s. Nr. 11.

**Indikationen:** *Neugeborene und Säuglinge.*
Saug- und Schluckstörungen, Hustenanfälle beim Trinken (s. Nr. 10). Alle Formen unbeeinflußbaren Erbrechens (Pylorushypertrophie s. S. 294).
Stridor congenitus.
*Alle Altersstufen.* Schluck- und Passagestörungen jeder Genese: Fremdkörper, angeborene und erworbene Stenosen, Verbrühungen und Verätzungen s. S. 293. Einengungen und Verlagerungen durch Strumen, aberrierende Gefäße, jeder pathologische Befund im Bereich des Mediastinum.
Ösophagusvarizen.
Rezidivierende Pneumonien unklarer Genese.
Herz- und Gefäßmißbildungen (s. S. 130).
Funktionelle Störungen.

**Kontraindikationen.**    Ösophagusatresie, s. Nr. 9.
Atresien und alle Formen von akuten Passagestörungen im Dünn- und Dickdarm, akutes Abdomen.

**Vorbereitung.** Nüchtern lassen.

**Kontrastmittel** (s. S. 139). Normalerweise Barium in sahniger Konsistenz, bei Prallfüllung besser eine pastenartige Zubereitung.

**Position.** *Säuglinge und Kleinkinder* lassen sich am besten *im Liegen* untersuchen.
Bei Ösophagitis, Gefäßanomalien und Ösophagusvarizen müssen *alle* Kinder im Liegen untersucht werden, hier kommt es auf eine Schleimhautdarstellung bei entspanntem Organ bzw. auf Erzielung einer Prallfüllung an.
*Aufrechte* Position ist zweckmäßig bei der Suche nach Fremdkörpern und bei Stenosen jeder Genese.

**Fixierung.** Siehe Kapitel Ruhigstellung, S. 16.

*Säuglinge.* Cellon-Hülle für alle Positionen, Schaumgummiunterlage bzw. Aufsatztisch oder Holzwanne.

**Strahlenschutz.** Abdecken des Unterbauches und der Gonaden, kurze Durchleuchtungszei-

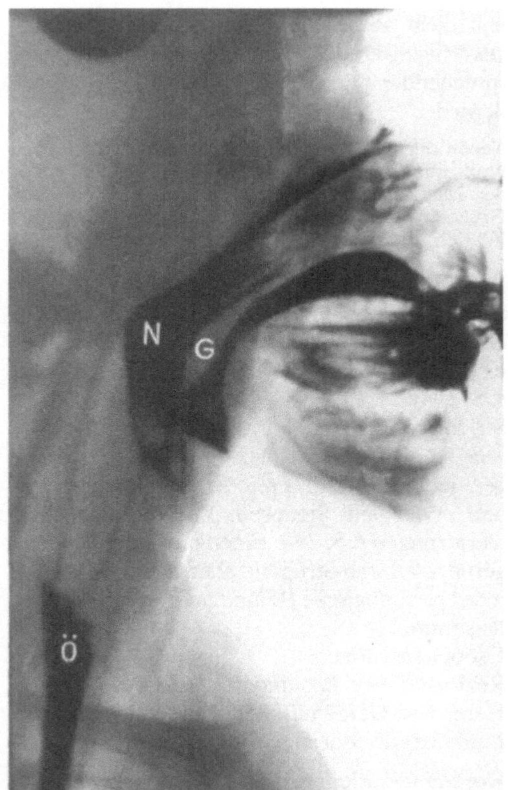



Abb. 198. Zielaufnahme des pharyngealen Schluck-aktes bei Gaumensegelparese. Das Gaumensegel (*G*) hängt schlaff herunter, das Kontrastmittel dringt re-trograd in den Nasopharynx (*N*). Ösophagus (*Ö*)

ten, enges Einblenden; s. auch Kapitel Strah-lenschutz.

**Untersuchungsgang:** Ergibt sich vor oder wäh-rend der Untersuchung die Notwendigkeit ei-ner Breipassage des Magens, so wird diese zu-erst durchgeführt. Erst nach Abschluß der Ma-gen-(Darm-)Untersuchung folgt dann die Un-tersuchung der Speiseröhre mit dicker-flüssi-gem Kontrastmittel. Andernfalls ist der Magen zu sehr mit Kontrastmittel gefüllt und eine Schleimhautdiagnostik nicht mehr möglich. Eine komplette Untersuchung beginnt mit ei-ner kurzen Durchleuchtung des Abdomen in aufrechter Position, um Luftgehalt und Spiegel-bildungen des Darmes zu erfassen. Die Kontrastmittelpassage wird unter Durch-leuchtung von der Mundhöhle bis zum Errei-chen des Magens bei mehreren kräftigen Schlucken verfolgt. Dabei ist auf die komplexen

Vorgänge des pharyngealen Schluckaktes, die Passage, Peristaltik, Dehnbarkeit, Konturen und Schleimhautzeichnung der Speiseröhre so-wie schließlich die Kardiapassage zu achten (Abb. 198). Zunächst wird die Untersuchung in rechter Sei-tenlage durchgeführt, dann unter Drehung in Rückenlage und den zweiten schrägen Durch-messer fortgesetzt.

**Zielaufnahmen** im seitlichen (dextro-sin.) und sagittalen Strahlengang, ergänzende Aufnahmen in der für den betref-fenden Befund optimalen Position.

*Schleimhautdarstellung* (zarter Kontrastmittel-beschlag) bei Ösophagitis, Ösophagusvarizen und frischen Verätzungen und Verbrühungen.

*Prallfüllung.* Bei allen Verlagerungen, Gefäß-anomalien und bei der Herzuntersuchung.

*Schleimhautaufnahmen und Prallfüllung* fixie-ren am besten die Verhältnisse bei Stenosen. In der Regel wird die erste Aufnahme im seitli-chen (dextro-sin.) Strahlengang exponiert, da in dieser Position Untersuchung und Fütterung am einfachsten sind.

**Technik.** Durchleuchtung mit harter Technik, bei Säuglingen etwa 80 kV als Minimum. Funktionelle Störungen im Bereich des Pha-rynx und Ösophagus, die bei dem sehr raschen Ablauf des Schluckaktes mit Zielaufnahmen nicht immer erfaßt werden können, lassen sich an Stelle der früher empfohlenen Kinematogra-phie mit 70- bzw. 100-mm-Kamera und 6 Bil-dern/sec in allen Einzelheiten erfassen. Die Strahlenbelastung ist wesentlich geringer. Die gleichzeitige Aufzeichnung mit einem magneti-schen Bandspeichergerät ist eine optimale Er-gänzung dieser Funktionsdiagnostik.

## 8. Ösophagusuntersuchung in Hypotonie

Die pharmakoradiographische Untersuchung der Speiseröhre bringt bei bestimmten Krank-heitszuständen bessere Ergebnisse. Pathologi-sche Befunde lassen sich oft erst mit dieser Me-thode sichern, zweifelhafte Befunde ausschlie-ßen. Sie ist eine Zusatzuntersuchung zur kon-ventionellen Ösophagographie.

**Indikationen.** Nachweis von Ösophagusvarizen und axialen Hiatushernien. Differenzierung or-ganischer von funktionellen Stenosen. Bestim-mung der maximalen Weite und Länge organischer Stenosen. Ausschaltung sekundär spastischer Engen bei organischen Stenosen und Entzündungen.

**Vorbereitung.** Die konventionelle Kontrastmittelpassage des Ösophagus bis zur Erreichung eines Schleimhautbeschlages muß vorausgehen. Anschließend intravenöse Injektion von 1 mg/kg/KG, jedoch nicht mehr als 50 mg Hyoscin-N-butylbromid (Buscopan) oder ca. 0,025 mg/kg/KG Glukagon i. m. oder i. v., maximal 0,5 mg.

**Kontrastmittel.** Mikrotrast oder sahnige Bariumsulfatzubereitung. Bei Hiatushernie dünnflüssiges Kontrastmittel.

**Position.**
a) Ösophagus: Rückenlage, dann leichte Kopftieflage, am Ende der Untersuchung eventuell aufrechte Position.
b) Ösophagogastrische Verbindung: S. unter Magen, S. 146.

**Untersuchungsgang.** Da die Wirkung der intravenösen Injektion nur 3–5 min anhält, muß innerhalb dieser Zeit die Untersuchung durchgeführt werden. Zufuhr des Kontrastmittels bei der Untersuchung in Hypotonie bei Säuglingen und jungen Kleinkindern am besten per Sonde. Man erkennt unter Durchleuchtung eine deutliche Erweiterung und Verlängerung des tubulären Ösophagus, ferner eine S-förmige Schlängelung bei Ausatmung und eine Engstellung des Vestibulum gastro-oesophageale. Die Peristaltik sistiert in dieser Zeit, jedoch treten tertiäre, flache Kontraktionswellen zu Beginn und am Ende der medikamentösen Wirkung auf. Das Abfließen des Kontrastmittels in den Magen erfolgt nur bei Erreichen eines größeren hydrostatischen Druckes und bei aufrechter Position.

**Aufnahmetechnik.** Sagittal und schräg seitlich im Liegen (linke Schräglage, Ösophagus vor dem Wirbelsäulenschatten) oder bei Kopftieflage, wenn Doppelkontrast sichtbar wird.

**Komplikationen.** Gelegentlich flüchtige Akkommodationsstörungen. Paroxysmale Tachykardien, wie selten bei Erwachsenen, sind bei Kindern nicht bekannt.

**Untersuchungstechnik bei Ösophagusvarizen.**
a) Untersuchung in Hypotonie s. o.
b) Untersuchung nur im Liegen, Rücken- und

Links-Schräglage, Speiseröhre vor die Wirbelsäule projiziert.
c) Bildexposition möglichst in maximalem Exspirium.
d) Zusätzliche Möglichkeit: Bildexposition während des Valsalvaschen Preßversuches.

## 9. Ösophagusatresie

**Indikationen.** Nachweis des oberen Ösophagusblindsackes, des Typs der Mißbildung (Luft im Magen-Darm-Kanal?) und der gefürchteten Aspirationspneumonie.

**Vorbereitung.** Nach intensivem Absaugen des Schleimes aus dem oberen Blindsack wird ein Katheter (Kaliber Nr. 14 oder 15) mit schattengebender Spitze bis zum merklichen Widerstand eingeführt und an der Wange mit Pflaster befestigt.

Zu dünne Katheter führen zu Fehldeutungen, der Stop ist nicht sicher zu spüren. Man kann mit ihnen versehentlich über die Trachea und eine untere Ösophagotrachealfistel bzw. über eine obere und untere Ösophagotrachealfistel in den Magen gelangen.

**Kontrastmittel.** Wäßrige trijodierte isotonische Kontrastmittel oder zur Bronchographie verwendbare Substanzen, s. S. 141.

**Position.** Im Hängen.

**Fixierung.** Cellon-Hülle am Aufnahmestativ.

**Strahlenschutz.** Unterbauch und Gonaden abdecken.

**Untersuchungsgang:**
*a) Darstellung mit Kontrastmittel.* Der Katheter wird bereits vor dem Einführen vollständig mit Kontrastmittel gefüllt. Nach der Katheterisierung brauchen nur etwa 0,5 ml Kontrastmittel zusätzlich injiziert zu werden, um den unteren Pol des Blindsackes deutlich darzustellen.
*1. Aufnahme.* Sagittaler Strahlengang, Übersicht von Thorax und Abdomen bis zum Nabel.
*2. Aufnahme.* Thoraxaufnahme, seitlicher Strahlengang (Abb. 199).
Anschließend wird das Kontrastmittel sofort vollständig abgesaugt.
*b) Kathetermethode ohne Kontrastmittel.* Diese Methode vermeidet jede Gefahr einer Kontrastmittelaspiration und damit eine zusätzliche Belastung des Kindes, selbst wenn die Substanz an sich nicht gefährlich ist. Der Katheter muß relativ kräftig sein und eine röntgenschattengebende Spitze haben. Einführen bis zum Stop (Abb. 200).

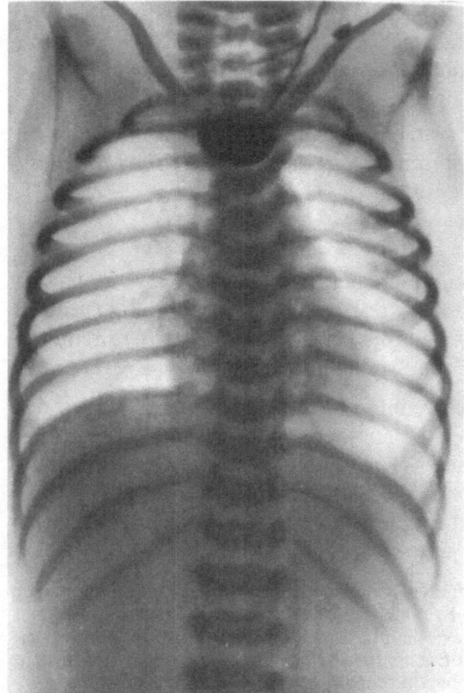

a

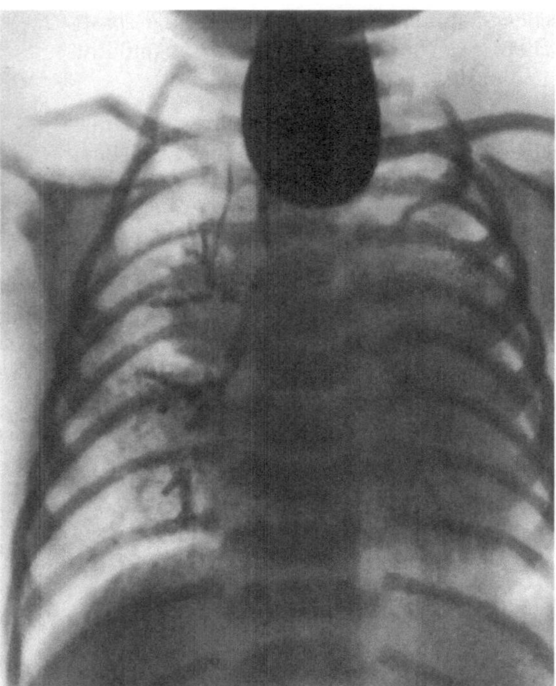

b

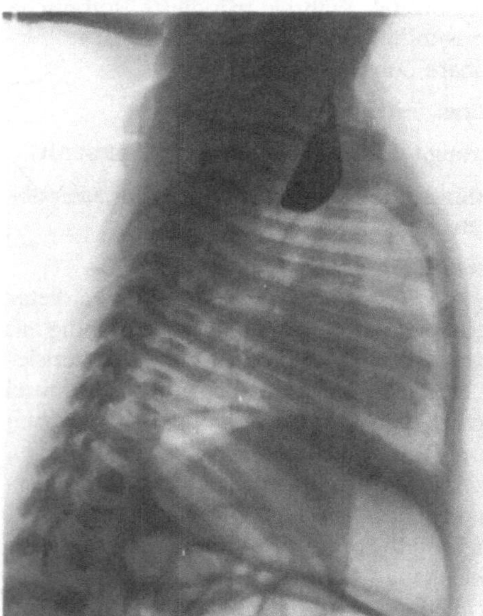

c

Abb. 199a–c. Röntgenaufnahmen zu Nr. 9, Darstellung einer Ösophagusatresie mit Kontrastmittel. a) Sagittaler Strahlengang. Geringe Füllung des oberen Blindsackes mit Dionosil. Keine Luft im Magen-Darmkanal (Typ II nach Vogt). b) Überfüllung des oberen Blindsackes kann leicht zur Aspiration in den Bronchialbaum führen! Fehlende Abbildung des Abdomen! c) Aufnahme im seitlichen Strahlengang. Reichlich Luft im Magen-Darmkanal (Typ IIIb nach Vogt)

Aufnahmen wie bei a).

*c) Darstellung mit Luft.* Nach Einführung des Katheters wird gleichzeitig mit der Instillation von 10 ml Luft die erste Aufnahme [wie bei a] belichtet. Tritt nur eine Luftfüllung des Ösophagus-Blindsackes auf, ist damit gleichzeitig eine Fistelverbindung zum Magen-Darmkanal ausgeschlossen (Typ II und IIIa nach Vogt). Bei Typ IIIb und IIIc wird eine stärkere Luftfüllung des Magens sichtbar.

*d) Doppelkontrastmethode.* Es werden [wie bei a)] 0,5 ml Kontrastmittel injiziert, anschließend sofort 5–10 ml Luft nachgespritzt und gleichzeitig die erste Aufnahme belichtet. Dabei erhält man ein gutes Reliefbild des oberen Blindsackes.

**Technik für a–d:**

**Zentralstrahl.** 1. Aufnahme sagittal, Spitze des Sternum, 2. Aufnahme seitlich, Thoraxmitte.
**Feldgröße.** 1. Aufnahme Thorax einschließlich Ober- und Mittelbauch. 2. Aufnahme seitlicher Thorax.

| | |
|---|---|
| Abstand: 1,50 m | Folie: universal |
| Raster: ohne | Fokus: groß |

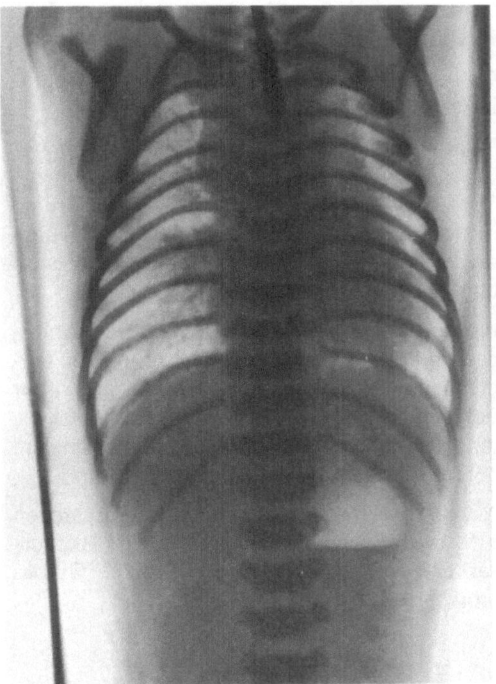

Abb. 200. Darstellung einer Ösophagusatresie durch die Kathetermethode ohne Kontrastmittel. Schattengebender Katheter. Aspirationspneumonie rechts. Außer einer Magenblase luftleeres Abdomen (Duodenalstenose)

*Bemerkungen.* Die seitliche Aufnahme zeigt eine falsche Katheterlage an, z. B. im vorderen Mediastinum, und gelegentlich sind eine obere Ösophago-Trachealfistel bzw. der untere Blindsack durch Luftfüllung vom Magen her sichtbar. In bezug auf die Wirbelsäule ist die Beurteilung der Länge des oberen Blindsackes günstiger.

## 10. Ösophago-Trachealfistel ohne Ösophagusatresie

Diese Mißbildung ist wesentlich seltener als die Ösophagusatresie, ihre Symptome sind rezidivierende Aspirationen, Husten bei der Nahrungsaufnahme und auffallender Meteorismus.

**Vorbereitung.** Abstand von der letzten Nahrungsaufnahme mindestens 4 Std. Sedierung kann notwendig sein.

**Kontrastmittel.** Wäßrige Präparate, s. Nr. 9.

**Position.** Seitenlage auf dem horizontalen Durchleuchtungstisch oder optimal in Bauchlage bei horizontalem Strahlengang.

**Fixierung und Strahlenschutz.** Wie bei Nr. 7.

**Untersuchungsgang.** Die Ösophago-Trachealfistel läuft schnabelartig von dorsal-kaudal (Ösophagus) nach kranial-ventral (Trachea). Bei der von GIEDION angegebenen Technik wird ein weicher dünner Katheter in den oberen Ösophagus eingeführt, anschließend Kontrastmittel instilliert. Zur Erhöhung des intra-ösophagealen Druckes und zur Vermeidung eines raschen Abflusses in den Magen muß der Untersucher manuell oder mit einem Kompressorium einen Gegendruck von der Kardia her ausüben.

Im seitlichen Strahlengang (Seiten-, besser Bauchlage) wird die Trachea in Höhe der Bifurkation und darüber genau beobachtet.

*1. Aufnahme:* Bei Kontrastmittelübertritt in die Trachea seitlich (Abb. 201).

*2. Aufnahme:* Sagittal zur Darstellung von Kontrastmittel im Bronchialbaum.

Der Überlauf des Kontrastmittels über den Kehlkopf mit der Gefahr der Aspiration und

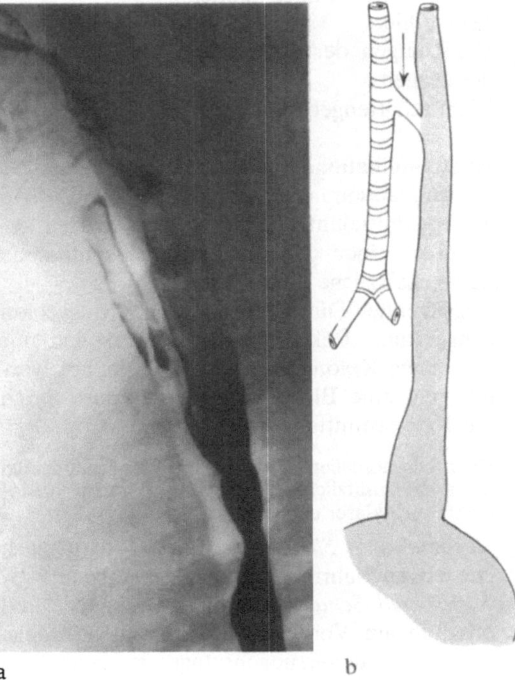

a                                        b

Abb. 201 a, b. Röntgenaufnahmen zu Nr. 10. a) Seitlicher Strahlengang. Ösophago-Trachealfistel mit Darstellung der Trachea (nicht durch Aspiration!). b) Situationsskizze.

Fehlinterpretation läßt sich durch Anwendung eines Ballonkatheters* verhindern, dessen Ballon subglottisch liegt. Zusätzliche manuelle Kompression im Hypochondrium. Die Diagnostik ist am besten mit 70- bzw. 100-mm Serienaufnahmen durchzuführen.

## 11. Magen und Zwölffingerdarm

**Indikationen.** *Neugeborene und Säuglinge.* Funktionelle Störungen und organische Veränderungen an der Kardia, Zwerchfellhernien; Erbrechen, das bei der Ösophaguspassage nicht geklärt werden konnte; Erbrechen mit Galle- oder Hämatinbeimischung; Pylorospasmus und Pylorushypertrophie bedürfen in klinisch eindeutigen Fällen in der Regel keiner Röntgenuntersuchung (s. aber S. 294). Stenosen des Duodenum, wenn sie sich nicht durch eine Abdomenübersichtsaufnahme diagnostizieren lassen.
*Klein- und Schulkinder.* Rezidivierende Bauchschmerzen, wenn sie sehr heftig auftreten und mit Erbrechen oder Temperatursteigerung einhergehen.
Ulcus ventriculi oder duodeni.
Teerstühle.
Verätzungen der Speiseröhre mit Beteiligung des Magens.
Nicht schattengebende Fremdkörper.

**Kontraindikationen.** Akuter Ileus und andere schwere abdominale Krankheitszustände. Die Kontrastmitteluntersuchung bringt hierbei gegenüber einer Abdomenübersichtsaufnahme keine zusätzliche Information.
Tiefsitzende Dünndarmstenosen, Megacolon congenitum, Rektumstenosen etc. sollen nur mit einem Kolon-Kontrasteinlauf geklärt werden, um eine Blockierung der Stenose durch das Kontrastmittel zu vermeiden.

Rotationsanomalien im Magen-Duodenalbereich kann ein zusätzlicher Kolonkontrasteinlauf anatomisch noch klarer darstellen.

**Vorbereitung.** *Säuglinge* werden 4–6 Std nach der letzten Nahrungsaufnahme untersucht.
*Klein- und Schulkinder* bleiben nüchtern und erhalten am Vorabend leichte, flüssig-breiige Kost. Am Untersuchungstage morgens kein

---

* Ballonkatheter Rüsch-Gold Ch 8 oder 10, Nr. 180 003.

Zähneputzen, keine Medikamente per os. Psychische Vorbereitung auf die Untersuchung.

**Kontrastmittel.** Bariumsulfat oder Gastrografin, s. S. 139 ff.

**Fixierung.** *Säuglinge und Kleinkinder* in der »Babix«-Hülle oder mit Spezialgerät.
*Größere Kinder* benötigen keine Fixierung, müssen notfalls von Hilfspersonen gehalten werden. Einzelheiten s. im Kapitel Ruhigstellung, S. 10.

**Strahlenschutz.** Abdecken des unteren Abdomen und der Gonaden, soweit dadurch die Untersuchung nicht behindert wird. Während der Durchleuchtung enge Einblendung des Feldes, kurze Durchleuchtungszeiten bei minimalem Röhrenstrom und hohen kV-Werten.

**Technik.** Durchleuchtung, Zielaufnahmen (s. S. 148 ff.) nach Möglichkeit mittels Bildverstärker-Fotografie, Feldgröße 9 Zoll, Bulbus duodeni mit 5 Zoll.

## Untersuchungsgang

### a) Schema

Die Untersuchung beginnt mit einer kurzen *orientierenden Durchleuchtung* des Thorax und Abdomen vor jeder Kontrastmittelgabe in aufrechter Position. Pathologische Befunde (Pneumonien, Spiegelbildungen im Darm etc.) werden durch Aufnahmen festgehalten.
Es folgt die Kontrolle der *Pharynx-, Ösophagus- und Kardiapassage* bis in den Magen in verschiedenen Atemphasen während der Gabe von 1–2 kräftigen Kontrastmittelschlucken.
Die nächste Phase ist die Untersuchung des *Magenschleimhaut-Reliefs* bei geringer Kontrastmittelfüllung. Dieses ist im Säuglingsalter noch gering entwickelt und diagnostisch nicht so interessant wie bei älteren Kindern.
Den Abschluß bildet die Beurteilung und Untersuchung des *Magens bei praller Füllung* und die Beobachtung der Entleerungsfunktion. Die Passage wird weiter durch das Duodenum bis zum oberen Jejunum verfolgt.
Entsprechend den unterschiedlichen Krankheitsbildern, anatomischen Verhältnissen und Untersuchungsmöglichkeiten unterscheidet sich die Untersuchungstechnik im frühen Kindesalter (= Säuglinge und junge Kleinkinder) von der bei älteren Kindern.

**b) Untersuchungstechnik für das frühe Kindesalter** (s. Abb. 202–208)

Vor allem sind die Verhältnisse am Magenein- und -ausgang von Interesse.
Beispiel einer routinemäßigen Untersuchung:

**Position I.** Rechte schräge Bauchlage (umgekehrter erster schräger Durchmesser).
Diese »Standardposition des Säuglingsalters« erzielt die besten diagnostischen Ergebnisse am Magenein- und -ausgang.
*Zielaufnahmen* in dieser Position mit wenig Kontrastmittel während des Breischluckes, auf die Kardia gerichtet. Bei geringer Füllung lassen sich auch die Magenschleimhaut mit Doppelkontrast im Fornix und eine Hiatushernie bei Reflux von Luft beurteilen.
Anschließend wird die Fütterung in Rückenlage des Kindes ohne Durchleuchtung bis zur Magenprallfüllung fortgesetzt.
Nun wird das Kind wieder in die Position I gedreht und der Beginn der Magenentleerung abgewartet, dann
*Zielaufnahmen* in Position I. Das Kind muß so gedreht werden, daß Kardia und Pylorus überlagerungsfrei erkennbar sind. Anschließend bringt man das Kind in

**Position II.** Rückenlage, sagittaler Strahlengang, postero-anterior.
Dieses ist die normale Lage des Säuglings.
Sie dient der Beurteilung von Form und Lage des Magens und Duodenum (Malrotation). Häufig wird eine Kardiainsuffizienz mit oder ohne Gleithernie sichtbar. Pathologische Befunde werden durch eine
*Zielaufnahme* fixiert.

Zur *Provokation einer Kardiainsuffizienz bzw. Gleithernie* dienen folgende Zusatzmanöver:
Manueller Druck auf den linken Oberbauch mit langsamer Drehung des Kindes nach links und zurück in die Rückenlage.
Fütterung von etwas Tee, eventuell mit gleichzeitiger Palpation des linken Oberbauches. Dies stellt eine empfindliche Belastungsprobe der Kardiafunktion dar (Siphonage-Manöver nach CARVALHO).
Manchmal tritt der Reflux auch erst in aufrechter Position (s. Position III) ein.

**Position III.** Aufrecht, sagittaler Strahlengang, postero-anterior.
Diese Lage ermöglicht die Beurteilung des Hisschen Winkels, der Magenluftblase, des Bulbus duodeni, des Duodenum, des anschließenden Jejunum und der Lage von intrathorakalen Magenabschnitten. Ein in dieser Position verab-

reichter Breischluck stellt die Speiseröhre gleichzeitig mit dar.
Bei Hiatushernie und Kardiainsuffizienz empfiehlt GIEDION die Prüfung des Zeichens der »kommunizierenden Ballone«: im Inspirium wird die Luftblase des Fornix in den Ösophagus gedrückt, der sich dabei ballonartig aufbläht.
Gelegentlich findet sich nur in dieser Position eine Hiatushernie bzw. ein gastro-ösophagealer Reflux.
*Übersichtsaufnahme* von Magen mit Ösophagus und Dünndarm in Position III.
Je nach Ergebnis der bisherigen Untersuchung kommen noch zwei zusätzliche Positionen in Frage:

**Position IV.** Aufrecht, seitlicher Strahlengang.
*Übersichtsaufnahme* dextro-sin. oder sin.-dext, im Anschluß an die Sagittalaufnahme in Position III; nur bei pathologischen Befunden: Lokalisation von Zwerchfell- und Hiatushernien, Anomalien des Magens wie Kaskaden und Drehungsstörungen, auch bei Pylorusstenosen als Spätaufnahme (s. S. 294).

**Position V.** Im Liegen, erster schräger Durchmesser oder linke Seitenlage.
*Zielaufnahme.* Hierbei lassen sich der Pylorus mit Doppelkontrast und ein verlängerter Canalis egestorius besser als in rechter schräger Bauchlage darstellen. Diese Position wird auch zur tangentialen Einstellung der Kardia empfohlen.
*Nachdurchleuchtungen* bei der Notwendigkeit einer Dünndarmuntersuchung und bei verzögerter Entleerung des Magens (Pylorusstenosen s. S. 294).
*Bemerkungen.* In den Untersuchungspausen nach den Aufnahmen und zwischen den Nachdurchleuchtungen soll das Kind auf der rechten Seite liegen, um die Magenentleerung zu fördern. Größere Mengen von Kontrastmittel im Magen müssen nach Beendigung der Untersuchung durch Magenspülung entfernt werden, um einer Aspiration vorzubeugen.

*Abb. 202. Kardia-Magen-Duodenum-Untersuchung im frühen Kindesalter*

| Position, Aufnahmeformat | | Kontrastmittel-füllung | Objekt |
|---|---|---|---|
| 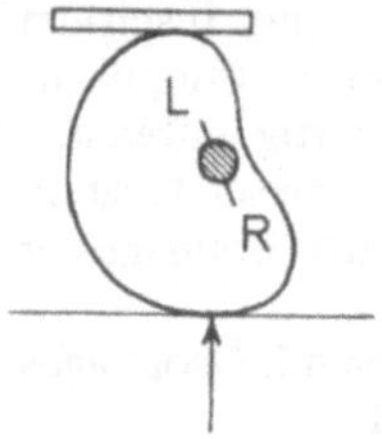 | *Position I:*<br>rechte schräge Bauchlage<br>1–2 Zielaufnahmen | geringe Füllung | distaler Ösophagus und Kardia während des Schluckaktes<br>Fornix mit Doppelkontrast<br>Abb. 203 |
| | *Position I:*<br>wie oben | pralle Füllung | Kardia<br>Pylorus<br>Duodenum<br>Abb. 204 |
| 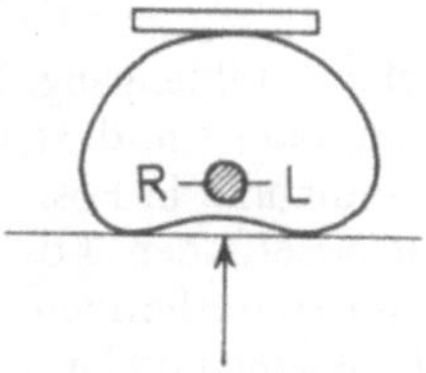 | *Position II:*<br>Rückenlage<br>1–2 Zielaufnahmen | pralle Füllung | Kardia<br>gastro-ösophagealer Reflux mit Provokation<br>Abb. 205 |
| 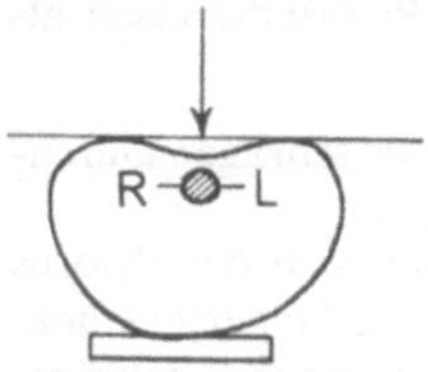 | *Position III:*<br>aufrecht, dorso-ventral | pralle Füllung | Ösophagus<br>Hisscher Winkel<br>Magen<br>Duodenum<br>oberes Jejunum<br>Abb. 206 |
| 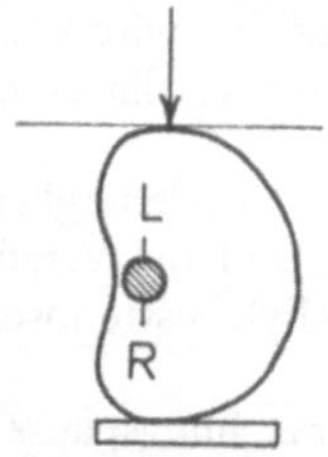 | *Position IV:*<br>aufrecht, seitlich | pralle Füllung | Zwerchfellhernien<br>Lageanomalien des Magens<br>Pylorus- und Duodenalstenosen<br>Abb. 207 |
| 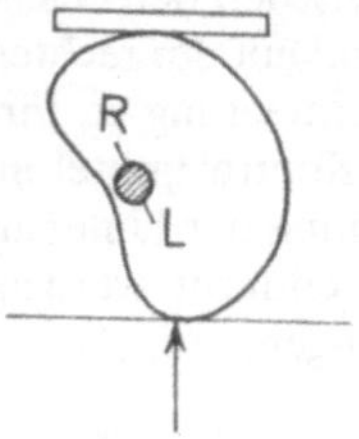 | *Position V:*<br>im Liegen 1. schräger Durchmesser oder seitlich<br>1–2 Zielaufnahmen | Doppelkontrast | Kardia<br>Canalis egestorius<br>Pylorusstenose<br>Abb. 208 |

Abb. 203. Zielaufnahme in
Position I, geringe Füllung

Abb. 204. Zielaufnahme in
Position I, pralle Füllung

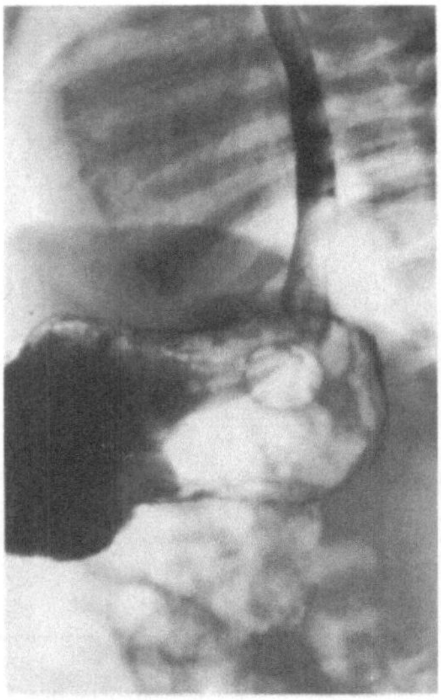

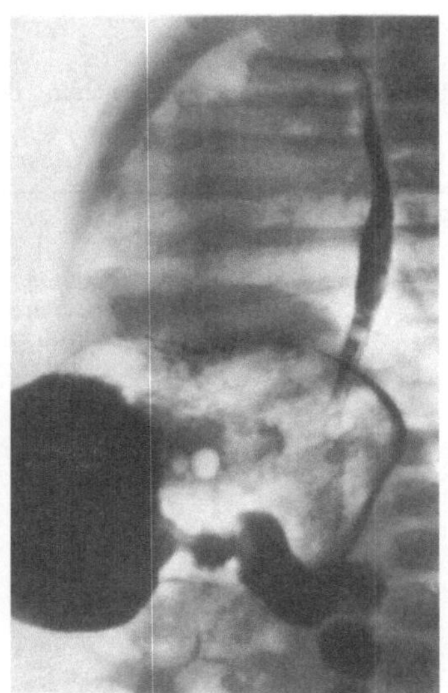

Abb. 203

Abb. 204

Abb. 205. Zielaufnahme in
Position II, Rückenlage mit
Druck auf das Abdomen
(Bleihandschuh am unteren
Bildrand). Provokation einer
kleinen Gleithernie während
des Schluckaktes

Abb. 206. Zielaufnahme in
Position III

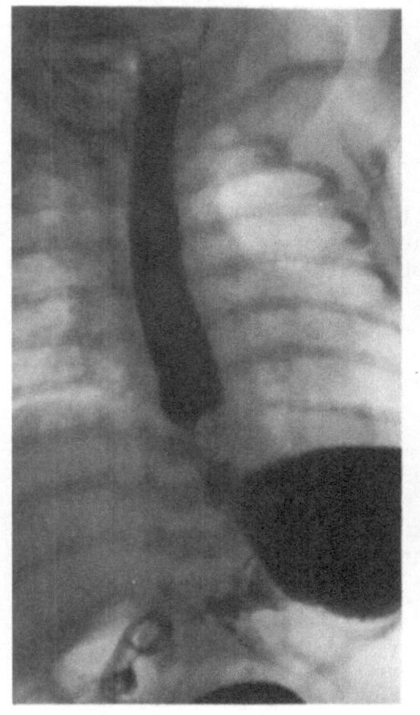

Abb. 205

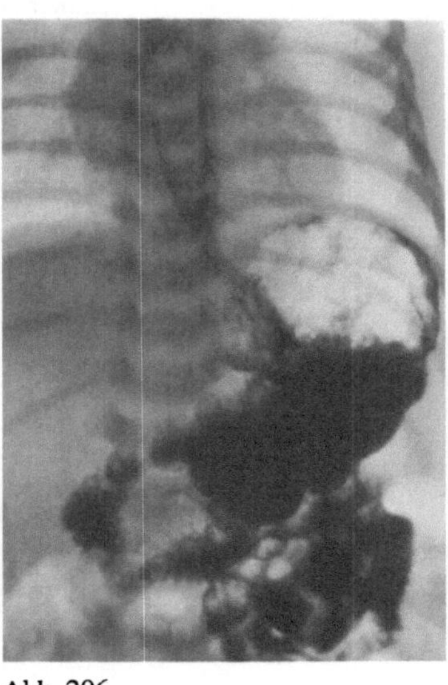

Abb. 206

▽ Abb. 207

▽ Abb. 208

Abb. 207. Zielaufnahme in
Position IV, paraösophageale
Zwerchfellhernie

Abb. 208. Zielaufnahme in
Position V, Antrum und Canalis egestorius in Doppelkontrastdarstellung. Pylorushypertrophie

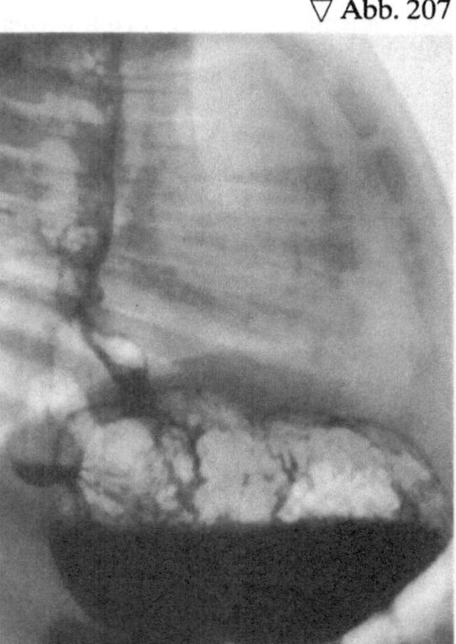

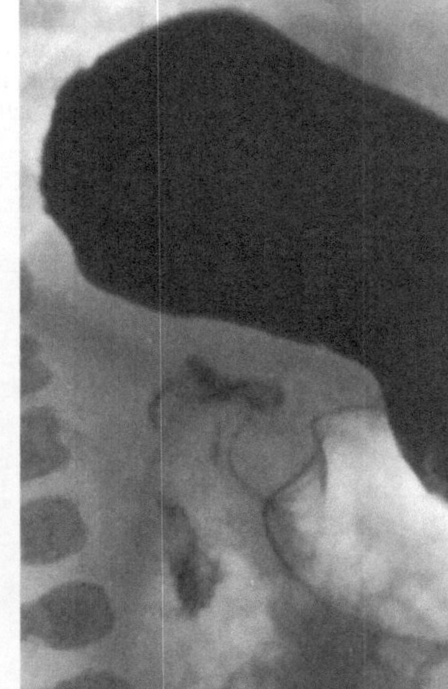

*Abb. 209. Magen-Duodenum-Untersuchung bei älteren Kindern*

| Position, Aufnahmeformat | | Kontrastmittelfüllung | Objekt |
|---|---|---|---|
| 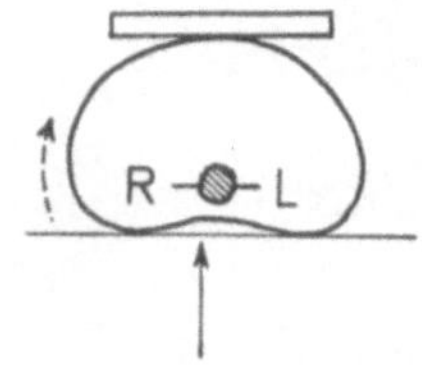 | *Position I:*<br>aufrecht oder liegend,<br>sagittal oder leichter<br>1. schräger Durchmesser | gering bzw. Doppelkontrast | Magenschleimhaut<br>aufrecht: Corpus und Fornix,<br>liegend: Antrum<br>Abb. 210a |
| | *Position I:*<br>aufrecht, wie oben | pralle Füllung | Magen, kleine Kurvatur<br>Pylorus<br>Bulbus duodeni<br>Buodenum<br>Abb. 210b |
| 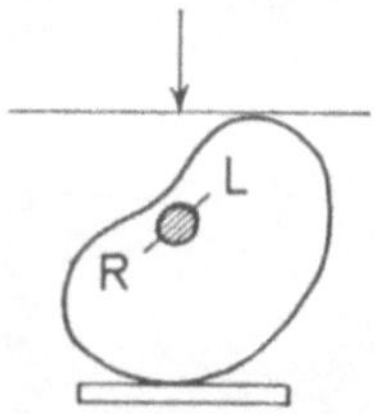 | *Position II:*<br>aufrecht,<br>1. schräger Durchmesser,<br>stärker gedreht<br>1–2 Zielaufnahmen | »transparent« bei<br>dosierter Kompression | Bulbus duodeni<br>Pylorus<br>Duodenum<br>Abb. 211 |
| 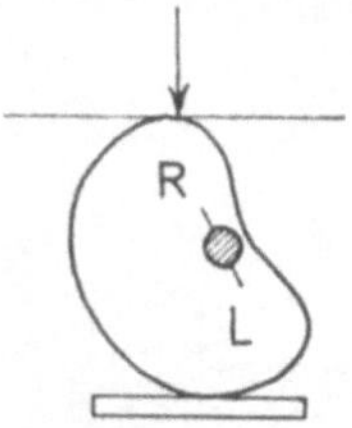 | *Position III:*<br>aufrecht oder liegend,<br>2. schräger Durchmesser<br>1–2 Zielaufnahmen | pralle Füllung | Bulbus duodeni<br>Vorder- und Hinterwand<br>Abb. 212 |
| 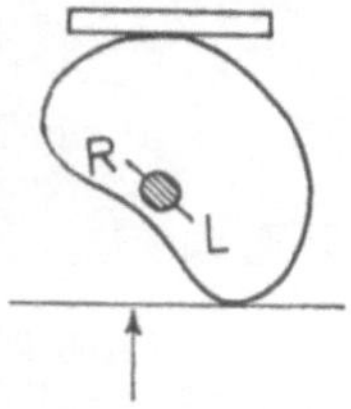 | *Position IV:*<br>liegend,<br>1. schräger Durchmesser<br>1–2 Zielaufnahmen | Doppelkontrast | Bulbus duodeni<br>Abb. 213 |
| 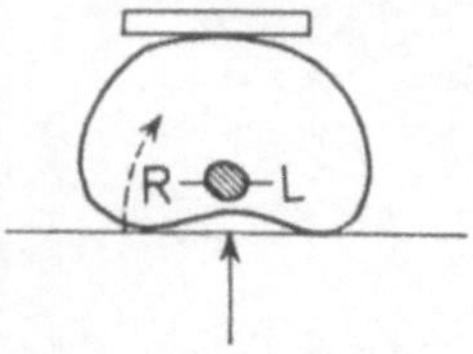 | *Position V* (s. Position I):<br>Rückenlage oder leichter<br>1. schräger Durchmesser | Im Antrum gering<br>oder Doppelkontrast | Antrumschleimhaut<br>Ergänzung zur 1. Aufnahme in<br>Position I<br>Duodenum<br>oberes Jejunum (Pankreas!)<br>Abb. 210a |

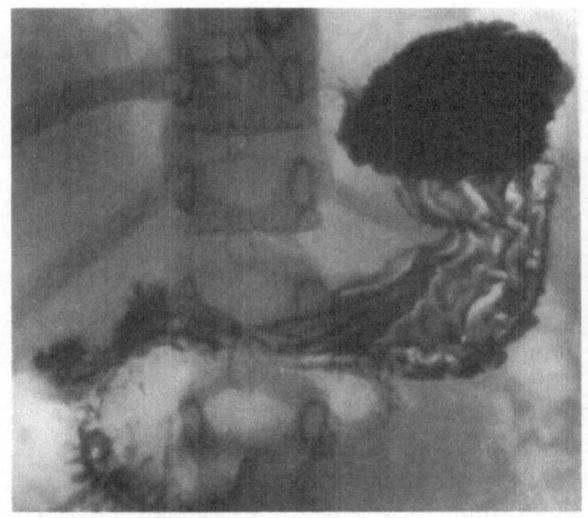

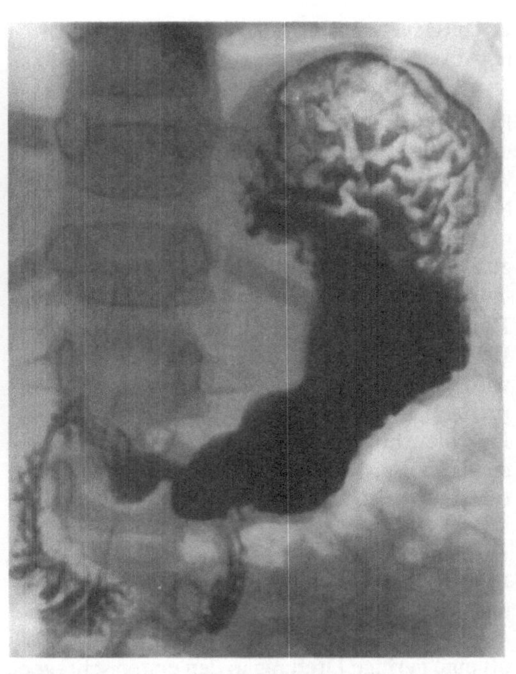

Abb. 210a, b. a) Zielaufnahme in Position I, im Liegen, Schleimhautdarstellung des Magens
b) Zielaufnahme in Position I, im Stehen, pralle Füllung des Magens, gleichzeitig sind Kardia und Duodenum mit dargestellt

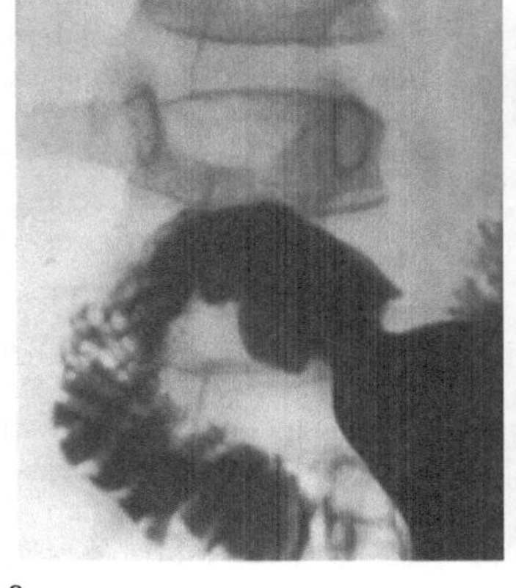

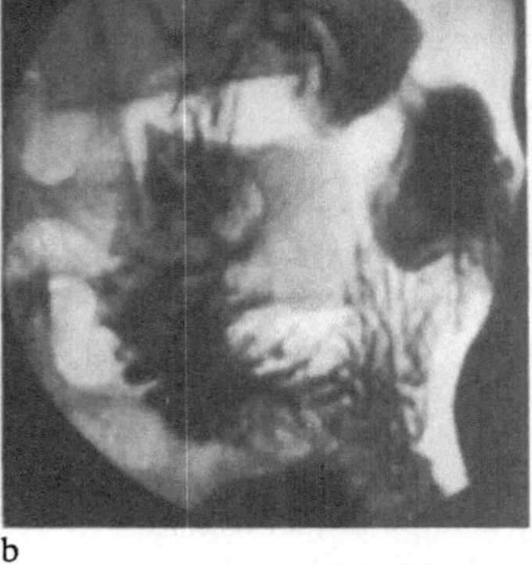

Abb. 211a, b. Zielaufnahmen in Position II, Bulbus duodeni mit Kompression. a) Prallere Füllung; b) transparent

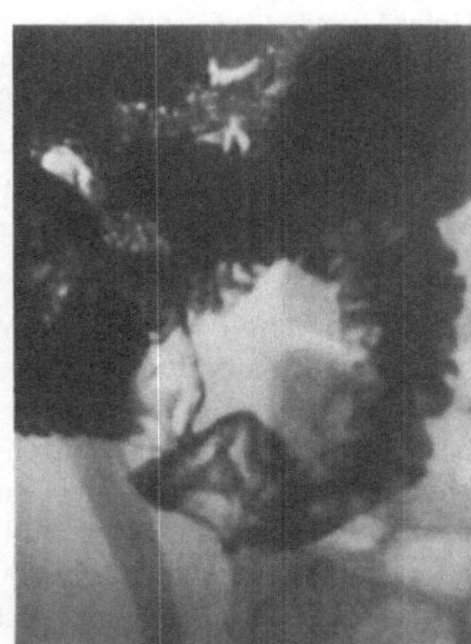

Abb. 212. Zielaufnahme in Position III, bei starker Drehung erscheint der Bulbus zwischen Magen und Vorderrand der Wirbelsäule

Abb. 213. Zielaufnahme in Position IV, Doppelkontrastdarstellung des Bulbus duodeni

Abb. 212

Abb. 213

### c) Untersuchungstechnik für ältere Kinder
(s. Abb. 209–213)

Beispiel einer routinemäßigen Untersuchung, wie sie auch bei der Magendiagnostik der Erwachsenen üblich ist.

Nach orientierender Durchleuchtung von Thorax und Abdomen Untersuchung der Ösophagus- und Kardiapassage im ersten schrägen Durchmesser mit 1–2 Kontrastmittelschlucken.

**Position I.** Aufrecht, sagittaler Strahlengang.
Bei geringer Kontrastmittelfüllung des Magens wird unter vorsichtiger Kompression (Kompressionstubus oder manuell) unter rotierender Durchleuchtung die Magenschleimhaut mit besonderer Berücksichtigung der kleinen Kurvatur untersucht. Beginnt sich das Duodenum zu füllen:
*Übersichtsaufnahme* in aufrechter Position im Exspirium; sie stellt die Schleimhaut im Corpus und im Magenfornix dar. Zur Vermeidung einer Überlagerung von Antrum und Bulbus ist oft eine geringe Drehung in den ersten schrägen Durchmesser erforderlich.

Eine dosierte, breitflächige Kompression auf das Antrum stellt dieses transparent dar und verbessert die Schleimhautdarstellung im übrigen Magen durch Hochdrücken von Kontrastmittel, eventuell *Zielaufnahme(n)*.

Wahlweise:
*Übersichtsaufnahme* bei gleicher Strahlenrichtung im Liegen. Das Kontrastmittel fließt in den Fornix ab, bei geringer Drehung in den ersten Schrägen und leichter Kopftieflage steigt die Luft in das Antrum, und es kommt zu einer Doppelkontrastdarstellung der Antrumschleimhaut (s. Position V).

Unter Umständen ist statt des postero-anterioren der antero-posteriore Strahlengang (Bauchlage) für eine Schleimhautdarstellung vorteilhafter.

Anschließend wird in aufrechter Position Kontrastmittel bis zur annähernden Prallfüllung des Magens unter kurzer Durchleuchtungskontrolle gegeben und in

**Position I** weiter untersucht: Motorik des Magens, kleine Kurvatur (rotierende Durchleuchtung).
Nach kräftiger Kontrastmittelfüllung des Bulbus und der C-Schlinge des Duodenum:
*Übersichtsaufnahme* wie oben bei leichter Drehung in den ersten schrägen Durchmesser. Dabei läßt sich das Duodenum plattenparallel darstellen. Wenn es gelingt, kann man diese Auf-

nahme während eines Breischluckes und dessen Passage durch die Kardia belichten.
Unklare oder pathologische Befunde werden durch
*Zielaufnahmen* in der günstigsten Position fixiert.

**Position II.** Aufrecht, erster schräger Durchmesser, stärker gedreht.
Bei stark eingeblendetem Gesichtsfeld (Kompressionstubus) wird der Bulbus duodeni im ersten schrägen Durchmesser in eine plattenparallele und überlagerungsfreie Position gebracht.
*Zielaufnahme* des Bulbus duodeni unter dosierter Kompression, »transparent«, so daß sich in einer dünnen Kontrastmittelschicht zwischen Vorder- und Hinterwand Nischen als stärkere Kontrastmittelflecke darstellen können.

**Position III.** Aufrecht oder liegend, zweiter schräger Durchmesser.
Der Patient wird soweit nach links gedreht, bis sich Pars cranialis und Pars descendens duodeni nicht überlagern und der Bulbus duodeni gerade vor oder hinter dem Magen erscheint.
*Zielaufnahme* des Bulbus duodeni während einer Prallfüllung zur klaren Beurteilung seiner Vorder- und Hinterwand.
Zur Ergänzung der bisherigen Aufnahmen kommen zwei weitere Positionen in Frage:

**Position IV.** Erster schräger Durchmesser oder seitlich. Darstellung des Bulbus duodeni mit Doppelkontrast.
Der Patient wird auf die rechte Seite gelegt, bis sich der Bulbus mit Kontrastmittel gefüllt hat, dann langsam über die Rückenlage in den ersten Schrägen gedreht, bis der Bulbus duodeni am besten erkennbar ist,
*Zielaufnahme*, wenn Luft aus dem Antrum in den Bulbus übertritt und diesen voll entfaltet.

**Position V.** Rückenlage oder geringe Drehung in den ersten Schrägen (Position I).
Es kommt zur Doppelkontrastdarstellung der Magenschleimhaut, besonders im Antrum. Gleichzeitig können Pylorus, Duodenum und oberes Jejunum beurteilt werden.
*Übersicht*, sagittal oder leichter erster schräger Durchmesser, wenn die erste Aufnahme in Position I in aufrechter Position gemacht wurde und sich die Antrumschleimhaut bisher nicht darstellte.

*Bemerkungen.* Zum Nachweis von Hiatushernien bei älteren Kindern empfiehlt sich die bei

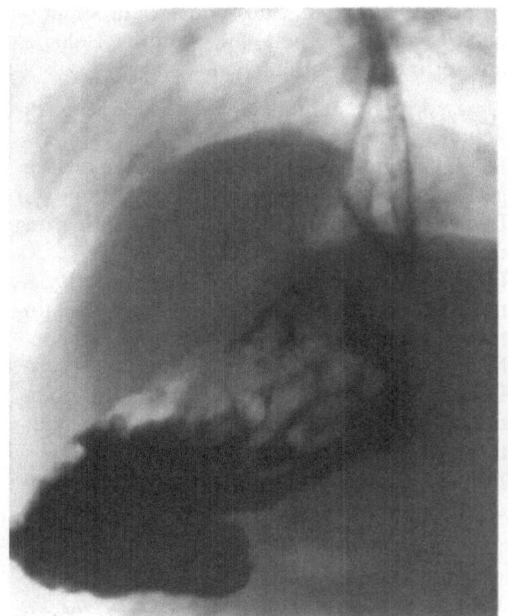

a

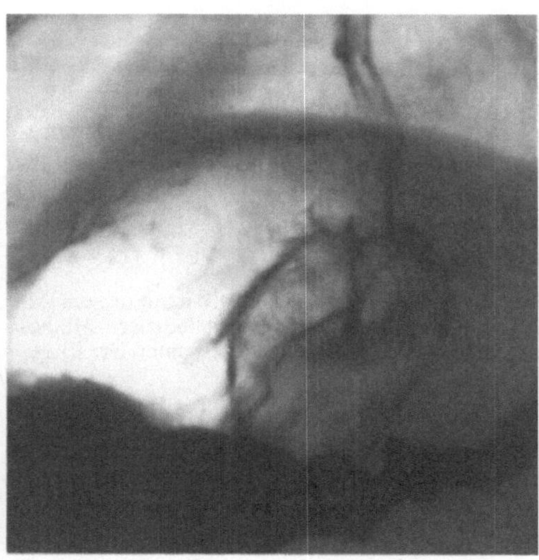

b

Abb. 214a, b. Doppelkontrastdarstellung des Magens. a) Bei üblicher Technik Verdacht auf Magenvarizen. b) Bei Doppelkontrasttechnik (70 mm-Aufnahme) bessere Erkennbarkeit der Varizen

Erwachsenen übliche Technik: rechte schräge Bauchlage, Kompression des Epigastrium, Exspirationsaufnahme während der Kontrastmittelpassage.

## 12. Doppelkontrastuntersuchung des Magens

Mit dieser Methode werden Feinheiten des Magenreliefs wesentlich besser dargestellt, die Indikation (Ulzera und Tumoren) ist bei Kindern allerdings selten gegeben. Die hypotone Doppel-Kontrastdarstellung ersetzt nicht die Reliefdiagnostik und die Prallfüllungsaufnahmen.

**Technik.** Die Untersuchung kann entweder mit einem Kohlensäure freisetzenden Kontrastmittel (Barium-Sulfat – Boehringer-Ingelheim) durchgeführt werden; die dabei auftretende Doppel-Kontrastdarstellung wird in den zweckmäßigsten und die pathologischen Befunde berücksichtigenden Projektionen dargestellt (Abb. 214).
Oder es wird nach der ersten Füllungsphase – vor der Prallfüllung – Gastrovison (Schering) nach der beiliegenden Vorschrift und in altersbezogener Menge zum Kontrastmittel gegeben. Dieses Mischpräparat aus Brausepulver und Dimethylpolysiloxan führt zur Aufblähung des Magens ohne Schaumbildung. Durch entsprechende Lagerungsmanöver des Kindes kommt

es zur Feinschichtdarstellung der Magenwand und bei Lagerung in den ersten Schrägen auch gleichzeitig zur hypotonen Duodenographie.
Eine Hypotonie von Magen und Duodenum ist auch medikamentös mit Buscopan oder Glukagon zu erreichen.
Dosierung: S. S. 142.

### d) Duodenum

Die Untersuchungstechnik des Zwölffingerdarms wurde unter Nr. 11 geschildert.

Irrtümer können sich ergeben, wenn Zielaufnahmen des Bulbus duodeni im sagittalen Strahlengang ausgelöst werden. Der orthograd getroffene Pylorusabschnitt täuscht durch die Faltenkonvergenz ein Ulkus vor.

Passagestörungen des Zwölffingerdarms durch Stenosen (Volvulus oder Malrotation) lassen sich mit der angegebenen Technik einwandfrei diagnostizieren.
Bei Verdacht auf arterio-mesenterialen Darmverschluß werden zusätzlich sagittale *Aufnahmen in Bauchlage* angefertigt; hierbei verschwindet der Passagestop in der Pars horizontalis caudalis duodeni an der Überkreuzungsstelle mit der Wirbelsäule. Pankreas s. S. 192.

**Technik** bei Duodenalstenosen und -atresien s. S. 135f.

Hypotone Duodenographie s. o.

# Dünndarm

**Indikationen.** *Säuglingsalter.* Unklare Passagestörungen durch Lage- und Rotationsanomalien sowie andere Mißbildungen des Dünndarmes, sofern sie nicht durch Übersichtsaufnahmen ohne Kontrastmittel zu diagnostizieren sind.

Eine subtile Schleimhautdiagnostik ist in diesem Alter kaum möglich und auch nicht indiziert. Methodisch kommt hier am ehesten das unter Nr. 13 geschilderte Verfahren in Frage.

*Klein- und Schulkinder.* Rezidivierende Bauchschmerzen (»Nabelkoliken«), wenn sie sehr heftig auftreten, mit Erbrechen oder Temperatursteigerung einhergehen, die Kinder zwischen den Attacken nicht beschwerdefrei werden und wenn Verdacht auf einen lokalisierten Prozeß (Druckschmerz, Abwehrspannung etc.) besteht (s. a. S. 285).

Die Indikation sollte – auch wegen der relativ hohen Strahlenbelastung – durch klinische und Laboratoriumsuntersuchungen so weit eingeengt werden, daß Erkrankungen des Harntraktes, der Leber, der Gallenwege, eine Askaridiasis etc. auszuschließen sind.

»Nabelkoliken« ohne Lokalbefund, die zwischen den Attacken keinerlei Beschwerden verursachen und auf harmlose therapeutische Maßnahmen prompt ansprechen, stellen keine Indikation zur Dünndarmuntersuchung dar.
Unter dem klinischen Bild dieser rezidivierenden Bauchschmerzen verbergen sich eine ganze Reihe von Erkrankungen: Lage- und Drehungsstörungen des Darmes aller Grade einschließlich des Coecum mobile und des passageren arterio-mesenterialen Darmverschlusses, Enteritis ohne Durchfall, nichtsklerosierende Ileitis terminalis und Lymphadenitis mesenterialis, nicht schattengebende Fremdkörper, Askaridiasis, rezidivierende Dünndarminvaginationen, chronisch-rezidivierende Appendizitis u. a.

Chronisch-rezidivierende Durchfälle; sie können auf einer Enteritis regionalis (CROHN), einer Darmtuberkulose, einem Malabsorptions-Syndrom oder einer nutritiven Allergie beruhen.
Blutentleerungen aus dem Darm, makroskopisch oder okkult, haben selten ihre Quelle im Dünndarm und rechtfertigen noch seltener eine Kontrastmitteluntersuchung: Invagination und Volvulus treten als akute abdominale Krankheitsbilder auf, die Auffindung eines Meckelschen Divertikels gelingt nur gelegentlich (s. S. 276). Tumoren spielen im Gegensatz zur Röntgenologie im Erwachsenenalter bei Kindern keine Rolle.

**Kontraindikationen.** Ileus und andere Situationen, die mit Sicherheit eine operative Behandlung erfordern (Ausnahmen s. Nr. 15).

**Untersuchungsmethoden.** Folgende Möglichkeiten stehen zur Verfügung:
Die Dünndarmpassage im Anschluß an die Magenuntersuchung; sie dient in erster Linie zur Beurteilung der Funktion (Magenentleerung und Passagezeit im Dünndarm): Nr. 13.
Die fraktionierte Dünndarmfüllung nach PANSDORF zur detaillierten Untersuchung der anatomischen Verhältnisse und der Schleimhaut: Nr. 14.
Die Schnellpassage des Dünndarmes zur Orientierung über die Passage bzw. Passagehindernisse: Nr. 15.
Die Doppelkontrast-Untersuchung des Dünndarms mit und ohne Sonde: Nr. 16.

## 13. Dünndarmpassage im Anschluß an die Magenuntersuchung

Sie wird in der Regel an die Untersuchung Nr. 11 angeschlossen, wenn diese keine Klärung des Krankheitsbildes gebracht hat.

**Vorbereitung und Kontrastmittel.** Wie bei Nr. 11.
Einzelheiten und andere Möglichkeiten der Passagebeschleunigung s. S. 140.

**Position.** Horizontallage. Zur Untersuchung mit Durchleuchtung und Palpation Rückenlage; Übersichtsaufnahmen können auch in Bauchlage angefertigt werden.

**Fixierung.** Wie bei Nr. 11.

**Strahlenschutz.** Gonadenschutz nur bei Knaben möglich. Direktbestrahlung der Gonaden bei Mädchen während der Untersuchung im Unterbauch unvermeidlich, daher kurze Durchleuchtungszeiten, Bildverstärker-Fernsehkette, kleines Durchleuchtungsfeld. Steht kein Bildverstärker zur Verfügung, sollten die Durchleuchtungszeiten möglichst zugunsten von Aufnahmen reduziert werden. Passagebeschleunigende Zusätze verkürzen die Untersuchungsdauer.

**Untersuchungsgang.** *1. Übersichtsaufnahme* ca. $^{1}/_{2}$-1 Std nach Beginn der Magenuntersuchung, Rücken- oder Bauchlage, auf dem Bucky-Tisch (Abb. 215).
Einzelheiten können unter Durchleuchtung

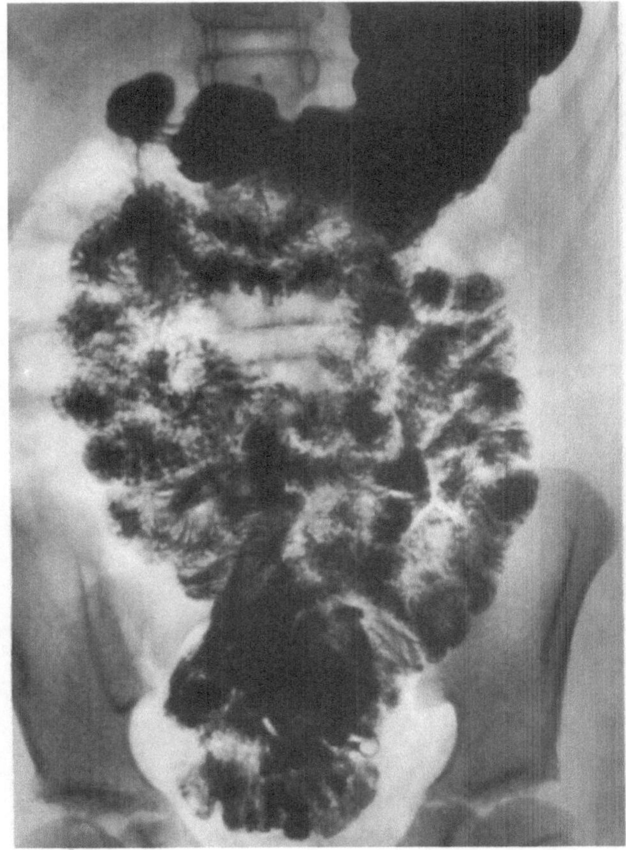

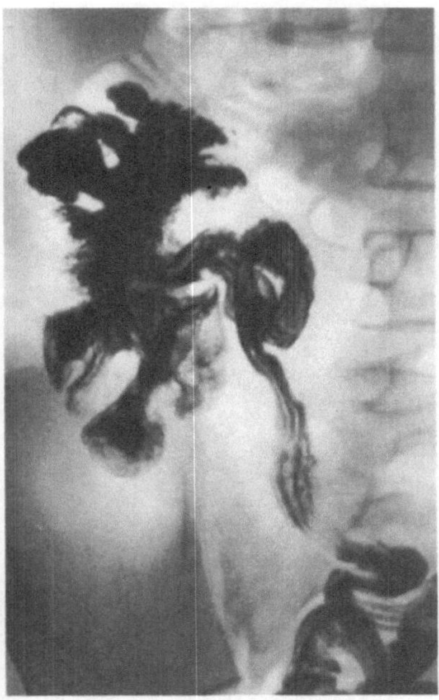

Abb. 216. Zielaufnahme des terminalen Ileum unter Kompression. 1¹/₂ Std p. c.

Abb. 215. Röntgenaufnahme zu Nr. 13: Dünndarmpassage nach Magenuntersuchung, 1 Std p. c.

und Palpation gezielt untersucht und durch Zielaufnahmen festgehalten werden.

*Weitere Übersichtsaufnahmen* in 30–60 min Abstand, je nach Passagegeschwindigkeit, bis das Kontrastmittel das terminale Ileum, Zökum und Colon ascendens erreicht hat.

Man kann in den angegebenen Zeitabständen auch abwechselnd eine kurze Kontrolldurchleuchtung (mit oder ohne Zielaufnahme) und eine Übersichtsaufnahme auf dem Bucky-Tisch durchführen.

Das terminale Ileum mit Ileozökalklappe wird gezielt unter Kompression mit Durchleuchtung und einer Zielaufnahme untersucht (Abb. 216). Ein Coecum mobile liegt vor, wenn sich Zökum und Colon ascendens soweit nach links schieben lassen, bis durch Torsion um die Längsachse das terminale Ileum von rechts her in das Zökum mündet.

**Technik.** Übersichtsaufnahme auf dem Bucky-Tisch wie bei Nr. 5. Zielaufnahmen unter Durchleuchtung, am besten in Mittelformattechnik.

*Bemerkungen.* Soll das Kontrastmittel nach Untersuchung des oberen Dünndarmes rasch das terminale Ileum erreichen, kann als Passagebeschleunigung Solcoray oder Sorbit (s. S. 140) gegeben werden. Etwa den gleichen Effekt erzielt man, wenn das Kind das ausgefallene Frühstück verzehrt.

Orale Darstellung des Dickdarmes s. S. 157.

## 14. Fraktionierte Dünndarmpassage nach Pansdorf

Diese Methode ergibt eine zusammenhängende Kontrastmittelfüllung des Dünndarmes und erlaubt eine detaillierte Untersuchung der anatomischen Verhältnisse und der Schleimhaut.

**Vorbereitung usw.** Wie bei Nr. 11.

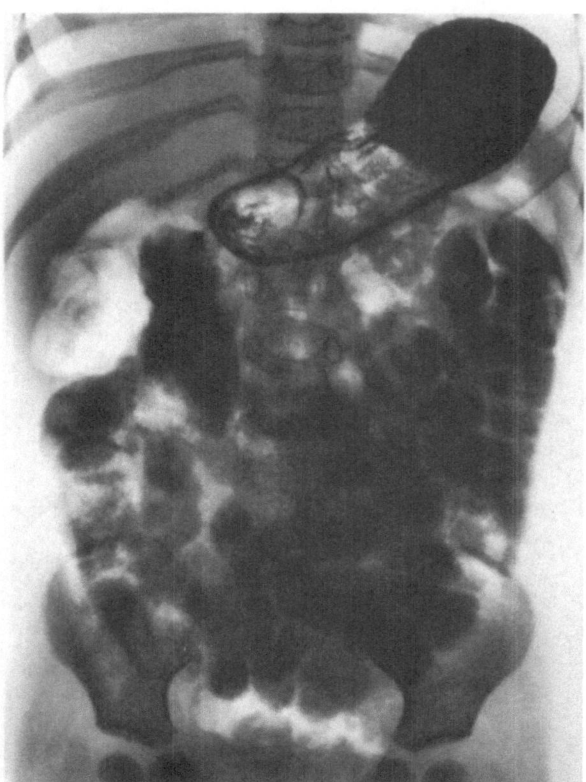

Abb. 217. Röntgenaufnahme zu Nr. 15: orale Schnellpassage mit Gastrografin, 30 min p. c. Komplette Passage des Dünndarmes, deutlicher Kontrastunterschied zwischen Magen und Dünndarm

**Untersuchungsgang.** Das Kind erhält morgens nüchtern einen Becher Kontrastmittel (150 ml) und leert diesen in rechter Seitenlage mit zwei Schlucken alle 10 min etwa innerhalb 1 Std. In dieser Position wird Luftübertritt aus dem Magen in den Dünndarm vermieden, die Pylorusfunktion reguliert die Füllung des Dünndarmes.

*1. Übersichtsaufnahme* 1 Std nach Beginn der Kontrastmitteleinnahme, Rücken- oder Bauchlage.

*2. und weitere Übersichtsaufnahmen* je nach Schnelligkeit der Passage im Abstand von 15 bis 30 min, bis die Ileozökalklappe passiert ist. Auch hier können Übersichtsaufnahmen mit kurzen Kontrolldurchleuchtungen abwechseln. Die gleichmäßige Kontrastfüllung des Darmes erlaubt eine genaue Untersuchung jeder einzelnen Darmschlinge (nur wenn erforderlich!) unter Palpation und Zielaufnahmen.

**Aufnahmetechnik.** Wie bei Nr. 13.

*Bemerkungen.* Eine Kombination von Nr. 11 und Nr. 14 hat sich ebenfalls bewährt: nach der Untersuchung von Magen-Duodenum und oberem Dünndarm bringt man das Kind in rechte Seitenlage und läßt es fraktioniert Kontrastmittel wie bei Nr. 14 nachtrinken; die Menge richtet sich nach der anfangs gegebenen Magenfüllung und der Geschwindigkeit seiner Entleerung.

Weitere Untersuchung wie bei Nr. 14.

## 15. Orale Schnellpassage des Dünndarmes

**Indikationen.** Schnelle Orientierung bei unklaren abdominalen Zuständen ohne klare Operationsindikation, z. B. Prüfung der Dünndarmpassage;

intermittierende oder unklare Passagehindernisse;

postoperative Komplikationen, wenn eine Klärung der Passageverhältnisse erforderlich ist; Verdacht auf Darmfisteln.

**Vorbereitung.** Wenn möglich wie bei Nr. 11, bei akuten Fällen entfällt die Vorbereitung.

**Kontrastmittel.** Gastrografin, Verdünnung 1:2 bei allen »Risikofällen« und Notfallsituationen.

Besteht keine Kontraindikation für Bariumsulfat, kann diesem Gastrografin oder ein anderes passagebeschleunigendes Mittel zugesetzt werden (s. S. 140).

**Fixierung und Strahlenschutz.** Wie bei Nr. 11.

**Untersuchungsgang.** Bei Verdacht auf ein Ileus-Syndrom muß die Untersuchung mit einer *Abdomenübersichtsaufnahme* in aufrechter Position *vor* jeglicher Kontrastmittelgabe begonnen werden.

Nach Verabreichung des Kontrastmittels (Gastrografin):

*1. Übersichtsaufnahme* des Abdomen im Liegen nach 30 min,

*weitere Aufnahmen* in halbstündigen Abständen, bis das Kontrastmittel das Colon ascendens erreicht hat, meistens nach 1–2 Std, bei Säuglingen oft schon eher.

**Technik.** Wie bei Abdomenübersichtsaufnahme im Liegen, Nr. 4. Bei pathologischem Verlauf Zielaufnahmen auch aufrecht.

## 16. Doppel-Kontrastuntersuchung des Dünndarmes

**Indikationen.** Entzündungen (Morbus Crohn), Blutungen, unklare Passagestörungen (postoperative Briden). Dünndarmtumoren sind bei Kindern sehr selten.

Die Untersuchung kommt im wesentlichen nur bei größeren Schulkindern in Frage.

**Technik.**

1. Selektive Dünndarmdarstellung mit der Enteroklysma-Methode nach SELLINK.

Hierzu muß eine Sonde durch das Duodenum bis in den Anfangsteil des Jejunums gelegt werden. Zur Erleichterung dieser unangenehmen Prozedur kann man eine Rachenanaesthesie mit 1%igem Xylocain vornehmen. Nach richtiger Lage der Sonde läßt man aus einem Irrigatorgefäß wäßrige Bariumsulfatsuspension – 4–600 ml, nicht mehr als 50 ml/Minute – einlaufen. Anschließend folgt die Infusion von 600 ml Wasser (lauwarm). Dadurch entsteht eine Hypotonie des Dünndarmes, ein Feinschichtbeschlag der Schleimhaut und eine Kontrastmitteldarstellung des ganzen Dünndarmes bis zur Ileozökalklappe innerhalb 15 bis 20 Minuten.

*Aufnahmen* in ausreichendem Format als Übersichten und Zielaufnahmen in schneller Folge; bald nach der Infusion beginnt die Rückresorption des Wassers und damit eine Verschlechterung der Bildqualität. Eine Verzögerung des Kontrastmitteltransportes kann durch zusätzliche Injektionen von Buscopan oder Glukagon (Dosierung S. 142) erzielt werden, ist jedoch meistens nicht erforderlich.

*Vorteile:* Kurzer Untersuchungsgang,
Keine Vermengung des Kontrastmittels mit Mageninhalt.
Jede Dünndarmschlinge kann einzeln beurteilt werden,
der gesamte Dünndarm ist übersichtlich zugleich dargestellt.
Durch den Doppel-Kontrast sind feinere randständige Veränderungen zu erkennen.

*Nachteile:* Unphysiologisches Vorgehen, Belastung des Patienten durch die erforderliche Sondierung des oberen Dünndarmes.

2. Doppel-Kontrastuntersuchung des Dünndarmes ohne Intubation nach NOVAK.

Nach Beendigung der Röntgenuntersuchung von Magen und Duodenum erhält der Patient innerhalb 15–20 Minuten weitere 20 ml Mikropaque. Danach erhält er zusätzlich 50 ml Mikropaque mit 6 (Erwachsenenmenge) dünndarmlöslichen Kapseln in rechter Seitenlage. (Capsulae gelatinosae mit 0,6 g einer Mischung aus 3 Teilen Weinsäure DAB 7, 4 Teilen Natriumhydrogencarbonat DAB 7 und einem Zusatz von Dimethylpolysiloxan zum Entschäumen). Nach Auflösung im Dünndarm erfolgt $CO_2$-Entwicklung. Die Dehnung des Dünndarms durch die Gasentwicklung führt zur Steigerung der Peristaltik und zur Beschleunigung der Passage. Nach Darstellung des gesamten Dünndarmes kann bei Bedarf zusätzlich eine Hypotonie durch Buscopan oder Glukagon (Dosierung S. 142) erzielt werden.

Über diese beiden bei Erwachsenen erprobten Methoden liegen noch keine Erfahrungen im Kindesalter vor.

# Dickdarm

## 17. Orale Kontrastmittelfüllung des Dickdarmes

**Indikationen.** Als *gezielte* Kolonuntersuchung ist diese Methode indiziert, wenn die Durchführung des Kontrasteinlaufes auf Schwierigkeiten stößt, z. B. nach einer Operation im Anus-Rektumgebiet, bei Gefahr der Kolonperforation durch das Darmrohr.

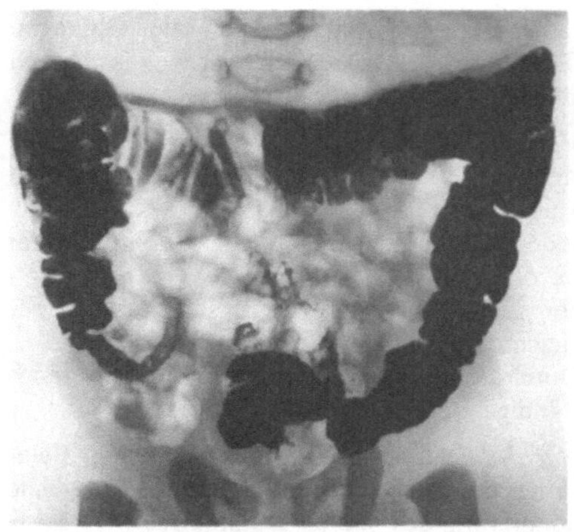

Abb. 218. Röntgenaufnahme zu Nr. 17: komplette Darstellung des Kolon einschließlich Appendix. 6 Std p. c. mit Bariumsulfat. 3 Monate altes Kind

Eine *Spätaufnahme* nach Magen-Dünndarmpassagen läßt gröbere Veränderungen der Kolonkontur, Stenosen, Verlagerungen etc. erkennen; Zeitpunkt der Aufnahme s. unten.
*Ungeeignet* ist diese Methode für die Beurteilung der Dickdarmschleimhaut.

**Vorbereitung.** Nicht unbedingt erforderlich, bei Säuglingen und schwerkranken Kindern unnötig. Sonst mildes Laxans oder Reinigungseinlauf am Abend vorher.

**Kontrastmittel.** Bariumsulfat mit Zusatz von Gastrografin oder Sorbit (s. S. 140).
Gesamtmenge:  Säuglinge    50–80 ml
              Kleinkinder   80–150 ml
              Schulkinder  150–200 ml
Zur raschen Orientierung kann die Passage auch mit Gastrografin allein in der Verdünnung 1:2 (Höchstmengen bei Säuglingen beachten, s. S. 140) durchgeführt werden.

**Untersuchungsgang,** s. a. Nr. 15. Bei den Aufnahmezeiten muß die Passagegeschwindigkeit mit den einzelnen Kontrastmittelzubereitungen berücksichtigt werden.

Eine Kolonfüllung ist zu erwarten
    bei reiner Gastrografinanwendung nach 1–4 Std,
    bei Bariumsulfat mit Zusatz von Gastrografin oder anderen Passagebeschleunigern nach 2–4–6 Std,
    bei normalem Bariumsulfat nach 8–12 Std (Abb. 218).

**Technik.** Übersichtsaufnahme in Rückenlage, wie bei der Abdomenübersicht Nr. 4.
Ergänzende Durchleuchtung und Zielaufnahmen je nach Befund; Kontrollaufnahmen in mehrstündigen Abständen können bis zur vollständigen Kolonfüllung angeschlossen werden.

## 18. Kolonkontrasteinlauf

Diese Methode ist im Gegensatz zur oralen Kontrastmittelpassage fast uneingeschränkt anwendbar, da bei Passagebehinderungen das Kontrastmittel immer distal des kritischen Punktes appliziert wird und keine zusätzliche Gefährdung des Patienten entsteht. Das Kontrastmittel läßt sich wieder absaugen oder herausspülen.
Im Zweifelsfall kommt ein Kolonkontrasteinlauf immer *vor* einer oralen Kontrastmittelgabe, da das rektal gegebene Kontrastmittel sehr viel schneller wieder eliminiert wird.
*Cave Darmperforation durch den Katheter bei Mikrokolon oder Megacolon congenitum!*

**Indikationen:** *Neugeborene.* Tiefsitzende Atresien, Stenosen und Ileus-Zustände, – wenn eine Abdomenübersichtsaufnahme (Nr. 1) keine genügende Klärung gebracht hatte. Therapeutischer Kolonkontrasteinlauf, s. S. 171, Nr. 24.
*Alle Altersstufen:*
Chronische Obstipation,
unklare ileusartige Zustände,
bei Invagination zur Diagnostik und auch zur Therapie (Reposition) s. S. 170, Nr. 23,
in besonderen Fällen bei intraperitonealen Tumoren (s. S. 273 f.),
Colitis ulcerosa, regionale Enteritis bzw. Enterokolitis,
Enkopresis und Sphinkterinsuffizienz, s. Defäkographie, S. 165 f.,
Dickdarmpolypen s. Nr. 19, S. 162.

**Vorbereitung.** Am Tage vor der Untersuchung Reinigungseinlauf oder Abführen mit einem Kontakt-Laxans. Säuglinge erhalten 4–5 Std vor der Untersuchung die letzte Nahrung, alle anderen Kinder bleiben vom Abend vor der Untersuchung an nüchtern.
Am Untersuchungstage morgens erneut abführen. Einläufe sollen mindestens 3–4 Std vor der Untersuchung erfolgen, da sonst der Darm bei der Untersuchung noch Wasser enthält.
Bei sehr starker Obstipation muß die Vorbereitung mit Darmspülungen mehrere Tage lang fortgesetzt werden (s. Nr. 20).

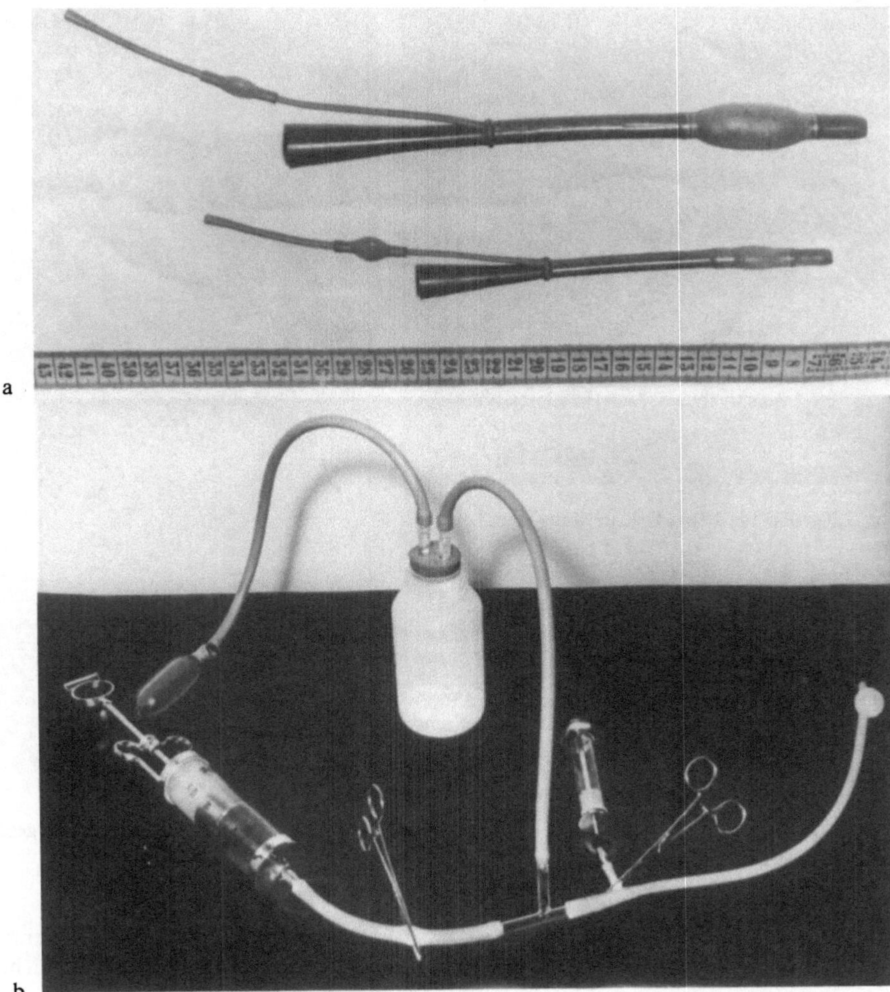

Abb. 219a, b. Instrumentarium für Kolonkontrasteinlauf und Doppelkontrastuntersuchung. a) Darmrohre mit Ballon (Rüsch). b) Einfaches Gerät für die Doppelkontrastuntersuchung: Nélaton-Ballon-Katheter (Rüsch). T-Stück für den Anschluß von Luft- bzw. Kontrastmittelzufuhr. Kontrastmittel läuft aus dem Irrigator ein oder wird durch eine große Spritze instilliert. Lufteinblasung durch ein Gebläse mit vorgeschalteter Flasche als Schutz gegen Kontrastmittelrücklauf. Die Umschaltung erfolgt durch Öffnen bzw. Schließen einer Klemme

**Instrumentarium.** Ballon-Katheter mit möglichst kurzer Spitze und endständiger Öffnung verhindern ein Herauspressen des Katheters und des Kontrastmittels während der Untersuchung und machen umständliche Fixierungsmanöver überflüssig.

Rüsch-Latex-Nélaton-Ballonkatheter, für Säuglinge Char. 22–28. Sie haben einen wesentlich kleineren Ballon und eine kürzere Spitze als die Darmrohre mit Ballon; diese gibt es von 6 mm Durchmesser an (Abb. 219)*.

---

* Ballondarmrohr nach Nordmann (Fa. Rüsch/ Waiblingen) Nr. 209000, Größe 6 mm (= Ch 18), 30 cm lang, für Säuglinge und Kleinkinder Nr. 209055, Größe 5,6 mm (= Ch 17), Balloninhalt 15–20 ml, 20 cm lang.
Für sehr enge Analöffnungen sind auch die Blasenverweilkatheter Rüsch Silkolatex 2–3 mm (= Ch 8 und 10), 30 cm lang, Nr. 200101 geeignet.

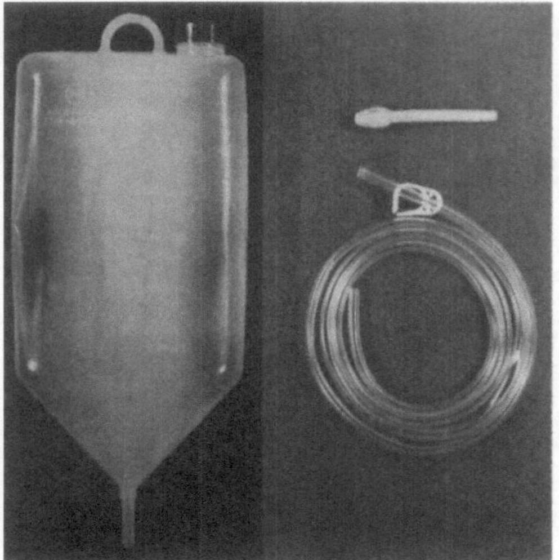

Abb. 220. »Enema-bag«, Erläuterung siehe Text

Für die Einmalanwendung hat sich das »Enema-bag« (Fa. Nicholas, Sulzbach/Ts.) auch bei Kindern bewährt. Es handelt sich um ein Einmalgerät mit einem Fassungsvermögen von 3 Liter Kontrastmittel als Kunststoff-Irrigator mit Schlauch, Klemme und Rektumspitze, das auf einem Ständer aufgehängt und nach Prallfüllung auf den Fußboden gelegt werden kann: Durch das Gefälle entsteht ein Sog, mit dem das Kontrastmittel wieder in den Irrigator zurückfließt. Das geschlossene Kreissystem zwischen Patient und Gerät verhindert unangenehmen Geruch, vermindert das Infektionsrisiko und ist hygienisch. Mit einem speziellen Y-Stück kann die Doppelkontrastmethode angewandt werden. Für Kinder gibt es die Rektalspitze auch mit Ballon (Abb. 220).

**Kontrastmittel** (Einzelheiten s. S. 139). Bariumsulfat für rektale Untersuchung, in »Risikofällen« (Ileus und akutes Abdomen unklarer Ursache) Gastrografin.

Bei Colitis ulcerosa, starker Exsikkose und Megacolon sollte die Barium-Suspension statt mit Wasser mit 0,9%iger NaCl- oder Ringer-Lösung angesetzt werden. Eine rasche Wasserresorption kann zur Wasserintoxikation führen und – wie bei Megacolon mehrfach beschrieben – tödlich enden!

| *Kontrastmittel-* | Säuglinge | 150–200 ml |
| *menge:* | Kleinkinder | 250–500 ml |
| | Schulkinder | 1,0–1,5 l |

Zum Einlauf wird das Kontrastmittel auf Körpertemperatur gebracht. Sehr bewährt hat sich der Zusatz von Dulcolax spezial 5 mg (= ¹/₂ Ampulle zu 5 ml) auf 1–1¹/₂ l Kontrastmittel, besonders bei obstipierten Kindern.

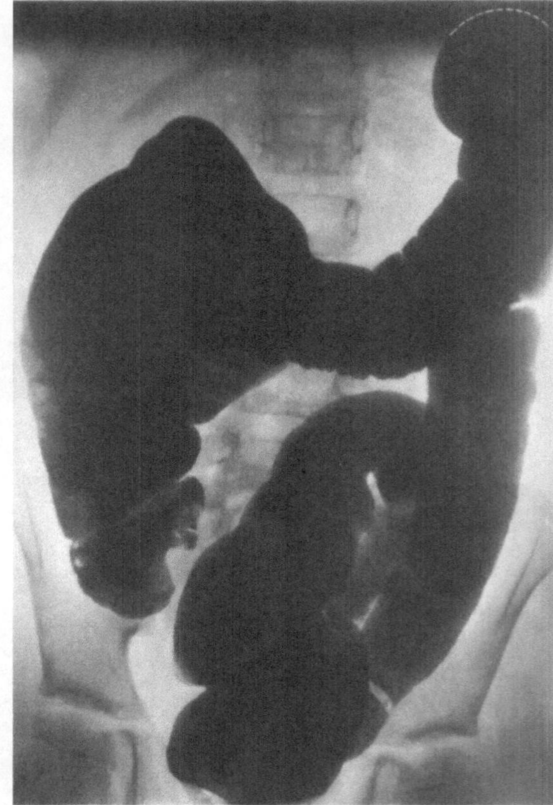

Abb. 221. Übersichtsaufnahme des gesamten Kolon mit Prallfüllung

Diese Substanz sollte bei stark irritiertem Darm (Colitis etc.) und bei Stenosen nicht verwendet werden.

**Position.** Rücken- oder Bauchlage auf dem horizontal gestellten Durchleuchtungstisch.

**Fixierung.** *Säuglinge* und *Kleinkinder* in der Holzwanne (s. S. 5), andernfalls, wenn nötig, Haltepersonen für die Arme und Beine.

**Strahlenschutz.** Direkter Gonadenschutz nicht möglich, daher kurze Durchleuchtungszeiten, Bildverstärker-Fernsehkette, enge Einblendung der Durchleuchtungsfelder und Aufnahmeformate.

**Untersuchungsgang.** Nach orientierender digitaler Untersuchung des Rektum wird der Ballon-Katheter eingeführt und mit Luft oder Wasser (20–50 ml) aufgefüllt. Der Ballon muß in dem erweiterungsfähigen Ampullenteil des Rektum liegen.

Die Instillation des Kontrastmittels kann bei Säuglingen mit 50 oder 100 ml-Spritzen erfolgen, bei größeren Mengen ist ein normaler Irrigator oder ein spezielles Einlaufgerät zweckmäßiger.

Unter Durchleuchtungskontrollen mit stark eingeblendetem Feld läßt man das Kontrastmittel in Rückenlage langsam einlaufen, wobei unter Palpation und Bewegen des Patienten alle sich füllenden Abschnitte freiprojiziert beobachtet werden. Die Verschieblichkeit wird geprüft und die Füllung durch die Palpation gleichzeitig gefördert.

Nach Erreichen der Flexura hepatica wird der Irrigatorschlauch abgeklemmt und das weitere Vordringen des Kontrastmittels in Rücken- oder rechter Seitenlage bis zum Zökum abgewartet.

*1. Übersichtsaufnahme* des gesamten Kolon mit Prallfüllung; die Darstellung soll möglichst überlagerungsfrei sein, günstig ist meistens eine leichte Drehung nach links (Abb. 221).

Eine anatomisch einwandfreie Darstellung des Kolon muß entweder die Appendix oder das terminale Ileum zeigen. Tritt der Reflux nicht schon bei der Prallfüllung ein, kommt er meist bei der Entleerung zustande und ist dann auf der 2. Aufnahme sichtbar. Ein massiver Reflux in das terminale Ileum stört durch Überlagerungseffekte und ist zu vermeiden. Hierzu drückt man bei beginnendem Rückfluß kräftig auf die Ileozökalklappe und läßt gleichzeitig das Kontrastmittel durch das Darmrohr ablaufen, um den Füllungsdruck zu vermindern.

Anschließend muß das Kind das Kontrastmittel nach Ziehen des Darmrohres spontan entleeren.

*2. Übersichtsaufnahme* nach ausgiebiger Entleerung des Kolon zur Darstellung der Schleimhaut (Abb. 222).

Eine einwandfreie Entleerungsaufnahme ist entscheidend für die Untersuchung, vor allem bei Obstipation!

*Zusätzliche Aufnahmen* je nach Befund und klinischem Verdacht: z. B. Zökum mit Appendix und terminalem Ileum, seitliche Aufnahmen von Rektum und Analkanal bei allen Entleerungsstörungen (Abb. 223). Auch bei Verlagerung des Kolon sind seitliche Aufnahmen in großem Format erforderlich.

*3. Spätaufnahme.* Erfolgt die Entleerung nicht prompt und ausgiebig genug, muß man geduldig abwarten. Notfalls kann eine Defäkation mit einem Dulcolax-Supp. provoziert werden, nicht durch Darmspülung!

Zeitpunkt der Spätaufnahme: 6–8–24 Std und länger, vorausgesetzt, daß nicht zu viel Kontrastmittel eingelaufen ist und keine Spülung aus therapeutischen Gründen nötig wird. Sonst muß man die Untersuchung unter entsprechenden Bedingungen gezielt nach einigen Tagen wiederholen.

**Technik.** Durchleuchtung mit Zielaufnahmen. Übersichten und Spätaufnahmen können auch auf dem Bucky-Tisch angefertigt werden, wie Nr. 4. Analsphinkterachalasie s. Nr. 21.

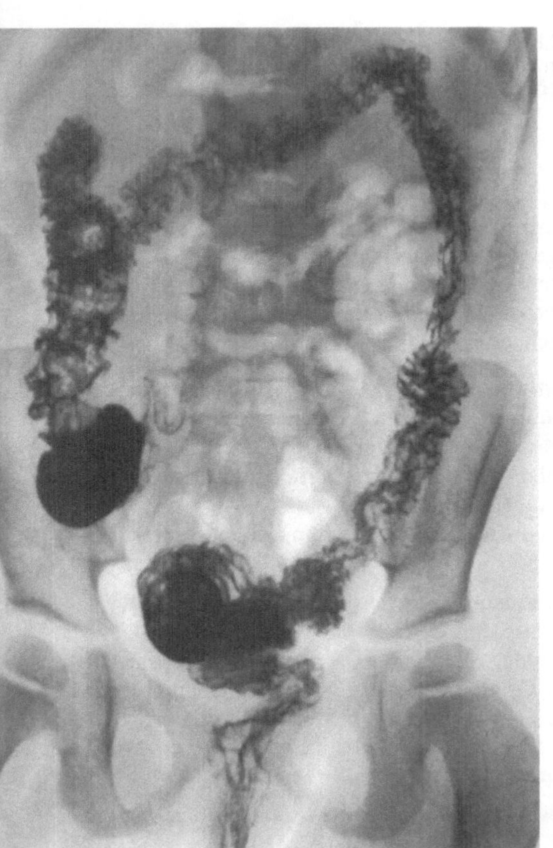

◁ Abb. 222. Entleerungsaufnahme nach Kolonkontrasteinlauf. Kein Reflux in das terminale Ileum. Darstellung des Zökum und der Appendix

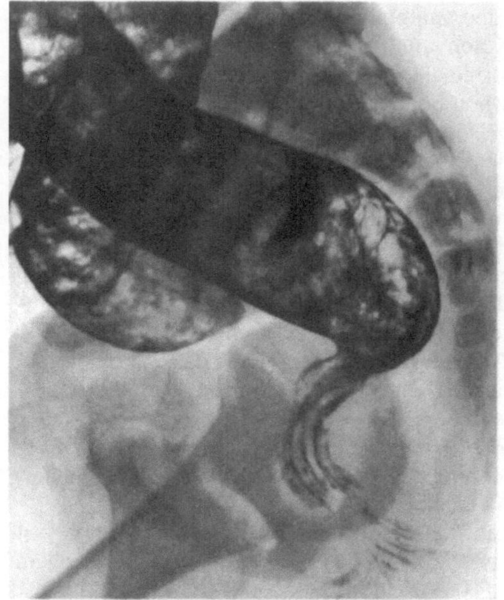

Abb. 223. Seitliche Aufnahme von Rektum und Analkanal. Verzögerte Entleerung bei Obstipation. Megakolon?

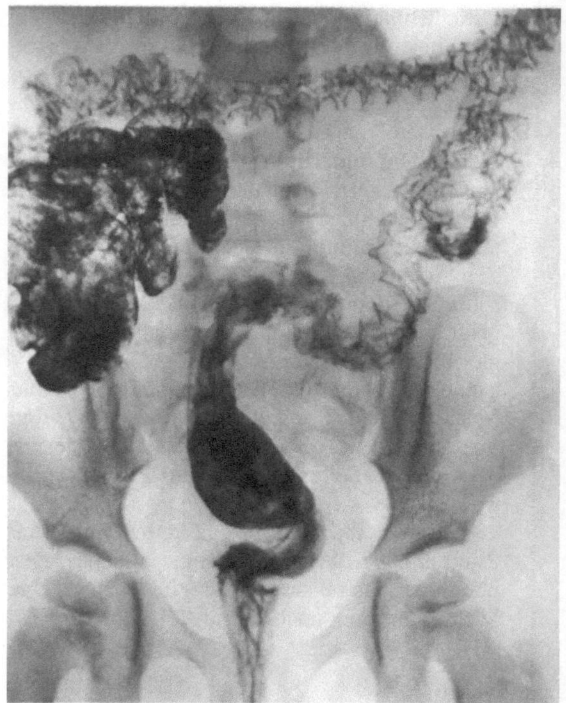

Abb. 224. Gleiches Kind wie Abb. 223. Nach Abwarten einer weiteren ausgiebigen Entleerung: normaler Befund

## 19. Doppelkontrastuntersuchung

**Indikationen.** Diese Methode ist vor allem bei der Suche nach Polypen im Dickdarm indiziert. Polypen im Enddarm können rektoskopisch diagnostiziert werden, bei der Röntgenuntersuchung kann dieses Gebiet unberücksichtigt bleiben.

Da bei Kindern im allgemeinen einzelne Kolonpolypen gutartig sind und häufig auch spontan verschwinden, kann die Indikation zu dieser recht eingreifenden Untersuchung streng gestellt werden.

**Vorbereitung**

*2. Tag vor der Untersuchung.* Abends 20 Uhr Agarol ½–1 Eßlöffel.

*1. Tag vor der Untersuchung.* Als Kost klare Flüssigkeit nach Belieben, keine fetthaltigen Brühen. Morgens 8 Uhr Abführen mit Rizinus 10–15 g.

16 Uhr hoher Reinigungseinlauf mit ½ Ampulle Dulcolax spezial auf 1½ l Wasser. Als Gleitmittel für das Darmrohr kein Fett benutzen. Die Flüssigkeit soll bis in das Colon ascendens vordringen, deshalb Einlauf erst in Linksseitenlage, dann in Rechtsseitenlage.

Um 18 Uhr Reinigungseinlauf wie um 16 Uhr.

*Untersuchungstag.* Keine festen Speisen, nur reichlich Flüssigkeit trinken lassen.

**Instrumentarium.** Zur Doppelkontrastuntersuchung ist ein handelsübliches oder selbstgefertigtes Gerät erforderlich, das wechselweise Instillation von Kontrastmittel und Luft ermöglicht (s. Abb. 219).

Ballon-Katheter wie zum Kolonkontrasteinlauf.

**Kontrastmittel.** Micropaque, verdünnt 1:1. Micropaque braucht nicht speziell angesetzt zu werden, Verdünnung 1:1 nach Vorschrift auf der Originalpackung. Es ist anscheinend besonders haftfähig, was man noch durch einen Zusatz von einigen ml Gastrografin verbessern kann.

**Position, Fixierung und Strahlenschutz.** Wie bei Nr. 18.

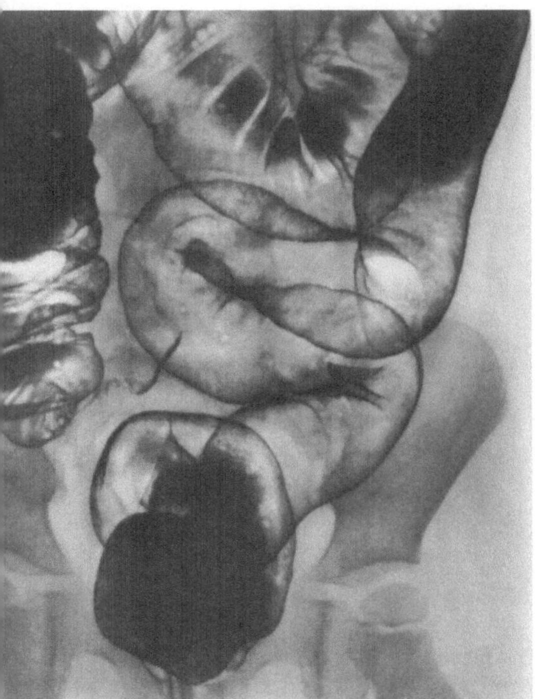

Abb. 225. Doppelkontrastuntersuchung. Aufnahme im Liegen, Darstellung des Sigma

**Untersuchungsgang.** Einführen des Ballon-Katheters und Anschließen an das Einlaufsystem. Instillation des Kontrastmittels in Rückenlage; das etwas dickflüssige Kontrastmittel wird besser verteilt, wenn der Patient bewegt wird aus der Rücken- in die Linksseitenlage und eventuell Kopftieflage.

Hat das Kontrastmittel die linke Kolonflexur erreicht, klemmt man den Irrigatorschlauch ab und schaltet auf Lufteinblasung.

In rechter Seitenlage wird durch vorsichtiges Lufteinblasen und Palpieren das Kontrastmittel bis in das Zökum vorgetrieben.

Dann wird das Darmrohr entfernt, und das Kind muß das Kontrastmittel gründlich, aber nicht vollständig entleeren.

Nach erneuter Einführung des Ballon-Katheters folgt jetzt die eigentliche *Luftaufblähung* des gesamten Kolon, bis sich auch das Zökum entfaltet hat. Die Lufteinblasung darf nicht zu heftig erfolgen, und die Spitze des Darmrohres soll nicht innerhalb von Kontrastmittelresten im Rektum liegen, sonst kommt es zu sehr störender Bläschenbildung im Kolon.

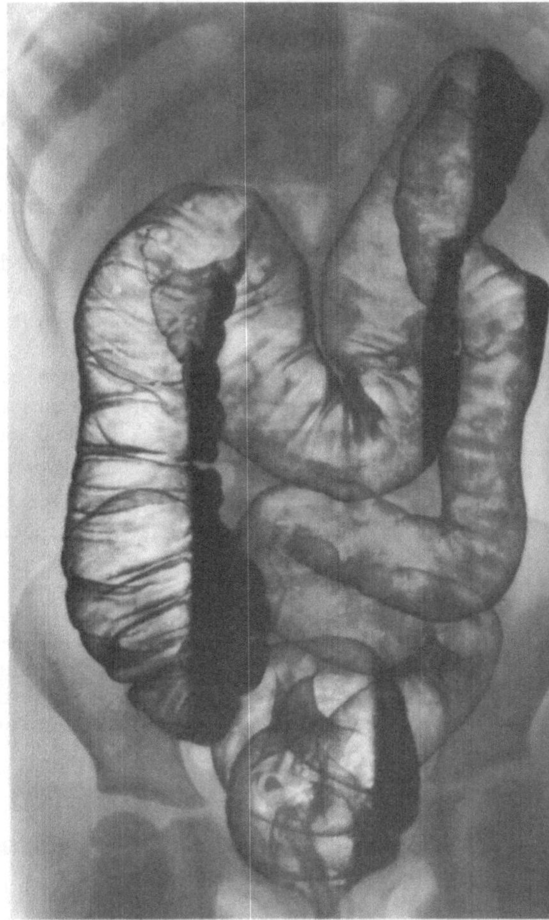

Abb. 226. Dasselbe Kind bei der gleichen Untersuchung. Aufnahme in linker Seitenlage bei horizontalem Strahlengang am Vertigraphen

**Aufnahmetechnik.** Alle Kolonabschnitte müssen frei projiziert auf mehreren Aufnahmen in verschiedenen Positionen dargestellt sein. Die Mehrzahl der Aufnahmen wird in horizontalem Strahlengang ausgeführt.

1. Im Liegen oder Kopftieflage mit leichter Drehung in den ersten Schrägen, *Zielaufnahme*, vertikaler Strahlengang, postero-anterior. Darstellung des Sigma (Abb. 225).

2. Aufrecht, horizontaler Strahlengang, postero-anterior, am Zielgerät. Übersicht des gesamten Kolon; *Aufnahmen* mit leichter Drehung in den ersten und zweiten Schrägen, hierbei sollen die Flexuren möglichst frei projiziert sein.

3. Rechte Seitenlage, horizontaler Strahlengang; Übersicht am Vertigraphen oder mit ei-

ner anderen senkrecht zu stellenden Streustrahlenblende.

4. Linke Seitenlage, sonst wie 3 (Abb. 226).

5. Bauchlage, horizontaler Strahlengang, sonst wie 4. Darstellung des Rektum meist entbehrlich (s. o.).

Die Aufnahmen am Zielgerät werden unter kurzer orientierender Durchleuchtung eingestellt.

Schon während der Untersuchung werden die Filme entwickelt. Nach Vorliegen dieser 6 Aufnahmen läßt sich entscheiden, ob noch weitere gezielte Aufnahmen erforderlich sind.

Durch rasche Wasserresorption kommt es bald zum Eintrocknen des Kontrastmittelfilmes auf der Schleimhaut, er wird bröckelig, und eine weitere Untersuchung ist dann unmöglich.

**Technik.** Zielaufnahmen unter Durchleuchtungskontrolle, Aufnahmen am Vertigraphen:

| | |
|---|---|
| Abstand: 1,50–2,0 m | Folie: universal |
| Raster: FF | Fokus: groß |

*Bemerkung.* Wegen der hohen Kontrastunterschiede zwischen luftgefülltem Darm und restlichen Kontrastmittelspiegeln ist eine harte Aufnahmetechnik mit 80–100 kV von Vorteil.

## 20. Untersuchungstechnik bei chronischer Obstipation und Megakolon

**Vorbereitung.** Wie zum Kolonkontrasteinlauf. Bei sehr starker Stuhlfüllung des Darmes müssen u. U. intensive Darmspülungen mehrere Tage lang durchgeführt werden. Am Untersuchungstage bleiben die Kinder nüchtern.

**Kontrastmittel.** Bariumsulfat zur Kolonuntersuchung, Zubereitung mit physiologischer Kochsalz- oder Ringer-Lösung. Zusatz von Dulcolax spezial s. S. 160.

**Position und Fixierung.** Wie bei Nr. 18.

**Untersuchungsgang**
Instillation des Kontrastmittels durch einen Ballon-Katheter wie beim Kolonkontrasteinlauf. Hier werden bereits nach Prallfüllung des Sigma und Colon descendens
*Zielaufnahmen* sagittal in Rückenlage oder schräg und seitlich von Rektum und Analkanal in günstiger Position angefertigt.

Bestätigt sich der Verdacht eines Megakolon nicht, wird die Untersuchung wie bei Nr. 18 durchgeführt.

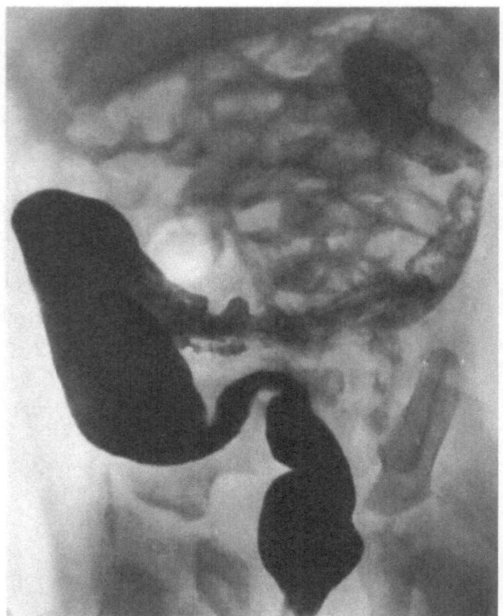

Abb. 227. Übersichtsaufnahme zu Nr. 20. Megakolon. Prallfüllung nur zur Darstellung des Sigma und des relativ kurzen, erweiterten Kolonabschnittes. 6 Monate altes Kind

Liegt ein Megakolon vor, läßt man möglichst wenig Kontrastmittel einlaufen. Es müssen nur das enge Segment und das Ausmaß des Megakolon erkennbar sein. Keinesfalls ist eine Prallfüllung des gesamten Kolon anzustreben! Die rasch eingedickten Bariumreste können kaum spontan entleert werden.
*Übersichtsaufnahme* in Rückenlage bzw. Drehung in die günstigste Projektion der gefüllten Abschnitte (Abb. 227).
Die anschließend erforderliche Entleerung erfolgt durch Absaugen oder besser spontan; hierdurch wird die Entleerungsfunktion des Darmes geprüft.
*Übersichtsaufnahme* nach Entleerung. Bei Megakolon ist diese Entleerung sehr unvollständig, es kontrahieren sich meist nur die oral des erweiterten Dickdarmabschnittes gelegenen Partien. Das enge Segment muß einwandfrei zur Darstellung kommen. Dazu können *weitere Zielaufnahmen* mit Drehung und Kompression nötig sein.
Die Erkennung des aganglionären Abschnittes bei Megacolon congenitum kann im frühen Säuglingsalter sehr schwierig sein, besonders wenn der Darm durch intensive Spülbehandlung oder einen Anus praeter entlastet wurde.

Daher ist die diagnostische Ausbeute in diesem Alter *ohne* Vorbereitung besser. In diesen und allen anderen unklaren Fällen kommt die *Doppelkontrastaufnahme* zur Anwendung: Nach dem Entleerungsversuch wird der Ballon-Katheter wieder eingeführt und vorsichtig etwas Luft eingeblasen. Häufig kommt jetzt der Kalibersprung zwischen Megakolon und engem Segment deutlicher zur Darstellung. Er wird durch eine Zielaufnahme in überlagerungsfreier Position dokumentiert (Abb. 228).

*Spätaufnahme.* Kommt keine ausgiebige Entleerung zustande und ist keine diagnostische Entscheidung möglich, so kann häufig eine Spätaufnahme (s. S. 161) nach 6–24 Std Klärung bringen. Besonders bei Aganglionose des gesamten Kolon (kein Kalibersprung!) ist die Spätaufnahme diagnostisch entscheidend. Normalerweise sind nach 24 Std alle Kontrastmittelreste aus dem Kolon entfernt. Bei Hirschsprungscher Krankheit können nach vielen Tagen noch große Mengen von Kontrastmittel oberhalb des engen Segmentes gefunden werden. Auch bei der Spätaufnahme kann die Kombination mit einer Luftaufblähung (Doppelkontrast) nützlich sein (Abb. 228).

**Technik.** Wie bei Kolonkontrasteinlauf, Nr. 18. *Bemerkung:* Die Chance, das enge Segment darzustellen, liegt erst nach der 2. Lebenswoche bei über 50%, so daß man vorher von einem Kolon-Kontrasteinlauf absehen sollte.

Die differentialdiagnostische Abtrennung der Aganglionose mit kurzem oder ultrakurzem engen Segment von einer Analsphinkterachalasie ist röntgenologisch schwierig oder unmöglich.

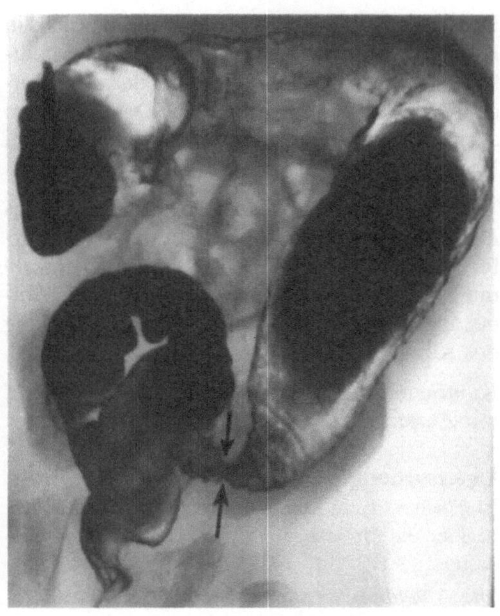

Abb. 228. Spätaufnahme zu Nr. 20. Megakolon, 2 Monate alter Säugling. 6 Std nach dem Einlauf Darstellung des engen Segmentes ( ⚬ ) bei gleichzeitiger Luftaufblähung (Doppelkontrast)

## 21. Untersuchung der Enddarmfunktion (»Defäkographie«)

**Indikationen.** Chronische Obstipation nach Ausschluß eines aganglionären Segmentes. Zum Nachweis einer Achalasie, Funktionsprüfung nach Durchzugsoperationen bei Aganglionose und Analagenesie; bei partieller oder anscheinend totaler Inkontinenz.

Tabelle 6. Indikationen für die Untersuchungsmethodik beim Kolonkontrasteinlauf

| | Kontaktlaxans | Geringe KM-Füllung distal | Prall-füllung | Entleerungs-aufnahme (Schleim-haut) | Doppel-kon-trast | Defäko-graphie |
|---|---|---|---|---|---|---|
| Verdacht auf Hirsch-sprungsche Krankheit | + | + | (+) | + | junge Säuglinge | + |
| Obstipation | + | + | + | + | – | + |
| Blut im Stuhl ohne Entzündungszeichen | + | – | + | + | + | – |
| Verdacht auf Kolitis | – | – | + | + | (+) | – |
| Inkontinenz/ Enkopresis | + | – | + | + | – | + |

Die Untersuchung wird in der Regel erstmals in Kombination mit einem normalen Kontrasteinlauf durchgeführt. Ist die Dickdarmuntersuchung bereits erfolgt, genügt das Defäkogramm als gezielte Untersuchungsmethode, ebenso bei Kontrollen.

**Vorbereitung.** Eine besondere Entleerung des Dickdarmes vor der Untersuchung ist nicht erforderlich, es sei denn, das Rektum ist massiv mit Stuhl ausgemauert (Kotstein!), dann ist keine anatomische und funktionelle Beurteilung des Kontinenzorganes möglich.

**Kontrastmittel,** wie zum Kolonkontrasteinlauf mit Zusatz von Dulcolax spezial.

**Untersuchungsgang.**
Ist gleichzeitig ein Kolonkontrasteinlauf erforderlich, beginnt die Untersuchung wie dort, S. 158 geschildert.

Die *Defäkographie* als spezielle Untersuchungsmethode: In Seitenlage bei liegendem Katheter und aufgeblasenem Ballon Prallfüllung von Rektum und Sigma, bis das Kind einen Stuhldrang verspürt. Entfernung des Darmrohres und Aufforderung zur Darmentleerung. *Zielaufnahmen* mit Mittelformattechnik, 1 Bild/sec, während der Defäkation. Dann wird während der Untersuchung das Kind energisch aufgefordert, den Vorgang zu unterbrechen, d. h. sämtliche Sphinkteren zu kontrahieren.

Die Aufnahmen müssen komplette Erschlaffung und Kontraktion des Kontinenzorganes erkennen lassen (Abb. 229).

Größere Kinder werden nach Abschluß der Füllung auf einen Plastiktopf gesetzt, dazu muß das Durchleuchtungsgerät aufgerichtet werden. Säuglinge und meist auch Kleinkinder können im Liegen untersucht werden. Die Sphinkterkontraktion kann durch einen gelinden Schmerzreiz in der Analgegend provoziert werden.

Damit ist die Untersuchung beendet. Bei der Kombination mit einem Kolonkontrasteinlauf folgt anschließend die Entleerungsaufnahme, wie dort beschrieben.

*Bemerkungen.* Weitere diagnostische Informationen bringt die Kombination mit der Elektromanometrie und der Elektromyographie.

## 22. Anorektale Mißbildungen

Die präoperative Röntgendiagnostik der anorektalen Mißbildungen hat die Aufgabe, die hohen (supralevatorischen) und intermediären Anomalien einerseits von den tiefen (translevatorischen) Mißbildungen andererseits zu differenzieren. Die chirurgische Behandlung dieser beiden Gruppen ist unterschiedlich, eine falsche Diagnose kann zu einem ungerechtfertigten großen Eingriff Anlaß geben. Die Folge ist

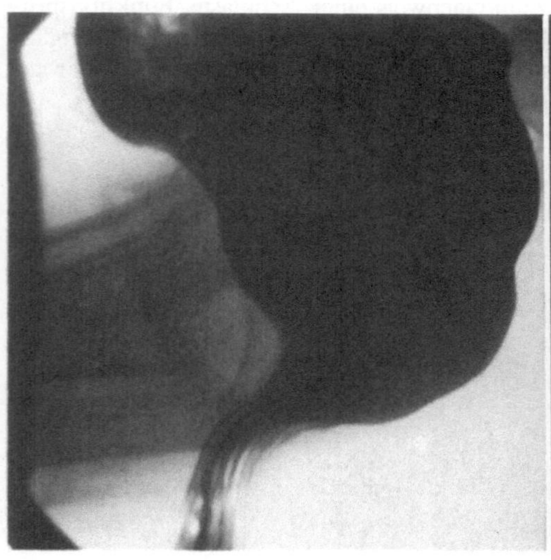
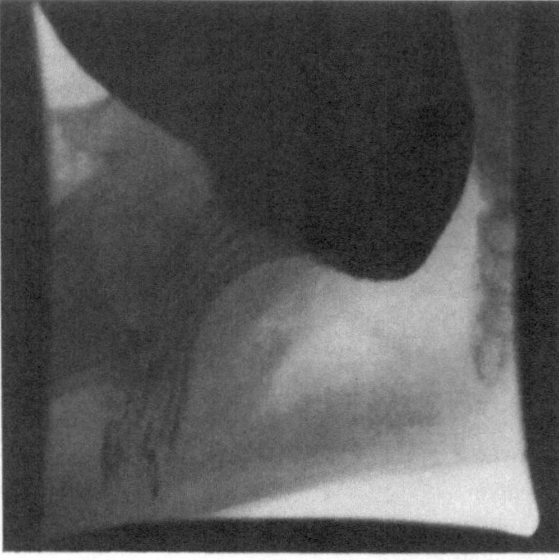

a                                              b

Abb. 229a, b. Defäkogramm, Zustand nach Durchzugsoperation wegen anorektaler Agenesie (70 mm Aufnahmen). a) Entleerungsphase: Beckenboden erschlafft, Analkanal geöffnet. b) Kontraktionsphase, gute Funktion der Sphinkteren (8 Jahre altes Kind)

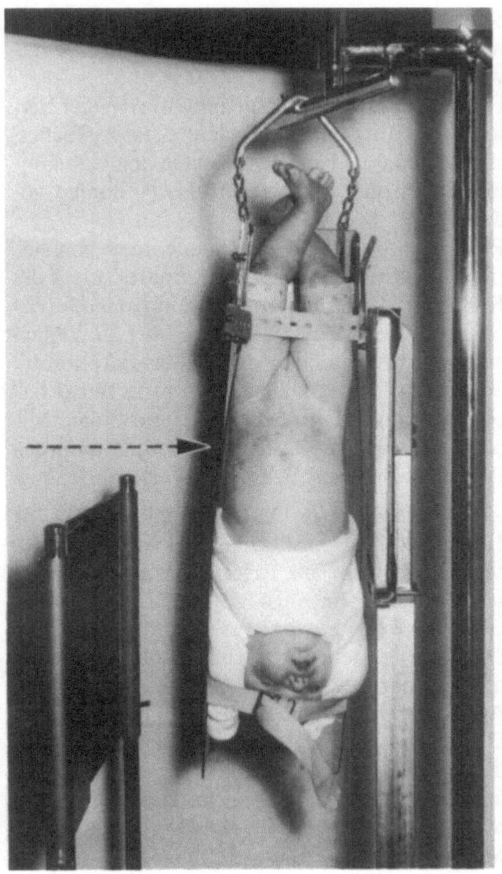

Abb. 230. Position zu Nr. 22a. Kind in Kopfhängelage in der »Babix«-Hülle am Aufnahmestativ

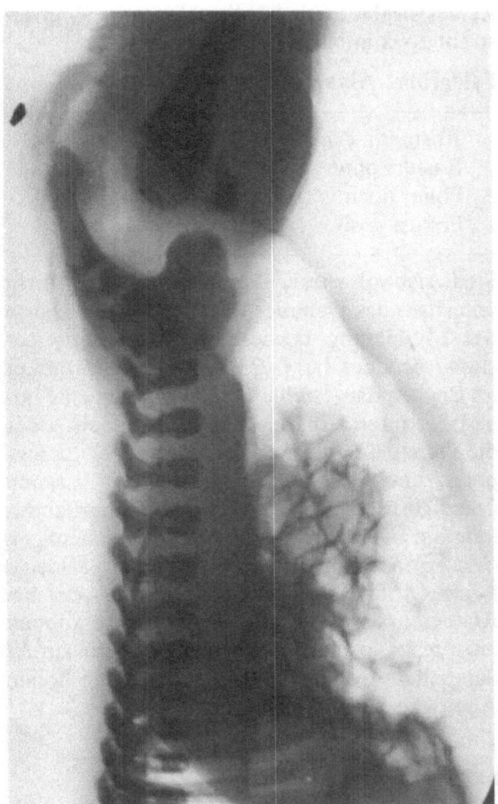

Abb. 231. Röntgenaufnahme zu Nr. 22a. Analagenesie. Bleimarkierung am Damm

nicht selten eine bleibende Schädigung des Kontinenzorganes! Eine vereinfachte Einteilung der anorektalen Mißbildungen nach dem Melbourne-Schema s. Tabelle 7.
Vier Untersuchungsmethoden stehen zur Verfügung.

## a) Abdomen in Kopf-Hängelage, seitlicher Strahlengang (WANGENSTEEN und RICE)

**Indikationen.** Bei Mißbildungen ohne Fistel, frühestens 8 Stunden post partum. Bis zu diesem Zeitpunkt hat die verschluckte Luft häufig nach ihrer Magen-Darmpassage den aboralen Blindsack erreicht. Der Abstand zur Analgegend am Damm kann festgestellt werden.

**Vorbereitung.** Bleimarke oder Bariumpaste an der Analgegend.

Tabelle 7. *Anorektale Mißbildungen*

A. Hohe – supralevatorische (40%)
  1. Anorektale Agenesie, mit/ohne Fistel
  2. Rektale Atresie (2%)

B. Intermediäre (15%)
  1. Analagenesie, mit/ohne Fistel
  2. Anorektale Stenose (3%)

C. Tiefe – translevatorische (40%)
  1. Anus an normaler Stelle*
  2. Mündung am Damm = perineale Fistel
  3. Mündung vulvär oder vestibulär

D. Persistenz der Analmembran
  und seltene Anomalien (5%)

* Keine oder kleine Öffnung

**Fixierung.** In der Babixhülle (Abb. 230) Beine in den Armschlaufen, Kopf nach unten. Andere Möglichkeit: Eine Begleitperson hält das Kind an den Füßen.

**Strahlenschutz.** Nicht möglich.

**Zentralstrahl.** Seitlicher Strahlengang, Zentralstrahl etwa in Nabelhöhe.

**Feldgröße.** Abdomen bis zum Damm.

---

Abstand: 1 m
Raster: ohne
Folie: hoch verstärkend, seltene Erden
Fokus: groß

---

Stellt sich mit dieser Aufnahme die Luft dicht unterhalb des Dammes dar, ist eine tiefe Form der Mißbildung bewiesen und die Untersuchung beendet (Abb. 231). Ist die Luft höher im Becken dargestellt, kann es sich um eine hohe oder intermediäre Anomalie handeln, oder die Darstellung des wahren unteren Blindsackpoles durch Luft ist durch andere Ursachen (verzögerte Luftpassage, Mekoniumansammlung etc.) verhindert. Weitere Untersuchungen sind erforderlich: Entweder die transperineale Punktion mit Kontrastmittelinjektion oder bei Knaben eine Miktions-Zystourethrographie; letztere kann eine rektourethrale Fistel direkt darstellen, womit die Diagnose einer hohen Anomalie gesichert ist.

### b) Transperineale Punktion

**Indikationen.** Wenn bei der ersten Untersuchung keine tiefe Anomalie darstellbar war und keine Fistel sondierbar ist. Diese Untersuchung kann auch vor der ersten Methode vor Ablauf der ersten 8–10 Stunden p. p. angewandt werden.

**Vorbereitung.** Hautdesinfektion von Damm und Gesäß.

**Position.** Rückenlage auf dem horizontalen Durchleuchtungstisch, Beine abduziert, in den Hüftgelenken gebeugt; sie werden in dieser Position von einer am Kopfende stehenden Hilfsperson gehalten.

**Strahlenschutz.** Nicht möglich, enges Einblenden des Durchleuchtungsfeldes, möglichst kurze Untersuchungszeit.

**Untersuchungsgang.** Mit einer dünnen Lumbalpunktionskanüle wird am Damm genau in der Mittellinie etwa 1 cm vor der tastbaren Steißbeinspitze punktiert und die Nadel etwa parallel zum Kreuzbein exakt in der Mittellinie 1–2 cm tief vorgeschoben. Entfernung des Mandrin, gelegentlich läßt sich jetzt mit einer

Spritze Luft oder Mekonium ansaugen, damit wäre die Lage der Kanüle im Blindsack bewiesen.

Fortsetzung der Untersuchung in strenger Seitenlage, Hüft- und Kniegelenke stark gebeugt, sie werden von der Hilfsperson in den Kniekehlen fixiert und etwas gegen das Abdomen gedrückt.

Probeinjektion unter Durchleuchtung von sterilem wasserlöslichem Kontrastmittel. Liegt die Kanüle im Darmlumen, sieht man eine Durchmischung mit dem Mekonium und allmählich auch eine Darstellung der Blindsackkonturen. Selten werden mehr als 5 ml Kontrastmittel benötigt. Entfernung der Kanüle und einige Minuten Abwarten, bis sich die ganze Kontur des Blindsackes in ausreichender Weise darstellt.

*Zielaufnahmen* (in Mittelformattechnik 70/100 mm) bei Kontraktion und Erschlaffung des Musculus levator ani. Erst bei Erschlaffung dieser Levatorschlinge ist der tiefste Punkt des Blindsackes darstellbar und damit die richtige Diagnose gestellt. Aufnahmen nur bei Kontraktion der Levatorschlinge können eine hohe Anomalie vortäuschen. Man muß also einen Defäkationsversuch des Kindes abwarten, evtl. durch Druck der Oberschenkel auf das Abdomen etwas nachhelfen. Nur wenn der Blindsack bis wenige mm oberhalb des Dammes nachzuweisen ist, ist die Diagnose einer tiefen Anomalie berechtigt (Abb. 232).

### c) Fistelfüllung

**Indikation.** Darstellung von vestibulären, transskrotalen und tiefen vaginalen Fisteln. Perineale Fisteln kommen nur bei tiefen Anomalien vor, ihre Darstellung kann präoperativ zur Beurteilung der prästenotischen Dilatation von Interesse sein.

**Position.** Strenge Seitenlage auf dem Durchleuchtungstisch, Markierung des Dammes bis zur Fistelöffnung mit Bariumpaste.

Sondierung der Fistel unter Durchleuchtungskontrolle und Injektion mit einem wasserlöslichen Kontrastmittel, bis sich der Enddarm ausreichend gefüllt hat.

*Zielaufnahmen* (Mittelformattechnik) in strenger Seitenlage wie bei einem Defäkogramm; der tiefste Punkt des Enddarmes, die Länge, die Dehnbarkeit und der Verlauf der Fistel müssen dargestellt werden, ebenso Erschlaffung und Kontraktion der Levatorschlinge.

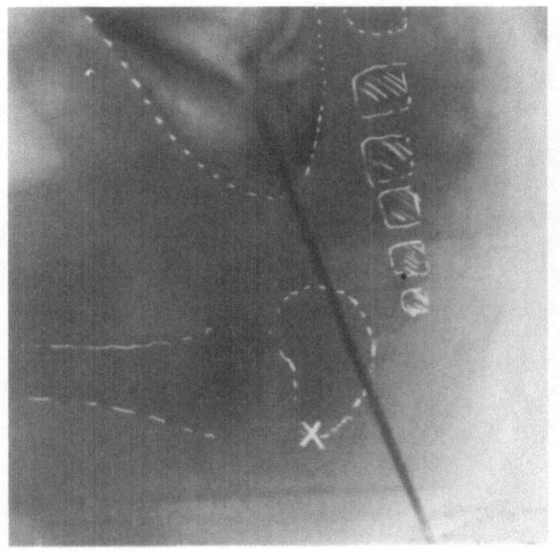

a

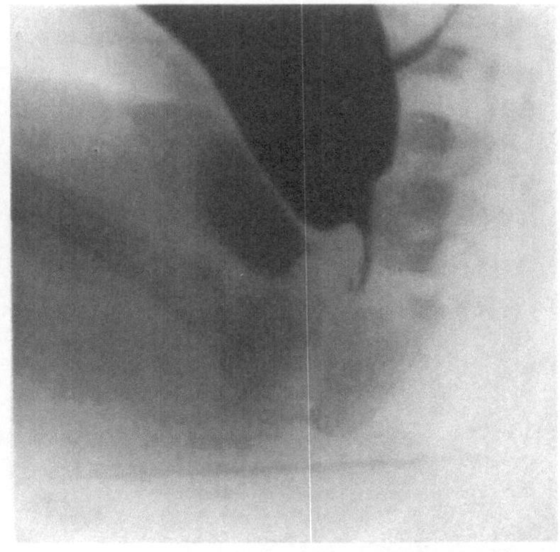

b

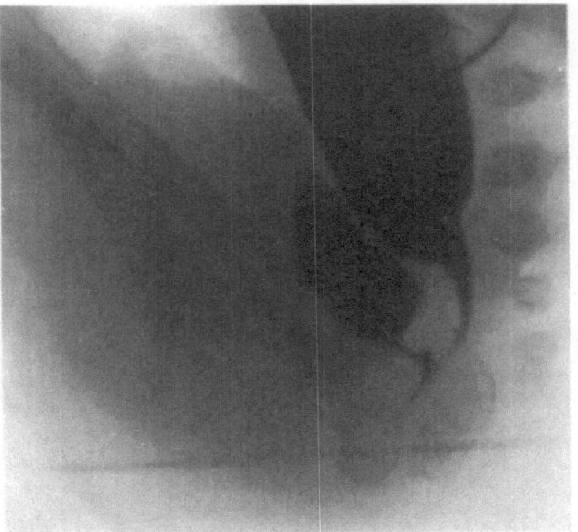

c

Abb. 232a–c. Transperineale Punktion bei anorektaler Agenesie. 1 Tag altes Kind. a) Punktion der hohen Agenesie. X = untere Spitze des Os ischii (bei tiefen Anomalien muß der untere Pol deutlich distal dieser Marke liegen). b u. c) Nach Kontrastmittelinjektion Darstellung einer rekto-urethralen Fistel und der Blase (Neugeborenes)

Fehlermöglichkeit: Sehr starke Stuhl- oder Mekoniumfüllung des Enddarmes kann eine sichere Beurteilung der Fistel verhindern, Wiederholung nach Darmentleerung.

### d) Miktions-Zystourethrographie bei Knaben

**Indikationen.** Zum Nachweis rektourethraler Fisteln bei hohen Formen der Anomalien.
Sind Hinweissymptome wie Mekoniumentleerung im Urin oder Luftansammlung in der Blase vorhanden, kann das MCU auch vor der zweiten Untersuchung durchgeführt werden, ebenfalls wenn die perineale Punktion nicht gelungen ist. Einzelheiten der Technik s. S. 220ff. Die hohen Fisteln gehen etwas unterhalb des Colliculus seminalis zum Rektumblindsack (Abb. 232), bulbourethrale Fisteln sind charakteristisch für die intermediären Mißbildungen.

### Kontrastdarstellung des aboralen Schenkels bei Anus praeter (»Loopogram«)

**Indikation.** Vor der Durchzugs-Operation bei anorektalen Mißbildungen kann mit dieser Methode die anfängliche Diagnose noch einmal überprüft und das Kaliber des aboralen Darmabschnittes dargestellt werden.

**Untersuchungsgang.** Sondierung vom Anus praeter aus, Füllung mit Gastrografin 1:2 verdünnt, Aufnahmen in Seiten- und Rückenlage. Es werden das Kaliber des Darmes, die Lage des Blindsackes und evtl. Kotsteine dargestellt.

*Bemerkungen.* Anorektale Mißbildungen zeigen häufig eine Kombination mit Anomalien der Wirbelsäule und des Urogenitaltraktes.

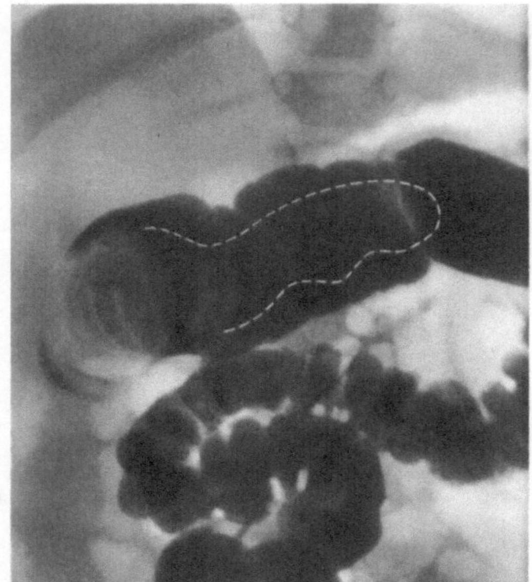

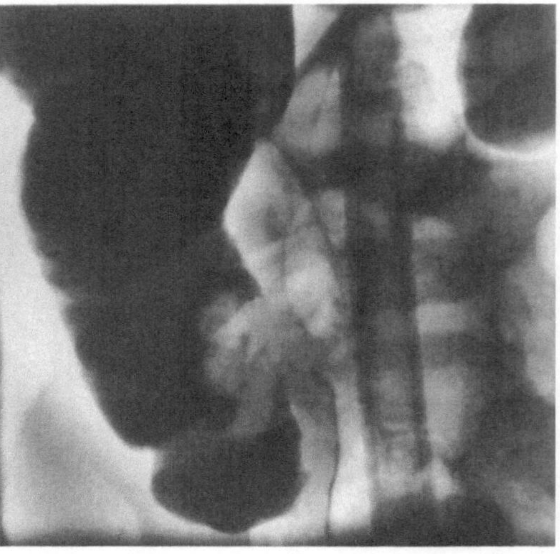

b

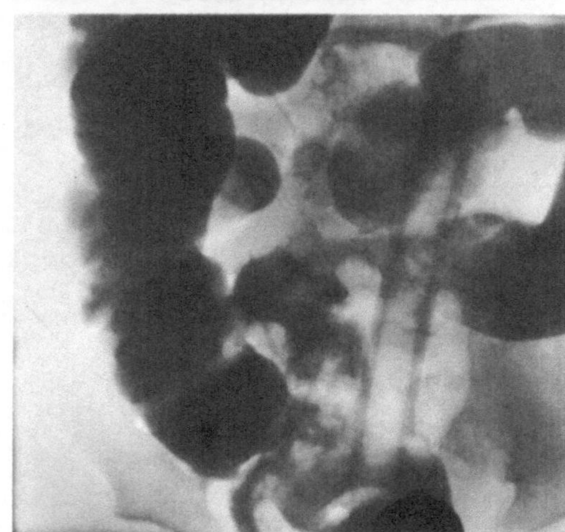

a

c

Abb. 233 a–c. Reposition einer Invagination mit Gastrografin und Luft. a) Invaginat im Querkolon. b) Reposition bis zur Ileozökalklappe, Zökum entfaltet. c) Reposition durch die Klappe, Reflux in das terminale Ileum

Entsprechende Röntgenuntersuchungen dieser Regionen sind indiziert, brauchen jedoch nicht bereits präoperativ in der Neugeborenenperiode zu erfolgen.

## 23. Invagination

Eine ileokolische Invagination läßt sich mit einem Kolonkontrasteinlauf diagnostizieren und heilen (»Röntgenreposition«). Der Kolonkontrasteinlauf ausschließlich zur Diagnose einer Invagination hat keine Kontraindikation.

**Indikation für die Röntgenreposition.** Sie sollte jeweils mit dem (Kinder-)Chirurgen gemeinsam gestellt werden. Im übrigen gilt folgendes:
Dauer der Anamnese bis 12 Stunden,
Fehlende Spiegel auf der Abdomenübersichtsaufnahme,
Kein Blutabgang,
Ausgeglichener Elektrolythaushalt,
Ausreichender Allgemeinzustand.

*Relative Indikationen.* Anamnese 12–24 Stunden bei ausreichendem Allgemeinzustand. Wenig Blutabgang.
Diskrete Spiegel.

**Kontraindikationen.** Schockzustand, Peritonitis, Exsikkose, kompletter Ileus (massive Dünndarmspiegel), reichlich Blutabgang, Dauer der Anamnese über 24 Stunden.

**Vorbereitung.** Entfällt. Eine Sedierung kann die Reposition erleichtern, der Einlauf wird dann auch besser gehalten. Keine Narkose.

**Kontrastmittel.** Bariumsulfat wie bei Kolonkontrasteinlauf, Nr. 18.
Da es sich um »Risikofälle« handelt, die keine Schleimhautdarstellung erfordern, ist die Anwendung von Gastrografin am ungefährlichsten.
Andere Autoren empfehlen nur Lufteinblasung. Auch die Kombination von Kontrastmittel und Luft ist möglich.

**Position, Fixierung und Strahlenschutz.** Wie bei Nr. 18.

**Untersuchungsgang.** Vor Beginn der Untersuchung digitale rektale Untersuchung und *Abdomenübersichtsaufnahmen* in aufrechter und liegender Position. Diese ermöglichen oft schon die Wahrscheinlichkeitsdiagnose.
Einführung eines möglichst großkalibrigen Ballon-Katheters, um einen ausreichenden hydrostatischen Druck zu erzielen. Der Kontrastmittelspiegel im Irrigator soll nicht höher als 1,00 m über dem Tisch stehen.
Instillation des Kontrastmittels bis zur Darstellung des Invaginates und
*Zielaufnahme* zur Dokumentation in Rückenlage bzw. optimaler Projektion (Abb. 233). Anschließend vorsichtige weitere Instillation von Kontrastmittel ohne Druckerhöhung oder Palpation. Die allmähliche Reposition des Invaginats wird mit kurzen intermittierenden Durchleuchtungen bei sorgfältiger Einblendung des Feldes verfolgt. Die schwierigste Phase ist die Überwindung der Ileozökalklappe.
Die Reposition ist geglückt, wenn das Zökum völlig entfaltet und ein ausgiebiger Rückfluß von Kontrastmittel in das Ileum erkennbar ist. Manchmal gelingt diese letzte Phase erst unter Vollnarkose.
*Übersichtsaufnahmen* nach gelungener Reposition und nach Entleerung (um eine Re-Invagination nicht zu übersehen).
Wird das Kontrastmittel vor einer vollständigen Reposition entleert, so kann ein zweiter Versuch angeschlossen werden. Die zusätzliche vorsichtige Lufteinblasung unterstützt die Repositionsmanöver.
Zwei mißglückte Repositionsversuche sind Veranlassung, das Kind der operativen Behandlung zuzuführen und nicht durch falschen Ehrgeiz einer weiteren Strahlenbelastung auszusetzen. Allerdings tritt dann gelegentlich die Reposition bei erneutem Versuch unter Narkose ein. Die Beobachtung des *klinischen Zustandes* ist von großer Bedeutung:
Nach Beseitigung der Invagination erholen sich die Patienten schlagartig innerhalb der folgenden Stunde, unverändert schlechtes Befinden ist ein Zeichen des Mißlingens.

# 24. Mekoniumileus

*Diagnostischer und therapeutischer Einlauf*

**Einleitung.** Das Prinzip besteht in der rektalen Einbringung hypertoner kontrastgebender Substanz bis in die dilatierten Ileumschlingen oral der verengten Darmabschnitte. Durch die Hyperosmolarität des Kontrastmittels strömt Flüssigkeit aus dem Kreislauf in das Darmlumen, das zähe Mekonium löst sich auch durch die Oberflächenaktivität des Tween 80 von der Darmwand und wird eliminiert. Dieser Effekt wird durch den Zusatz eines Mukolytikums verstärkt.

**Indikationen.** Zur Diagnostik bei unklaren Ileuszuständen postnatal. Zur Therapie bei klinisch (und röntgenologisch) gesichertem unkomplizierten Mekoniumileus.

**Kontraindikationen.** Alle Komplikationen eines Mekoniumileus: Volvulus, Gangrän, sekundäre Darmatresie, Darmperforation oder Zeichen einer Mekoniumperitonitis (alle Komplikationen zusammen machen ca. 50% aller Mekoniumileusfälle aus!).

**Vorbereitung.** Ausgleich eines Flüssigkeits- und Elektrolytdefizits. Vermeidung von Wärmeverlust durch adäquate Raumtemperatur und ausreichende Bekleidung des Säuglings am Oberkörper.

**Instrumentarium.** Weicher Gummikatheter mit röntgendichter Spitze (z. B. Métras-Katheter; wegen der Perforationsgefahr des Mikrokolon sind Ballonkatheter nicht zu empfehlen).
50 ml Injektionsspritze (Klistierspritze).

**Kontrastmittel.** Gastrografin, unverdünnt, oder mit einer 4%igen Lösung von N-Acetylcystein 1:1 verdünnt.

**Position.** Rückenlage auf plastiküberzogener Schaumstoffmatte oder zellstoffbedecktem Durchleuchtungstisch.

**Fixierung.** Oberarme durch Sandsäcke oder Begleitschwester gehalten, oder Fixierung in Babixhülle wie beim Kolonkontrasteinlauf.

**Strahlenschutz.** Bei weiblichen Säuglingen nicht möglich, bei Knaben Hodenabdeckung. Bildverstärkerfernsehgerät. Enge Einblendung.

**Untersuchungsgang.** Vor der Untersuchung Abdomenübersicht im Hängen (Nr. 1). Das Kontrastmittel wird vorsichtig mit elastischem

Druck unter Durchleuchtungskontrolle instilliert. Da sich das Kolon noch nicht entfaltet hat, fließt das Kontrastmittel z. T. wieder zurück, vorsichtiges Abstopfen des Darmrohres an der Analöffnung und auch zusätzliche Kompression der Gesäßbacken durch die Finger einer Hilfsperson verhindern eine vorzeitige Entleerung. Mit dem Verbrauch von 100 ml des Kontrastmittels muß jedoch gerechnet werden.

Der Einlauf ist dann erfolgreich und abzuschließen, wenn die dilatierten Ileumschlingen proximal der engen Abschnitte vom Kontrastmittel erreicht sind. Bei Stop der Kontrastmittelsäule im Ileum empfiehlt sich, kurze Zeit zu warten. Häufig dringt das Kontrastmittel danach weiter vor. Konstanter Stop spricht für unüberwindbares Hindernis, evtl. auch für eine Atresie und muß Anlaß zum Abbruch der Untersuchung sein. Bei gelungenem Einlauf wird der Katheter gezogen. Der Mekoniumabgang kann evtl. schon auf dem Durchleuchtungstisch beginnen, setzt sich aber gelegentlich auch bis zu 24 Stunden nach der Instillation des Kontrastmittels fort, weshalb intensive Überwachung und zum Ausgleich des Wasserverlustes auch eine Erhöhung der Infusionsmenge in dieser Zeit mit Kontrollen von Hb, Hämatokrit, Blutzucker und Astrupwerten erforderlich sind. Kontrastmittelentfernung aus dem Darm ist nicht nötig.

**Technik.** Anfertigung von Zielaufnahmen in verschiedenen Phasen der Untersuchung.

**Komplikationen.** Perforation des Kolon
a) durch den Katheter,
b) durch zu hohen Kontrastmitteldruck.

# C. Untersuchung der Gallenwege

Die Röntgendiagnostik der Gallenwege spielt im Kindesalter eine untergeordnete Rolle.
Bei *Neugeborenen* finden sich Mißbildungen, wie Aplasien, Atresien und Hypoplasien der Gallenwege.
Im späteren *Klein- und im Schulkindalter* muß gelegentlich in der Differentialdiagnose der »rezidivierenden Bauchschmerzen« eine Gallenwegserkrankung ausgeschlossen werden. Konkremente in den Gallenwegen sind selten, bei adipösen Kindern und familiärer Disposition steigt die Frequenz in der Pubertät etwas an. Am ehesten treten Gallensteine bei hämolytischem Ikterus und bei Mukoviszidose auf. Gelegentlich kommen Choledochuszysten und intra- oder extrahepatische Gallengangserweiterungen zur Beobachtung. Nach Möglichkeit sollte zuerst eine Ultraschalluntersuchung durchgeführt werden. Technik und Indikationen s. Kapitel VI und Tabelle 2 S. 237.
In der Regel beginnt sonst die Untersuchung der Gallenwege mit der oralen Cholezystographie, erst bei negativem Ergebnis wird die intravenöse Cholangiozystographie angeschlossen. Bei Säuglingen empfiehlt sich ausschließlich die intravenöse Cholangiozystographie.

## 25. Orale Cholezystographie

**Indikationen.** Cholezystopathien einschließlich der Cholelithiasis,
Verschlußikterus jenseits des Säuglingsalters,
Tumoren im rechten Oberbauch (nach Ausschluß retroperitonealer Lokalisation durch ein i. v.-Urogramm).

**Kontraindikationen.** Hepatitis, Leberzirrhose.

**Vorbereitung.** Siehe Vorschriften in den Originalpackungen.
*Am Vortage* der Untersuchung leicht verdauliche Mittagsmahlzeit ohne blähende Speisen, die Fett (nur Butter) enthalten soll. Abends fettfreie (Brei) Mahlzeit, wenig Flüssigkeit.
*Am Untersuchungstage* bleiben die Kinder nüchtern.
Für *Kleinkinder* ist ein flüssiges Kontrastmittel wie Solu-Biloptin geeignet, Schulkinder können Biloptin als Kapsel oder Osbil in Tablettenform einnehmen.
Das Kontrastmittel wird am Vorabend der Untersuchung nach der Abendmahlzeit eingenom-

Tabelle 8. *Dosierung bei oraler Cholezystographie*

| Dosierung: | Kleinkinder bis 4 Jahre | über 4 Jahre | Schulkinder |
|---|---|---|---|
| Solu-Biloptin | 0,15 g/kg | 0,05 g/kg | – |
| Biloptin | – | 0,05 g/kg | 0,05 g/kg |
| Osbil | 2 Tabletten | 2 Tabletten | 3–4 Tabletten |

men. Eine Verträglichkeitsprüfung ist nicht erforderlich.

**Fixierung.** Siehe Kapitel Ruhigstellung.

**Strahlenschutz.** Abdeckung des Abdomen einschließlich der Gonaden bei allen Kindern. Bei Durchleuchtung enge Einblendung auf den Oberbauch.

**Untersuchungsgang.** *1. Übersichtsaufnahme* des rechten Oberbauches in Bauchlage, rechte Seite um etwa 30° angehoben, (»Leeraufnahme«) vor der Kontrastmittelgabe, also am Abend vor dem Untersuchungstag!
12–14 Std nach Kontrastmitteleinnahme:
*2. Aufnahme* in aufrechter Position, Zielaufnahme unter Durchleuchtungskontrolle, möglichst im Exspirium.
Durch Drehung um etwa 30° in den zweiten schrägen Durchmesser werden die Gallenwege aus dem Wirbelsäulenschatten herausprojiziert. Bei adipösen Kindern oder Darmgasüberlagerung ist eine Kompression erforderlich.

*3. Aufnahme im Liegen.* Entweder
a) unter Durchleuchtungskontrolle am Zielgerät im zweiten schrägen Durchmesser oder
b) auf dem Bucky-Tisch in Bauchlage, rechte Seite 30° angehoben. Der Lagewechsel (auf-

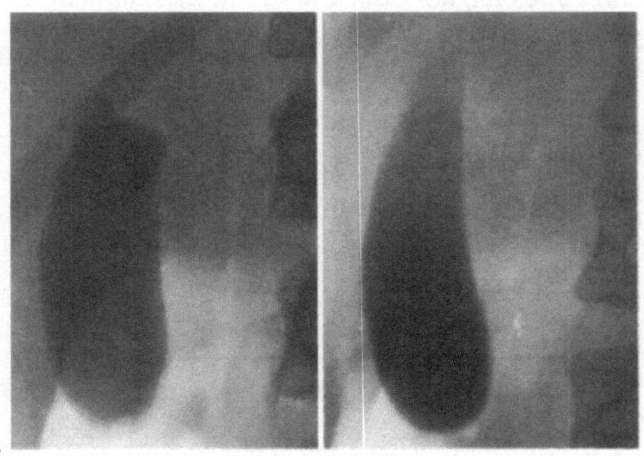

Abb. 234a, b. Orale Cholezystographie mit Osbil. a) 12 Std p. c., Zielaufnahme in aufrechter Position mit Kompression. b) Zielaufnahme im Liegen mit Kompression

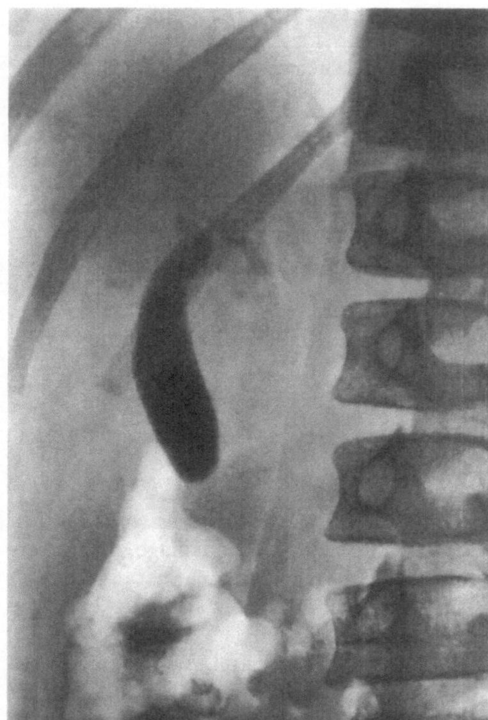

Abb. 235. Bucky-Aufnahme in Bauchlage, 30 min nach Reizmahlzeit, Kontrastmittel im Dickdarm sichtbar, Gallenblase kontrahiert

recht-liegend) vermeidet Täuschungsmöglichkeiten durch Darmgasüberlagerung (Abb. 234) und erleichtert die Steindiagnostik durch den Nachweis der Beweglichkeit des Konkrementes innerhalb der Gallenblase.
Nach der 3. Aufnahme Verabreichung der *Reizmahlzeit:*
Ein rohes Eigelb oder die den Originalpackungen beigegebenen Präparate, die meist Eipulver und Sorbit enthalten.

*4. Aufnahme,* 30–40 min nach der Reizmahlzeit wie bei 3b (Abb. 235).

**Technik.** Aufnahmen auf dem Bucky-Tisch:

| | |
|---|---|
| Abstand: 1 m | Folie: universal |
| Raster: FF | Fokus: groß |

Zielaufnahmen wie bei Durchleuchtung üblich, möglichst kleines Filmformat. Ist die Gallenblase nicht erkennbar, wird eine Zielaufnahme 18/24 cm so eingestellt, daß das Feld oben durch die Zwerchfellkuppe und medial durch den Wirbelsäulenrand begrenzt wird.

*Bemerkungen.* Ist die orale Cholezystographie negativ verlaufen, so kann eine intravenöse Füllung sofort angeschlossen werden, um dem Kind eine erneute Vorbereitung zu ersparen.

## 26. Intravenöse Cholangiozystographie

**Indikationen.** Negativer Ausfall der oralen Füllung.
Darstellung der Gallengänge, Mukoviszidose; im übrigen wie bei der oralen Cholezystographie angegeben.
Vorzugsweise zur Diagnostik im Säuglingsalter mit Ausnahme der Gallengangsatresie, bei der die Untersuchung wertlos ist.

**Kontraindikationen.** Leberzirrhose, Jodallergie. (Vorsicht bei Allergikerfamilien.)

**Vorbereitung.** *Säuglinge.* Letzte Nahrung mindestens 4 Std vor der Untersuchung; unruhige Kinder werden etwas sediert.
*Klein- und Schulkinder.* Wie bei Nr. 25.

**Kontrastmittel.** Biligrafin bzw. Biligrafin forte. Bilivistan, eine Weiterentwicklung des Biligrafin und neuerdings Biligram (zur Injektion 35% bzw. Biligram zur Infusion 17% und Biligram mite zur Infusion 3,4%) ermöglichen die gleichzeitige Darstellung der intra- und extrahepatischen Gallengänge und der Gallenblase. Dies bedeutet eine Zeit- und Filmersparnis, Verringerung der Strahlenbelastung und erlaubt die Injektion auf der Station (Abb. 236).

**Vortestung.** Siehe S. 202. Am besten ist auch hier die biologische Vorprobe: 0,5–1,0 ml injizieren, 3 min abwarten; tritt keine Reaktion auf, restliche Dosis injizieren.

**Dosierung.** Siehe Tabelle 10.
*Injektionsdauer* 10 min, bei Infusion 30 min. Unangenehme Geschmacksempfindungen sind Zeichen einer zu raschen Injektion. Man spritzt dann nach kurzer Pause langsam weiter.
Folgende Symptome während oder nach der Vorinjektion des Kontrastmittels zeigen eine *Unverträglichkeit* an:
Hitzegefühl, Übelkeit, Erbrechen, Juckreiz, Urtikaria, Niesen, heftiges Gähnen, Kitzeln im Hals, Heiserkeit, Hustenanfall.
Verschwinden diese Symptome trotz kurzer Unterbrechung der Injektion nicht rasch, so bricht man die Untersuchung am besten ab.

**Fixierung.** Siehe Kapitel Ruhigstellung.

**Strahlenschutz.** Wie bei Nr. 25.

**Untersuchungsgang**

*1. Übersichtsaufnahme* des rechten Oberbauches vor der Kontrastmittelgabe.

*Weitere Aufnahmen* nach Kontrastmittelinjektion wie bei Nr. 25, Aufnahme 3b und 4 (nach Reizmahlzeit).

Bei jungen Säuglingen kann es zur optimalen Füllung der Gallenblase erst nach 3–4 Std p. i. kommen. Wird nur die Untersuchung der Gallenblase gewünscht, so werden die unter »Gallenblase« stehenden Aufnahmezeiten (Tabelle 10) gewählt.

Man kann auch wie bei Nr. 25 die Aufnahmepositionen wechseln (aufrecht-liegend), besonders bei geringer Kontrastmittelkonzentration und schwacher Ausscheidung.

Kontrastmittel im Verdauungstrakt beweist die Durchgängigkeit der Gallenwege.

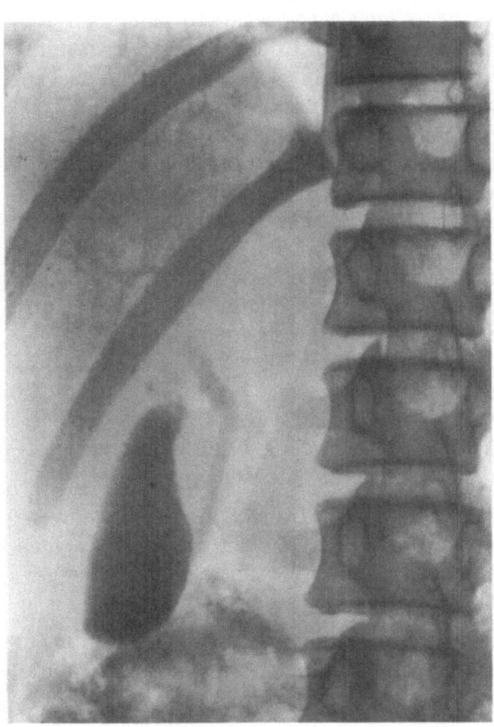

◁ Abb. 236. Intravenöse Cholangiozystographie mit Biligram. Aufnahme 90 min. p.i.: Darstellung der Gallengänge einschließlich der intrahepatischen Aufzweigung des Ductus hepaticus und der Gallenblase. Übertritt von Kontrastmittel in die Dünndarmschlingen (12 Jahre altes Mädchen)

Tabelle 9. *Dosierung bei intravenöser Cholangiozystographie*

|  | Säuglinge | Kleinkinder | Schulkinder | Adipöse |
|---|---|---|---|---|
| Biligrafin (30%) | 0,8 ml/kg | 0,6 ml/kg | 0,4 ml/kg | – |
| Biligrafin forte (50%) | – | – | 10–15 ml | 15–20 ml |
| Bilivistan | 0,8 ml/kg | 0,3 ml/kg | 0,2 ml/kg<br>ca. 10–15 ml | 20 ml |
| Biligram  3,4% | 6,0 ml/kg | 5,0 ml/kg | 4,0 ml/kg |  |
| Biligram 17% | 2,0 ml/kg | 1,6 ml/kg | 1,0 ml/kg |  |
| Biligram 35% | 1,0 ml/kg | 0,8 ml/kg | 0,6 ml/kg |  |

Tabelle 10. *Aufnahmeintervalle bei der intravenösen Cholangiozystographie*

|  |  | Biligrafin 30% und 50% | | Bilivistan | Biligram |
|---|---|---|---|---|---|
|  |  | Gallengänge | Gallenblase | Gallengänge und -blase |  |
| Säuglinge | 1. Aufnahme | 15 min p. i. | 30–60 min p. i. optimal 3–4 Std p. i. | 30 min p. i. | 30 min p. i. |
|  | 2. und weitere Aufnahmen im Abstand von | 10 min bis zur Füllung der Gallenblase |  | 15 min | 30 min p. i. |
| Kleinkinder | 1. Aufnahme | 20 min p. i. | 1–2 Std p. i. | 45 min p. i. | 30 min p. i. |
|  | 2. und weitere Aufnahmen im Abstand von | 15 min bis zur Füllung der Gallenblase |  | 20 min | 30 min p. i. |
| Schulkinder | 1. Aufnahme | 25 min p. i. | 1–2 Std p. i. | 60 min p. i. | 30 min p. i. |
|  | 2. und weitere Aufnahmen im Abstand von | 20 min bis zur Füllung der Gallenblase |  | 20 min | 30 min p. i. |

Bei fehlender Kontrastmittelausscheidung werden Spätaufnahmen nach 4 und 6 Std angeschlossen; ist der Befund immer noch negativ, kann die Untersuchung kombiniert mit oraler und intravenöser Kontrastmittelgabe wiederholt werden.

## 27. Perkutane transhepatische Cholangiographie

Diese bei Erwachsenen häufiger angewandte Methode kann auch bei Kindern durchgeführt werden; die Indikation ist relativ selten gegeben. Zur Abklärung eines unklaren Ikterus werden in der Regel zunächst die Szintigraphie mit $^{131}$J-Bengalrosa, die intravenöse Cholangiozystographie, die Ultraschalltomographie und ggf. die Computertomographie zur Anwendung kommen.

**Indikationen.** Verdacht auf mechanisch bedingte Obstruktion der Gallenwege; bei Kindern kommen in Frage: zystische Mißbildungen verschiedener Lokalisationen und erworbene Stenosen durch Oberbauchtumoren und Lymphknoten; Konkremente sind selten.
Die Methode ist nicht geeignet für die Abklärung von Gallengangsatresien.

**Kontraindikationen.**   Gerinnungsstörungen. Echinokokkuszysten.

**Vorbereitung.** Operationsbereitschaft, Allgemeinnarkose.

**Instrumentarium.** Lanzette zur Stichinzision. Punktionsnadel: Chiba-Nadel (Fa. Cook), Stärke 0,7 mm, Wiechel-Stille-Kunststoffnadel (Fa. Vygon*) mit Stahlmandrin, Stärke 1,45 mm.

**Kontrastmittel.** 30%ige wasserlösliche Kontrastmittel.

**Position.** Rückenlage.

**Fixierung** nicht erforderlich.

**Untersuchungsgang.** Stichinzision der Haut in Höhe der mittleren Axillarlinie im 9.–11. rechten Zwischenrippenraum, Einstich medio-dorsal in Richtung auf den 12. Brustwirbelkörper. Vorschieben der Punktionsnadel in Atemstillstand oder im Exspirium unter Durchleuchtungskontrolle. Dann wird der Mandrin gezogen.

--------
* 5100 Aachen, Postfach 1623.

Bei der *Chiba-Nadel* während langsamer Retraktion der Nadel Injektion des Kontrastmittels. Bildet sich ein Depot, liegt die Nadel im Parenchym; wird das Kontrastmittel schnell abtransportiert, liegt die Nadel in einer Lebervene. Erfolgt der Abtransport zögernd, befindet sich die Nadelspitze im Gallengangssystem.
Bei der *Wiechel-Stille-Nadel* wartet man nach Ziehen des Mandrin ein Abfließen von Galle ab bzw. zieht die Nadel langsam unter ständiger Aspiration bis zum Gallefluß zurück. Dann erst Injektion von Kontrastmittel.
Mehr als drei Punktionsversuche sollten nicht unternommen werden.
Die Punktion mit der Chiba-Nadel erscheint risikoloser, mit ihr gelingt es mitunter, auch normale Gallengänge darzustellen.

**Aufnahmetechnik.** Darstellung der Gallenwege mit Kontrastmittel, Zielaufnahme des rechten Oberbauches unter verschiedenen Füllungsgraden bis zum Abfluß in das Duodenum.

**Komplikationen.** Gallige Peritonitis, Blutung in die Bauchhöhle. Pneumothorax durch Pleurapunktion.

## 28. Intraoperative Cholangiozystographie

**Indikationen.** Mißbildungen der Gallenwege.

**Kontrastmittel.** Biligrafin, Urografin oder Endografin, keine Vortestung.

**Strahlenschutz.** Abdeckung des Unterbauches und der Gonaden auf dem Operationstisch.

**Untersuchungsgang.** Nach Freilegung der Gallenwege wird das Kontrastmittel durch Punktion oder durch einen dünnen Polyvinylkatheter in die Gallenblase injiziert.
Mit dem chirurgischen Bildverstärker (Röhre unter dem Tisch, der strahlendurchlässig sein muß) wird das Feld eingestellt und während einer Probeinjektion die richtige Lage der Kanüle und der Ablauf des Kontrastmittels kontrolliert.
Die Kassette wird in den Kassettenhalter am Bildverstärker eingeschoben oder steril verpackt direkt auf das Kind gelegt. Nach Entfernung des Klapptubus für die Durchleuchtung:
*Aufnahme* postero-anterior während der Injektion von 2–5 ml Kontrastmittel bei Atemstillstand. Es müssen sich Gallenblase, intra- und extrahepatische Gallenwege und der Abfluß in das Duodenum darstellen. Rückstau des Kon-

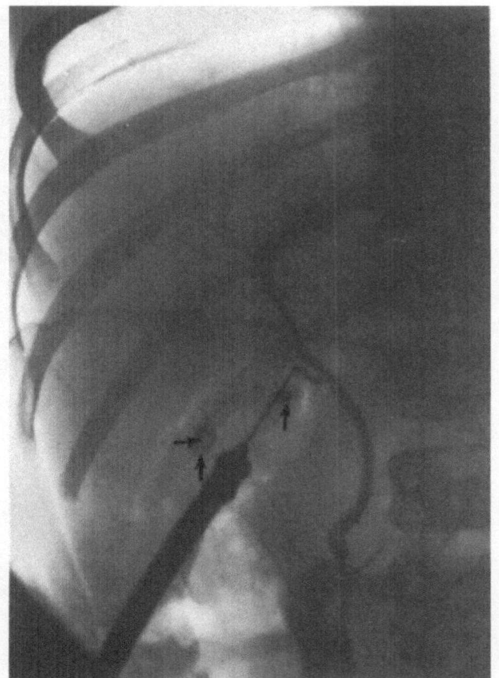

Abb. 237. Intraoperative Cholangiographie. Kontrastmittelinstillation in den Ductus cysticus. Ungestörter Abfluß, sowie normale Weite der dargestellten intrahepatischen Gänge (8jähriger Junge)

trastmittels in die intrahepatischen Gallenwege durch manuelle Kompression des Choledochus während der Injektion, besonders wichtig bei Gallengangshypoplasie (Abb. 237).

Ohne Bildverstärker wird eine Übertisch-Aufnahme, möglichst mit einem fahrbaren Vierventilapparat, angefertigt: Kassette unter dem Kind,

*Aufnahmen* – antero-posterior – wie oben während der Injektion.

**Zentralstrahl.** Gallenblasengegend.

**Feldgröße.** Rechter Ober- und Mittelbauch

| | |
|---|---|
| Abstand: etwa 50 cm | Folie: hochverstärkend |
| Raster: ohne | Fokus: groß |

*Bemerkungen.* Die Untersuchung mit dem Bildverstärker hat den Vorteil, daß die Röhre unter dem Tisch steht, die Kassette auf den Bauch des Kindes gelegt werden kann und der Objektfilmabstand sehr gering ist. Es entsteht eine bessere Zeichenschärfe und praktisch keine Vergrößerung.

Gallengangsatresien lassen sich durch Leberszintigramme mit $^{131}$J-Bengalrosa diagnostizieren, s. S. 188.

# D. Untersuchung der Leber

Im Kindesalter sind Erkrankungen, die eine gezielte radiologische Leberdiagnostik erfordern, recht selten. Die einfachen der hier anzuführenden Methoden sind in ihrem Aussagewert auf Lage-, Größen- und Formveränderung des Organs beschränkt. In der morphologischen Diagnostik ist die Ultraschalluntersuchung an erster Stelle indiziert (s. Kap. VI und Tab. 2 S. 237). Vor der Anwendung invasiver Methoden sollten die Möglichkeiten der Computer-Tomographie berücksichtigt werden. Die nuklearmedizinischen Untersuchungen (S. 188) sind vor allem für Funktionsstudien wertvoll.

## Indirekte Untersuchungen

*Abdomenübersichtsaufnahme.* Eine Abdomenübersichtsaufnahme im Liegen ist die Voraussetzung für jede weitere Röntgendiagnostik der Leber.
Lebergröße, Verdrängung von Darmschlingen und die rechte Zwerchfellkuppel sind zu beurteilen.

*Technik.* Wie bei Nr. 4, das Feld kann kaudal in Höhe der oberen Darmbeinkämme abschließen (Abb. 238).

*Ergänzungen.* Übersichtsaufnahmen in aufrechter Position im seitlichen und sagittalen Strahlengang, z. B. bei Zwerchfell-Leberbukkel, subphrenischem Abszeß, Spiegelbildung, Durchwanderungserguß im Zwerchfellrippenwinkel.

*Technik.* Wie bei Nr. 1 u. 2; S. 135 u. 136.

*Luft- oder Kontrastmittelfüllung von Magen, Duodenum und Kolon.* Diese Methode erlaubt eine bessere Beurteilung der vergrößerten Leber als die einfachen Abdomenübersichtsaufnahmen. Die Lage des Querkolon gestattet eine sichere Abgrenzung des unteren Leberrandes (Abb. 221, 238).

## Direkte Untersuchungen

### 29. Pfortaderdarstellung (Portographie)

Für die Darstellung der Pfortader haben sich folgende Untersuchungsmethoden bewährt:

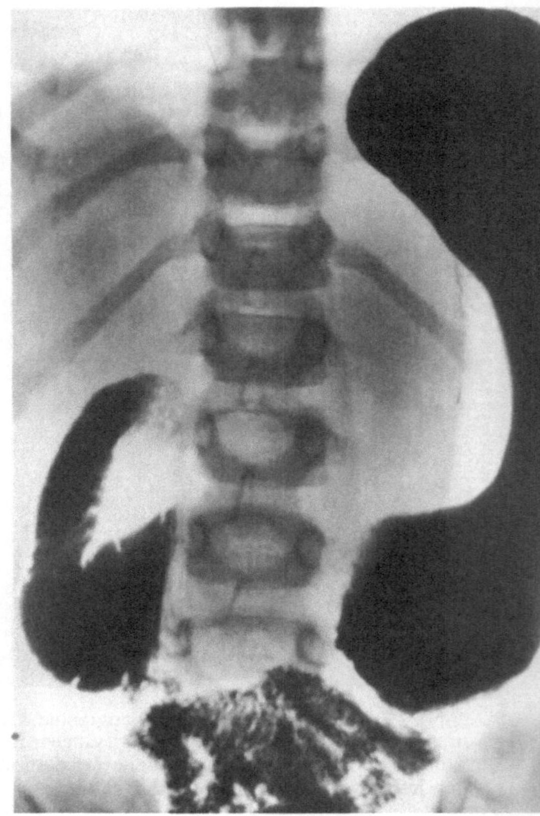

Abb. 238. Abdomenübersicht im Liegen bei großer posttraumatischer Leberzyste. Ausgedehnte Verdrängung des Magens und Impression an der kleinen Kurvatur, Pelotteneffekt an der Pars ascendens duodeni

1. Arterioportographie (= indirekte, arterielle Splenoportographie),
2. Direkte (perkutane) Splenoportographie,
3. Darstellung der Pfortader über die Nabelvene,
4. Intraoperative Splenoportographie.

Mit diesen Methoden gelingt es, Ursachen und Folgen einer portalen Hypertension festzustellen:
Art, Lage und Ausdehnung der Strömungsbehinderung,
Ausdehnung und Richtung des Kollateralkreislaufes,
Ösophagus- und Magenvarizen.
Diese Untersuchungen sind sehr wertvoll für die Indikationsstellung zu einer Shunt-Operation und für die Auswahl der geeigneten Operationsmethode.

**Indikationen.** Portale Hypertension.
Nur bedingt wird die Methode bei folgenden Zuständen angewandt, bei denen die Ultraschalltomographie und die Zöliakographie Vorrang haben
Tumoren und Zysten des Pankreas,
Metastasen der Leberpforte,
Tumoren und Metastasen der Leber,
Hepatomegalie unbekannter Ursache.

**Kontraindikationen.** Hämorrhagische Diathese, schlechter Allgemeinzustand, Leber-, Nieren-, Lungen- und Herzinsuffizienz.

**Vorbereitung.** Wie zur Narkose. Lokalanaesthesie ist bei älteren Schulkindern möglich. Bestimmung der Blutungs- und Gerinnungszeit.

**Instrumentarium.** Sterntuch zum Abdecken des Patienten,
Tupfer und Mullkompressen,
Stieltupfer,
Skalpell.
Für die *direkte Splenoportographie:* Lange Metallnadel mit Teflonkatheter (Longdwel-Katheter; Becton, Dickinson & Co) (Durchmesser 1,5 mm, für Kleinkinder 1,2 mm).
Für die *Arterioportographie:* s. Seldingertechnik für selektive Verfahren, s. S. 195.
Schälchen mit heparinisierter Kochsalzlösung,
Kochsalzspritze (20 ml) mit Verbindungsschlauch,
Kontrastmittelspritze (30 ml),
Steigrohr zur intralienalen Messung des Pfortaderdruckes.

**Kontrastmittel.** 60–80%iges trijodiertes, wäßriges Kontrastmittel. Dosierung: Ca. 1 ml/kg/ Körpergewicht, je nach Alter 10 bis maximal 50 ml.

**Position.**    Rückenlage,    antero-posteriorer Strahlengang.

**Strahlenschutz.** Abdecken der Gonaden bei allen Kindern.

### a) Arterio-Portographie

Die Darstellung des Pfortadersystems erfolgt *indirekt* über die Kontrastmittelfüllung der Viszeralarterien in der venösen Phase. Das Arterio-Portogramm wird mit erhöhter Kontrastmittelmenge und Injektionsgeschwindigkeit mittels selektiver Katheterisierung der A. mesenterica sup. (oder der A. lienalis durch superselektive Milzarteriographie) am besten mit Zusatz von Vasodilatatoren (Prostaglandin) durchgeführt (Abb. 239).
Der *Vorteil* besteht in der gleichzeitigen Darstellung der arteriellen und portalen Strombahn, nämlich zusätzlich zur splenoportalen die Erfassung der mesenterikoaortalen Strombahn

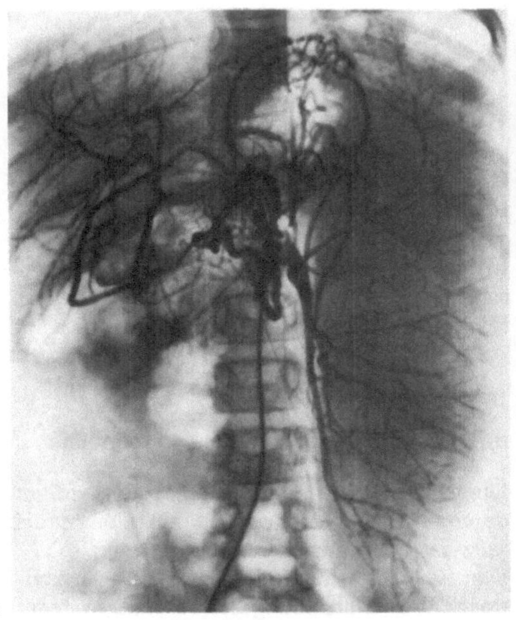

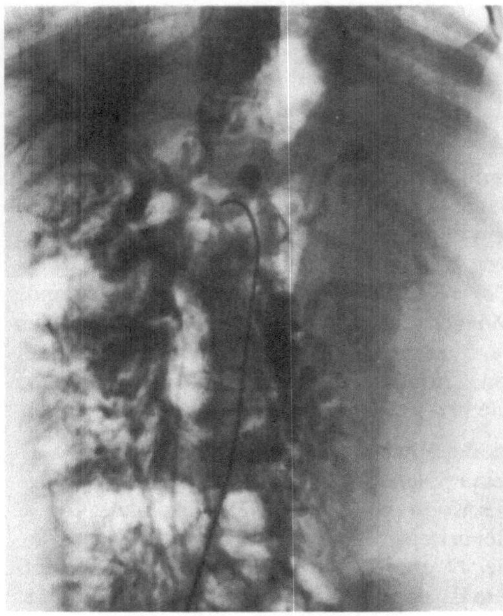

a    b

Abb. 239a, b. Indirekte Portographie. a) Arterielle Phase: Splenomegalie. b) Venöse Phase: Prähepatischer Pfortaderverschluß mit ausgedehnten Kollateralen (6 Jahre altes Kind)

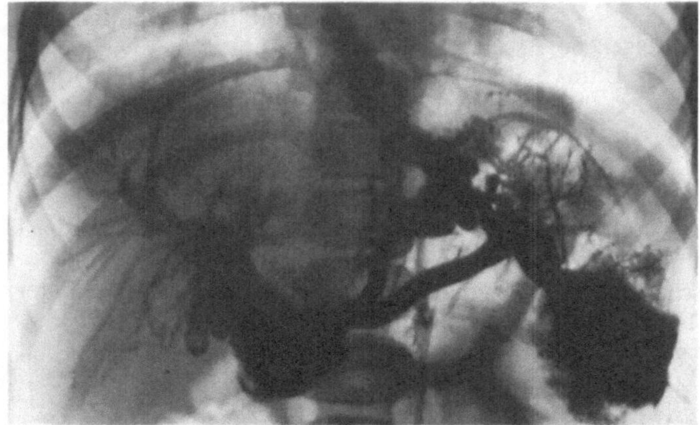

a

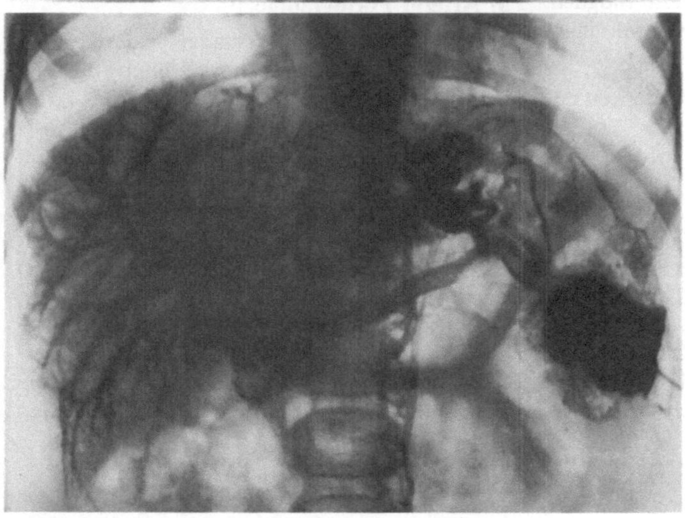

b

Abb. 240a, b. Direkte Splenoportographie. Prähepatischer Block mit hepatofugalen und hepatopetalen Kollateralen (5jähriges Mädchen)

mit der Darstellung aller venösen Abflußgebiete. Wegen der fehlenden Kontraindikation und geringeren Komplikationsrate wird diese Methode von manchen Untersuchern der direkten perkutanen Splenoportographie vorgezogen bzw. als erste Maßnahme empfohlen.

Der *Nachteil* dieser Methode ist die fehlende Möglichkeit, die für die Operation wichtigen venösen Druckwerte im Portalsystem zu erhalten. Zum Vergleich der indirekten und direkten Methode s. auch Tabelle 11.

**Indikationen.** Nach Splenektomie (da keine direkte Splenoportographie möglich).
Bei Kontraindikation einer Milzpunktion.
Bei arterio-venösen Fisteln.
Bei Deutungsschwierigkeiten oder mangelhaftem Ergebnis der direkten Splenoportographie.

**Untersuchungsgang.** Wie bei selektiver Nierenangiographie s. S. 195f.

**Technik.** 60–80%iges gefäßgängiges Kontrastmittel.
Kontrastmittelmenge s. o.
Injektionsgeschwindigkeit für die A. lienalis: 4–8 ml/sec.
Injektionsgeschwindigkeit für die A. mesenterica sup.: 6–10 ml/sec.
Filmfolge: Jeweils 1 Bild/sec, im ganzen ca. 20 Aufnahmen.

**b) Direkte (perkutane) Splenoportographie**

Die Darstellung des Pfortadersystems erfolgt durch direkte Kontrastmittelinjektion in die Milz nach perkutaner Punktion.

Der *Vorteil* der Methode liegt in der sehr kontrastreichen Darstellung des Pfortadersystems, bei der unten angegebenen Technik haben wir keinerlei Komplikationen gesehen.

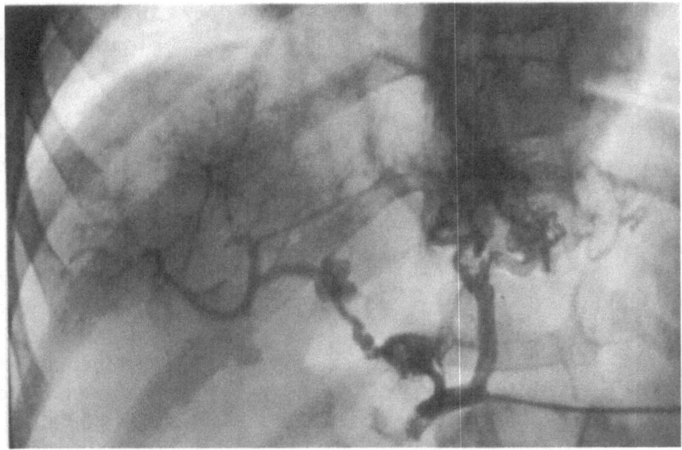

Abb. 241. Intraoperative Splenoportographie. Katheter in der Vena lienalis. Pfortaderstenose. Kollateralkreislauf über die Vena coronaria ventriculi und Vv. oesophagicae

Ungenügende Darstellungen ergeben sich bei sehr hohem Druck in der Pfortader, es wird dadurch ein Verschluß der Milzvene vorgetäuscht. Auch bei Abfluß des Kontrastmittels über spontane splenorenale Anastomosen oder Milzkapselgefäße (falsche Katheterlage) ist die Untersuchung diagnostisch nicht befriedigend. Weitere Details s. Tabelle 11.

**Indikationen.** Methode der Wahl bei prähepatischem Block, im Kindesalter die häufigste Ursache einer portalen Hypertension.

**Untersuchungsgang.** Unter Durchleuchtungskontrolle werden Größe und Lage der Milz bestimmt. Nach Stichinzsion der Haut in der mittleren Axillarlinie wird die Kanüle mit Kunststoffkatheter bei kurzdauerndem Atemstillstand in Höhe des 10.–11. ICR von links lateral eingeführt, bis die Kanülenspitze nach 2–5 cm etwa die Mitte des Milzschattens erreicht hat. Der innere Mandrin wird entfernt und mittels Probeinjektion die Lage der Kanülenspitze kontrolliert. Bei richtiger Katheterlage tropft reichlich Blut ab und bei einer Probeinjektion fließt das Kontrastmittel über einen größeren Milzvenenast ab. Dann wird die starre Kanüle entfernt, es verbleibt dann nur der Kunststoffkatheter in situ.

**Technik.** Die oben angegebene Kontrastmittelmenge wird bei Anwendung des Filmblattwechslers mit einer Injektionsgeschwindigkeit von 10–12 ml/sec von Hand injiziert. Aufnahmeserie mit insgesamt 8 Bildern. Die ersten 6 Aufnahmen werden im Abstand von je 1 sec angefertigt, die letzten beiden in einem Abstand von je 3 sec (Abb. 240).

*Bemerkungen.* Bei der Untersuchung läßt sich der Druck in der Milz über ein graduiertes, mit heparinisiertem Kochsalz gefüllten Steigrohr messen; er entspricht dem Pfortaderdruck, normal 13–17 mm Hg bzw. 10–20 cm $H_2O$. Darüberliegende Werte entsprechen einer Pfortaderhypertension.

Vergleich der direkten (perkutanen) mit der indirekten (arteriellen) Methode s. Tabelle 11.

### c) Darstellung der Pfortader über die Nabelvene

Die Portographie bei Neugeborenen ist über die Nabelvene möglich; sie wird jedoch selten benötigt. Bei größeren Kindern und Erwachsenen läßt sich diese Form der Pfortaderdarstellung nur mittels operativer Freilegung der Nabelvene ermöglichen.

### d) Intraoperative Splenoportographie

Die Injektion erfolgt nach Laparatomie und Freilegung der Milzvene. Diese Methode hat den Vorteil, an den diagnostischen Eingriff sofort eine Operation anschließen zu können. Sie ist relativ ungefährlich. Die Milzvene wird direkt punktiert oder, wie bei der perkutanen Methode, indirekt über eine Milzpunktion dargestellt.

Nach Möglichkeit Probeinjektion unter Durchleuchtungskontrolle mit einem chirurgischen Bildverstärker. Dabei werden die Lage der Kanüle und der Abfluß des Kontrastmittels im Pfortadersystem kontrolliert.

1. Aufnahme in Rückenlage, Röhre über dem Tisch, Kassette unter dem Kind. Die Feldgröße muß den gesamten Mittel- und Oberbauch und

Tabelle 11. Vergleichende Bewertung der angiographischen Methoden bei portaler Hypertension im Kindesalter (modifiziert nach FELLOWS u. NEBESAR)

|  | Arterioportographie | Direkte Splenoportographie |
| --- | --- | --- |
| Alter | Vorzugsweise bei Kindern über 10 Jahren | Vorzugsweise bei Kindern unter 10 Jahren |
| Milz | Auch nach Splenektomie möglich | Nur bei vorhandener, besser bei vergrößerter Milz |
| Kontrastierung | Stärkere Verdünnung des Kontrastmittels, schlechtere Darstellung der V. portae | Gute kontrastreiche Darstellung der V. portae |
| Thrombopenie | Vorzugsweise Indikation | Nur in Operationsbereitschaft |
| Komplikationen | Thrombose der A. femoralis | Milzblutung |
| Anaesthesie | Bei älteren Kindern Lokalanaesthesie möglich | Immer Allgemeinnarkose |
| Venöse Gefäßdarstellung | V. mesenterica sup., V. portae und Kollateral-Kreislauf ausreichend | V. lienalis, V. portae und Kollateralkreislauf gut |
| Flußrate | Physiologisch | Veränderlich, je nach Grad der Hypertension. Steuerbarer Injektionsdruck |
| Technik | Schwieriger, länger dauernd | Relativ leicht, schnell |
| Zusätzliche Information | Mit zusätzlicher Injektion andere Organe beurteilbar | Keine |
| Strahlenbelastung | Höher | Niedrig |
| Zeitliche Bindung | Unabhängig | Bei entsprechender Indikation anschließende Operation |

das untere Drittel des Ösophagus (Varizen) erfassen. Auslösung der Aufnahme während der Kontrastmittelinjektion (Abb. 241).
2. Aufnahme direkt anschließend, zur Erfassung des Abflußgebietes und der Abflußgeschwindigkeit.

## 30. Pneumoperitoneum und Pneumopelvigraphie

Die intraperitoneale Luftfüllung ist für die Röntgendiagnostik von Milz, Leber und anderen intraperitonealen Organen sowie zur Untersuchung im Zwerchfellgebiet, (z. B. Differentialdiagnose der Zwerchfellhernie und -lücke) geeignet.
Die Luftfüllung des Beckenbereiches dient der Diagnostik endokriner und gynäkologischer Störungen und erfordert im Prinzip dieselbe Technik; daher werden beide Untersuchungsmethoden gemeinsam beschrieben.
Die Indikation soll streng gestellt werden; daher müssen weniger eingreifende Methoden vorangestellt, der Einsatz von Ultraschalltomographie, Nuklearmedizin und Angiographie vorher erwogen werden.

**Indikationen.**
*Indikationen für das Pneumoperitoneum (PP).* Tumoren der Bauchwand und des Peritoneum, Tumoren, Metastasen und Zysten der Leber, andere raumfordernde Prozesse im Oberbauch. Zwerchfellnahe Erkrankungen wie subphrenische Abszesse, Adhäsionen, Relaxatio diaphragmatica.

*Indikationen für die Pneumopelvigraphie (PPG).* Pubertas praecox, Gonadendysgenesie (M. Turner), Virilisation oder Hirsutismus, Intersexualität, Zysten und Tumoren des weiblichen Genitale, einseitiger Bauchhoden (doppelseitiger Bauchhoden ist endokrinologisch diagnostizierbar).

**Kontraindikationen.** Entzündliche Prozesse im Bauchraum, akutes Abdomen.

**Vorbereitung.** Kinder unter 6 Jahren können in Intubationsnarkose untersucht werden, meist genügt stärkere Sedierung und Lokalanaesthesie. Am besten ist eine stationäre Aufnahme für einen Tag, bei älteren Kindern kann die Untersuchung auch ambulant durchgeführt werden, wenn der Patient nach der Untersuchung noch 1–2 Std ruhig liegt.
Vor der Untersuchung: Blasen- und Darmentleerung. Das Lokalanaesthetikum wird in Rückenlage in den linken unteren Quadranten des Bauches direkt lateral des M. rectus abdominis 3 Querfinger unterhalb des Rippenrandes oder bei Milzvergrößerung in der Medianmitte zwischen Nabel und Symphyse injiziert.

**Instrumentarium**
Desinfektionsmittel,
Lumbalpunktionsnadel,
Lokalanaesthetikum,
100-ml-Glasspritze,
Rotandaspritze mit 3-Wegehahn, oder Pneumothoraxapparat,
0,9%ige Kochsalzlösung.

**Kontrastmittel.** Kohlensäure oder Sauerstoff; optimal ist $N_2O$, da keine Emboliegefahr und langsame Resorption.

**Position**
PP: Rückenlage.
PPG: Bauchlage (GRANJON) oder Knie-Ellbogenlage (= Trendelenburgsche Lage) (ALLESSANDRINI).

**Fixierung.** Für die Kopftieflage bei Kleinkindern Fixiergurt über die Oberschenkel und Halterungsmöglichkeit für Hände und Schultern.

**Strahlenschutz.** Direkter Strahlenschutz nicht möglich. Zur Herabsetzung der Strahlenbelastung ist ein Bildverstärker anzuwenden, die Aufnahme möglichst unter Bildverstärkerphotographie mit 70- oder 100-mm-Kamera anzufertigen.

**Untersuchungsgang**
PPG: Vor der Luftfüllung:
*1. Abdomenübersichtsaufnahme* in Rückenlage (Ausgangsbild mit Normalbelichtung, Feststellung von Verkalkungen, Weichteilmassen, etc.), sofern nicht schon vorhanden.
*2. Abdomenübersichtsaufnahme* in Bauchlage (Vergleichsbild für die nachfolgenden Pneumogramme, daher in weicher Technik, um hohen Weichteil-Gaskontrast zu erhalten). – Das Kind wird erneut in Rückenlage gebracht, die Einstichstelle gut desinfiziert. Dann gegebenenfalls Lokalanaesthesie der Haut und des Unterhautzellgewebes, ohne Läsion des Peritoneum.

PP und PPG: *Einstichstelle:* Wie oben für die Lokalanaesthesie beschrieben. Punktion der Bauchdecken mit einer kurzangeschliffenen Kanüle, die auf eine körperwarme Kochsalzlösung enthaltende Spritze aufgesetzt ist. Ist das Peritoneum mit leichtem Druck durchstochen, wird zur Abdrängung der Darmschlingen Kochsalzlösung gespritzt. Versuch der Luftaspiration von 3–5 ccm. Gelingt sie leicht, befindet sich die Nadel wahrscheinlich im subku-

tanen Gewebe, da sich in der Bauchhöhle keine Luft aspirieren läßt. Sicherung der Nadelspitze durch Injektion von 2–3 ml wäßrigen Kontrastmittels unter Durchleuchtungskontrolle: Verteilung um die Darmschlingen zeigt die richtige Lage an. Anschließen des gasenthaltenden Tanks an eine 100-ml-Glasspritze mit 3-Wegehahn über eine Plastikkatheterverbindung. Nach Gasaspiration in die Spritze werden langsam beim PPG von Kleinkindern 400 ml, bei Schulkindern bis 800 ml, beim PP 800 bzw. 1000 ml Gas insuffliert; nach den ersten 100 ml wird der Bauch palpiert und perkutiert, um subkutanes Knistern zu erfassen und die intraabdominale Lage der Luft zu sichern. Dann Entfernung der Nadel. Für das PPG: Umdrehen des Patienten in Bauchlage und Kippen des Durchleuchtungstisches in Kopftieflage (40–45 °). Beachte hierbei ausreichende Halterung!

**Technik**
*PP: Übersichtsaufnahmen* – weiche Technik – in:
1. Rückenlage, horizontaler Strahlengang (s. Nr. 6). Darstellung von Verwachsungen an der vorderen Bauchwand.
2. Linke Seitenlage, horizontaler Strahlengang, dorso-ventral. Darstellung der Leber, des Colon ascendens und der rechten Niere (Abb. 242).
3. Rechte Seitenlage, horizontaler Strahlengang, dorso-ventral. Darstellung der Milz, des Colon descendens und der linken Niere.
4. Aufrecht, sagittaler Strahlengang (wie S. 135). Jetzt tritt Luft zwischen Zwerchfell und Leber und Milz, beide Organe sinken herab, die Ligg. coronarium hepatis und phrenicocolicum werden sichtbar. Durch Absinken der Dünndarmschlingen wird auch die linke Niere abgrenzbar: Ergänzend, je nach Ergebnis der bisherigen Untersuchung:
5. Knie-Ellbogenlage, horizontaler Strahlengang. Das Mesenterium fällt in mehreren Falten wie ein Vorhang herab.

*PPG:* Steht eine *Übertischröhre* zur Verfügung, so bleibt diese in vertikaler Stellung (0 °) mit Zentralstrahl auf die Sakrokokzygealverbindung.
*1. Übersichtsaufnahme* der Becken- und Bauchregion in Bauchlage sagittal. Je nach Ergebnis wird die Lage des Patienten zur besseren Luftverteilung geändert (Abb. 243). Sonst
*2. Aufnahme* in Schräglage des Patienten und 0 °-Stellung der Röhre.

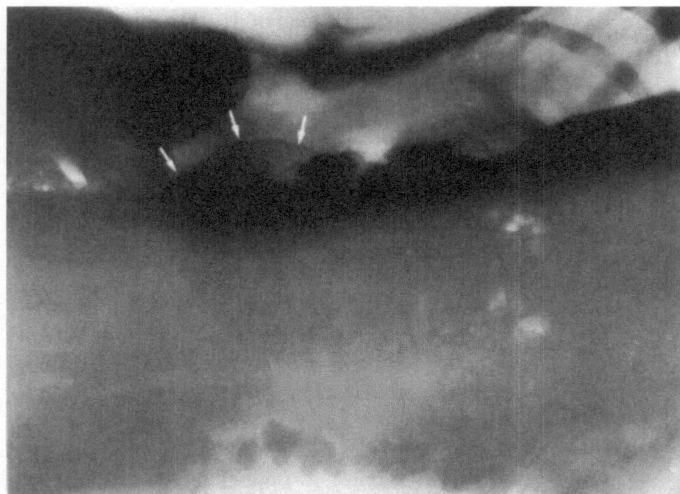

Abb. 242. Pneumoperitoneum. Riesenzyste des Lig. latum. Zystenwand deutlich abgrenzbar (Pfeile). Aufnahme in Linksseitenlage bei horizontalem Strahlengang nach Insufflation von 600 ml Luft (13jähriges Mädchen)

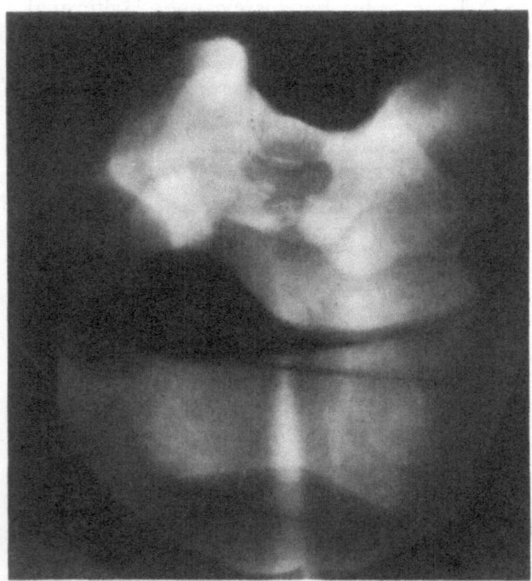

a

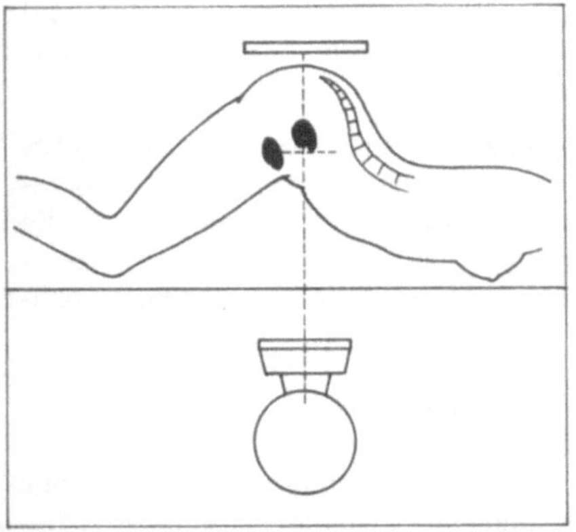

b

Abb. 243a, b. Pneumopelvigraphie. a) Übersichtsaufnahme der Beckenregion sagittal in Bauchlage mit Darstellung einer rechtsseitigen Ovarialzyste und Dextropositio uteri. Tube und Ovarien der linken Seite unauffällig (12jähriges Mädchen). b) Situationsskizze

*4. und 5. Aufnahme* bei Kippung der Röhre 10° kopfwärts und kaudalwärts.

Ist nur eine *Untertischröhre* vorhanden, so werden Aufnahmen in Knie-Ellbogenlage sagittal und schräg angefertigt.

**Komplikationen.** Selten. Bei falscher Nadellage, z. B. subkutan, kommt es zur »Taschenbildung« des vorher instillierten Kontrastmittels. Die Gasansammlung unter dem Zwerchfell kann bei älteren Kindern zu rasch abklingenden Beschwerden in der rechten Schultergegend führen.

*Bemerkungen.* Je nach Befund des PP kann ein intravenöses Urogramm sofort angeschlossen werden.

Die Reihenfolge und Zahl der Aufnahmen ist von der Fragestellung bei der Untersuchung abhängig. Oft genügt schon Aufnahme 4 allein. An die Luftfüllung des Peritoneum kann man eine Magen-Darmpassage anschließen.

# 31. Peritoneographie und inguinale Herniographie

Einfache Methode zur Feststellung von klinisch nicht manifesten Hernien mit positivem Kontrastmittel. Die Untersuchung kann ambulant durchgeführt werden. Am geeignetsten sind Kinder bis zu 10 Jahren, darüberhinaus wären zu hohe Kontrastmittelmengen nötig, auch sind häufiger falsch negative Befunde zu erwarten, während die Treffsicherheit im frühen Kindesalter 97% beträgt.

**Indikationen.** Früherkennung kontralateraler Hernien bzw. Hernienanlagen vor oder während einer Herniotomie.
Verdacht auf Leistenhernie.
Leistenhernie mit Kryptorchismus (mit Spätaufnahme des Harntraktes wegen häufig assoziierter Harnwegsanomalien).
Weitere Indikationen ergeben sich in Analogie zum Pneumoperitoneum: Form und Größe von Leber, Milz und intraperitonealen Raumforderungen bei Ausnützung der Kontrastmittelfüllung im Peritoneum.
Zwerchfellhernien, Relaxation und andere Zwerchfellanomalien.

**Kontraindikationen.** Niereninsuffizienz, Kontrastmittelüberempfindlichkeit, Peritonitis, Bauchwandinfektionen, hämorrhagische Diathese, Meteorismus, intraperitonealer Shunt bei Hydrozephalus.

**Vorbereitung.** Sedierung und ausreichende Hydrierung von Säuglingen und Kleinkindern zur Vermeidung einer Hypovolämie (Flüssigkeitsanreicherung in der Bauchhöhle durch das hypertone Kontrastmittel). Die Blase sollte zur Vermeidung einer Blasenpunktion entleert sein. Reinigung der Bauchhaut des Kindes und der Injektionsstelle auf der Verbindungslinie von Spina iliaca anterior sup. und Nabel, etwas außerhalb der Mm. recti. Lokalanaesthesie nur bei Anwendung des Kunststoffkatheters, sonst nicht erforderlich.

**Instrumentarium.** Dünner Polyäthylenkatheter bzw. Angiographiekatheter (Angiocath) oder Punktionsnadel von mindestens 4 cm Länge, wie beim Pneumoperitoneum beschrieben.
In ersterem Falle Skalpell für den Hautschnitt und Lokalanaesthesiebesteck.
50-ml-Spritze.

**Kontrastmittel.** Wäßriges, jodhaltiges Kontrastmittel 30%. Natriumsalzhaltige Verbindungen wirken auf das Peritoneum stärker irritierend, daher sind Methylglucaminsalze vorzuziehen.

*Dosis für die Herniographie.*
Kinder unter 8 kg: 2 ml/kg Körpergewicht, darüber ca. 1 ml/kg Körpergewicht. Maximalmenge 25 ml.tg

*Dosis für die Peritoneographie.*

| Kinder unter | 8 kg: | 3 ml/kg Körpergewicht |
|---|---|---|
| bis | 10 kg: | 25 ml |
| bis | 15 kg: | 30 ml |
| bis | 20 kg: | 40 ml |
| bis | 30 kg: | 50 ml |
| über | 30 kg: | 60 ml Kontrastmittel. |

**Position.** Rückenlage zur Kontrastmittelinstillation.

**Fixierung und Sedierung.** Nur bei Säuglingen und jungen Kleinkindern erforderlich.

**Strahlenschutz.** Nicht möglich. Durchleuchtung nur mit Bildverstärkerfernsehanlage.

**Untersuchungsgang.** Bei Anwendung der dünnen Punktionsnadel (ohne Lokalanaesthesie) wird am besten gleichzeitig mit der Punktion Kontrastmittel in kleinen Mengen instilliert.
Im Falle der Anwendung des Polyäthylenkatheters: Hautinzision von 2–3 mm Länge, etwa 3 cm unterhalb des Nabels pararektal nach Lokalanaesthesie, dann Einführen des Katheters in die Bauchhöhle.
Nach der Punktion Aspirationsprobe (Luft, Urin oder Blut?). Injektion von 3–4 ml Kontrastmittel und Kontrolle der Lage des Katheters bzw. der Kanüle mittels Durchleuchtung. Weitere Injektion von Kontrastmittel in der oben angegebenen Menge, Entfernen der Nadel, steriler Druckverband.
Anschließend Bauchlage für 5–10 min. Zur Herniographie Anheben des Kopfendes des Tisches auf 35–45 °. Dadurch liegt die innere Öffnung des Leistenkanals im unteren Teil der Bauchhöhle. Gleichmäßige Verteilung des Kontrastmittels erzielt man durch massierende Bewegungen der Bauchdecke und durch Wechsel in die rechte und linke Seitenlage.
Während der Operation einer bekannten Inguinalhernie kann man über einen dünnen Venenkatheter auch vom eröffneten Bruchsack her Kontrastmittel in die kontralaterale Seite der Bauchhöhle instillieren, dann die Operation regulär beenden. Anschließend Aufnahme a.-p. aufrecht wie unten angegeben. Stellt sich auf

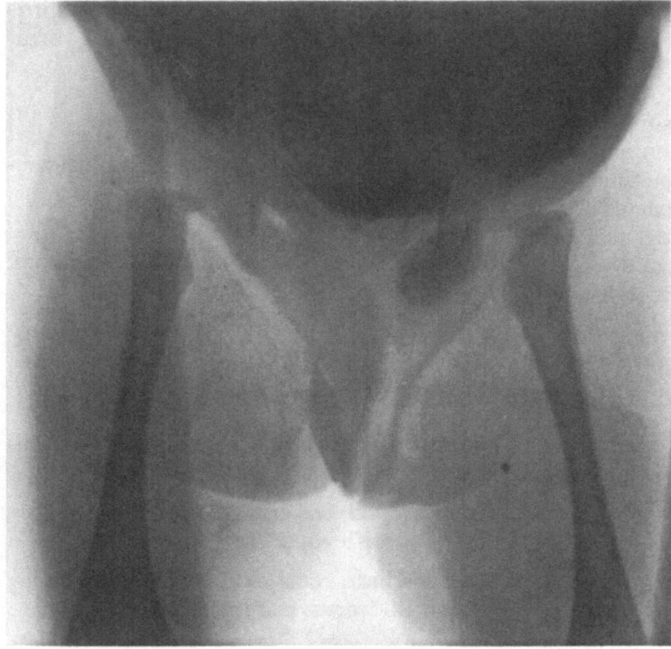

Abb. 244. Herniographie. 70 mm-Bild. Kontrastmittelfüllung einer linksseitigen Hernie. (4 Wochen alter Säugling.)

der nicht operierten Seite ebenfalls ein Bruchsack dar (30–60% der Fälle), so kann die Korrektur der anderen Seite angeschlossen werden.

*Aufnahmetechnik für die Herniographie.* 5 min nach vollendeter Kontrastmittelinstillation in aufrechter Position oder auf 45° angehobenem Tisch.

*1. Aufnahme* des Beckens einschließlich der proximalen Femora p.-a. im sagittalen Strahlengang, Zentralstrahl auf den oberen Teil der Rima ani. Bei ungenügender Darstellung 10–15 min später Wiederholung der Aufnahme (Abb. 244).

*2. Aufnahme.* Diese soll die Nierengegend einbeziehen, da zu dieser Zeit die Kontrastmittelausscheidung beginnt.

*3. Aufnahme* nach ca. 60 min oder später im Liegen ermöglicht die Kontrolle der Ausscheidung des Kontrastmittels und die Beurteilung des Harntraktes.

Unter normalen Bedingungen markiert das Kontrastmittel den unteren Rand der Bauchhöhle. 2 Einziehungen an den unteren äußeren Konturen sind durch die Aa. epigastricae inf. hervorgerufen. Die inneren Leistenringe sind direkt außerhalb dieser Kerben lokalisiert.

*Aufnahmetechnik für die Peritoneographie.* Hier werden dieselben Intervalle wie für die Herniographie benützt, jedoch die Aufnahmen nur in Rücken- und Bauchlage angefertigt.

**Komplikationen.** Selten! Gelegentlich Übelkeit, Erbrechen, Bauchschmerz. Versehentliche Punktion des Dickdarms oder Kontrastmittelfüllung der Bauchdecken sind belanglos.

*Bemerkungen.* Es besteht bei dieser Untersuchung gleichzeitig die Möglichkeit, bei adipösen Knaben die Lage eines nicht deszendierten Hodens festzustellen. Wiederholung der Untersuchung bei Mißlingen 4–6 Stunden später möglich. Die Operation sollte frühestens 24 Stunden nach der Untersuchung vorgenommen werden.

# E. Untersuchung der Milz und der Lymphwege

## Milz

Milzvergrößerungen sind im Kindesalter relativ häufig; echte Geschwülste dieses Organes stellen dagegen ausgesprochene Raritäten dar. Traumatische Milzrupturen kommen schon als Geburtsverletzung, posttraumatische Milzzysten in jedem Alter vor und können Folge auch eines scheinbar harmlosen Traumas sein. Über die Ultraschalluntersuchung der Milz und vergrößerter Lymphknoten s. Kapitel VI, S. 244 u. 247.

### Indirekte Untersuchungen

*Abdomenübersichtsaufnahme* im Liegen (wie Nr. 4 u. Abb. 245).
*Feldgröße.* Linker Mittel- und Oberbauch einschließlich der Zwerchfellkuppel. Der Weichteilschatten der Milz läßt sich meist gut im linken lateralen Oberbauch abgrenzen. Gelegentlich kann sie waagerecht unter der Zwerchfellkuppel liegen, dann macht man die Aufnahme in Rückenlage, linke Körperseite 20 ° angehoben.
*Gezielte Darstellung der Milz,* unter Durchleuchtungskontrolle, in aufrechter Position und liegend bei leichter Drehung in den zweiten schrägen Durchmesser, Feldgröße wie oben.
*Retrograde Luftfüllung des Kolon.* S:e erlaubt in Zweifelsfällen eine exakte Begrenzung des unteren Milzpoles. Eine vergrößerte Milz verdrängt die linke Kolonflexur und den aboralen Teil des Colon transversum nach kaudal.
Beides erfolgt unter Durchleuchtungskontrolle. Anschließend
*Zielaufnahme* des linken Mittel- und Oberbauches in Rückenlage, evtl. auch in aufrechter Position. Dabei senkt sich die Milz, die Verlagerung des Kolon wird deutlicher. Zusätzliche Magenluftfüllung (mit kohlesäurehaltigem Sprudel) kann die Milzdarstellung verbessern.
Bei Neugeborenen mit Milzruptur erfolgt die Luftfüllung durch eine Sonde.

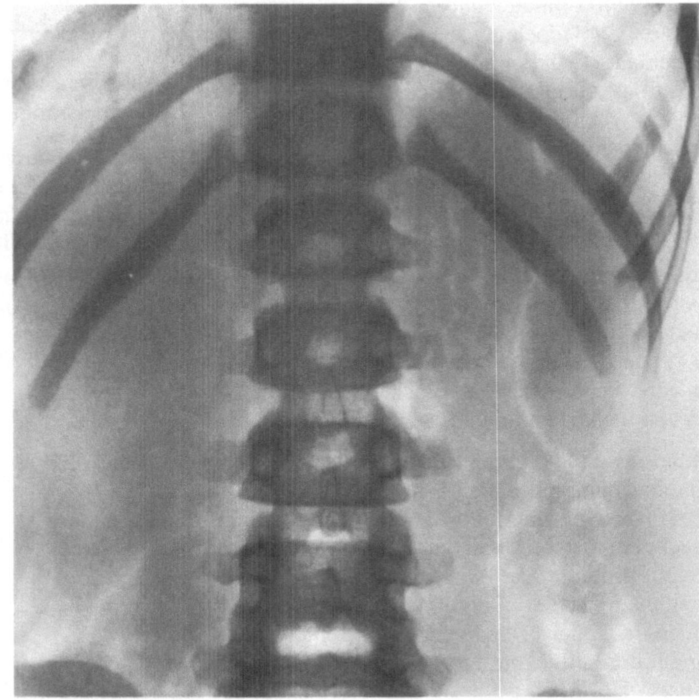

Abb. 245. Abdomenübersicht im Liegen. Darstellung des Milzschattens

## Direkte Untersuchungen

### 32. Nuklearmedizinische Untersuchungen von Leber und Milz

**Prinzipien.** 1. Radioaktiv markiertes Schwefelkolloid wird im RES, also auch in Leber und Milz, gespeichert und ermöglicht so die Darstellung beider Organe und auch des aktiven Knochenmarkes. Neuerdings wird auch Zinnkolloid verwendet.

2a) $^{131}$J-Bengalrosa wird über das biliäre System ausgeschieden und gestattet funktionelle und morphologische Aussagen über Leber und Gallenwege.

2b) Sequenz- und Funktionsszintigraphie mit $^{99m}$Tc-HIDA; diese Substanz wird sehr schnell von den polygonalen Zellen aufgenommen und über das biliäre System ausgeschieden. Es handelt sich dabei um eine Technetiumverbindung mit Sn-2,6-Diäthylacetanilidoiminodiacetat.

**Indikationen.** Zu 1. Form, Lage und Größe der Organe (Situs inversus, Asplenie, Polysplenie). Speicherdefekte durch Tumoren, Abszesse und Zysten sind etwa ab 2–3 cm Durchmesser nachweisbar.

Traumafolgen wie Hämatome und Rupturen. Nachweis eines subphrenischen Abszesses mit der Kombination von Leber- und Lungenscan. Zu 2. Differentialdiagnose der Gallengangsatresie. Choledochuszysten, Verlagerung der Gallenblase. Mit der Sequenzszintigraphie bzw. Funktionsszintigraphie sind Aufzeichnungen von Zeit-Aktivitätskurven über der Leber oder verschiedenen Regionen möglich. Dadurch Prüfung der Perfusion und Ausscheidungsfunktion. Erfahrungen mit $^{99m}$Tc-HIDA sind im Kindesalter noch sehr gering.

**Vorbereitung.** Keine vorhergehenden Kontrastmitteluntersuchungen des Magen-Darmtraktes,
zu 1. sonst keine Vorbereitung,
zu 2a. Nüchtern lassen, Blockade der Schilddrüse mit Natriumperchlorat (s. Fußnote S. 54).

**Sedierung und Fixierung.** Das Kind muß bei der Untersuchung mit einem Scanner etwa 1 Stunde in verschiedenen Positionen jeweils ruhig liegen, bei Verwendung einer Gamma-Kamera 20–30 Minuten. Die Anwendung von Medikamenten zur Sedierung muß vom Verhalten des Kindes abhängig gemacht werden, eine Fixierung mit Sandsäcken, Flexicast etc. ist zu empfehlen.

**Untersuchungsgang.** 1. Intravenöse Injektion von 50 µCi/kg $^{99m}$Tc-Schwefelkolloid, 10 min später Beginn der Aufzeichnung in folgenden Positionen:
Anterior, posterior, rechts anliegend, je nach Befund und Fragestellung auch links anliegend; zur besseren Milzdarstellung Schräglagen, anterior und posterior, linke Seite 45° angehoben oder Kamera entsprechend gekippt.

2a. Intravenöse Injektion von $^{131}$J-Bengalrosa (besser $^{123}$J-Bengalrosa) 25–200 µCi/kg.
Aufzeichnung mit der Kamera nach einer halben, einer und zwei Stunden in Rückenlage. Bei verzögerter Ausscheidung in den Darm auch Aufzeichnung 4, 24, evtl. 48 und 72 Stunden p. i. Die Aktivitätskurven können in den ersten 30 Minuten registriert werden. Bei Gallengangsatresie sind 72 Stunden p. i. weniger als 10% der Aktivität im Stuhl nachweisbar.

2b. $^{99m}$Tc-HIDA 0,5–2 mCi intravenös. Aufnahme mit der Gamma-Kamera wie bei 2a bis zu 2 Stunden p. i.

**Strahlenbelastung.** Zu 1. Einjähriges Kind:

| Ganz- | | |
|---|---|---|
| körper | 0,065 | mrad/µCi, |
| Leber | 1,0 | mrad/µCi, |
| Gonaden | 0,08 | mrad/µCi. |

Zu 2a. Einjähriges Kind:
Leber 4,0 mrad/µCi, bei Gallenwegsverschluß ist die Dosis höher.
Zu 2b. Es sind noch keine Werte über die Strahlenbelastung bei Verwendung von $^{99m}$Tc-HIDA bekannt.

**Gefäßdarstellungen der Milz.** Die Füllung der arteriellen Gefäße erfolgt bei der Zöliakographie und der superselektiven Milzarteriographie (s. S. 196), die Darstellung der Milzvene bei der Splenoportographie Nr. 29.

*Splenoportographie* s. S. 180.

*Pneumoperitoneum* s. S. 182 ff.

# Lymphwege

## 33. Lymphographie

Diese Methode ist für die Diagnostik des Lymphsystems in den zentralen Regionen (Becken, Retroperitonealraum) geeignet. Untersuchung mit Ultraschall s. Kap. VI S. 247.

**Indikationen.** Differenzierung lokaler von generalisierten Erkrankungen des lymphatischen Systems.
Abgrenzung entzündlicher von neoplastischen Lymphknotenerkrankungen.
Alle Formen von M. Hodgkin zur Festlegung des Stadiums.
Maligne Tumoren des Genitale (insbesondere der Hoden) zur Diagnostik eines Lymphknotenbefalles.
Angeborene und erworbene Lymphstauungen, Differenzierung einfacher von zystischen Lymphangiomen und Differentialdiagnose peripherer Ödeme. (Hierbei kann die Lymphographie gelegentlich die Situation verschlechtern und ist daher nur bedingt indiziert.)
Chylothorax, Chyloaszites, Chylurie zum Nachweis des Lecks, ferner exsudative Enteropathie.
Maligne Knochentumoren (seltenere Indikation).
Zur Aufstellung eines Strahlentherapieplans bzw. für die Strahlenfeldplanung.
Verlaufskontrolle nach Operationen bzw. nach Strahlenbehandlung (die Lymphknoten speichern das Kontrastmittel über Monate).

**Kontraindikationen.** Ateminsuffizienz, Herzinsuffizienz, Jodallergie, akute Thrombophlebitis.

**Vorbereitung.** Das Kind wird gut sediert und bleibt am Morgen der Untersuchung nüchtern. Bei Säuglingen und Kleinkindern bis zu 2 Jahren wird die Untersuchung in Allgemeinnarkose durchgeführt. Im übrigen genügt eine Sedierung mit Valium, Prämedikation mit Scopolamin. Bei sehr unruhigen Klein- und Schulkindern kann zu Beginn eine kurze Fluothan-Narkose indiziert sein. Voraussetzung sind weiterhin gute Aufklärung des Kindes sowie die Einwilligung der Eltern.

**Instrumentarium.** Spezialkanüle mit einem Kaliber von 0,30–0,40 mm, elektrischer Druck-Injektionsapparat, Lupenbrille. Skalpell, feine anatomische und chirurgische Pinzetten, 2 schmale gebogene Klemmen, 2 gerade Klemmen, Bulldogg-Klemmen. Flexible Polyvinylkatheter mit Luer-Look-Anschlüssen, innerer Durchmesser 0,1–0,3 mm. 4–0 atraumatische Seide, sterile Abdecktücher.

**Kontrastmittel.** Lipiodol ultrafluid (öliges, jodhaltiges Kontrastmittel). Vortestung nicht erforderlich.

**Dosierung.** Durchschnittlich 0,25 ml/kg Körpergewicht Gesamtmenge.
Speziell werden folgende Mengen bei *Injektion am Bein* empfohlen:

Kleinkinder von 1– 3 Jahren 2 ml/pro Bein,
Kleinkinder von 3– 7 Jahren 3 ml/pro Bein,
Schulkinder von 7–10 Jahren 4 ml/pro Bein,
Schulkinder von10–14 Jahren 5 ml/pro Bein.

Ist die Punktion lediglich an einem Bein erfolgreich, so können 8 ml Lipiodol pro 1,70 qm Körperoberfläche injiziert werden.

Kontrastmittelmengen bei *Injektion am Arm:*
Säuglinge und Kleinkinder bis 2 Jahre 0,5–1,0 ml/pro Arm,
Kleinkinder von 3–7 Jahre 2 ml/pro Arm,
Schulkinder ab 8 Jahre 2,5 ml/pro Arm.
Farbstofflösung: Patentblau V 2,5%.

**Position.** Rückenlage, Beckenhochlagerung mit Dreieckskeil in den Kniekehlen, so daß die Fußrücken nahezu horizontal liegen, was die Präparation erleichtert.

**Fixierung.** Beine und Becken müssen bei jungen Kindern während der Injektion des Kontrastmittels absolut mittels Fixiergurtes fixiert bleiben. Bei Säuglingen hat sich eine dorsale Gipsschiene bewährt, die nach erfolgter Punktion und Injektion vor den Aufnahmen wieder entfernt wird.

**Strahlenschutz.** Nur bei Knaben Gonadenschutz möglich.

**Untersuchungsgang.** Auf der Station erfolgt nach Desinfektion des Interdigitalgebietes beider Fußrücken die intradermale Injektion von 0,25–0,50 ml einer Mischung von gleichen Teilen Patent-Blau- und 1%iger Xylocainlösung in die erste bis vierte Interdigitalfalte jedes Fußes. Die Injektionsstelle soll ca. 4–5 cm proximalwärts der vorgesehenen Hautinzisionsstelle liegen. Anschließend zur Beschleunigung des Lymphstromes Massage des Fußrückens, aktive und passive Fußbewegung, sowie Wärme. Ca. ½ Stunde später färben sich die kleinen Lymphgefäße am Fußrücken an, das Kind kommt jetzt in die Röntgenabteilung. Fixation

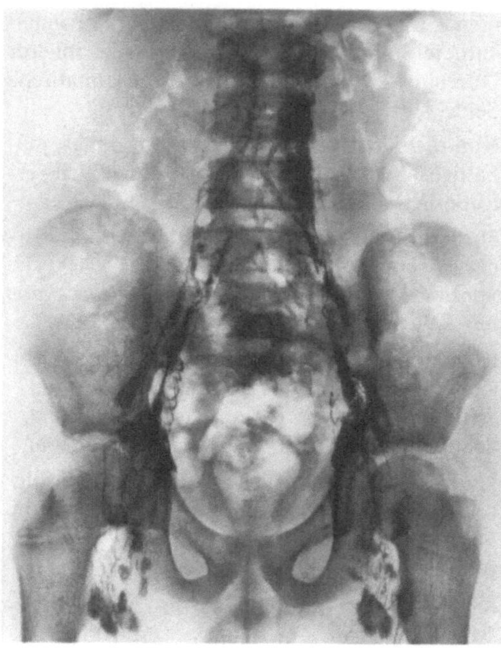
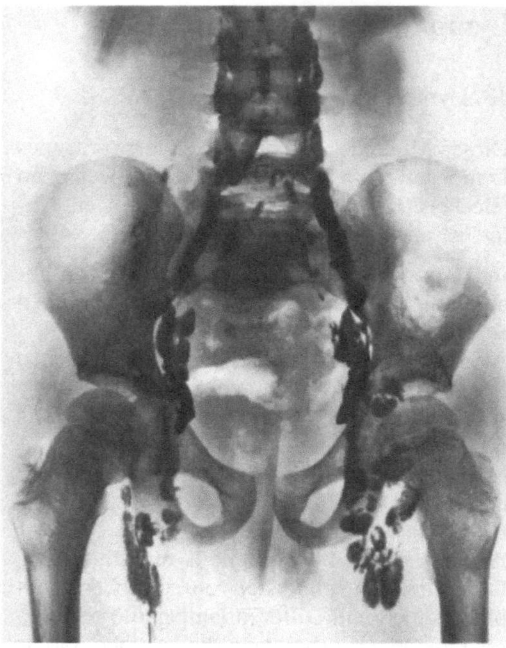

a

b

Abb. 246a, b. Normales Lymphogramm. a) Einlaufphase. b) Speicherphase (12jähriger Junge)

wie oben. Unter Lokalanaesthesie wird nun eine 2 cm lange Querinzision im Medialbereich beider Fußrücken vorgenommen und ein Blaulösung enthaltendes Gefäß freigelegt. Mit feinen Pinzetten wird das Gefäß von anhaftendem Fettgewebe befreit. Mit Hilfe einiger Massagestriche und Kompression des Lymphgefäßes durch eine Bulldoggklemme oberhalb der Injektionsstelle wird das Lymphgefäß erweitert, die Punktion dadurch erleichtert. Nach Punktion des Gefäßes wird die Kanüle mit einem Zwirnsfaden fixiert und über einen Katheter an das Druckinjektionsgerät angeschlossen.

*Injektionsgeschwindigkeit:* ca. 1 ml innerhalb von 12–15 min, *Injektionsdruck:* 0,2–0,4 atü. Die gelungene Injektion und der Abtransport des Kontrastmittels werden mit Durchleuchtung oder Röntgenaufnahme kontrolliert und die Injektion beendet, wenn das Kontrastmittel die Cisterna chyli erreicht hat. Ziehender Schmerz im Bein ist ein Zeichen für die gelungene Kontrastmittelfüllung der Lymphwege.

*Injektionsdauer:* Insgesamt 1¹/₂–2 Std. Ist das Kontrastmittel eingelaufen und sind die retroperitonealen Lymphknoten erreicht, so werden die Kanülen entfernt, die Hautschnitte durch

plastische Nähte verschlossen und mit einem Schnellverband versehen.

Anschließend erfolgt zur Erfassung der Füllungsphase (Lymphangiophase) die *erste Aufnahmeserie,* bestehend aus

1. Becken- und Abdomenübersichtsaufnahme im sagittalen Strahlengang (Abb. 246a),
2. und 3. Abdomenübersichtsaufnahme rechts bzw. links, 40° angehoben,
4. Thoraxübersichtsaufnahme (Füllung des Ductus thoracicus?).

Der Patient muß 24 Stunden nach der Füllung ruhen zur Vermeidung einer zu raschen Überflutung der Lungen mit Kontrastmittel.

*Zweite Aufnahmeserie,* 24 Stunden nach der Kontrastmittelfüllung zur Erfassung der »Speicherphase« (Lymphadenophase Abb. 246b). Wiederholung der Bildserie wie am Vortag einschl. der Thoraxaufnahme (Lipoidpneumonie?). Inzwischen haben sich die Lymphgefäße geleert. Das Kontrastmittel ist in den Lymphknoten gespeichert. Es verbleibt ca. 4–9 Monate in den Lymphknoten und kann nach Bestrahlungs- oder Chemotherapie als sog. »second look-Aufnahme« erneut zur Diagnostik herangezogen werden.

Gelingt die Füllung nur eines Beines, so können noch ausreichend beurteilbare Bilder gewonnen werden, oder die Untersuchung der kontralateralen Extremität wird innerhalb der nächsten 3 Tage nachgeholt.

**Komplikationen.** Wundinfektion (bei Kindern äußerst selten). Allgemeine Reaktionen wie Fieber, Brechreiz, Erbrechen oder Tachykardie klingen in der Regel ohne Therapie nach kurzer Zeit ab. Eine sogen. »Lipoidpneumonie« kann 24 Stunden p. i. auftreten, entsteht bei Injektion von zu hohen Kontrastmittelmengen und verschwindet in der Regel nach ein bis zwei Wochen. Eine geringe Blaugrünverfärbung des ganzen Patienten ist üblich; diese verschwindet nach 1–2 Tagen. Lokale Reaktionen, sowie allergische Reaktionen, insbesondere auf das Patent-Blau, sind selten und von untergeordneter Bedeutung. Bleibende Schäden sind nicht zu erwarten.

*Bemerkung.* Wegen der möglichen pulmonalen Speicherung des Lipiodols sollte eine Narkose frühestens eine Woche nach der Untersuchung erfolgen.

# F. Untersuchung des Pankreas

Erkrankungen der Bauchspeicheldrüse sind im Kindesalter selten. Es werden Mißbildungen wie das Pancreas anulare, echte Zysten und vor allem posttraumatische Pseudozysten, sehr selten Insulinome, Retikulumzellsarkome und Karzinome beobachtet.
Nach Möglichkeit sollte zum Nachweis einer Organvergrößerung zuerst eine Untersuchung mit Ultraschall erfolgen (s. Kap. VI, S. 242). Vor der Anwendung invasiver Methoden ist in Analogie zum Vorgehen bei Erwachsenen eine Computer-Tomographie indiziert.

## Indirekte Untersuchungen

*Abdomenübersichtsaufnahmen.* Die *Aufnahme im Liegen* gibt bei Vergrößerung des Organes entsprechend dem Vorgehen bei Bauchtumoren Aufschluß über Ausdehnung und Lage und auch über Konkremente. *In aufrechter Position* verursacht ein Pancreas anulare das Bild der Duodenalstenose oder -atresie (s. S. 135f.).

**Kontrastfüllung von Magen und Duodenum.**
Die vergrößerte Bauchspeicheldrüse verdrängt den Magen nach vorne und rechts (seltener nach links und oben) und verursacht Pelotteneffekte im Antrumbereich und Funktionsstörungen am Duodenum und Jejunum. Im typischen Falle ist die C-Schlinge des Duodenum vergrößert.

**Untersuchungsgang.** Unter Durchleuchtungskontrolle nach mäßiger Füllung des Magens:

*Aufnahmen* in aufrechter Position sagittal und seitlich; im seitlichen Strahlengang ist besonders eine Ventralverlagerung des Magens zu beachten.
Nach Kontrastmitteldarstellung des ganzen Duodenum erfolgen
*zwei Übersichtsaufnahmen* im Stehen und Liegen, dorso-ventral, leichte Drehung in den ersten schrägen Durchmesser.
Dabei wird das Duodenum plattenparallel dargestellt und die Vergrößerung des »duodenalen C« optimal abgebildet. Tonus- und Bewegungsstörungen im Duodenum und Jejunum müssen registriert werden.
Ergänzend können bei Vergrößerung des Pankreas *Aufnahmen in Rückenlage und in rechter Seitenlage* bei horizontalem Strahlengang von Nutzen sein.
*Intravenöses Urogramm.* Bei unklaren Bauchtumoren ist dies die erste Untersuchungsmethode. Sie ist bei Pankreasvergrößerungen meist ohne pathologisches Ergebnis. Gelegentlich können eine Lateralverlagerung des linken Ureters und eine Kompression des linken Nierenbeckens erkennbar sein.
*Die Splenoportographie* (s. S. 180) ist in diesem Zusammenhang bei Kindern nur selten indiziert.

## Direkte Untersuchungen

*Die Arteriographie der A. coeliaca und A. mesenterica.* Die Methode ist eine Ergänzung der Magen-Duodenum-Kontrastfüllung und ein wichtiger Bestandteil der präoperativen Diagnostik bei Zysten und Tumoren, zur Abgrenzung von Entzündungen, s. S. 196f.

# G. Perkutane Angiographien

Die perkutane Punktion der Arterien und Venen ist auch im Kindesalter bei speziellen Indikationen zur Routinemethode geworden.
Venöse Punktions- bzw. Kathetermethoden sind unter »obere Kavographie« und »untere Kavographie« auf den S. 131 u. 218, die arterielle (indirekte) Portographie auf S. 178ff. beschrieben. Die Angiographie des arteriellen Systems wird entweder mittels Katheterisierung oder Direktpunktion durchgeführt.

## 34. Übersichtsaortographie und Nierenangiographie (Katheteraortographie)

Die *abdominale Aortographie* nach der Methode von SELDINGER hat sich zur Darstellung der Aorta und ihrer Bauchäste auch bei Kindern bewährt.
Die *Darstellung der Nierengefäße* ist die einzige exakte Methode zur Diagnostik der Gefäße und Durchblutung des Nierenparenchyms. Der Vorteil gegenüber anderen Methoden besteht in der Möglichkeit, innerhalb einer Untersuchung die arterielle Gefäßversorgung, das Nierenparenchym, die abführenden Venen und den Harntrakt in kontrastreichen Phasen zu beurteilen.
Bei diesen Methoden wird ein Katheter nach Punktion der A. femoralis entgegen dem Blutstrom in die Aorta vorgeschoben. Je nach Höhe der Katheterspitze läßt sich die Bauchregion als »Übersichtsaortographie« oder als Nierenangiographie darstellen. Selektive Verfahren s. S. 195ff.
Der *Stellenwert* der Bauchgefäßdarstellung und insbesondere der Nierenangiographie hat sich in jüngster Zeit dahingehend verschoben, daß in der Regel die Ultraschalldiagnostik und die Nieren-Szintigraphie, ferner je nach Möglichkeit auch die Computer-Tomographie als einfachere und nichtinvasive Methoden vorangestellt werden.

**Indikationen.** *Abdominale Aortographie.* Diagnostik von Krankheitsprozessen des Retroperitonealraumes. Tumoren im Bauchraum.
Bauchtrauma, insbesondere zum Ausschluß von Organverletzungen.
*Nierenangiographie.* Mißbildungen: Aplasie einer Niere (Abb. 247). Hufeisen- oder andere Verschmelzungsnieren, insbesondere bei urographisch oder isotopennephrographisch nachgewiesener Abflußstörung mit der Notwendigkeit präoperativer Abklärung der Gefäßverhältnisse.
Hydronephrose, funktionslose Nieren, wenn vorausgegangene Untersuchungen (Zonographie, Isotopenmethoden) nicht ausreichen und die Differentialdiagnose zu Nierenmißbildungen bzw. -tumor zu klären ist.
Nierentrauma zur Darstellung einer Ruptur und zur Stellung der Operationsindikation (s. auch »Bauchtrauma«, S. 272f.).
Hypertension unklarer Genese zum Nachweis einer Nierenarterienstenose u. ä.

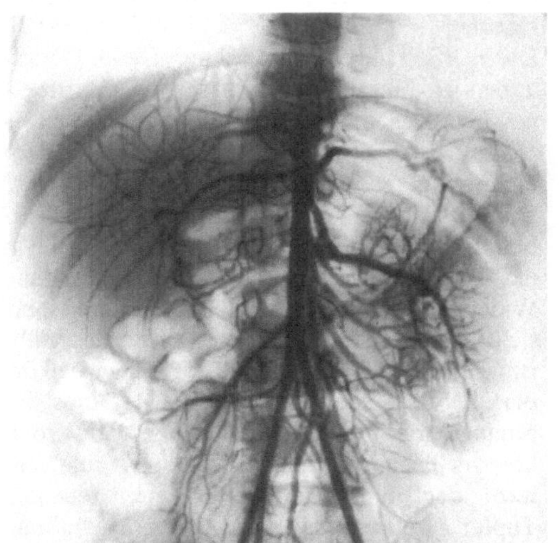

a

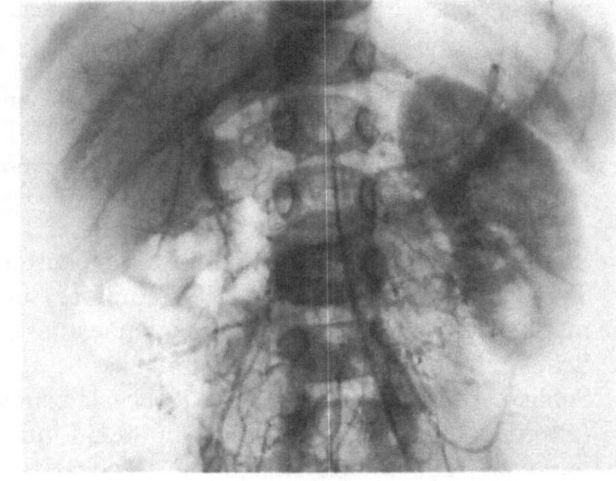

b

Abb. 247a, b. Übersichtsaortographie (Nierenangiographie) bei Aplasie der rechten Niere. a) Arterielle Phase, b) Parenchymphase (2jähriges Mädchen)

Differenzierung retroperitonealer Tumoren, sofern eine Diagnosestellung nicht durch intravenöses Urogramm, Ultraschalltomographie oder nuklearmedizinische Methoden möglich war.

Transplantationsnieren zur Aufdeckung von Komplikationen wie tubuläre Nekrose, Verschluß des Nierenhauptgefäßes, Abstoßungsreaktionen, primäre Nierenerkrankung im Transplantat, Obstruktionen des transplantierten Ureters.

**Kontraindikationen.** Gerinnungsstörungen (bei Quick-Wert unter 60%), stark reduzierter Allgemeinzustand, Niereninsuffizienz, fehlende Femoralispulse, Infektion im Punktionsbereich.

**Vorbereitung.** Bei Säuglingen und Kleinkindern in der Regel Allgemeinnarkose, bei großen Kindern genügen gute Sedierung und Lokalanaesthesie.

**Instrumentarium.** Seldinger-Nadel für Kinder-Katheterangiographie PE 70. Bewährt haben sich auch fertige Katheter-Sets, z. B. »Radicath«*. Sie enthalten Lanzette, Punktionsnadel, Führungsdraht sowie je einen Übersichts- und Selektivkatheter. Diese gibt es für die Altersgruppen Neugeborenes, Kleinkind und Schulkind. Über die Nadel- und Kathetermaße s. Tabelle 12 und Angaben auf S. 195.

Tabelle 12. *Nadel- und Kathetermaße für abdominale Angiographie* (nach BERGSTRÖM)

| Alter | Nadel (Gauge) | Katheterdurchmesser Außen | Innen |
|---|---|---|---|
| Neugeborene und Säuglinge bis ½ Jahr | 20 (0,9 mm) | 0,97 mm | 0,63 mm |
| Kleinkind bis 2 Jahre | 19 | 1,22 mm | 0,94 mm |
| Klein- und Schulkind | 18 (1,2 mm) | 1,57 mm | 1,14 mm |

Sterile Abdecktücher, Hautdesinfektionsmittel, Tupfer und Mullkompressen, Stieltupfer, Einmalspritze mit Kanüle für Lokalanaesthesie, Schüssel mit Lokalanaesthetikum.

Schüssel mit heparinisierter Kochsalzlösung (1 ml Heparin auf 1000 ml oder 5000 E Liquemin auf 100 ml physiologische Kochsalzlösung).

---

* Fa. Radiplast, P. O. Box 312, S-75105 Uppsala (Schweden).

Schüssel mit Kontrastmittel.
Schüssel zur Aufnahme des Spülmittels (heparinisierte Kochsalzlösung).
Kontrastmittelspritze (20–50 ml).
Spritze zum Spülen (20 ml).
Kontrastmitteldruckspritze (z. B. Contrac III).

**Kontrastmittel.** Angiografin (Schering) 58% oder entsprechendes wasserlösliches trijodiertes Kontrastmittel.
Dosierung, Flußrate, Injektionsmodus und Bildfolge s. Tabelle 13.

**Position.** Rückenlage.

**Fixation.** Nicht erforderlich.

**Strahlenschutz.** Wenn möglich Bleiabdeckung der Gonaden.

**Untersuchungsgang.** Nach Inzision der Haut über der A. femoralis, ca. 2 Querfinger breit unterhalb des Leistenbandes Punktion der Femoralarterie mit der Seldingernadel. Für die Punktion wird das Gefäß zwischen 2 Fingern fixiert. Die Nadel wird dann in typischer Weise gegen den arteriellen Strom eingeführt. Der Einstichwinkel beträgt ca. 30–40°. Die Schwierigkeit der Arterienpunktion bei Kleinkindern beruht auf dem geringen Arterienkaliber und der Elastizität des Gefäßes. Der erste Punktionsversuch sollte in der Regel erfolgreich sein, da mit jedem weiteren die Erfolgschancen sinken.

Wird versehentlich mit der Nadelspitze Knochen getroffen, so muß die Nadel ausgewechselt werden. Bei Kindern stellt sich besonders schnell ein Gefäßspasmus ein, der dann ein Punktieren an dieser Stelle nahezu unmöglich macht.

Die richtige Lage der Kanülenspitze im Gefäßlumen wird in der Regel durch den Austritt eines hellroten, pulsierenden Blutstrahles angezeigt. Dieses Zeichen ist bei kleinen Kindern nicht obligat.

Dann wird der Führungsdraht mit dem flexiblen Ende voran behutsam durch die Kanüle in die Arterie eingeführt. Dieser Draht muß ohne Widerstand in das Gefäß gleiten. Für die Übersichtsaortographie muß die Spitze des Führungsdrahtes in Höhe des 12. Brustwirbelkörpers bis 1. Lendenwirbelkörpers, für die Nierenangiographie in Höhe des 2. Lendenwirbelkörpers liegen. Sodann wird die Kanüle entfernt, der Führungsdraht mit einem feuchten Tupfer gereinigt (Cave! Den Führungsdraht an seiner Eintrittsstelle gut festhalten!), und der

Tabelle 13. *Übersicht über Kontrastmittelmengen, Flußrate, Injektionsmodus und Bildfolge bei der Übersichtsaortographie und Nierenangiographie* (nach KIRKS)

| Gewicht | Dosis | Nadel | Flußrate für seitenständige Katheteröffnung |
|---|---|---|---|
| < 10 kg | 1,5 ml/kg KG | 22 Gauge Angiocath[a] oder 20 Gauge Longdwel[b] | 15 cm:  7 ml/sec<br>25 cm:  5 ml/sec<br>35 cm:  4 ml/sec |
| 10–20 kg | 1,2–1,5 | 20 Gauge Potts[c] oder 18 Gauge Longdwel | 20 cm: 20 ml/sec<br>30 cm: 16 ml/sec<br>40 cm: 14 ml/sec |
| 20–40 kg | 1,0–1,5 | 18 Gauge Potts | 25 cm: 25 ml/sec<br>40 cm: 21 ml/sec<br>55 cm: 18 ml/sec |
| über 50 kg | 0,8–0,9 | 18 Gauge Potts | |
| Maximal | 50 ml | 18 Gauge Potts | |

[a] Desereth Pharmazeutical Co., Sandy, Utah.
[b,c] Becton-Dickinson, Rutherford, New Jersey.

endständig oder seitständig offene Katheter über den Führungsdraht in die Aorta vorgeschoben. Hat man sich mittels Durchleuchtungskontrolle von der richtigen Katheterlage in der Bauchaorta überzeugt, so wird der Führungsdraht gezogen, der Katheter nach kurzer Aspiration von Blut sofort mit Heparin-Kochsalzlösung durchgespült. Unter Durchleuchtungskontrolle wird dann der Übersichtskatheter in der entsprechenden Höhe der Aorta postiert.

Für den Geübten ist eine chirurgische Freilegung des arteriellen Gefäßes nur in Ausnahmefällen, z. B. bei Säuglingen, notwendig. Sie erhöht die Komplikationsrate deutlich.

**Aufnahmetechnik.** Mit dem Filmblattwechsler werden bei der Übersichtsaortographie und Nierenangiographie 8 Aufnahmen benötigt zur Erfassung der frühartriellen, arteriellen (Abb. 247a), parenchymatösen (Abb. 247b) und venösen Phase. Bewährt hat sich folgende Bildfolge:

2 sec: 2 Bilder pro sec,
2 sec: 1 Bild pro sec,
4 sec: 1 Bild jede 2. sec.

Wegen des rascheren Blutflusses empfiehlt GYEPES bei Kindern unter 2 Jahren die Bildzahl in den ersten 2 sec zu verdoppeln.

Die *Flußrate* sollte bei Schulkindern mit Druckspritze maximal 15–20 ml/sec betragen. Bei Säuglingen kann die Injektion per Hand vorgenommen werden. Dosierung s. Tabelle 13.

Nach Beendigung der Untersuchung wird der Katheter unter ständiger Gabe von Heparin-Kochsalzlösung langsam gezogen. Die Punktionsstelle sollte 5–10 min dosiert komprimiert werden. Anschließend Anlegen eines Druckverbandes. Nach der Untersuchung Hochlagern des Beines und Pulskontrolle. Der Patient wird liegend auf die Station transportiert und sollte 24 Stunden Bettruhe einhalten.

**Komplikationen an der Punktionsstelle.** Reflektorischer Gefäßspasmus nach Entfernen des Katheters. Zur Thromboseprophylaxe sollte in solchen Fällen die Kompression vermindert werden. Weitere Möglichkeiten: Hämatombildung, Pulslosigkeit als Folge arterieller Thrombose.

Auch bei komplikationsloser Untersuchung kann die mittlere Pulserholungszeit zwischen 7–13 Stunden liegen. Die Komplikationsrate ist im Vergleich zum Erwachsenenalter relativ gering. Sie beträgt (nach STECKENMESSER u. Mitarb.) bei 1242 beobachteten Kinderangiographien 2,3% (= 29 Fälle).

## 35. Selektive Angiographien

(Nierenarteriographie, Zöliakographie, Mesenterikographie und superselektive Milzarteriographie)

**Indikationen**

*Nierenangiographie.* Diagnostische Abklärung speziell einseitiger Nierenveränderungen, die

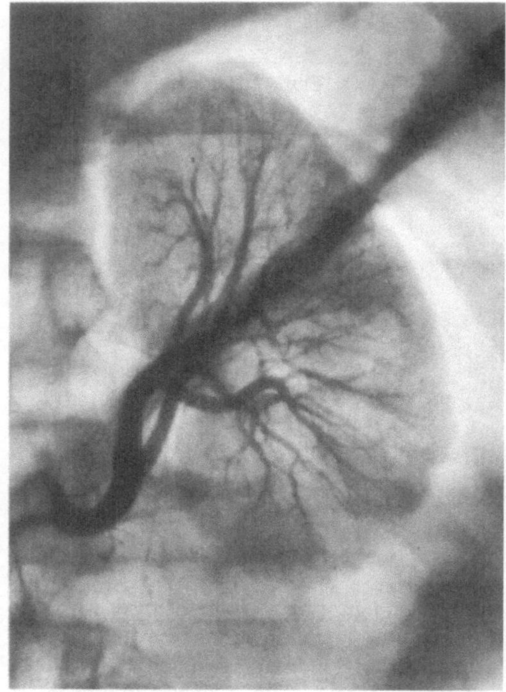

a

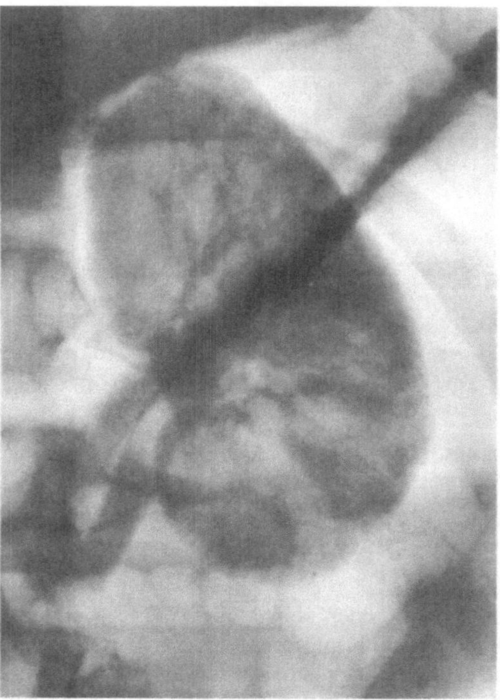

b

Abb. 248a, b. Selektive Nierenangiographie wegen Hypertension bei Nierenhypoplasie. a) Arterielle Phase, b) Parenchymphase (13jähriger Junge)

sich entweder aus dem intravenösen Urogramm, bei unklarem Befund aus der Übersichtsaortographie oder der Nierenangiographie ergaben. Bei einseitiger Nierenagenesie oder nach einseitiger Nierenexstirpation (z. B. nach Wilms-Tumor).

*Zöliakographie.* Traumen, Tumoren, Abszesse, Zysten und Metastasen der Leber und des Pankreas, Strahlenhepatitis.

*Superselektive Milzarteriographie* (s. auch unter Pfortaderdarstellung S. 178f.): Unklare Splenomegalien, Trauma, Zysten, Tumoren, portale Hypertension.

*Mesenterikographie.* Unklare Darmblutung.

**Vorbereitung.** Wie bei der Übersichtsaortographie beschrieben.

**Instrumentarium.** Gebogener Spezialkatheter für selektive Füllungen mit nur endständiger Öffnung (Radicath selektive abdominal für Säuglinge, Klein- und Schulkinder)..

**Kontrastmittel.** Angiografin (Schering).

**Dosierung.** In der Regel 25% der Dosierung bei der Nierenangiographie, im übrigen s. Tabelle 14. Das Kontrastmittel wird je nach Untersuchung mit der Hand oder der Druckspritze (s. Tabelle 14) injiziert.

Tabelle 14. Kontrastmitteldosierung, Flußrate, Injektionsmodus und Bildfolge bei der selektiven Gefäßdarstellung (nach FELLOW und NEBESAR)

| | Gesamtdosis ml | Flußrate ml/sec. | Injektions-modus | Bildfolge (Bilder/sec) |
|---|---|---|---|---|
| A. coeliaca | 10–25 | 6–12 | Druckinjektion | 2/3: 1/9 |
| A. mesenterica sup. | 10–30 | 6–10 | Druckinjektion | 2/3: 1/9 |
| A. mesenterica inf. | 3–10 | 3–6 | Hand | 2/3: 1/10 |
| A. lienalis | 10–50 | 4–8 | Druckinjektion | 1/2 × 20 |
| A. renalis | 3–6 | 3–4 | Hand | 2/2: 1/6 |

Abb. 249. Selektive Mesenterikographie (derselbe Patient wie
Abb. 239)

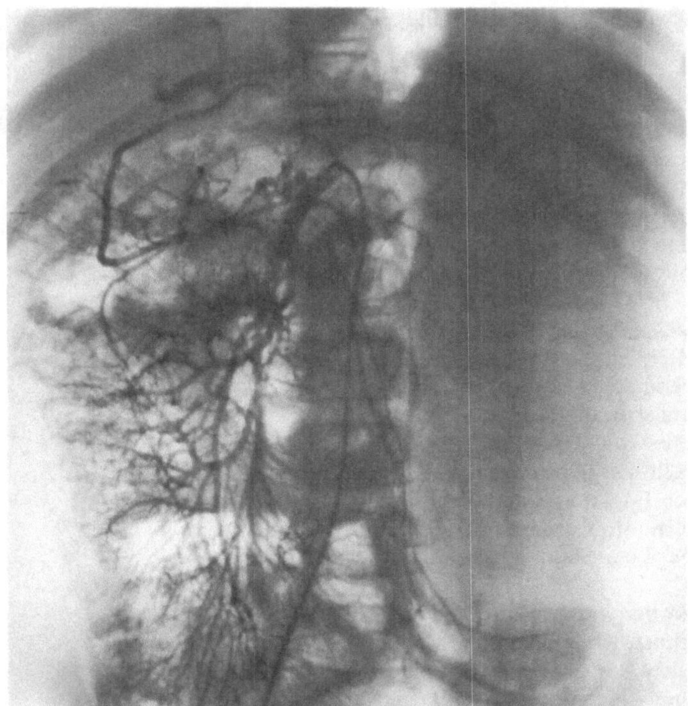

**Untersuchungsgang.** Wie oben bei der Übersichtsaortographie (s. S. 194) beschrieben, nur
mit gebogenem Katheter zur selektiven Darstellung der Aa. renales (Abb. 248), A. coeliaca, A. mesenterica sup. (Abb. 249) bzw. A. lienalis (Abb. 250).
Die korrekte Katheterlage wird durch Probeinjektion von 1–2 ml Kontrastmittel kontrolliert.
Der Katheter sollte das Gefäßlumen nicht vollständig ausfüllen, da sonst Ischämien der betreffenden Organe auftreten können. Eine Blutung aus der Katheteröffnung zeigt, daß das
Gefäßlumen größer als das Katheterkaliber ist.
Dann erfolgt die Injektion der oben angegebenen Kontrastmittelmenge per Druckspritze
bzw. per Hand und sofort anschließend die Retraktion des Katheters aus der betreffenden
Arterie.

**Aufnahmetechnik.** Die Folge der Bildserie ist
aus Tabelle 14 zu entnehmen. Je nach dem betreffenden Untersuchungsgebiet wird das Format stärker als bei der Übersichtsarteriographie
eingeblendet. 10–15 min später ist eine Übersichtsaufnahme der ableitenden Harnwege
möglich.

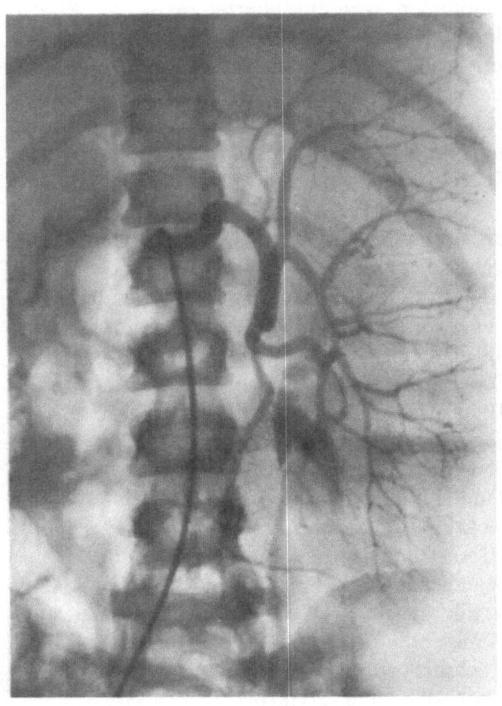

Abb. 250. Superselektive Milzarteriographie. Splenomegalie (16jähriger Patient)

## 36. Extremitätenarteriographie

Die Extremitätenarteriographie wird im Kindesalter seltener benötigt. Sie kann entweder durch die Katheterangiographie, wie auf S. 194 beschrieben, oder durch Direktpunktion der Arterien in der Leisten- bzw. Ellenbeuge als Gegenstromarteriographie durchgeführt werden. Bei Neugeborenen läßt sich das Kontrastmittel über die A. umbilicalis injizieren.

**Indikationen.** Hämangiome, arteriovenöse Mißbildungen, kongenitale Anomalien der Extremitäten, gelegentlich Weichteil-, Muskel-, Knochentumoren der Extremitäten, traumatische Gefäßläsionen, z. B. iatrogener Verschluß nach kardiopulmonalem Bypass, Beurteilung der Funktion arteriovenöser Shunts bei Kindern mit Niereninsuffizienz unter Hämodialyse (Scribner-Shunt oder a.-v.-Fistel nach Cimino).

**Vorbereitung.** Position, Fixierung, Strahlenschutz, Komplikationen wie bei der transfemoralen Aortographie nach Seldinger (s. S. 194). Die Untersuchung wird prinzipiell in Allgemeinnarkose durchgeführt. Vom 10. Lebensjahr an kann sie auch in Lokalanaesthesie vorgenommen werden. Hierbei wird die Punktionsstelle wie bei der Katheterangiographie mit Scandicain zur Anaesthesie infiltriert. Um die Schmerzhaftigkeit während der Injektion des Kontrastmittels etwas herabzusetzen, kann man kurz vor der Injektion ein Gemisch von Kochsalz und Novocain injizieren.

**Instrumentarium.** Wie zur abdominalen Übersichtsaortographie (s. S. 194) für die Direktpunktion, Punktionsnadel für Brachialis- und Femoralisangiographie (Außendurchmesser 0,9–1,0 mm), oder Longdwel-Nadel (Becton-Dickinson) 20 G (0,9 mm) bei Kindern unter 10 kg Körpergewicht, 18 G (1,2 mm) bei Kindern von 10–20 kg Körpergewicht.
Sterntuch zum Abdecken.
Tupfer und Mullkompressen, Stieltupfer.
Desinfektionsmittel.
10-ml-Einmalspritze mit Einmalkanüle.
Scandicainlösung 0,5%.
Schälchen mit heparinisierter Kochsalzlösung (1 ml Heparin auf 1000 ml physiologischer Kochsalzlösung).
Kochsalzspritze (20 ml).
Kontrastmittelspritze (30 ml) mit Verbindungsschlauch.

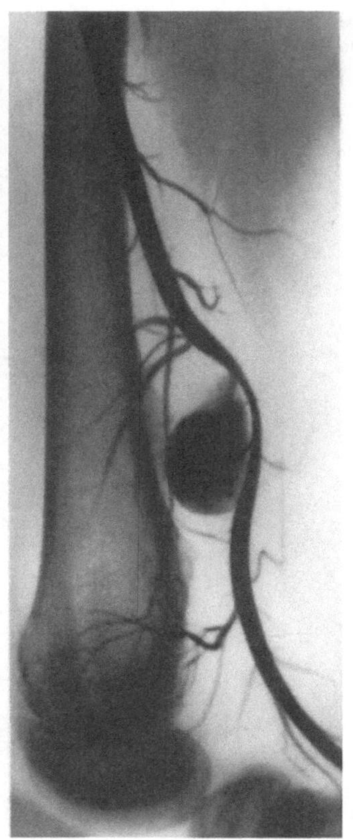

Abb. 251. Arteriographie der A. femoralis in Narkose (Seitenbild): Arterielles Aneurysma der A. femoralis superficialis 12 cm proximal des rechten Kniegelenks mit Zu- und Abfluß aus Ästen der oberflächlichen Femoralarterie. Einengung derselben durch das Aneurysma (10jähriger Junge)

**Kontrastmittel.** 50–60%iges trijodiertes wasserlösliches Kontrastmittel. Dosis: 5–15 ml Kontrastmittel reichen für eine gute Füllung aus.

**Untersuchungsgang.** Die Punktionsnadel kann mit dem Blutstrom (antegrad) oder besser in Richtung auf den Körperstamm, also gegen den Strom (retrograd), eingeführt werden. Bei Anwendung der Longdwel-Nadel wird nach erfolgter Arterienpunktion die Stahlkanüle entfernt, der Teflonkatheter verbleibt im Gefäß. Über diesen erfolgt die Kontrastinjektion.

**Aufnahmetechnik** (Folge der Bildserie).
2 sec: 2 Bilder/sec,
8 sec: 1 Bild/2 sec, somit insgesamt 8 Bilder, mit denen auch die venösen Abflüsse erfaßt werden.

Bei klinischem Verdacht auf eine arterio-venö-se Kurzschlußverbindung muß zur Darstellung der a.-v.-Fistel eine schnellere Bildfolge gewählt werden (6 Bilder/3 sec), bei Hämangiomen werden größere Abstände benötigt (Abb. 251).

**Komplikationen.** Hämatom an der Punktionsstelle, Gefäßspasmus, Nachblutung, arterielle Thrombose, Pulslosigkeit.

## 37. Brachialisangiographie

**Indikationen.** Neuroradiologische Untersuchungen zur Darstellung der A. carotis dext. und der Aa. vertebrales beiderseits, ferner Darstellung von Komplikationen am proximalen arteriellen Schenkel bei Langzeithämodialyse.

**Vorbereitung.** Instrumentar, Kontrastmittel, Position, Fixierung und Strahlenschutz wie bei der Katheter- bzw. Extremitätenangiographie.

**Untersuchungsgang.** Punktion der A. brachialis in der Ellenbeuge ulnar der Bizepssehne, möglichst an der stärksten Stelle der Pulsation in Höhe des Lacertus fibrosus. Bei jüngeren Kindern ist die Punktion wegen des kleinen Arterienkalibers gelegentlich schwierig, sie sollte jedoch beim ersten Versuch gelingen, da sich sonst rasch ein Gefäßspasmus einstellen kann.

**Technik.** Injektion von 8–15 ml Kontrastmittel, wobei in der Regel 4 Aufnahmen des Gefäßareales genügen.

## 38. Angiographie von arterio-venösen Kurzschlußverbindungen zur Hämodialyse

Blutentnahme und -rückgabe erfolgen
1) bei akuter Hämodialyse in der Regel über den von Quinton und Scribner inaugurierten extrakorporalen Teflon-Silastik-Teflon-Shunt,
2) bei der intermittierenden Langzeitdialyse über eine arterio-venöse Fistel nach Brescia und Cimino. Zur Erhaltung dieser Gefäßzugänge ist eine frühzeitige Erkennung und Beseitigung etwaiger Shunt-Komplikationen notwendig. Der angiographischen Röntgendiagnostik kommt hierbei besondere Bedeutung zu.

### a) Untersuchung des extrakorporalen Silastik-Teflon-Shunts nach Scribner

Es handelt sich um eine Kunststoffbrücke aus Silastik-Teflon zwischen der A. radialis und der V. cephalica antebrachii, deren außerhalb des Körpers gelegener Anteil im dialysefreien Intervall kurzgeschlossen wird.

**Komplikationen.** Ausgangspunkt ist beim Scribner-Shunt die Insertionsstelle der Teflon-Gefäßspitze. Durch eine Intimalefze kommt es zu einem verminderten Durchflußvolumen unter 100 ml/min, in dessen Gefolge sich eine Thrombose entwickelt. Weiterhin Infektionen, Intimaeinrisse, subkutane Drucknekrose und Blutungen.

### »Shuntographie«

Injektion von 5–10 ml Kontrastmittel von Hand durch die Kunststoffkanüle. Auf diese Weise kann der venöse und retrograd auch der

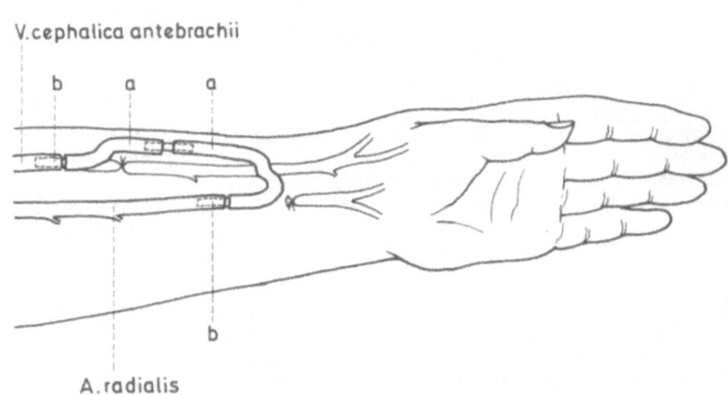


Abb. 252. Scribner Shunt.
*a* Silastic-Kunststoffbrücke.
*b* Intravasal liegendes Teflon-Ansatzstück

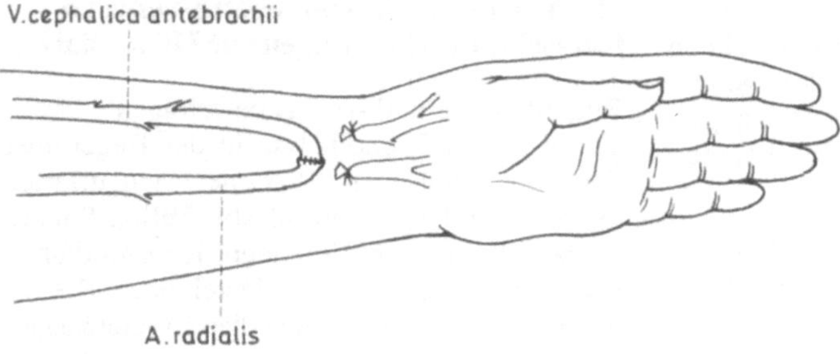



Abb. 253. Cimino-Shunt (End-zu-End-Anastomose)

arterielle Schenkel des Scribner-Shunts darge-stellt werden.

**Technik.** Serie von 1–3 Bildern im Abstand von 1 sec.

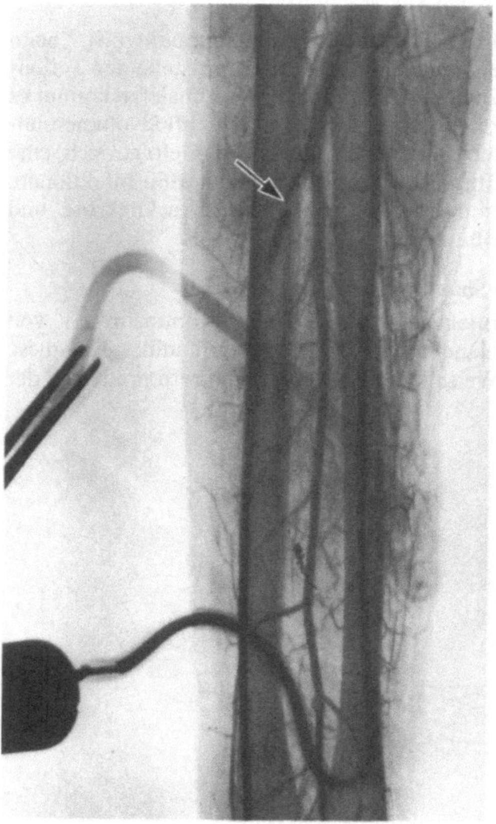

Abb. 254. a.-v.-Fistel (Scribner-Shunt) bei 13jähri-gem Mädchen mit Niereninsuffizienz unter Hämodia-lyse. Kontrastmittelinjektion in den arteriellen Schenkel. Gefäßverschluß in der A. radialis (Pfeil)

Die Angiographie deckt dabei Thrombosen, In-timaeinrisse, Gefäßwandinfektionen (Throm-bophlebitis), Aneurysmen, Fehllage der Te-flonspitze und Blutungen auf (Abb. 252).

### b) Untersuchung der arterio-venösen Fistel nach Brescia und Cimino

Im allgemeinen ist bei dieser subkutanen arte-rio-venösen Fistel die Komplikationsrate gerin-ger und die Funktionsdauer wesentlich länger als bei dem Scribner-Shunt. Die A. radialis und die V. cephalica sind meist handgelenksnahe, sonst auch ellbogennahe, subkutan End-zu-Seit, End-zu-End oder Seit-zu-Seit anastomo-siert. Die arterialisierte Vene läßt sich bei Kin-dern mühelos punktieren und erlaubt die Ent-nahme oder Reinfusion von Blut. Bei der Hä-modialyse wird leicht mit einer Kanüle vom Durchmesser 1,6–2,0 mm punktiert.

Der Grund für die Durchblutungsstörungen bei der a.-v.-Fistel ist sehr häufig eine Anastomo-senstenose mit poststenotischer Dilatation, auf die sich eine partielle randständige, langstrecki-ge Thrombose aufpfropfen kann.

Die angiographische Darstellung der handge-lenknahen Fisteln erfolgt wie bei der Brachia-lisarteriographie. Mit einer 1,0 mm dicken Ka-nüle mit flexiblem Innenmandrin wird die A. brachialis in Höhe des Ellbogengelenkes in Lo-kalanaesthesie punktiert. Es genügen im allge-meinen 5–15 ml Kontrastmittel.

**Technik.** 2–4 Aufnahmen im Abstand von 1 sec (Abb. 253 und 254).

# V. Die Röntgenuntersuchung des Urogenitaltraktes

## Allgemeines

In der Kinderurologie arbeiten Pädiater, Urologen, Röntgenologen und Kinderchirurgen eng zusammen. Die Erfahrungen der allgemeinen Urologie lassen sich nicht ohne weiteres auf das Kindesalter übertragen, die biologischen Gesetzmäßigkeiten und die Krankheitsbilder sind zum Teil unterschiedlich.

Es dominieren die *Mißbildungen* des Urogenitaltraktes, welche 30–40% aller Mißbildungen überhaupt ausmachen, und die unspezifischen Infektionen. Wegen der relativen Symptomenarmut werden beide Krankheitsgruppen oft erst spät und nach Eintreten irreversibler Organveränderungen erkannt.

Auch die in jedem Alter nicht ganz seltenen *Steinerkrankungen* verlaufen oft atypisch. Echte Koliken sind vor dem Schulalter eher die Ausnahme. So gewinnen objektive Untersuchungsmethoden wie die Röntgendiagnostik erhöhte Bedeutung.

Schon bei *Neugeborenen und Säuglingen* lassen sich zahlreiche Mißbildungen der ableitenden Harnwege röntgenologisch diagnostizieren, insbesondere wenn sie durch Abflußstörungen zur Harnwegsinfektion oder zur tumorartigen Auftreibung des Abdomen führen.

Im *Kleinkindesalter* überwiegen die entzündlichen Erkrankungen der ableitenden Harnwege bei weitem. Der Ausschluß organischer Ursachen einschließlich des vesiko-ureteralen Refluxes ist auch hier die wichtigste Aufgabe des Radiologen. So manche später entdeckte pyelonephritische Schrumpfniere hat ihren Ursprung in einer nicht erkannten oder nicht ausreichend behandelten chronisch-rezidivierenden Harnwegsinfektion des frühen Kindesalters. – Die Enuresis bedarf nach dem dritten Lebensjahr in bestimmten Fällen der röntgenologischen Untersuchung. – Die Wilms-Tumoren sind neben den Neuroblastomen die häufigsten malignen Geschwülste im Kindesalter.

Beim *Schulkind* finden wir außer den genannten Erkrankungen keine typischen Krankheitsbilder. Die Indikationen sowie Art und Durchführung röntgenologischer und urologischer Untersuchungen nähern sich den Verhältnissen beim Erwachsenen.

Bei der Durchführung der Untersuchung soll man sich immer an eine bestimmte Reihenfolge halten. Am Anfang stehen grundsätzlich die einfachsten Verfahren: Abdomenübersichtsaufnahme und intravenöse Urographie. Eingreifendere, insbesonders instrumentelle Methoden sind nur in relativ seltenen Fällen indiziert. Dafür haben die Ultraschalldiagnostik (s. Kapitel VI) und die Computertomographie neue diagnostische Perspektiven eröffnet.

# A. Oberer Harntrakt (Nieren und Ureter)

## 1. Intravenöse Urographie (Ausscheidungsurographie)

Jeder erstmaligen urologischen Kontrastmitteluntersuchung muß eine Abdomenübersichtsaufnahme (sogenannte »Leeraufnahme«) vorausgehen. Sie orientiert über Gas- und Stuhlgehalt des Darmes, schattengebende Konkremente und die Lage und Größe der Nieren.

Bei Säuglingen und Kleinkindern lassen sich die Nierenkonturen wegen der gering ausgebildeten perirenalen Fettkapsel oft ungenügend abgrenzen.
Ältere Kinder werden von der Untersuchung zurückgestellt, wenn der Darm schlecht gereinigt und sein Gasgehalt zu groß ist.

Das intravenöse Urogramm erlaubt die Beurteilung der Anatomie des Harntraktes und der Ausscheidungsfunktion der Nieren. Diese Untersuchung ersetzt jedoch nicht die glomerulären und tubulären Funktionsprüfungen.
Die »werdende Funktion« der Niere beim Neugeborenen und der physiologisch höhere Wassergehalt des Säuglings ergeben eine verminderte Kontrastmittelkonzentration und damit von vornherein schlechtere Chancen für eine gute Darstellung.

**Indikationen.** Jede Harnwegsinfektion, die trotz gezielter und konsequenter antibiotischer Behandlung therapieresistent bleibt oder rezidiviert, bei Knaben nach dem ersten, bei Mädchen [spätestens] nach dem zweiten Rezidiv.
Bauchschmerzen unklarer Genese bei pathologischem Urinbefund,
ungeklärte Fieberschübe,
Hämaturie und andere auf Konkremente verdächtige Symptome, sowie Hämaturie nach Kontusionen des Abdomen und der Nierengegend,
Tumoren im Abdomen, zur Artdiagnose und zur Lokalisation, s. dazu S. 273 f. und Kavographie S. 218.
Hypertension (s. auch Frühurogramm, Nierenangiographie),
Mißbildungen des äußeren Genitale, der Blasen- und Analregion, Bauchmuskeldefekte,
Mißbildungs-Syndrome mit bekannter oder fraglicher Nierenbeteiligung (Ohrmißbildungen!),

Minderwuchs mit Verdacht auf renale Ursache, mangelndes Gedeihen, Dystrophie, Miktionsstörungen aller Altersstufen und jeder Genese,
Enuresis nocturna *et* diurna bei Kindern über 4 Jahren.
Bei primärer Enuresis nocturna, wenn ein pathologischer Urinbefund oder Restharn besteht; in den übrigen Fällen nach individueller Prüfung und Ausschluß von Debilität und psychischen Faktoren. Die Untersuchung ist nicht indiziert, wenn die Kinder bereits trocken waren.

**Kontraindikationen.** Akute Glomerulonephritis, akute Leberschädigung.
Bei Niereninsuffizienz (Hypo- und Isosthenurie, Kreatininwert über 1,2 mg%) zeigt das intravenöse Urogramm keine befriedigenden Ergebnisse. In diesen Fällen ist eine Infusionsurographie erfolgreicher (s. S. 212 f.).

**Vorbereitung:** *Säuglinge.* Untersuchung ca. 4–5 Std nach der letzten Mahlzeit, gegebenenfalls auch Sedierung. Keine besondere Flüssigkeitsbeschränkung, kein Abführen, kein Reinigungseinlauf.
Wenn man die Kinder nach der letzten Mahlzeit auf die rechte Seite legt, wird der Luftübertritt aus dem Magen in den Darm erschwert, verschluckte Luft kann durch Aufstoßen entweichen. Die Fütterung kleiner Flüssigkeitsmengen kann den Luftgehalt des Darmes weiter vermindern. Man kann auch durch kontinuierliches Absaugen von Luft durch eine Magensonde oder Schräghochlagerung von 35° dem in dieser Altersstufe physiologischen Meteorismus entgegenwirken. Alle bisher propagierten gasabsorbierenden Medikamente haben keine zuverlässige Wirkung gezeigt.
Durch das Hungern werden die Kinder leicht unruhig, mit dem Schreien gelangt neue Luft in den Darmtrakt, daher keine unnötigen Wartezeiten!
*Klein- und Schulkinder.* Letzte Mahlzeit am Abend vor der Untersuchung, schlackenarme Kost. Reinigungseinlauf oder Kontaktlaxans (z. B. Dulcolax ¹/₂–1 Supp.). Am Untersuchungstage nüchtern lassen und nochmals abführen. Aufstehen und Herumlaufen vermindern den Gasgehalt des Darmes.

**Kontrastmittel.** Trijodierte wäßrige Kontrastmittel in 60–70%iger Lösung, z. B. Urografin, das weniger viscöse Urovison, Conray u. a.

Tabelle 15. *Technische Daten zum i. v.-Urogramm*

|  | Dosierung | Aufnahmen p. i. |
|---|---|---|
| Neugeborene und Säuglinge | 3 ml/kg (10–15 ml) | 5 + 15 min |
| Kleinkinder | 2 ml/kg (15–20 ml) | 5 + 15 min |
| Schulkinder | 1,5 ml/kg (30–40 ml) | 5 + 15 min |

*Prüfung der Kontrastmittelverträglichkeit.* Bei Allergien in der Anamnese ist es zweckmäßig, Decortin o. ä. vorzuspritzen oder dem Kontrastmittel zuzusetzen. Eine Jod-Allergie ist von untergeordneter Bedeutung, entscheidend ist die Verträglichkeit des Kontrastmittelmoleküls! Der Wert aller Vorproben ist fraglich, ihre Unterlassung kein Kunstfehler. Unverträglichkeitsreaktionen sind im Kindesalter relativ selten.

Man kann die »biologische Vorprobe« vornehmen: 0,5–1,0 ml Kontrastmittel werden injiziert, der Rest der Gesamtmenge folgt, wenn nach 2–5 min keine Reaktion erkennbar ist.

Es müssen aber Medikamente und Instrumentarium zur Bekämpfung einer Unverträglichkeitsreaktion zur Verfügung stehen: Kreislaufmittel (Effortil, Novadral), Calcium, Antihistaminica, Prednison, Kochsalz- und Traubenzuckerlösung zur intravenösen Infusion, intravenös Valium zur Behandlung von Krämpfen, Sauerstoffbeatmungsgerät und Intubationsbesteck.

*Dosierung.* Bei guter Verträglichkeit der Kontrastmittel kann man großzügig dosieren. Im Durchschnitt genügen die auf Tabelle 15 angegebenen Mengen.

**Applikation.** Das Kontrastmittel wird nach dem oben angegebenen Vorspritzen körperwarm in 1–2 min injiziert.

*Intravenöse* Injektion ist in allen Altersstufen möglich. Neugeborene und Säuglinge erhalten die Injektion in die Schädelvenen, Kleinkinder in die Arm-, Hand- oder Fußrückenvenen, ausnahmsweise in die oberflächlichen Halsvenen bei nach unten hängendem Kopf und schreiendem Kind. Keine Injektion in den Sinus sagittalis, keine Venae sectio! Ein Perfusionsbesteck erleichtert die Injektion bei unruhigen Kindern erheblich.

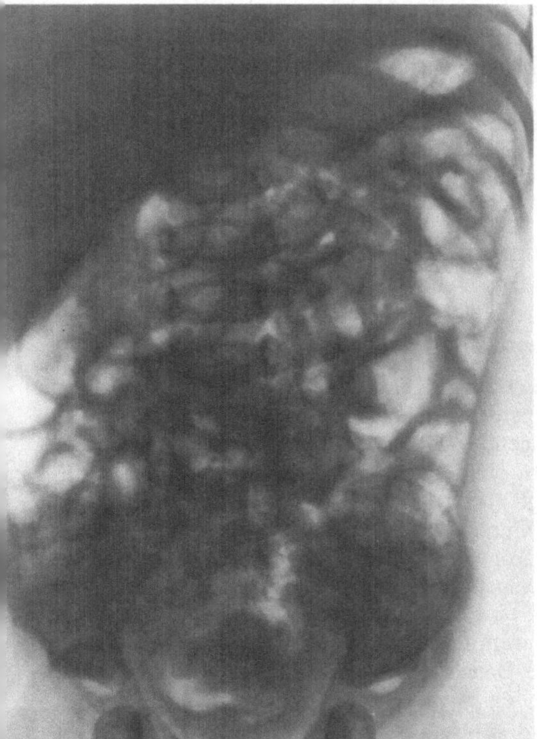

a

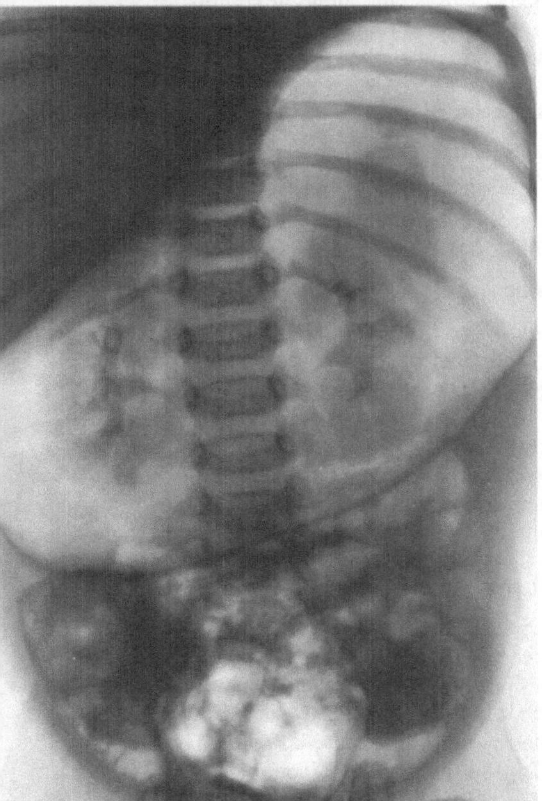

b

Abb. 255a, b. Intravenöses Urogramm, Säugling, 4 Monate. a) 5 min p.i., starke Überlagerung durch Luft im Darm. b) 10 min p.i., nach Fütterung $CO_2$-haltigen Mineralwassers: Aufblähung des Magens und einwandfreie Darstellung der Niereneigenschatten und der Nierenhohlsysteme

**Position.** Röntgenaufnahmen in Rückenlage, antero-posteriorer Strahlengang. Säuglinge und Kleinkinder behalten während der Kontrastmittelinjektion und zwischen den Aufnahmen möglichst die rechte Seitenlage bei.

**Fixierung.** Wenn nötig Kompressorium über Abdomen und Oberschenkel, Festhalten der nach oben geschlagenen Arme und des Kopfes durch eine entsprechend geschützte Begleitperson.

**Strahlenschutz.** Gonadenschutz während der ganzen Untersuchung bei Knaben, bei Mädchen nur möglich, wenn die Aufnahmen ausschließlich die Nierenbecken zum Ziele haben (bei der ersten von 2 Ablaufnahmen, bei Kompression, bei zusätzlichen Schrägaufnahmen). Nach Nephrektomie wird für alle Aufnahmen die operierte Seite abgedeckt. Bei allen die Nieren allein betreffenden Aufnahmen sollte immer der ganze Unterbauch geschützt werden.

### Untersuchungsgang

*1. Aufnahme.* Übersichtsaufnahme vor der Kontrastmittelinjektion.

*2. und 3. Aufnahme.* Übersichtsaufnahme des ganzen Harntraktes nach Kontrastmittelinjektion ohne Kompression nach 5 und 15 min.

Im Normalfall ist damit die Untersuchung beendet.

Zeigt sich bei Säuglingen und Kleinkindern starke Überlagerung mit luftgefüllten Darmschlingen, so gibt man nach dem ersten Füllungsbild kohlensäurehaltiges Mineralwasser mit einem Geschmackskorrigens oder Zitronensprudel, die ohne schädliche Nebenwirkung vertragen werden. Bei trinkunlustigen Kindern kann man die Flüssigkeit per Sonde zuführen; andere lassen statt dessen die nächste Flaschenmahlzeit füttern, wobei ein großes Saugerloch das Schlucken reichlicher Luftmengen ermöglicht. Das Ziel ist eine reichliche Luft- und Flüssigkeitsabfüllung des Magens. Dieser drängt die Darmschlingen nach kaudal. Die Nierenbecken bilden sich dann überlagerungsfrei innerhalb der Magenblase ab (Abb. 255).

**Feldgröße.** Obere Grenze Zwerchfell, untere Grenze Symphyse.

**Zentralstrahl.** Mitte zwischen beiden Beckenkämmen.

| Abstand: 1 m | Folie: universal |
| Raster: FF | Fokus: groß |

*Bemerkung.* Zur Verkürzung der Belichtungszeit (unruhige Säuglinge) oder bei meteoristischem Darm ist Erhöhung der kV auf 60–70 von Nutzen, ebenso die Verwendung von Film-Folienkombinationen mit seltenen Erden.

## Ergänzungen und Zusatzmethoden zum intravenösen Urogramm

### Kompression

**Indikationen.** s. Tabelle 17 auf S. 215. Zeigt die erste Aufnahme post injectionem eine ungenügende Darstellung der Nierenbeckenkelchsysteme, so wird eine Kompression angelegt (Mull-Kompressorien, Schaumstoffkissen, Gummiblasen etc.).

Die Kompression erfolgt schon *zu Beginn* der Untersuchung unmittelbar nach der Injektion: wenn eine Nierenverletzung zur Debatte steht (nur wenn es dem Patienten zuzumuten ist und keine Bauchdeckenspannung besteht) und bei gezielten Wiederholungsuntersuchungen, bei denen es auf eine gute Darstellung der Nierenbeckenkelchsysteme allein ankommt.

Keine Kompression bei Tumoren im Abdomen und bei Säuglingen!

### Untersuchungsgang

*1. Aufnahme* 15 min nach Anlegen der Kompression bzw. 15 min post injectionem.

**Feldgröße.** Auf die Nierengegend eingeblendet (Abb. 256).

**Strahlenschutz.** Unterbauch abdecken.

*2. und weitere Aufnahmen.* Im Abstand von etwa 15 min bis zum gewünschten diagnostischen Ergebnis. Die Darstellung kann durch zusätzliche Injektion von Kontrastmitteln u. U. verbessert werden.

*»Ablaufaufnahme«.* Zum Abschluß wird die Kompression entfernt und eine Übersichtsaufnahme des gesamten Harntraktes angefertigt.

### Aufnahme in Schräglage

Die Schräglage empfiehlt sich, wenn die rechte Niere bei Anwendung von kohlensäurehaltigem Getränk in Rückenlage nicht ausreichend durch die Magenluftblase sichtbar ist. Durch Anheben der Gegenseite läßt sich die Niere in die Luftaufhellung der Magenblase bringen.

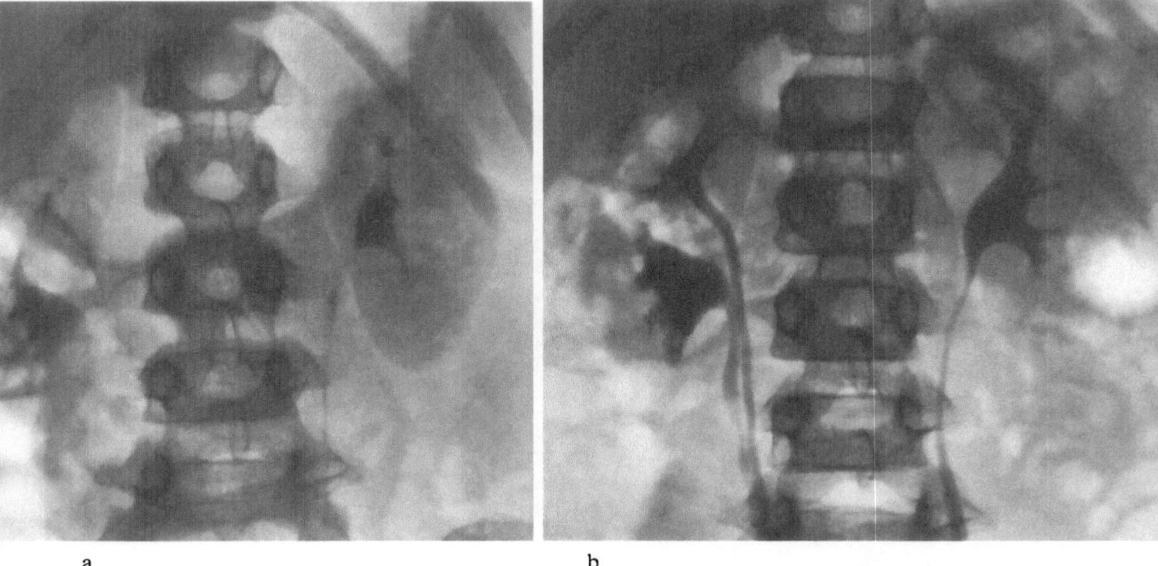

a     b

Abb. 256a, b. Kompression. a) 5 min p.i. Ungenügende Darstellung der Nierenbeckenkelchsysteme, Doppelanlage rechts. b) 15 min nach Anlegen einer Kompression. Gute Darstellung sämtlicher Kelche und der
Ureteren

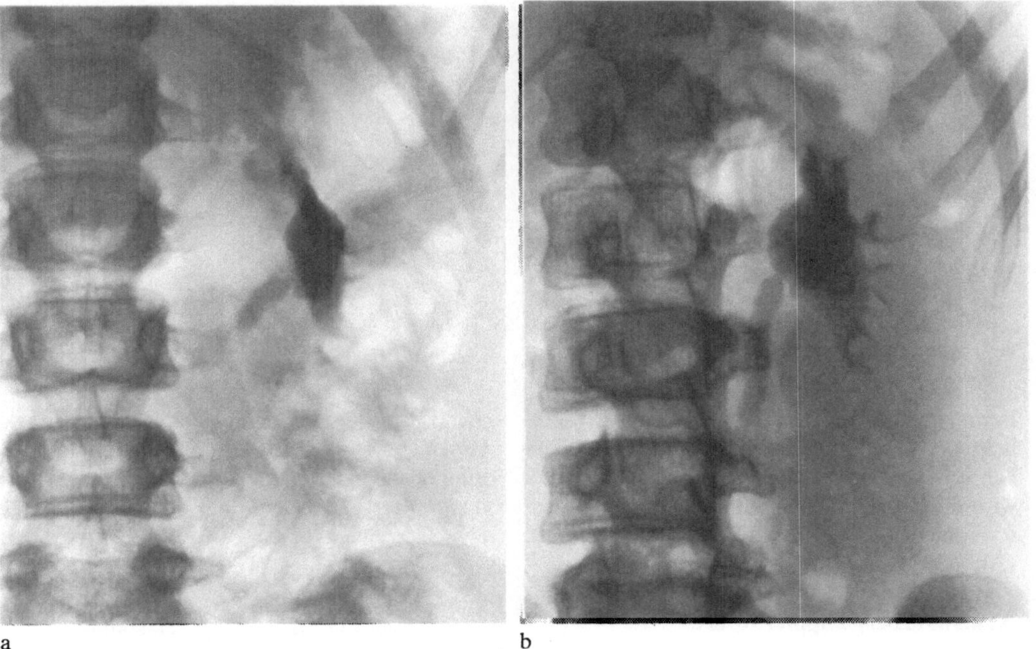

a     b

Abb. 257a, b. Aufnahme in Schräglage. a) Bei Rückenlage stellt sich das Nierenhohlsystem links in Aufsicht
der (Malrostation). b) Nach Anheben der linken Seite kommen Nierenbecken und Kelche plattenparallel zur
Darstellung

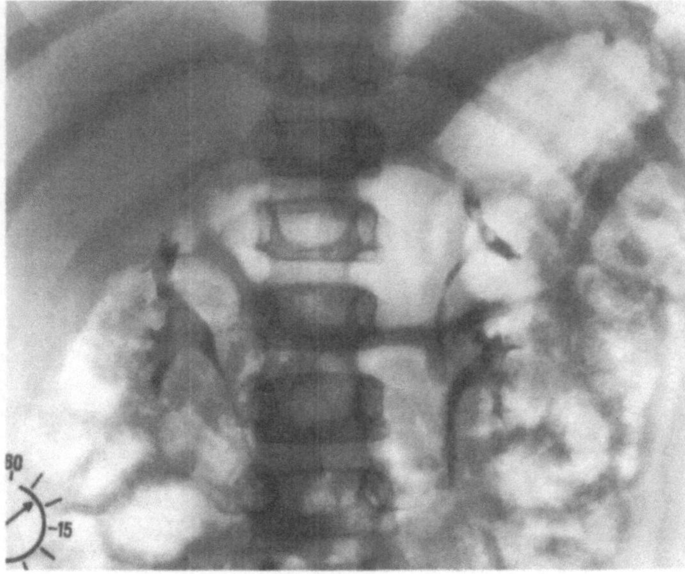

a

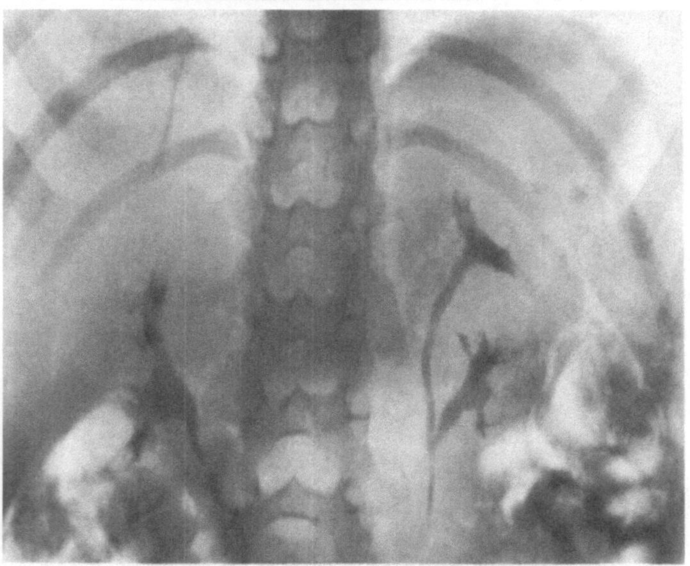

b

Abb. 258a, b. Aufnahme mit gekippter Röhre. I.v.-Urogramm bei Nierenduplikatur links.
a) 7 min. p.i.: Erhebliche Darmüberlagerung beider Nieren.
b) Aufnahme bei um 30° kraniokaudalwärts gekippter Röhre: Überlagerungsfreie Abgrenzung der Nieren (5 Jahre altes Mädchen)

Ferner dient sie zur plattenparallelen Darstellung des Ureterabganges bei Malrotation der Niere und bei Ureterabgangsstenosen. Hierbei wird die betroffene Seite mit Schaumgummikissen leicht angehoben, liegt also filmfern (Abb. 257).

**Aufnahme bei gekippter Röhre**

Drängt die Magenluftblase die untere Magenkontur nach Kohlensäuregabe nur ungenügend nach kaudal, so läßt sich durch Änderung des Zentralstrahles oft doch noch das Nierenbeckenkelchsystem völlig in die Magenluftaufhellung bringen:

Filmkassette ca. handbreit kaudalwärts einlegen,
Röntgenröhre ca. handbreit kranialwärts fahren,
Zentralstrahl 20° fußwärts einstellen.

CHRISPIN verwendet für alle Altersstufen – ohne Anwendung von kohlensäurehaltigen Getränken – die kranio-kaudale Richtung des Zentralstrahles mit Nei-

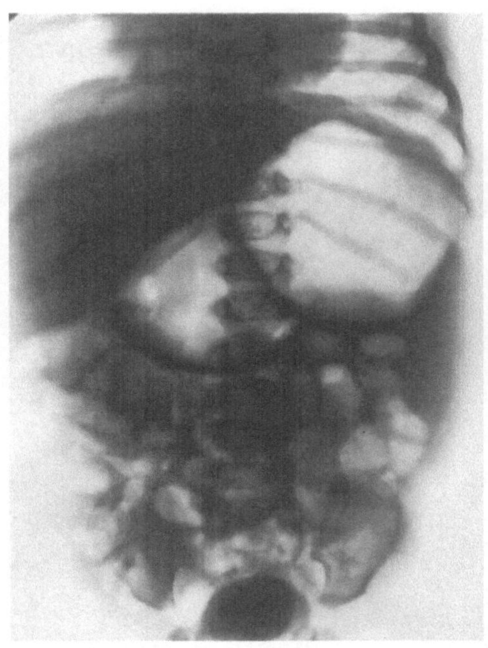
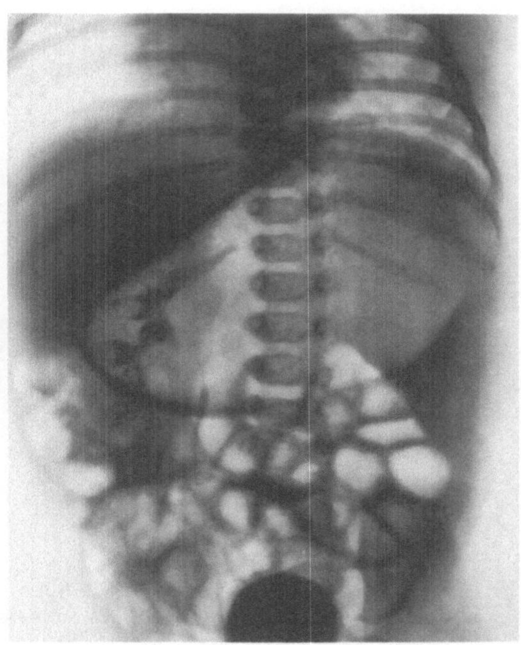

a     b

Abb. 259a, b. Aufnahme in Schräglage und bei gekippter Röhre. a) Übersichtsaufnahme 8 min. p.i.: Rechte kontrastmittelgefüllte Niere von der Magenkontur überlagert. Links Zustand nach Nephrektomie. b) 20 min. p.i. bei Schräglage und Röhrenkippung: Gute Darstellung der rechten Niere

gungswinkel von 30°, wobei die Nieren durch das Zwerchfell getroffen wohl gering verprojiziert, aber nicht durch Darmschlingen überlagert sind (Abb. 258).

## Kombination von Schräglage und gekippter Röhre

Ist sowohl der untere als auch der laterale Teil einer Niere infolge ungenügender Aufblähung der Magenluftblase nicht völlig abgebildet, so läßt sich eine einwandfreie Darstellung durch Schräglage *und* gekippte Röhre noch ermöglichen (Abb. 259).

## Aufnahme in Bauchlage

Bei ungenügender Füllung von ventral gerichteten Kelchen lassen sich diese in Bauchlage besser darstellen, ferner ergeben sich günstigere Resultate bei Abflußstörungen aus dem Nierenbecken, so daß sich ein Stehurogramm erübrigen kann.

## Aufnahme in Seitenlage

Diese wird angewendet bei Verlagerung der Nieren und Ureteren, insbesondere bei Tumoren oder anderen raumverdrängenden Prozes-

sen, wobei die kranke Seite filmnah gelegen sein muß. Ebenso erfordern unklar lokalisierte Verkalkungen im Oberbauch diese Position.

Aufnahmen in schräger weitenlage mit dorsaler Neigung um 15–20% empfiehlt JUNGMANN bei störender Darmüberlagerung der Nierenbeckenkelchsysteme. Die filmnahe Niere projiziert sich an den vorderen Rand der Wirbelsäule, die filmferne dahinter. Ausscheidungsleistung, Lage und gröbere Veränderungen sind mit dieser Methode zu erfassen. (Abb. 260).

## Aufnahme in aufrechter Position (sog. Stehurogramm)

Zur Beurteilung der Lageabhänigkeit von Ureterabgangsstenosen, unklaren Abflußstörungen aus dem Nierenbecken und bei allen Hydronephosen als letzte Aufnahme; bei Verdacht auf Wanderniere (im Kindesalter selten). Keine Kompression (Abb. 261).

## Postmiktionelle Aufnahme

Am Ende eines i.v. Urogramms ist eine Aufnahme mit entleerter Blase erforderlich
bei Ureterostiumstenosen zur besseren Darstellung der durch den Blasenschatten verdeckten Stenose (Abb. 262), bei Ureteroze-

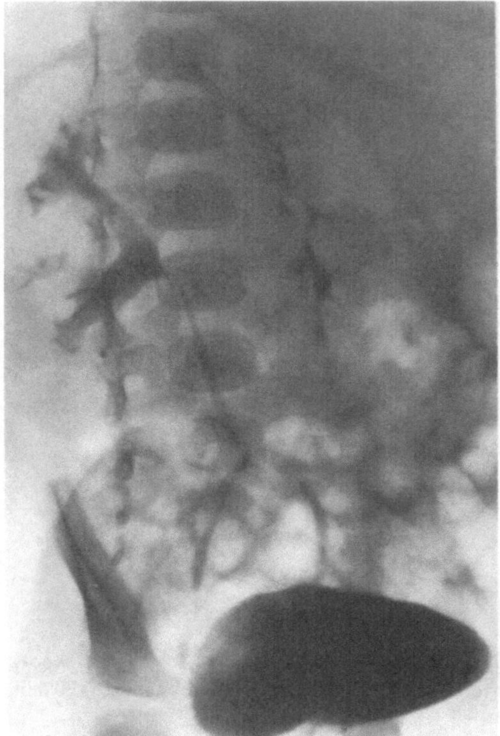

Abb. 260. Aufnahme in Seitenlage, Dorsalneigung um 15°, sin.-dex. Linke Niere plattennahe und ventral der Wirbelsäule

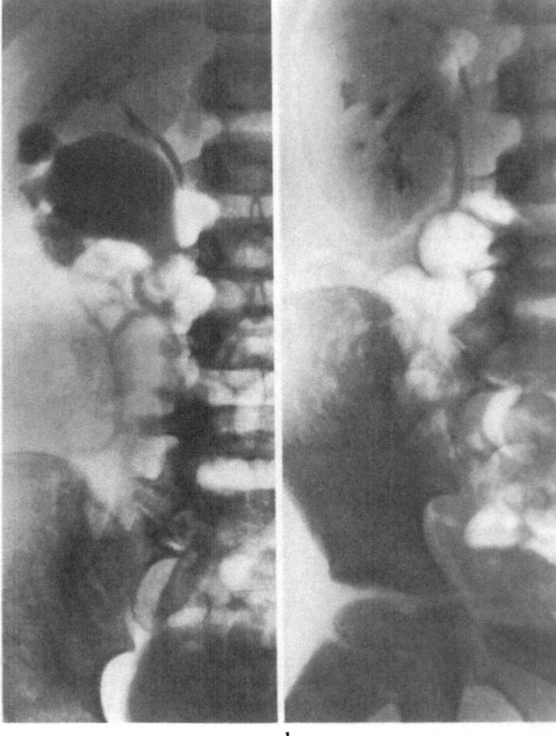

a                              b

Abb. 261a, b. Stehurogramm. a) 20 min p.i. im Liegen, starke Erweiterung des unteren Anteils einer Doppelanlage rechts, Abflußbehinderung? b) 60 min p.i. im Stehen, normaler Harnabfluß, daher nur Hypotonie

len, die bei starker Blasen-Kontrastmittelfüllung verdeckt sein können, bei »Megaureteren« unklarer Genese zur Vermeidung einer Täuschung durch die lediglich zu stark gefüllte Blase (»Blasenphänomen«) (Abb. 263). *Differentialdiagnose:* Megaureteren durch Reflux.

## Spätaufnahme (prolongierte Urographie)

Bei stark verzögerter Kontrastmittelkonzentration meist hochgradig veränderter Nierenbekkenkelchsysteme (Hydronephrosen) und bei fehlender Darstellung einer oder beider Nieren (»stumme Nieren«).
Die *Indikation* läßt sich nach der ersten Aufnahme post injectionem stellen. Die Zeitintervalle der weiteren Aufnahmen werden vergrößert (30 min, 60 min), Zahl und Zeitpunkt der Aufnahmen ergeben sich aus dem jeweiligen Befund. Die Untersuchung muß bis zu 6 Std, in Ausnahmefällen bis zu 24 Std post injectionem

fortgeführt werden. Inzwischen braucht das Kind nicht nüchtern zu bleiben (Abb. 264).

## Nachspritzen von Kontrastmittel

Bei schlechter Konzentration kann die nachträgliche Erhöhung der Kontrastmitteldosierung den Erfolg eines einfachen i.v.-Urogramms, einer Kompressionsaufnahme, eines Späturogramms und einer Zonographie wesentlich verbessern.
*Dosierung.* Bei Säuglingen bis zu 4 ml pro kg Gesamtdosis, bei älteren Kindern die gleiche Menge wie bei der ersten Injektion. Die zweite Injektion sollte nicht früher als 15 min nach der ersten erfolgen.

---

Abb. 263a, b. »Blasenphänomen«. a) Erheblich auf- ▷ gestaute Nieren und Ureteren, maximal gefüllte Blase, deren obere Kontur den 3. Lendenwirbel erreicht. b) Nach Blasenentleerung: Erheblicher Rückgang der Megaureteren und der Dilatation der Nierenhohlsysteme (7jähriger Knabe)

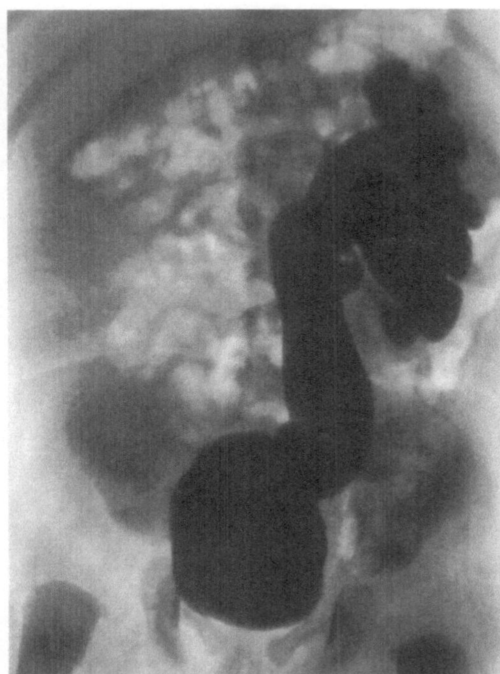
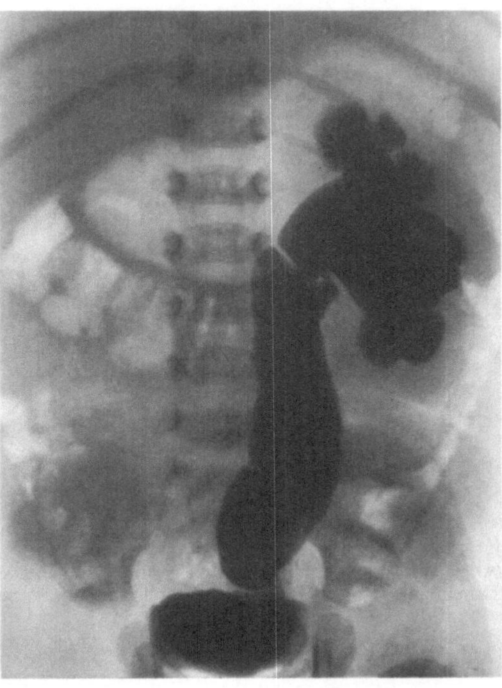

Abb. 262a, b. Postmiktionelle Aufnahme beim i.v.-Urogramm mit Darstellung der vorher a) durch den Blasenschatten verdeckten Ureterostiumstenose b) Agenesie der rechten Niere. Im Miktions-Zystourethrogramm kein Reflux (1 Monate alter Säugling)

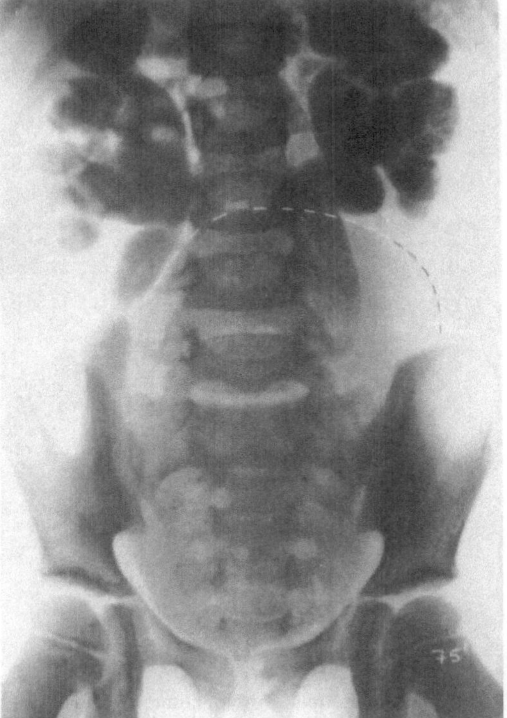
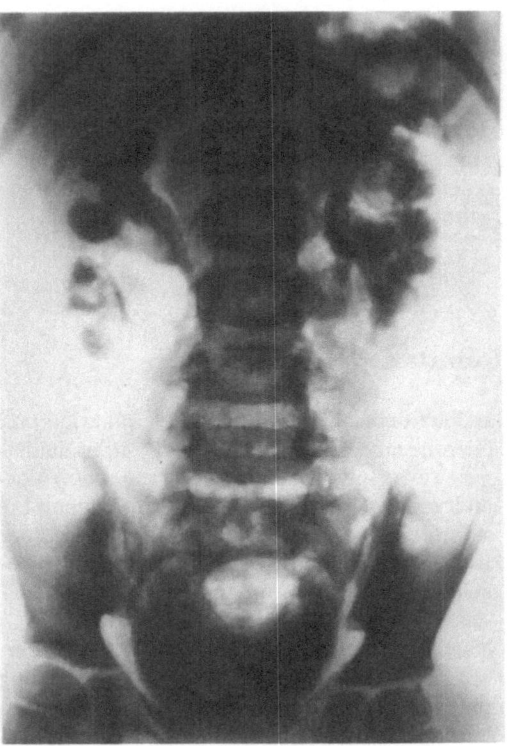

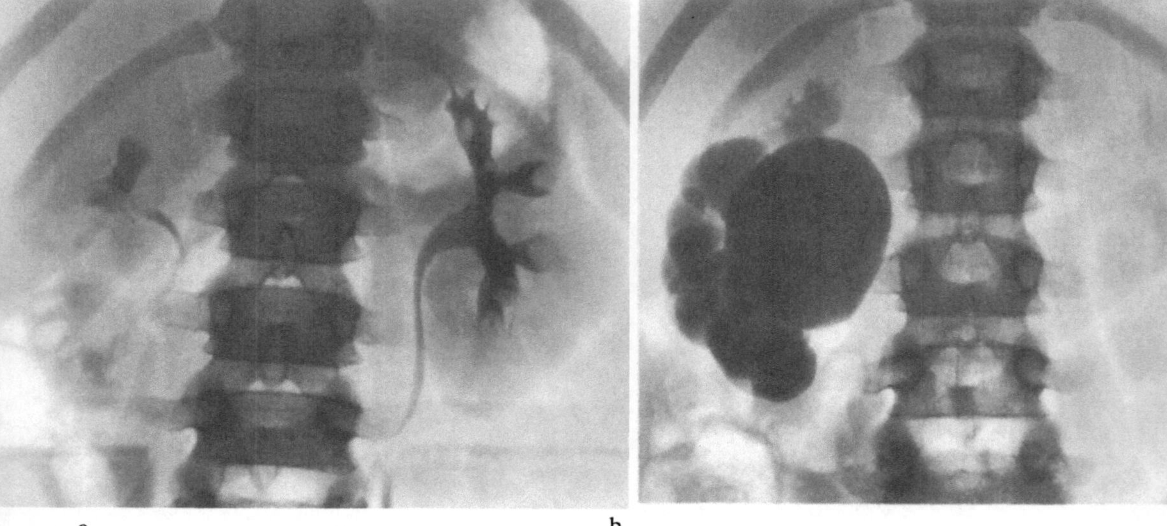

a                                                        b

Abb. 264a, b. Spätaufnahme. a) 5 min p.i.: rechts stellt sich trotz Kompression nur der obere Anteil einer Doppelanlage dar. b) 4 Std p.i.: Darstellung einer extremen Hydronephrose rechts

## Veratmungspyelogramm

Doppelexposition eines intravenösen Urogramms auf einen Film im In- und Exspirium: während das normale Nierenhohlsystem mit der Niere eine gute Atemverschieblichkeit von mindestens 1 cm aufweist, ist diese bei intrarenalen oder paranephritischen Abszessen weitgehend aufgehoben (Abb. 265).

## Gezielte Pyelographie

**Indikationen.** Untersuchung der Funktion von Nierenbecken und Harnleitern. Differentialdiagnose von funktionellen und organischen Veränderungen in verschiedenen Projektionen bei stärkerer Überlagerung. Darstellung einzelner Kelche, die bei den Übersichtsaufnahmen nicht genügend beurteilt werden konnten, und atypischer Gefäße bei Ureterabgangsstenosen.
Nach Stellung der Indikation werden sofort eine Kompression angelegt, die Untersuchung unter Durchleuchtung in verschiedenen Strahlenrichtungen durchgeführt und wichtige Be-

funde durch Zielaufnahmen in Mittelformattechnik fixiert.

**Strahlenschutz.** Wie bei Durchleuchtungen üblich, sofern die Untersuchung dadurch nicht behindert wird.

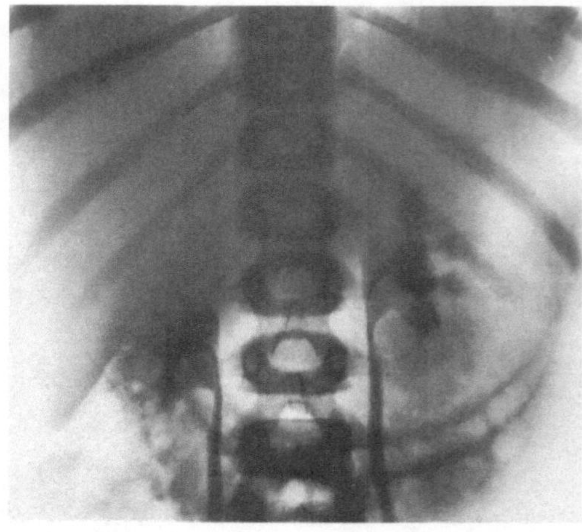

Abb. 265. Veratmungspyelogramm. Normale Verschieblichkeit beider Nieren (5½jähriges Mädchen)

# Spezielle Untersuchungsmethoden

## 2. Intravenöse Nephrographie (Frühurogramm)

Es handelt sich um die Parenchymphase des i.v.-Urogramms vor der Ausscheidung des Kontrastmittels in die ableitenden Harnwege. Dieser nephrographische Effekt vermag nicht selten die retrograde Nierenangiographie zu ersetzen und bietet den Vorteil, nicht nur das Parenchym, sondern auch die Hohlsysteme der Nieren zu erfassen.

**Indikationen.** Nierenverletzungen. Hypertension unklarer Genese, seitendifferente Kontrastmittelausscheidung im intravenösen Urogramm; beide können Symptome einer einseitigen angeborenen Nierenarterienstenose sein. Lageanomalien der Nieren.
Differentialdiagnose renaler und extrarenaler Tumoren.

**Vorbereitung, Position und Fixierung.** Wie beim intravenösen Urogramm.

**Strahlenschutz.** Abdeckung der Gonaden bei allen Kindern.

### Untersuchungsgang

*Kontrastmitteldosis.* Die übliche Dosis (s. Tabelle 15) kann um 50% erhöht werden; damit wird die Zeit bis zur Nephrographie verkürzt.

*Injektionszeit.* Ca. 30 sec, nicht länger als 60 sec.

*1. Aufnahme.* 1 min nach Injektionsbeginn.

*2.–4. Aufnahme.* Im Abstand von je einer halben Minute. Weitere Aufnahmen können dann in den Zeitintervallen des normalen i.v.-Urogramms angeschlossen werden. Sie ermöglichen die Beurteilung des ganzen Harntraktes. Außerdem kann dabei eine »Kontrastmittelumkehr« erfaßt werden: Bei Durchblutungsstörungen einer Niere (Nierenarterienstenose) erscheint die Kontrastmittelanreicherung in der Frühphase verzögert und bleibt dann in der Spätphase verlängert bestehen.

**Technik.** Wie bei Nr. 1.

## 3. Schichtuntersuchung (Zonographie)

**Indikationen.** Zur überlagerungsfreien Darstellung der Nierenbeckenkelchsysteme mit allen Details. Wir verwenden nur noch die *Zonographie.*
Technische Einzelheiten und Vorteile dieses Verfahrens s. S. 120.

**Vorbereitung, Position und Fixierung.** Wie bei der intravenösen Urographie. Unruhige Kinder müssen medikamentös sediert werden. Bei ruhiger Atmung ist eine gute Zonographie möglich.

**Strahlenschutz.** Abdecken des Unterbauches wie bei Kompressionsaufnahmen. Enge Einblendung des Formates.

**Untersuchungsgang.** Die Entscheidung zur Zonographie wird nach der Abdomenübersichtsaufnahme oder nach der ersten Aufnahme post injectionem eines i.v.-Urogramms getroffen.

*Schichtaufnahmen* als Einzelschichten, Zeitabstände wie beim intravenösen Urogramm, weitere nach Bedarf.

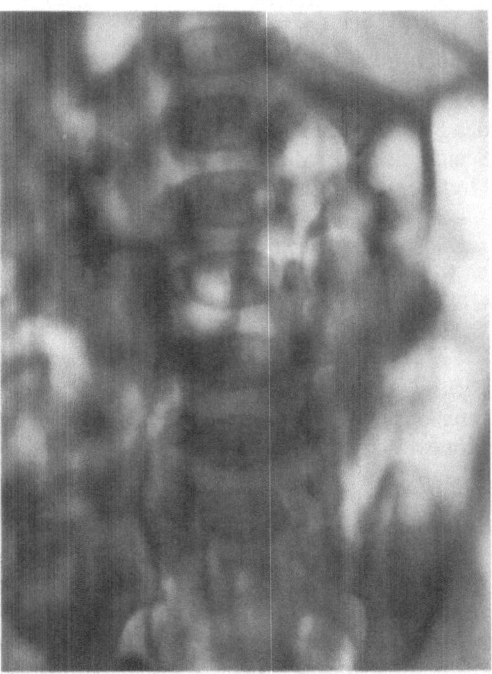

Abb. 266. Zonographie. Säugling, 3 Monate. 10 min p.i. Pendelwinkel 7°, Schichttiefe 4 cm

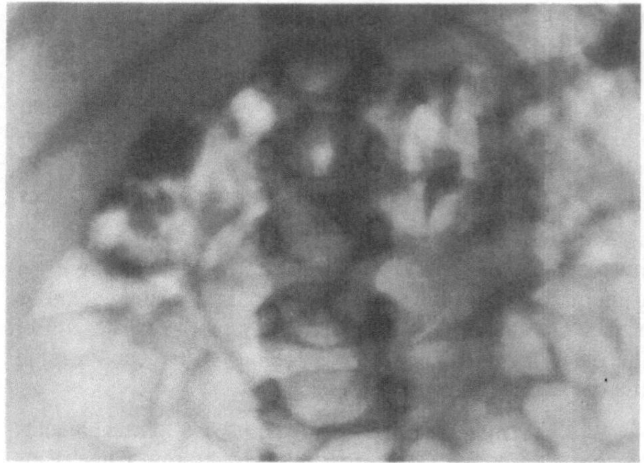

a

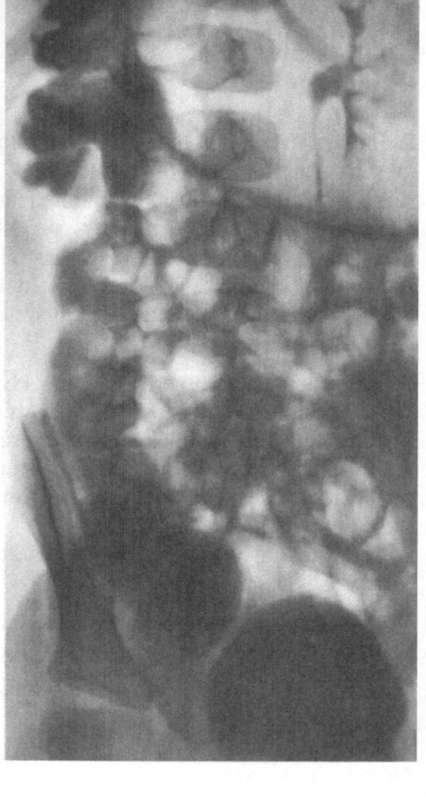

b

Abb. 267a, b. Infusionsurographie. a) Normales i.v.-Uro-
gramm, 40 min p.i., undeutlich dargestellte Erweiterung der
oberen Kelchgruppe rechts. b) Infusionsurographie, 50 min
p.i., Zielaufnahme (rechte Seite angehoben, dadurch gelingt
die Darstellung der Ostiumstenose). Hydroureter mit Hydronephrose

*Ablaufaufnahme.* Abschließende Übersichtsaufnahme mit oder ohne Schichtung nach Entfernen der Kompression, sofern nicht ein entsprechendes Bild von einem i.v.-Urogramm
vorliegt.

**Schichttiefe.** Säuglinge 2–3–4 cm, Kleinkinder
4–5–6 cm, Schulkinder 5–6–7 cm.

**Pendelwinkel 10°.**

**Zentralstrahl und Feldgröße.** Je nach Ausmaß
des gewünschten Abschnittes. Bei der größeren
Schichtdicke der Zonographie werden auch die
Ureteren gut dargestellt (Abb. 266).

---

Abstand: je nach Schichtgerät*
Raster: FF
Folie: universal oder seltene Erden
Fokus: klein

---

*Bemerkung.* Die Zonographie wird auch bei der
Infusionsurographie und dem Pneumoretroperitoneum eingesetzt.

## 4. Infusions-Urographie

Durch die rasche Infusion und das vergrößerte
Angebot eines niedrig konzentrierten Kontrast-
mittels werden die Nieren mit kontrasthaltigem
Urin »überflutet«, der gesamte Harntrakt

---

* Muliplanigraph 1,15 m.

durch vermehrte Ausscheidung vollständig gefüllt und kontrastreich abgebildet. In vielen
Fällen werden so eine retrograde Pyelographie
oder Nierenangiographie überflüssig. Die pro-
trahierte Kontrastmittelinfusion verlängert die
nephrographische Phase und erlaubt daher
auch die Erfassung des Nierenparenchyms.

**Indikationen.** Alle Fälle mangelhafter Darstellung einer oder beider Seiten des Harntraktes:
Harnabflußstörungen, Hydronephrosen, starke
Überlagerungen mit Darmgas, Mißbildungen,
wie Verschmelzungsnieren und Dystopien. Niereninsuffizienz mit erhöhtem Harnstoff ohne
Oligurie.
Bei Patienten, die nicht vorbereitet werden
können und daher weder abgeführt noch nüchtern sind, z. B. bei Verdacht auf akutes Nierentrauma.
Zur Differenzierung zwischen zystischen Mißbildungen und Tumoren der Nieren.

**Kontraindikationen.** Oligurie, Anurie und die
unter intravenöser Urographie angegebenen.

Abb. 268. Diuretischer Effekt. Zustand nach Operation von beiderseitigen Ureterostiumstenosen, vesiko-uretero-renaler Reflux rechts. a) Intravenöses Urogramm 75 min p.i. Stark erweiterte obere Harnwege und erheblich gefüllte Blase, deren oberer Pol in Höhe des 3. Lendenwirbelkörpers gelegen ist. b) 90 min p.i. nach entleerter Blase: Im Vergleich zur Voraufnahme erheblicher Rückgang der Megaureteren und »Hydronephrosen«

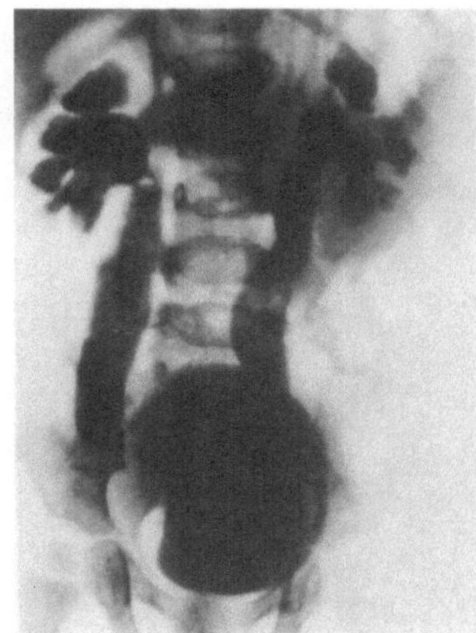
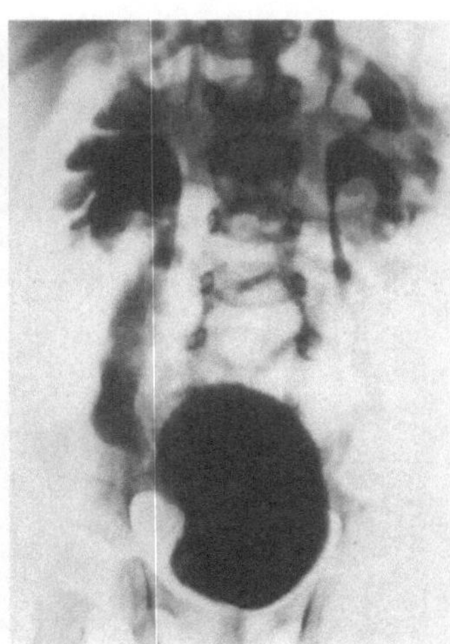

a                    b

Bei Kreatininwerten bis 5 mg-% bzw. Harnstoffwerten bis 250 mg-% sind bisher bei Erwachsenen ausreichende diagnostische Ergebnisse ohne Schädigungen erzielt worden.

**Vorbereitung.** Nicht erforderlich.

**Kontrastmittel.** Trijodiertes wasserlösliches Kontrastmittel 30%ig.

**Dosierung:**

Säuglinge 6 ml/kg/KG Frühgeborene mindestens 15–20 ml Gesamtmenge,

Säuglinge im 1. Halbjahr 20–40 ml Gesamtmenge,

Säuglinge im 2. Halbjahr 40–50 ml Gesamtmenge.

Kleinkinder 4 ml/kg/KG, ca 50–80 ml Gesamtmenge.

Schulkinder 3 ml/kg/KG, 80–200 ml Gesamtmenge.

Es gibt gebrauchsfertige Infusionsflaschen mit 30%igem Kontrastmittel zu 100, 125 und 250 ml.

Vortestung s. S. 202.

**Position, Fixierung und Strahlenschutz.** Wie beim intravenösen Urogramm.

**Untersuchungsgang.** Die Gesamtmenge wird innerhalb von 10 min intravenös infundiert.

*1. Aufnahme.* Sofort nach Ende der Infusion.
*2. Aufnahme.* 20 min nach Beginn der Infusion.
*Weitere Aufnahmen.* Je nach Fragestellung im Abstand von 15 min oder länger. Der nephrographische Effekt hält etwa 10–20 min nach beendeter Infusion an (Abb. 267).

**Technik.** Wie beim intravenösen Urogramm.

*Bemerkungen:* Die Methode dient auch als »Belastungsurogramm« bei fraglichen Harnab-

Tabelle 16. Kriterien der Unterschiede zwischen i.v.-Urographie und Infusionsurographie (modifiziert nach ALTENBURG)

|  | i.v.-Urogramm | Infusionsurogramm |
|---|---|---|
| Dauer der Untersuchung (Einlaufzeit) | kurz (1–2 min) | lange (8–10 min) |
| Aufwand von Personal | geringer | höher |
| und Kosten | geringer | doppelt so viel |
| Osmotische Diurese | mäßig | stark |
| Risiko | höher | geringer |
| Zonographie | schwieriger | längere Zeit möglich |
| Hungern und Dursten | erforderlich | nicht erforderlich |
| Vorbereitung | erforderlich | nicht erforderlich |
| Ureter | spindelig | wirkt »hypoton« |
| Konzentration des Kontrastmittels | hoch (68–76%) | niedrig (30%) |
| Menge | 10–40 ml | 40–200 ml |

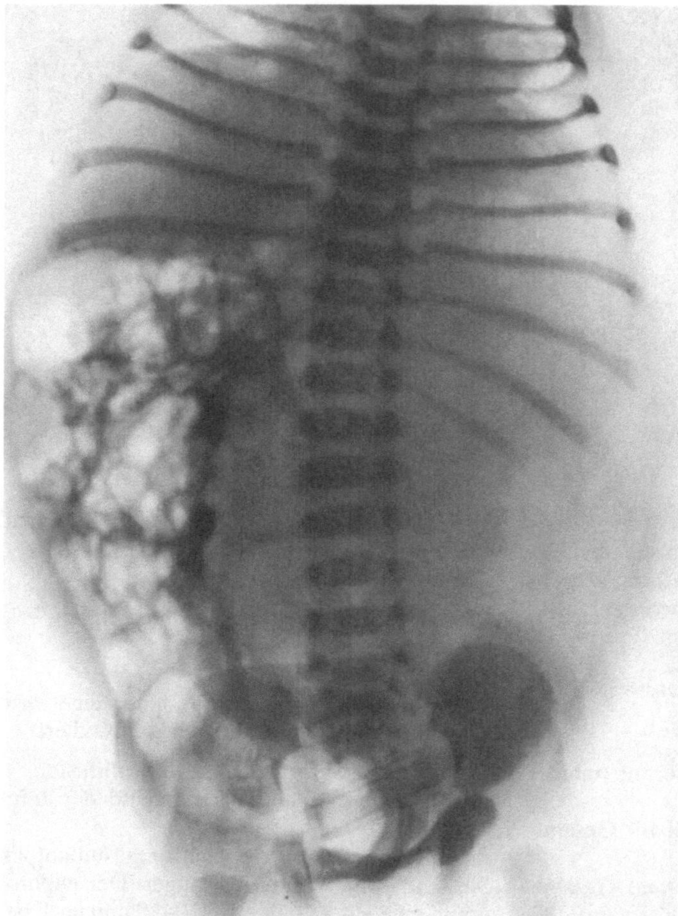

Abb. 269. Ganzkörperkontrastdarstellung, 20 min p.i.: riesiger gefäßarmer Tumor im Abdomen, der die Dünndarmschlingen weit nach rechts verdrängt hat. Rechte Niere mit Ureter dargestellt. Solitärzyste der linken Niere

flußstörungen. Eine beginnende Stenose wird während des diuretischen Effektes erkennbar, nach dessen Abklingen findet man normalen Abfluß. Daher immer *Spätaufnahmen* mindestens 1 Std p.i. (Abb. 268).

## 5. Ganzkörperkontrastdarstellung

Diese Methode beruht auf dem Prinzip, durch eine »Überschwemmung« der gefäßreichen Bauchorgane mit Kontrastmittel gefäßarme Areale darzustellen. Sie kommt nur im Neugeborenen- und frühen Säuglingsalter in Frage, in dem eine Nierenangiographie noch nicht möglich ist.

**Indikationen.** Intra- und retroperitoneale Tumoren und Zysten in der angegebenen Al-

tersstufe, sofern eine nähere Klärung erforderlich ist, ferner Aszites.

**Kontrastmittel.** Dosis wie beim intravenösen Urogramm.

**Untersuchungsgang.** Aufnahmen 5 min und 15 min p.i., danach erneute Kontrastmittelgabe mit gleicher Dosis (Abb. 269).

## 6. Retrograde Pyelographie

Die retrograde Pyelographie besitzt im Kindesalter eine weit geringere Bedeutung als bei Erwachsenen. Die Harnwege können in den meisten Fällen durch die intravenöse Urographie oder auch durch vesiko-ureteralen Reflux dargestellt werden. Bei der retrograden Füllung besteht die Gefahr des Überspritzens, der sub-

Tabelle 17. Intravenöses Urogramm: Indikationen für spezielle Methoden und Ergänzungen

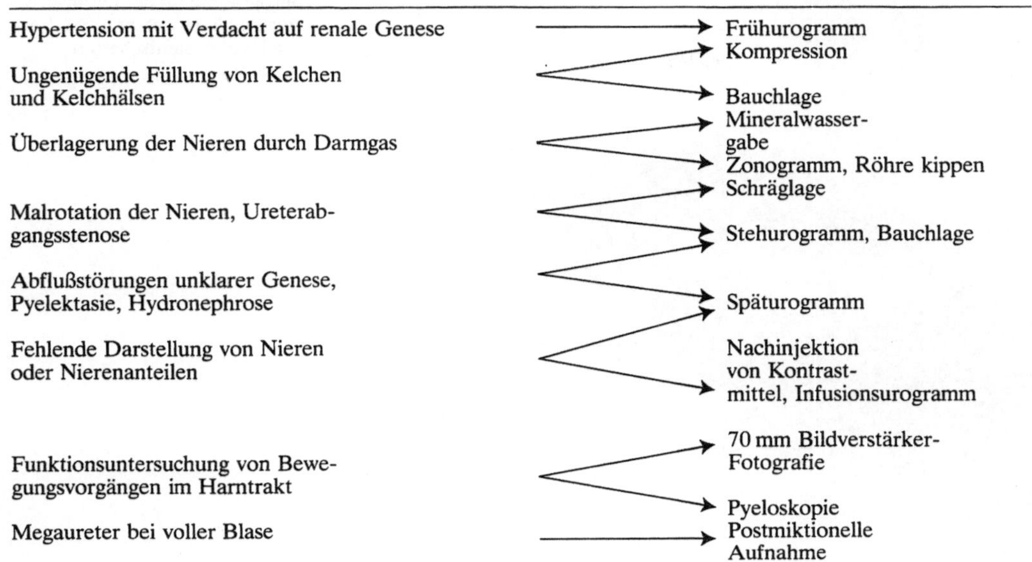


kapsulären Kontrastmittelfüllung, der Perforation und der iatrogenen Infektion bei Kindern in erhöhtem Maße.

**Indikationen.** Ungenügende Klärung eines Nierenprozesses im intravenösen Urogramm, auch nach Kompression und anderen ergänzenden Zusatzmethoden.
Darstellung von bestimmten Harnleiterabschnitten.
Vergeblicher Versuch einer Refluxpyelographie.

**Kontraindikationen.** Bei Urosepsis im akuten Stadium; wenn das diagnostische Ergebnis keine therapeutischen Konsequenzen haben wird.

**Vorbereitung.** Wie zur Narkose. Antibiotischer Schutz bei allen Harnwegsinfektionen und Abflußstörungen.

**Kontrastmittel.** Wäßrige Kontrastmittel in 30%iger Lösung. Vortestung ist nicht erforderlich.

**Position.** Rückenlage, Beine angewinkelt (urologischer Untersuchungstisch), Arme nach oben geschlagen.

**Fixierung.** Entfällt bei Narkose.

**Strahlenschutz.** Abdeckung der Gonaden nur bei Knaben möglich. Kurze Durchleuchtungszeiten! Bildverstärker!

**Untersuchungsgang.** Die Untersuchung erfolgt prinzipiell in Narkose mit oder ohne Intubation. Sie wird auf einem urologischen Untersuchungstisch in Kombination mit Durchleuchtung durchgeführt.
Die Durchführung liegt in Händen des Kinderchirurgen oder Urologen.

## 7. Intraoperative retrograde Pyelographie

In besonderen Fällen treten die anatomischen Verhältnisse erst während der Operation einwandfrei zutage, z. B. bei funktionslosen Nieren mit ektopischen Ureteren, bei Doppelanlagen usw. In solchen Fällen ist die retrograde Kontrastmittelfüllung u. U. sogar nach Herausleiten des betreffenden Ureters intraoperativ möglich.

**Technik.** Kassette unter dem Kind; chirurgischer Bildverstärker oder fahrbarer Vierventilapparat.

## 8. Intraoperative Nephrographie

Die röntgenologische Darstellung einer während der Operation herausluxierten Niere ist nur bei Kindern möglich. Dies hat vor allem

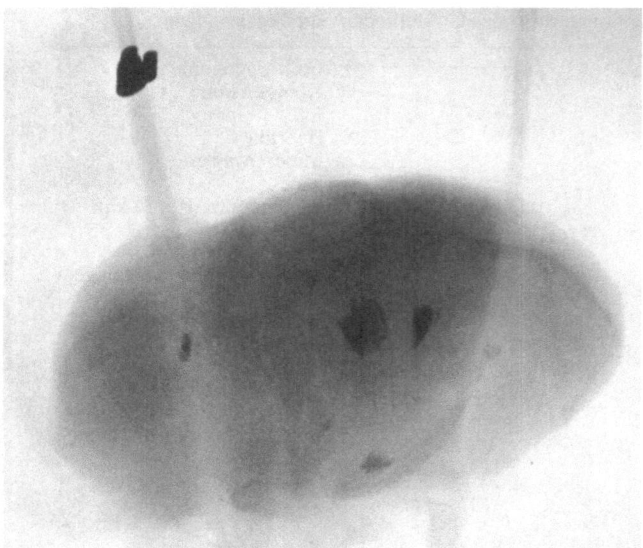

Abb. 270. Intraoperative Nephrographie. In der herausluxierten Niere sind noch zahlreiche Konkrementschatten sichtbar

Bedeutung bei Konkrementen, wenn nach einer Pyelotomie die restlose Entfernung aller Steine kontrolliert werden soll.

**Untersuchungsgang.** Das Kind liegt in Narkose auf dem Operationstisch. Die Niere wird soweit wie möglich aus ihrem Lager mobilisiert und an zwei Mullstreifen oder Gummischläuchen, die um die Pole gelegt werden, gehalten. Ein lichtdicht und steril verpackter Film wird hinter die Niere gehalten.

*Aufnahme* mit einem fahrbaren Vierventil-Apparat oder dem chirurgischen Bildverstärker (Abb. 270).

**Abstand.** Mindestens 50 cm.

*Bemerkung.* Wenn die Niere nicht überlagerungsfrei aufgenommen werden kann, macht man besser eine Aufnahme mit Kassette. Die Deutung dieser Bilder ist jedoch außerordentlich schwierig.

## 9. Retroperitoneale Luftfüllung (Pneumoretroperitoneum)

Diese Methode ist schon vom Säuglingsalter an durchführbar. Sie beruht auf dem Prinzip, Nieren und Nebennieren durch Gasinsufflation mit einem negativen Kontrastmittel zu umgeben und dadurch sichtbar zu machen. Eine zusätzliche Verbesserung der diagnostischen Möglichkeiten ist die Kombination mit der intravenösen Urographie und der Schichtuntersuchung. – Die Einführung der Ultraschalltomographie, Computertomographie und Angiographie haben die Anwendung der retroperitonealen Luftfüllung erheblich eingeschränkt.

**Indikationen.** Tumoren der Nieren und Nebennieren, nur nach Ausschöpfung aller einfacheren Methoden.
Differenzierung von intra- und retroperitonealen Geschwülsten.
Unklare Pankreasaffektionen.
Hochgradige Hydronephrosen, die sich weder im intravenösen Urogramm noch in der retrograden Pyelographie darstellen lassen.
Unklare Fälle von Nierenmißbildungen und -dystopien.

**Vorbereitung.** Wie zu einem intravenösen Urogramm. Säuglinge und Kleinkinder erhalten Narkose, ältere Kinder müssen ausreichend sediert, aber nicht schläfrig sein.

**Position.** Während der Gasfüllung nehmen *ältere Kinder* Knie-Ellenbogen-Lage ein.
*Säuglinge und Kleinkinder* werden entsprechend in Bauchlage auf Schaumgummikissen soweit erhöht gelegt, daß die Oberschenkel rechtwinkelig gebeugt sind und die Knie der Tischplatte aufliegen.
Während der Röntgenuntersuchung Rückenlage.

Abb. 271. Pneumoretroperitoneum, 11jähriges Mädchen,
800 ml Luft. Zonographie: Pendelwinkel 10°, Schichttiefe 6 cm,
75 mA, 98 kV, 0,37 sec. Neben-
nierenhyperplasie bds.

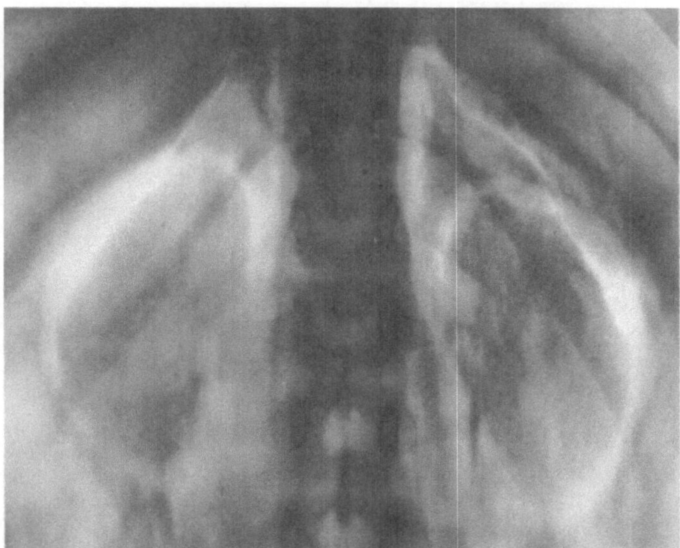

**Fixierung.** Entfällt bei Narkose; sonst müssen Hilfspersonen für die Erhaltung der oben ange-gebenen Position sorgen und gleichzeitig beru-higend wirken.

**Strahlenschutz.** Gonaden und Unterbauch ab-decken. Während eines intravenösen Uro-gramms entsprechend den Angaben bei Nr. 1.

**Untersuchungsgang.** Der Eingriff wird auf der horizontal gestellten Platte des Durchleuch-tungsgerätes oder auf einem Bucky-Tisch durchgeführt.
Nach Desinfektion der Rima ani und gegebe-nenfalls Lokalanaesthesie Punktion des Präsa-kralraumes in der Medianlinie zwischen Anal-öffnung und Steißbein, kurz vor der Steißbein-spitze. Lange Punktionskanüle mit Mandrin. Zur Kontrolle liegt der Zeigefinger der anderen Hand im Rektum. Die Spitze der Kanüle wird an der Innenfläche des Steiß- bzw. Kreuzbeines entlang geführt. Das derbe Lig. anococcygicum muß dabei durchstoßen werden. Zur Kontrolle der Kanülenlage wird aspiriert, dabei darf kein Blut, Gas oder Darminhalt kommen.
Zur Einblasung dient ein Pneumothoraxappa-rat oder eine Rotanda-Spritze.
*Gesamtmenge* (Luft, besser Kohlendioxyd, Sau-erstoff oder Lachgas):

| | |
|---|---|
| Säuglinge | 200– 300 ml |
| Kleinkinder | 500– 700 ml |
| Schulkinder | 800–1000 ml |

*Geschwindigkeit.* Ca 100 ml pro Minute.
Während der Insufflation bleibt ein Finger zur Kontrolle im Rektum liegen. Beim Einströmen fühlt man an der Kanülenspitze, wie das Gas die Rektumschleimhaut etwas vorwölbt. Zie-hende Bauchschmerzen während der Füllung sind normal und zumutbar.
Nach Beendigung der Füllung wird die Kanüle entfernt. Um eine gleichmäßige Gasverteilung im Retroperitonealraum zu erzielen, richtet man das Kind auf, läßt es eventuell kurz umher-gehen oder von einer Schwester tragen. An-schließend

*1. Aufnahme* als Übersicht in Rückenlage – oder orientierende Durchblutung – zur Kon-trolle der Füllung.
Hat das Gas noch nicht die gewünschte Position erreicht – z. B. die Nieren- und Nebennierenla-ger – oder ist es ungleichmäßig verteilt, muß das Kind entsprechend gelagert werden. Durch geduldiges Abwarten ist ein optimaler Fül-lungseffekt – manchmal nach Stunden – zu er-zielen.
Ist die Füllung ausreichend, so kann das Kon-trastmittel für ein intravenöses Urogramm inji-ziert werden.

*2. Aufnahme* und eventuell weitere wie bei i.v.-Urogramm mit Kompression (Abb. 271).
Die gleichzeitige *Schichtuntersuchung* (s. S. 211) erlaubt eine noch bessere Abbildung der Nie-rengegend und des Oberbauches.

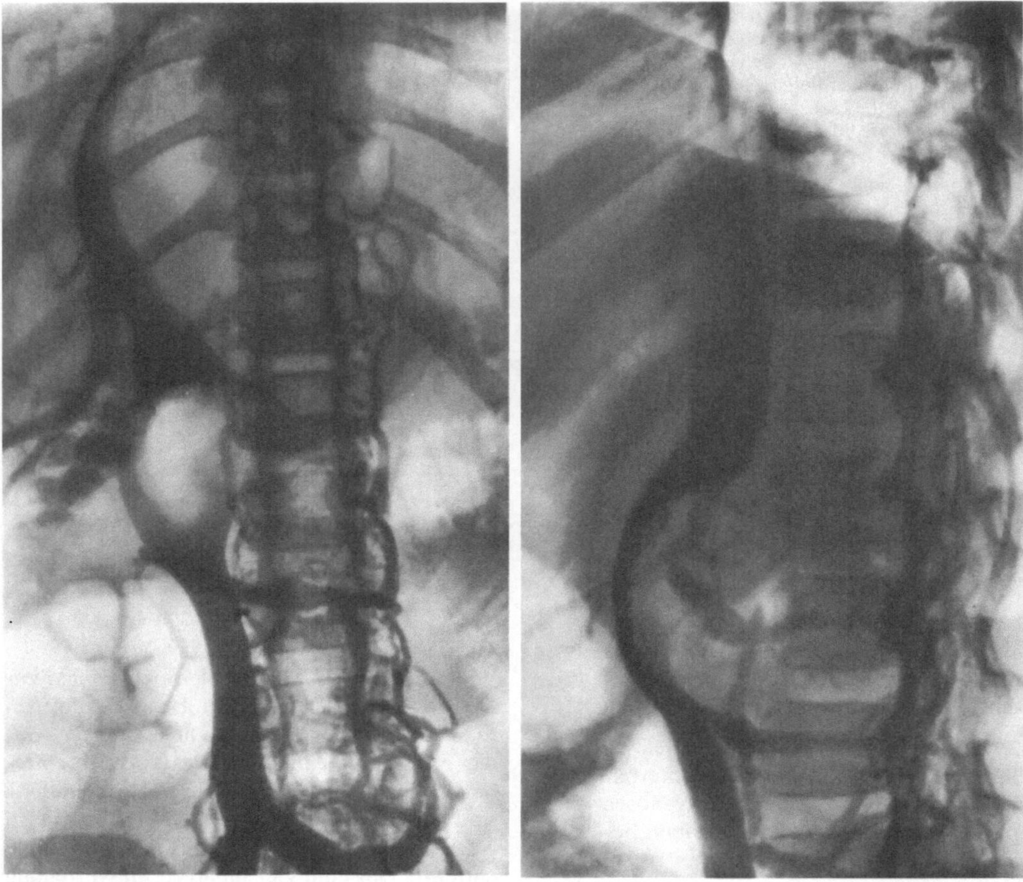

Abb. 272a, b. Untere Kavographie bei Nebennierenrindenkarzinom. Kompression und Dislokation der V. cava im Tumorgebiet. a) Sagittal, b) Seitenbild (simultan) (4jähriges Mädchen)

Die Nebennieren lassen sich oft auch unter Durchleuchtungskontrolle mit Zielaufnahmen im Stehen und unter Kompression darstellen.

Als Komplikation kann ein Mediastinal- und Hautemphysem auftreten. Es ist ungefährlich und bildet sich rasch zurück.

**Komplikationen.** Auslösung einer Blutdruckkrise bei Phäochromozytom.

Luftembolien sind bei Kindern ausgesprochen selten, bei Anwendung von $CO_2$ praktisch ausgeschlossen.

*Therapie der Komplikationen.* Intravenöse Injektion von Adrenalin, Linksseitenlage, Regitin-Injektion bei Phäochromozyten mit Blutdruckkrise.

## 10. Untere Kavographie

Die Kontrastdarstellung der V. cava inf. hat zur Feststellung der Lokalisation und Ausdehnung retroperitonealer Geschwülste und Metastasen auch im Kindesalter Bedeutung erlangt und sollte bei diesen Indikationen anstelle der intravenösen Urographie durchgeführt werden. Sie ergänzt die bisher bekannten Methoden in der Tumordiagnostik des Retroperitonealraumes: Rechtsseitige Geschwülste führen wegen der Topographie der unteren Hohlvene früh zu Veränderungen an diesem Gefäß (Kompression, Verlagerung und Tumorinfiltration). Kavogramme sind bei Neuroblastomen von diagnostischem Wert und ermöglichen eine Entscheidung über die Operabilität des Tumors.

**Indikationen.** Anomalien der unteren Hohlvene, Ösophagusvarizen ohne portale Hypertension. Nierenvenenthrombose, Thrombose der V. cava.
Retrokavaler Ureter, Bauchtumoren, da diese meist im Retroperitonealraum gelegen sind.

**Vorbereitung.** Bei der Kathetermethode wie zur Narkose, bei Säuglingen und Kleinkindern Sedierung, ab Schulalter keine Vorbereitung erforderlich – abgesehen von der Darmreinigung und dem Nüchternlassen.

**Kontrastmittel.** Alle zur Gefäßdiagnostik geeigneten Kontrastmittel.

Dosis:  Säuglinge   bis 15 ml,
Kleinkinder   15–25 ml,
Schulkinder   25–30 ml.

**Position.** Rückenlage.

**Fixierung.** Fixiergurt, entfällt bei Narkose.

**Strahlenschutz.** Gonadenabdeckung nur bei Knaben möglich.

**Untersuchungsgang**

*Punktionsmethode:* Bei Säuglingen und Kleinkindern intravenöse Injektion des Kontrastmittels in die Fußrückenvene bei liegender Oberschenkelstauung. Simultan wird je die Hälfte der oben angegebenen Kontrastmittelmengen in die Fußrückenvenen injiziert, kurz vor Beendigung der Injektion werden die Staubinden gelöst, gleichzeitig die Serienaufnahmen ausgelöst und die Injektion während der Aufnahmeserie beendet.
Gelingt die Punktion oder Injektion nur *einer* unteren Extremität, so werden unter Belassung der Stauung der anderen Extremität auch noch ausreichende Bilder gewonnen.

Bei Schulkindern genügt die Injektion in beide Füße fast immer.
Wird eine besonders intensive Kontrastmittelkonzentration erforderlich, so wird eine V. saphena oder V. femoralis perkutan distal des Leistenbandes punktiert und das Kontrastmittel durch die liegende Kanüle injiziert.
Sicherer, wenngleich etwas aufwendiger ist die *Kathetermethode* durch die V. femoralis: Ein Herausgleiten der Kanüle während der Kontrastmittelinjektion kann hierbei vermieden werden.

**Aufnahmetechnik.** Das Kontrastmittel wird mit kräftigem Druck innerhalb von wenigen Sekunden in zwei Etappen injiziert, gleichzeitig werden sowohl bei der Punktion – als auch bei der Kathetermethode – insgesamt 6–8 Bilder, pro sec 1 Bild, exponiert. Ist kein Angiographiegerät vorhanden, so erfolgt mit Beginn der Kontrastmittelinjektion
*1. Übersichtsaufnahme* sagittal nach etwa der halben Dosis mit Abbildung des gesamten Kavaverlaufes bis zum rechten Vorhof bei fortlaufender Kontrastmittelgabe (Abb. 272a),
*2. Zweite Aufnahme* seitlich während der Injektion des Restes bei Hyperventilationsapnoe (Abb. 272b).
15 min nach Injektionsbeginn sind die ableitenden Harnwege mit dem Kontrastmittel dargestellt, die Untersuchung wird wie beim intravenösen Urogramm fortgesetzt.

**Nierenangiographie** s. Perkutane Angiographie auf S. 193ff.

# B. Unterer Harntrakt (Harnblase und Harnröhre)

## 11. Zystographie und Miktions-Zystourethrographie (»MCU«)

Die Zystographie gibt Aufschluß über Größe, Lage und Form, Kontur und Inhalt der Harnblase. Sie ist außerdem der Ausgangspunkt für eine Refluxprüfung, die rückläufige Darstellung der ableitenden Harnwege bei insuffizienten Ureterostien. Die MCU schließt sich in der Regel als Funktionsuntersuchung zur Beurteilung der Blase, des Blasenhalses, der Harnröhre und der Ureterostien an die Zystographie an. Sie hat die größte Erfolgschance speziell zur Feststellung eines vesiko-ureteralen Refluxes. Die Kontrastdarstellung der Urethra in der normalen Stromrichtung des Harnes ist im Kindesalter eindeutig der retrograden Füllung vorzuziehen.

Die MCU ist somit ein fester Bestandteil der Röntgenuntersuchung des Harntraktes und sollte an ein intravenöses Urogramm angeschlossen oder – günstiger – vor demselben durchgeführt werden. In vielen Fällen kann eine MCU eine retrograde Pyelographie ersetzen, z. B. bei stummer Niere bzw. bei Doppelanlagen.

### Indikationen.

a) Veränderungen an der Blase selbst:
Divertikel, Pseudodivertikel (bzw. Balkenblase), Megazystis, Fremdkörper und nichtschattengebende Konkremente, Ureterozelen, Polypen, Tumoren.
b) Entleerungsstörungen der Harnwege aller Art einschließlich der neurogenen Blase, Anurie, stumme Niere.
Enuresis mit folgenden Indikationen:
    bei pathologischem Urinbefund einschließlich Hämaturie,
    bei Enuresis diurna (et nocturna),
    bei primärer Enuresis (ohne Intervall bis zum Schulalter),
    bei »Enuresis« mit Restharn,
    bei Inkontinenz.
c) Prüfung des vesiko-ureteralen Refluxes:
Bei Doppelanlagen, Hydro- und Megaureteren; bei therapieresistenten Harnwegsinfektionen, auch wenn das intravenöse Urogramm anscheinend normal ist.
d) Kontrolle operativer Eingriffe an Ureterostien, Blase und Blasenhals.

e) Pathologische Veränderungen hauptsächlich der männlichen Urethra: Stenosen und Sklerosen am Blasenhals, angeborene und erworbene Stenosen der Harnröhre wie Colliculushypertrophie, Urethralklappen etc. Anorektale Mißbildungen. Tumoren (selten).
f) Anomalien des äußeren Genitale.
Über nuklearmedizinische Methoden s. S. 228 ff.

**Kontraindikationen:** Keine.

**Vorbereitung.** Eine besondere Vorbereitung ist nicht erforderlich; die Kinder brauchen nicht nüchtern zu sein. Vor der Untersuchung wird die Blase spontan entleert.

**Position.** Zur Füllung der Blase zunächst horizontale Rückenlage, Beine etwas abduziert und Kniegelenke leicht gebeugt, Arme nach oben geschlagen. Für die nachfolgende MCU bleiben Mädchen in Rückenlage, Knaben werden in Schräglage gebracht, das dem Tisch anliegende Bein in Hüft- und Kniegelenk um 90° gebeugt, das andere bei gestrecktem Knie möglichst weit in der Hüfte nach dorsal flektiert und notfalls in dieser Position gehalten (»Radfahrerstellung«). Größere Kinder lassen sich häufig besser im Stehen untersuchen.

**Fixierung.** Eine Hilfsperson mit Bleigummischürze steht am Kopfende des Untersuchungstisches, hält die Arme des Kindes neben dessen Kopf und beruhigt das Kind. Weitere Hilfspersonen müssen gegebenenfalls die Beine halten. Bei der Buckytischuntersuchung (Behelfsmethode, wenn kein Bildverstärker vorhanden): Fixiergurt über dem Abdomen.

**Strahlenschutz** bei Knaben nach Möglichkeit Bleischutz der Gonaden (Hodenkapsel). Bei Durchleuchtung maximale Einblendung des Feldes, minimaler Röhrenstrom, kurze Durchleuchtungszeiten!

**Kontrastmittel.** Wasserlöslich, 30%ig, im Handel in Infusionsflaschen zu 100 und 250 ml erhältlich. Vortestung ist nicht erforderlich.

Dosierung: Säuglinge        25– 80 ml
            Kleinkinder      80–120 ml,
            Schulkinder     120–250 ml.

Zur Durchführung einer Blasenfüllung bzw. einer MCU sind mehrere Untersuchungsverfahren möglich und in die Routinediagnostik der Klinik eingeführt.

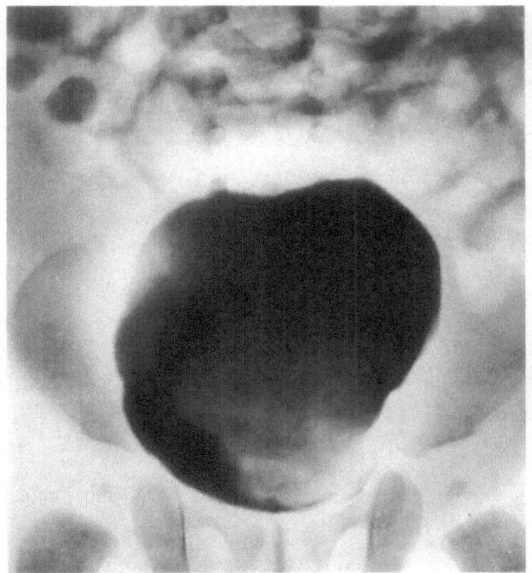

a

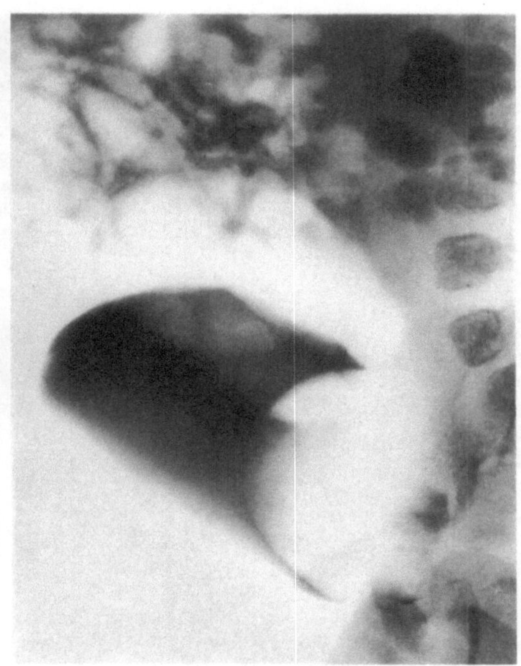

b

Abb. 273. Zystographie, Aufnahmen in zwei Ebenen. 5 Monate alter Junge. Große Ureterozele. Spontaner Reflux in den unteren Anteil einer rechtsseitigen Doppelanlage

## Untersuchungsgang

### a) MCU mit Katheterisierung der Blase

Ernährungssonden oder dünnste Thiemann-Katheter werden unter sterilen Kautelen eingeführt und auf der Haut mit Pflaster befestigt.

Das Kontrastmittel wird mit Tropfinfusionsgerät langsam in die Blase eingefüllt. Zu rasches Vorgehen löst einen vorzeitigen Entleerungsreiz aus.

Die weitere Untersuchung wird unter Durchleuchtungskontrolle mit Bildverstärker und 70 (bzw. 100) mm Kamera durchgeführt.

Bei pathologischem Befund an der Blase erfolgen *Zielaufnahmen* (Abb. 273) ebenso bei Ruhereflux (Abb. 274).

Zur *Refluxprüfung* bleibt das Kind in Rückenlage, die Blasenfüllung wird bis zum Auftreten stärkeren Harndranges unter gelegentlichen sekundenlangen Durchleuchtungskontrollen fortgesetzt.

Für die nachfolgenden *Miktionsaufnahmen* werden Knaben in Radfahrerstellung gebracht. Größere Knaben können häufig besser im Stehen in eine Urinflasche Wasser lassen, das röhrennahe Bein wird wie bei Seitenlage gebeugt und steht auf einem Bänkchen. Mädchen kann man auf einen Plastiktopf setzen, die Untersuchung erfolgt im sagittalen Strahlengang.

Bei Säuglingen empfiehlt es sich, die Miktionsstellung schon vor der Prallfüllung einnehmen zu lassen, da sie gelegentlich vorzeitig die Blase entleeren.

Bei Beginn der Miktion wird die Durchleuchtung eingeschaltet und mit Zielaufnahmen begonnen.

*Zielaufnahmen.* In der oben angegebenen Position bei gut gefüllter Urethra. Die Blase muß mit den Ureterostien vollständig dargestellt sein. Nach Möglichkeit erfolgt dann Unterbrechung der Miktion durch Aufforderung oder Druck auf den Penis oder die Vulva, bei Knaben Drehung in den sagittalen (p.-a.-) Strahlengang, was bei geschickter Untersuchungsführung auch während der Miktion gelingt, und

*weitere Zielaufnahmen* sagittal/während der Miktion bis zur völlig entleerten Blase. Sofort anschließend

*Aufnahme der Nierengegend* sagittal zur Darstellung eines Refluxes, auch wenn er bei der Durchleuchtung nicht zu erkennen war. Insgesamt sind 4–10 Aufnahmen im Mittelformat erforderlich (Abb. 274).

Falls aufgrund der bisherigen Aufnahmen Zweifel bestehen, kann die Blase durch den noch liegenden Katheter erneut gefüllt und die Untersuchung gezielt, z. B. mit Schrägaufnahme, fortgeführt werden.

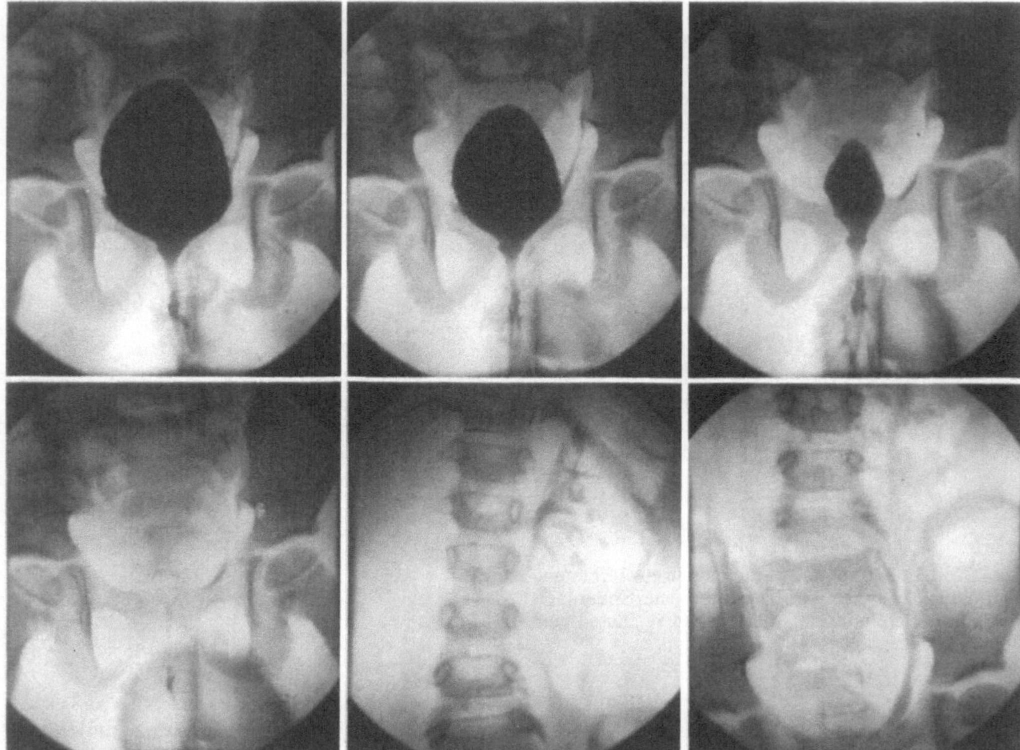

Abb. 274. Miktions-Zystourethrographie mit vesiko-uretero-renalem Reflux. 70-mm-Bildverstärker-Photographie-Serie (6¹/₂jähriges Mädchen mit chronisch-rezidivierender Harnwegsinfektion und Enuresis)

Vor dem Ziehen des Katheters Instillation eines Antibiotikums (z. B. 10 mg Refobacin oder Nebacetin-Lösung 5–10 mg) zur Infektionsprophylaxe.
Bei Harnabflußstörungen oder stärkerem Reflux ist eine sofortige antibiotische Behandlung anzuschließen.

Tritt die Miktion nicht spontan oder unwillkürlich ein:
Trinken lassen, ruhig und geduldig abwarten, Blasenfüllung langsam fortsetzen, um den Entleerungsreiz zu erhöhen. Säuglinge kann man durch geringe Reize zum Weinen bringen. Plötzliches Abkühlen des Unterbauches, z. B. mit Äther oder Eisstückchen. Manuelle Expression der Harnblase als »Expressionsurethrogramm« ist bei neurogener Blasenstörung indiziert.
Als letzte Möglichkeit Doryl i.m.:

Säuglinge    0,1–0,2 ml    (0,025–0,050 mg)
Kleinkinder  0,2–0,3 ml    (0,05  –0,075 mg),
Schulkinder  0,4–0,5 ml    (0,1   –0,125 mg).

Bei Kollaps Atropin i.v. 0,1 mg pro Lebensjahr, maximal 0,5 mg (nach BETTEX).

Eine starke Blasenfüllung mit nachfolgender Entleerung erzielt man auch nach Gaben von Lasix.

*Bemerkungen.* Die Zystographie bzw. Miktions-Zystourethrographie auf dem Bucky-Tisch ist eine Behelfsmethode und für das Kindesalter ungeeignet.
Die Kinematographie des Miktionsvorganges hat diagnostisch keine Vorteile und ist mit einer wesentlich höheren Strahlenbelastung verbunden, daher im Kindesalter ebenfalls kontraindiziert.

### b) Zystographie bzw. Miktions-Zystourethrographie nach suprapubischer Blasenpunktion

Anstelle der Kathetermethode ist die Kontrastmittelfüllung der Blase durch eine suprapubische Punktion möglich. Als *Vorteile* gelten:

Sterile Urinentnahme,
einfache Technik,
wenig Komplikationen,
in jeder Altersgruppe anwendbar,
zeit- und arbeitssparend (Dauer ca.
15–20 min),
für manche Kinder weniger belästigend als die
Katheterisierung,
keine Irritation der Urethra durch den Katheter,
Vermeidung jeder iatrogenen Infektion.
Als *Nachteile* gelten:
Anschließend kein intravenöses Urogramm
möglich, da die Hydrierung des Kindes der
Kontrastmittelkonzentration in den Nieren entgegenwirkt. Ergibt sich die Notwendigkeit, ein
intravenöses Urogramm und MCU an einem
Termin zu kombinieren, so muß die Katheter-
MCU *vor* der intravenösen Urographie erfolgen.
Der Refluxnachweis wird möglicherweise durch
die maximale Diurese negativ beeinflußt.

**Indikationen.** Wie bei der Katheter-MCU. Besonders seien infektionsgefährdete Kinder hervorgehoben: Chronische Harnwegsinfektion,
vor Operationen am Harntrakt, neurogene Blase und Harnabflußstörungen.

**Kontraindikationen.** Leere Blase, Schrumpfblase, Gerinnungsstörungen, unklare Hämaturie, z. B. bei Blasentumor, infektiöse Hauterkrankungen am Unterbauch, Operationsnarben
am Unterbauch.

**Vorbereitung.** Wie bei der konventionellen
MCU (s. o.). Die Blase muß vorher prall gefüllt
sein. Sedierung nicht erforderlich. Sorgfältige
Desinfektion der Bauchhaut in der suprapubischen Region.

**Instrumentarium.** Punktionsnadel (Kanüle
Größe 1), 5-ml-Spritze, 20-ml-Spritze, sterile
Klemme, Penisclip (zur Verhütung vorzeitiger
Miktion bei Säuglingen und jungen Kleinkindern), Stativ für die Infusionsflasche.

Alternativ: Statt der starren geraden Kanüle Anwendung einer 21-G-Nadel (CLAUS), die je nach Größe
des Kindes 2–4 cm von der Spitze entfernt abgebogen
ist und den Vorteil hat, flach an der Bauchhaut mit
Pflasterstreifen fixiert werden zu können.
Es lassen sich auch Kunststoffkatheter mit Innenkanülen (LONGDWEL) verwenden, deren Metallteil nach
der Injektion gezogen wird, so daß nur der Plastikkatheter verbleibt. Damit ist eine Lageveränderung des
Katheters bei unruhigen Kindern ausgeschlossen, die
Gefahr paravesikaler Instillation vermindert. Der
Nachteil dieser Kanülen ist die größere Schmerzhaftigkeit bei der Punktion.

Bei unruhigen Kindern, insbesondere Säuglingen zur Vermeidung mehrfacher Punktionen,
ist am günstigsten der Abbo-Ven-Katheter-18,
bei größeren Kindern -16,* mit einem Katheterdurchmesser von 0,8 mm (bzw. 1,1 mm) und
Kanülendurchmesser von 1,2 mm (bzw.
1,6 mm):

Es wird mit scharfer Metallkanüle eingegangen, bis
die gelungene Punktion durch das Erscheinen von
Urin erkennbar wird. Innerhalb der Kanüle befindet
sich ein Kunststoffkatheter mit Mandrin. Letzterer
darf zur Vermeidung einer Blasenläsion nicht über
die Kanülenspitze hinaus vorgeschoben werden. Er
wird in seiner Ausgangsposition festgehalten, während der Kunststoffkatheter in das Blasenlumen eingeführt wird. Damit dient der Mandrin lediglich als
Führungsschiene zum Einlegen des Katheters. Nach
dem Ziehen des Mandrins wird solange Kontrastmittel instilliert, bis das Kind spontan Wasser läßt. Bei
älteren Kindern ergibt sich durch das Belassen des
Kunststoffkatheters im Falle ungenügender Blasenfüllung oder psychisch bedingter Miktionsschwierigkeiten die Möglichkeit, Kontrastmittel zur Miktion
nachzufüllen. Wegen des hohen Strömungswiderstandes des englumigen Katheters ist ein größerer Instillationsdruck erforderlich.

**Untersuchungsgang.** Falls die Harnblase vor
der Untersuchung nicht gefüllt ist (Palpation,
Perkussion), werden 1–2 mg/kg/Körpergewicht
Furosemid (Lasix$^R$) intramuskulär injiziert.
Anschließend Flüssigkeit trinken lassen.
(Die erforderliche Prallfüllung der Blase läßt
sich auch durch Ultraschalltomographie objektivieren (GOLDBERG und MEYER).)
Nach einer Wartezeit von 8–10 Minuten bei
Säuglingen bzw. 10–15 Minuten bei Klein- und
Schulkindern wird die Blase oberhalb der Symphyse punktiert. Senkrechte Einstichrichtung in
der Mittellinie (Abb. 275). Punktionstiefe ca.
3–5 cm. Wird Urin aspiriert, so erfolgten Absaugen einer geringen Menge zur Untersuchungszwecken, Abnahme der den Urin enthaltenden 5-ml-Spritze und Aufsetzen der mit
20 ml 76%igem Kontrastmittel gefüllten Spritze. Fixation der Kanüle an der Hautoberfläche
(Einstichstelle) mittels Klemme. Anlegen eines
Penisclips bei Säuglingen und jungen Kleinkindern. Injektion zunächst einer geringen Kontrastmittelmenge (3–5 ml) zur Feststellung der
intravesikalen Lage der Kanüle und Beurteilung eventueller Blasenanomalien (Divertikel,
Ureterozele). Anschließend Instillation der
Restmenge. Die hohe Konzentration des zuerst
instillierten Kontrastmittels ist als Ausgleich für

---

* Artikel-Nr. 600318 (bzw. 600316), Deutsche Abbot GmbH, 6507 Ingelheim.

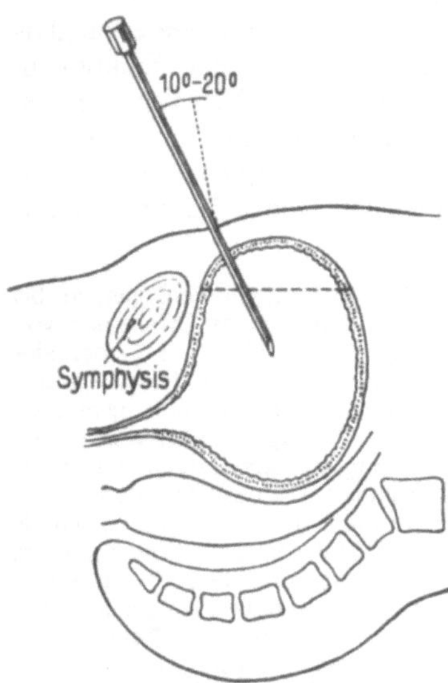



Abb. 275. Schematische Darstellung der Technik der suprapubischen Blasenpunktion

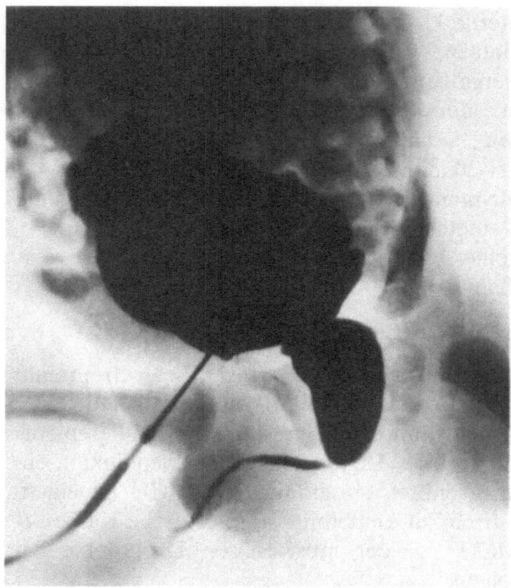

Abb. 276. Suprapubische Blasenfüllung beim Säugling: Exposition der Aufnahme während der Füllung und der Miktion: Angeborene Urethralklappe mit prästenotischer Urethraerweiterung, Pseudodivertikulose der Blase (3 Wochen alter Säugling)

die durch den Blaseninhalt erfolgende Verdünnung erforderlich. Fortsetzung mit 30%igem Kontrastmittel mit entsprechendem Besteck als Infusion bis zur Angabe des Miktionsdranges. Kurze Durchleuchtungskontrolle bei Beginn der Instillation zur Feststellung der Lage der Nadel.

Bei jüngeren Kindern wird instilliert, bis die Miktion spontan erfolgt (Abb. 276), entsprechend der Untersuchung bei liegendem Katheter, bei älteren die Nadel gezogen, die Punktionsstelle mit Pflaster verklebt und das Kind für die Miktionsaufnahmen zur Blasenentleerung aufgefordert.

**Röntgenaufnahmen.** Wie beim Katheter-MCU.

**Komplikationen.** Paravesikale Kontrastmittelinjektion infolge nicht genügend gefüllter Blase, falscher Nadellage oder Bewegungsunruhe von Kleinkindern und Säuglingen. Harmlos! Resorption des in das Spatium Retzii bzw. in den Bauchraum instillierten Kontrastmittels erfolgt innerhalb von 6–8 Stunden p.i. Hämaturie infolge Läsion der Blasenschleimhaut durch die Punktionsnadel. Harmlos. Verschwindet innerhalb weniger Stunden oder Tage.

*Bemerkungen:* Die suprapubische Blasenpunktion mit oder ohne anschließendes MCU läßt sich auch mit der Zysto-Manometrie bei Benüt-

zung eines 3-Wege-Hahnes kombinieren (KASBARIAN).

### c) Die Blasenfüllung im Anschluß an das intravenöse Urogramm: Exkretions-MCU (»EMCU«)

Die Blasen-Urethra-Darstellung im Anschluß an eine hochdosierte intravenöse Urographie hat den *Vorteil*, die Darstellung des oberen Harntraktes mit der des unteren in *einem* Arbeitsgang auf physiologische Weise zu kombinieren, jegliche Instrumentierung (Katheter oder Punktionsnadel) zu vermeiden, völlig komplikationsfrei und risikolos zu sein, zumal auch jede Infektionsgefahr ausgeschlossen ist. Der *Nachteil* besteht in der Verdünnung des Kontrastmittels, die für die Darstellung der Urethra z. B. bei Urethralklappen nur bedingt ausreicht, in der Unsicherheit der Diagnose eines vesiko-ureteralen Refluxes und in der Anwendbarkeit nur bei älteren Kindern (Schulalter), daher nur bedingt zu empfehlen. Für die Zystographie ist das EMCU als Behelfsmethode anzusehen.

**Indikationen.** Wie bei der MCU (s. S. 220). Schwierigkeit oder Unmöglichkeit der transurethralen Katheterisierung durch Spasmen, engen Blasenhals, Konkrement in der Urethra, Narben, Mißbildungen. Aus zeitlichen oder anderen äußeren Gründen notwendige Kombination der Untersuchung des oberen und unteren Harntraktes.

**Kontraindikationen.** Niereninsuffizienz, mangelhaft entleerte Blase, großer Restharn (z. B. bei neurogener Blase).

**Vorbereitung.** Gute Blasenentleerung, mindestens 12 Stunden Dursten. Möglichst keine Mineralwassergabe.

**Kontrastmittel.** Wasserlösliches, hochprozentiges Kontrastmittel (Urografin, Urovist, Conray) 60–76% in etwas erhöhter Dosis gegenüber dem i.v.-Urogramm.

**Dosis.** Schulkinder 2 ml Kontrastmittel/kg/KG, ab 10 Jahren 1,5 ml Kontrastmittel/kg/KG bis zu 80 ml Gesamtmenge.
Eventuell Nachinjektion bei zu geringer Blasenfüllung.

**Untersuchungsgang.** Intravenöses Urogramm wie üblich, das EMCU soll am besten 60–120 min p.i. erfolgen. Durchführung wie oben bei der MCU beschrieben.

## 12. Pneumozystographie – Doppelkontrastzystographie

Beide Methoden ergänzen Nr. 12. Die Luftfüllung der Blase ermöglicht eine bedeutend bessere Darstellung von nicht schattengebenden Konkrementen und Fremdkörpern, Polypen, Tumoren und den bei Kindern nicht seltenen Ureterozelen, die u. U. sogar dem zystoskopischen Nachweis entgehen können.
Der optische Effekt wird noch verstärkt bei der sogenannten Doppelkontrastzystographie oder mit der »Kontrastmittelpfütze« nach KNEISE-SCHOBER.

**Indikationen.** Die Gonadenbelastung beträgt bei Erwachsenen 140–220 mRem (männlich) bzw. bis fast 2000 mRem (weiblich). Die Indikation ist daher streng zu stellen und ergibt sich nach vorausgehender intravenöser Urographie und nicht befriedigender Zystographie:
Füllungsdefekte unklarer Genese und fehlende bzw. unscharfe Konturen der Harnblase. Ein schattengebendes Konkrement muß ausgeschlossen sein.

Abflußbehinderung in den Ureteren ohne erkennbare Ursache im Ostiumbereich.
Hämaturie im Zusammenhang mit den aufgeführten Symptomen.
Unmöglichkeit der Zystoskopie oder behinderte zystoskopische Diagnostik, z. B. bei Blasenblutung.

**Vorbereitung.** Sedierung ist bei Säuglingen und Kleinkindern zweckmäßig, Einführung eines Blasenkatheters wie bei der Zystographie.

**Kontrastmittel.** $CO_2$ als negatives Kontrastmittel; es ist ungefährlich und wird im Blut 30mal rascher resorbiert als Luft, die ebenso wie Sauerstoff gelegentlich Embolien verursacht.
Für die Doppelkontrastmethode ist für den positiven Kontrast Dionosil Aquosum als gut schleimhauthaftende Substanz geeignet.

**Dosierung**

|  | Gas | | positive Kontrast-mittel |
|---|---|---|---|
| Säuglinge | 40 ml | maxi- | 2 ml |
| Kleinkinder | 60 ml | male | 3–4 ml |
| Schulkinder | 80–100 ml | Dosis | 4–6 ml |

Das positive Kontrastmittel darf keine Seen in der Blase bilden, weil sonst kleinere Strukturen überlagert werden.

**Position.** Rückenlage auf dem Bucky-Tisch bzw. waagerecht gestellten Durchleuchtungsgerät.

**Fixierung und Strahlenschutz.** Wie bei der Zystographie.

**Untersuchungsgang**

*a) Pneumozystographie.* Langsame Instillation des Gases auf dem Bucky-Tisch.

*1. und 2. Aufnahme* in sagittalen Strahlengang, antero-posterior und postero-anterior, bei entsprechendem Befund zusätzlich

*3. Aufnahme im* seitlichen Strahlengang. – Dann Ablassen des Gases durch den liegenden und inzwischen abgeklemmten Katheter.

*b) Doppelkontrastzystographie.* Zunächst Einspritzen des positiven Kontrastmittels ohne Durchleuchtungskontrolle.

*1. Aufnahme* der Blasengegend, sagittaler Strahlengang. Anschließend Massage der Blasengegend, ein- bis zweimaliges Rotieren des Kindes um seine Längsachse. In leichter Kopf-

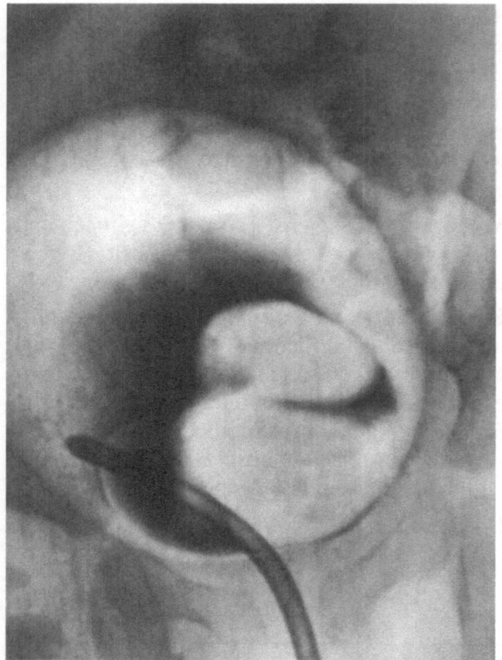

Abb. 277. Doppelkontrastzystographie, 1¹/₂jähriges Mädchen. Ureterozele

tieflage wird langsam das Gas eingeblasen und die Insufflation beendet, wenn das Kind Harndrang äußert (Abb. 277).

*2. und 3. Aufnahme,* postero-anterior und antero-posterior in leichter Kopftieflage (Blasenbodendarstellung!) oder in Horizontallage, je nachdem, wie der Befund sich am besten darstellt. Der Katheter bleibt abgeklemmt liegen.

*Aufnahmen* im schrägen Strahlengang zusätzlich je nach Befund. Dann Aufrichten des Patienten und

*4. Aufnahme im Stehen.* Hierbei bleibt der Kontrastmittelbeschlag an der Blasenwand bestehen, hebt sich vom negativen Kontrastmittel gut ab und ergibt eine gute Blasendachdarstellung

*5. Aufnahme nach* Entfernung des Katheters und Ablassen des Kontrastmittels nur bei pathologischem Befund.

**Technik.** Bei a) Aufnahmen auf dem Bucky-Tisch mit eng eingeblendetem Feld wie bei der Zystographie,
bei b) Zielaufnahmen am Durchleuchtungsgerät.

## 13. Retrograde Urethrographie

Sie wird nur bei Knaben und relativ selten angewendet; wegen der unphysiologischen Stromrichtung des Kontrastmittels ist diese Methode u. U. sogar kontraindiziert (Ventilmechanismus bei angeborenen Urethralklappen!).

**Indikationen.** Hypo- und Epispadie, Rupturen, Strikturen, Stenosen, paraurethrale Gänge und Fisteln, Divertikel, Duplikaturen.

**Vorbereitung.** Wie bei der Zystographie.

**Instrumentarium.** 10 ml-Rekordspritze mit olivenförmigem Ansatzkonus aus Gummi; statt dessen ist auch ein abgeschnittenes Katheter-

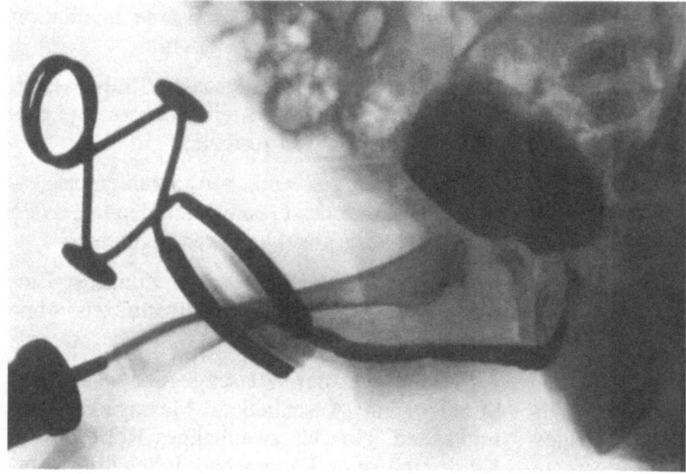

Abb. 278. Retrograde Urethrographie. Injektion mit Rekordspritze und Gummikatheter. Liegender Penisclip

stück oder ein kleiner Ballonkatheter möglich.
Penisclip.

**Kontrastmittel.** Trijodiertes wäßriges Kontrastmittel 30%ig, körperwarm.
*Dosierung.* 2–4 ml, + 1 ml pro Lebensjahr.

**Position, Fixierung und Strahlenschutz.** Wie bei
Miktions-Zystourethrographie.

**Untersuchungsgang.** Das Kind liegt auf dem
Bucky-Tisch in »Radfahrerstellung«, wie bei
der Miktions-Zystourethrographie. Der Conus
bzw. Katheter wird in die Glans penis eingeführt und unter leichtem Druck mit einem Penisclip – notfalls auch mit Daumen und Zeigefinger des Untersuchers – fixiert. Das Kontrastmittel wird sehr langsam injiziert, da sonst
leicht ein reflektorischer Sphinkterspasmus auftritt (Abb. 278).

*1. Aufnahme* während der Injektion,
*2. Aufnahme* direkt nach Ende der Injektion
und Entfernung der Penisklemme.

**Zentralstrahl.** Symphysengegend.

**Feldgröße.** Einblendung auf Blase und Urethra.

*Bemerkung.* Die Untersuchung soll mit Bildverstärker, Durchleuchtung und Zielaufnahmen durchgeführt werden.

# C. Nuklearmedizinische Untersuchungen in der Urologie

Für die Untersuchung der Nieren und ableitenden Harnwege stehen nuklearmedizinische Untersuchungen zur Verfügung, die sinnvoll in die gesamte klinische und radiologische Diagnostik einbezogen werden sollten. Sie liefern entscheidende Aussagen vor allem über die Funktion des Harntraktes und können z. T. röntgenologische Untersuchungen mit ihren wesentlich höheren Strahlenbelastungen ersetzen.

1. Dynamische Methoden
    a) Isotopennephrographie (ING)
    b) Sequenz- und Funktionsszintigraphie
    c) Seitengetrennte Nieren-Clearancebestimmung
2. Statische Nierenszintigraphie
3. Isotopen-Miktionszystographie

### (1a) Die Isotopennephrographie (ING)

ist die einfachste Methode zur seitengetrennten Funktionsbeurteilung mit der geringsten Strahlenbelastung. Eine nierenpflichtige, vorwiegend tubulär ausgeschiedene Substanz wird mit einem Nuklid markiert und intravenös injiziert. Während der Ausscheidung werden mit Meßsonden über Niere und Blase bzw. mit einer Gamma-Kamera Zeitaktivitätskurven aufgezeichnet. Man erhält Aufschlüsse über die Sekretionsleistung und den Harnabfluß. Bei gleichzeitiger Messung der Ganzkörperaktivität und der Bestimmung der Aktivität in Serumproben ist die Berechnung der seitengetrennten Clearance möglich (1 c).

**Indikationen.** Das ING gehört zur Basisuntersuchung bei Nierenerkrankungen mit Parenchymschädigung; bei chronischem Verlauf können Kontrolluntersuchungen vielfach ein intravenöses Urogramm ersetzen, vor allem bei den chronisch rezidivierenden Harnwegsinfektionen mit und ohne vesikorenalen Reflux.

**Kontraindikationen.** Keine. Die Methode ist nutzlos bei raumfordernden Prozessen, Glomerulonephritis, Niereninsuffizienz mit Serum-Kreatinin über 3 mg%.

**Vorbereitung.** Blockade der Schilddrüse mit Natriumpertechnetat (s. Fußnote S. 54). Keine Medikamente. 1/2 Stunde vor der Untersuchung erhält der Patient 10–15 ml/kg Tee oder ähnliche Flüssigkeiten zur Erzeugung einer Diurese. Vor Beginn der Untersuchung sollte die Blase entleert werden.

**Sedierung und Fixierung.** Die Untersuchung dauert 20–30 Minuten. In dieser Zeit soll sich das Kind nicht bewegen. Das Ausmaß der medikamentösen Sedierung und der Fixierung muß danach bemessen sein.

**Untersuchungsgang.** Patient in Bauchlage, Meßköpfe über Nieren und Blase, Lokalisierung nach dem intravenösen Urogramm oder nach Vorinjektion einer kleinen Nuklidmenge.

Rasche Injektion von $^{131}$J-Orthojodhippursäure (Hippuran), 0,2 µCi/kg – bei Untersuchung mit der Kamera muß die Dosis etwa 8 µCi/kg und die Gesamtdosis 40–300 µCi betragen. Mit der Injektion beginnt die Aufzeichnung der Aktivitätskurven. Die biologische Halbwertzeit beträgt etwa 25 Minuten bei normaler Nierenfunktion.

Nach dem ING soll der Patient häufig die Blase entleeren und reichlich trinken .

*Bemerkungen.* Günstiger ist die Verwendung von $^{123}$J-Hippuran, Halbwertzeit 13,3 Stunden; die Bildqualität ist wesentlich besser, die diagnostischen Aussagen werden präziser. Die applizierte Aktivität kann höher dosiert werden, trotzdem bleibt die Strahlenbelastung gegenüber der Verwendung von $^{131}$J-Hippuran etwa gleich, die der Schilddrüse wird um 95% reduziert.

### (1b) Sequenz- und Funktionsszintigraphie

Bei der Sequenzszintigraphie wird eine Serie von Einzelaufnahmen nach der Applikation der Aktivität hergestellt; die Funktionsszintigraphie erfordert neben der Gamma-Kammera einen Rechner. Die erforderliche Aktivität ist wensentlich höher als bei dem ING mit 2 Detektoren; die Untersuchung mit der Kamera hat den großen Vorteil, daß gleichzeitig Funktion und Morphologie erfaßt werden.

**Indikationen.** Harnabflußstörungen, Nierentrauma, Differentialdiagnose der einseitig stummen Niere im i.v.-Urogramm.
Verlaufskontrollen bei Transplantatnieren.
In der Notfalldiagnostik (Anurie-Oligurie, Kolik, Hämaturie).
Seitengetrennte Nieren-Clearance s. 1 c.

**Untersuchungsgang.** Vorbereitung wie zum ING; Rasche Injektion von 8–10 µCi/kg $^{131}$J-Hippuran bzw. 8–10 µCi/kg $^{123}$J-Hippuran. Die Mindestmenge für beide Substanzen beträgt

100 μCi. Aufzeichnung der Funktionskurven über jeder Nierenregion sowie über gewünschten Teilbereichen (z. B. Rinde, oberer oder unterer Pol), Sequenzszintigraphie zunächst alle 10 Sekunden, dann 1 Bild/min bis 5 Minuten p.i., anschließend nach 10, 15 und 20 Minuten und je nach Befund auch länger.

**Die Perfusions-Szintigraphie oder Nuklid-Angiographie** ist eine Variation von 1 b und besonders zur Darstellung der vaskulären Phase einschließlich der Aorta geeignet.

**Indikationen.** Prärenale Nierenfunktionsstörung. Differentialdiagnose Tumor oder Zyste (s. Ultraschalldiagnostik!), Trauma, lokalisierte Durchblutungsstörungen, Kontrolle eines Nierentransplantates.

**Untersuchungsgang.** Applikation einer relativ hohen Aktivität durch Verwendung von $^{99m}$Tc-Pertechnetat oder Technetium-Komplexen (DTPA, Glucoheptonat, Eisen-Ascorbinsäure-DTPA) 100–200 μCi/kg intravenös. Bei den Technetium-Komplexen kann anschließend ein statisches Nierenszintigramm aufgezeichnet werden.

### (1 c) Seitengetrennte Nierenclearance

Durch die zusätzliche Bestimmung der Eliminationszeit des Nuklids aus dem Körper mittels externer Messung und gleichzeitiger Bestimmung der Aktivität in Serumproben kann bei dem Isotopennephrogramm die Clearance des Radiopharmakons bestimmt werden. Sie entspricht etwa der PAH-Clearance, ist jedoch einfacher durchführbar, die Genauigkeit reicht für klinische Zwecke aus. Zu den Detektoren über den Nieren werden zusätzlich 1–2 Meßsonden außerhalb der Nieren zur Bestimmung der Ganzkörperaktivität benötigt. – Die Methode ist auch mit einer Kamera durchführbar. *Bemerkung.* Die glomeruläre Funktion der Nieren kann mit $^{113m}$In-DTPA, $^{51}$Cr-EDTA und $^{125}$J-Jothalamat bestimmt werden.

### (2) Die statische Nierenszintigraphie

**Prinzip.** Die radioaktiv markierten Substanzen sollen über längere Zeit und möglichst gleichmäßig in der Niere angereichert und fixiert werden; sie geben dadurch Informationen über Lage, Form und Größe des Organs sowie über Speicherdefekte.
Die Untersuchungen sind mit einem Scanner oder einer Gamma-Kamera möglich.

**Verwendete Radiopharmaka.** $^{99m}$Tc-Eisen-Ascorbinsäure-DTPA (»Renotec«). Die Substanz haftet in den proximalen Tubuli. Dosis 70–200 μCi/kg je nach Autor.
$^{99m}$Tc-DMSA (Dimercaptosuccinic acid) 0,5–2 mCi, sehr gute Anreicherung in der Nierenrinde, dadurch etwas höhere Strahlenbelastung der Nieren. Weitere Technetiumpräparate mit Glucoheptonat und Penicillamin.

**Indikationen.** Mißbildungen, wie z. B. Hufeisenniere, Dystopie, Aplasie bzw. Differentialdiagnose der einseitig stummen Niere. Trauma. Vor einer Nierenangiographie. Raumfordernde Prozesse wie Tumoren, Zysten und Abszesse werden besser mit der Ultraschalldiagnostik und der Computertomographie erfaßt.

**Kontraindikationen.** Keine, bei stark eingeschränkter Nierenfunktion wenig Nutzen.

**Vorbereitung.** Ausreichende Flüssigkeitszufuhr, Blase entleeren, Blockade der Schilddrüse mit Natriumperchlorat (s. Fußnote S. 54).

**Sedierung und Fixierung.** Der Patient muß für 30–40 Minuten ruhig liegen, bei Verwendung einer Gamma-Kamera pro Aufnahme 3–5 Minuten. eine Sedierung kann bei Säuglingen und Kleinkindern erforderlich sein.

**Untersuchungsgang.** 30–60 Minuten nach intravenöser Injektion des Nuklids beginnt die Aufzeichnung in Bauchlage. Bei verzögerter Anreicherung auch Spätaufnahme nach 4, 6 und gelegentlich 24 Stunden. Ggfs. sind Zusatzeinstellungen erforderlich.
Die Methode kann auch im Anschluß an eine Perfusionsszintigraphie durchgeführt werden.

### (3) Die Isotopen-Miktionszystographie

**Prinzip.** *Indirekte Methode:* Nach einem ING oder einem Nierenszintigramm und ausreichender Aktivität in der Blase wird die Aktivität über den Nieren kontinuierlich registriert. Ein erneuter deutlicher Anstieg bedeutet Reflux. Entsprechendes Vorgehen während und nach der Miktion.

*Direkte Methode:* Instillation von Nukliden durch einen Blasenkatheter wie beim MCU, sonst wie bei der indirekten Methode.
Für beide Verfahren ist eine Gamma-Kamera erforderlich.

**Indikationen.** Wegen der bedeutend geringeren Strahlenbelastung gegenüber den analogen

Röntgenmethode sollte die Isotopenzystographie häufig eingesetzt werden, z. B. als Screening-Methode und bei Kontrolluntersuchungen nach konservativer und operativer Behandlung. Refluxe nur in die Ureteren können übersehen werden, eine Diagnostik der Urethra ist nicht möglich.

**Vorbereitung, Sedierung, Fixierung** s. Miktions-Zystourethrogramm S. 220.

**Untersuchungsgang.** *Indirekte Methode:* Im Anschluß an eine ING mit $^{131}$J- oder $^{123}$J-Hippuran läßt man den Patienten reichlich trinken, um den Abfluß der Aktivität in die Blase zu fördern. Sequenzaufnahmen des Harntraktes mit der Kamera und Aufzeichnung der Aktivitätskurven über den Nieren vor, während und nach eine Miktion.

Das gleiche Verfahren ist auch nach einem statischen Nierenszintigramm möglich, der Zeitaufwand ist größer.

*Direkte Methode:* Instillation von 500 µCi $^{99m}$Tc-Pertechnetat in die Blase, anschließend Auffüllen der Blase mit physiologischer NaCl-Lösung unter Registrierung auf dem Oszilloskop, ggf. Sequenzaufnahmen; Aufzeichnung der Aktivitätskurven über den Nieren. Dann Miktion im Liegen oder Sitzen mit fortlaufender Aufzeichnung; bei Reflux auch Prüfung der Abflußverhältnisse und des Restvolumens in der Blase.

Bei der Miktion muß der Blaseninhalt sorgfältig aufgefangen werden (Topf, Urinflasche, Anklebbeutel). –

## Strahlenbelastung bei nuklearmedizinischen Untersuchungen in der Urologie

Die Angaben verschiedener Autoren sind unterschiedlich, die Werte für die Blase und damit auch für die Gonaden sind erheblich von der Häufigkeit ihrer Entleerung abhängig. Allgemein nimmt die Strahlenbelastung mit abnehmender Körpergröße zu (Tabelle 18).

*Isotopen-Zystographie (direkte Methode).* Bei Verwendung von 1 mCi $^{99m}$Tc-Pertechnetat und 30 Minuten Dauer der Untersuchung:
Blasenwand     20 mrad
Gonaden     5 mrad

*Strahlenbelastung bei urologischen Röntgenuntersuchungen zum Vergleich:* i. v.-Urographie (4 Aufnahmen):
Ganzkörper     30–     70 mrad
Hautdosis     200–     750 mrad
Ovarien     100–> 1000 mrad
Testes mit
Bleischutz 12     mrad

*Miktions-Zystourethrogramm:* Sehr differente Angaben je nach Untersuchungsbedingungen! (Durchleuchtungsdauer,     Bildverstärkerfernsehkette, 70 mm Technik etc.)
Ovarien     200–     800 mrad
Testes     30–> 1000 mrad

Tabelle 18. Strahlenbelastung in mrad/µCi

| Substanz | Ganzkörper | Gonaden | Nieren | Schilddrüse (blockiert) | Blase |
|---|---|---|---|---|---|
| $^{123}$J-Hippuran | 0,001–0,04 | 0,01–0,3 | 0,06 | 0,3 | |
| $^{131}$J-Hippuran | 0,01–0,3 | 0,02–0,2 | 0,1–0,2 | 40 | 0,4–8 |
| $^{99m}$Tc-Pertechnetat | 0,01–0,02 | 0,01–0,04 | 0,1 | 0,1–0,5 | Ausscheidung auch im Magen |
| $^{99m}$Tc-Glucoheptonat | 0,007 | 0,02 | 0,17 | | 0,8 |
| $^{99m}$Tc-Fe-Ascorbinsäure-Komplex | 0,005 | 0,02–0,05 | 0,3–1,0 | | 0,4 |
| $^{99m}$Tc-DMSA | 0,016 | 0,02 | 0,6 | | 0,3 |

# D. Genitale

## 14. Retrograde Zysto-Kolpographie

Da diese Untersuchung von den Größenverhältnissen unabhängig ist, kann sie schon vom Neugeborenenalter an, wenn eine manuelle Untersuchung wegen der kleinen Organe noch nicht möglich ist, durchgeführt werden. Die Kolpographie stellt somit postnatal die einzige Untersuchung dar, die über die anatomische Situation detaillierte Auskunft geben kann; dadurch läßt sich eine operative Exploration vermeiden.

Die Röntgendiagnostik leistet wertvolle Hilfe bei den Gynatresien des Neugeborenenalters, wie dem Hydrometrokolpos, einer pathologischen Schleimhautretention im weiblichen Genitale infolge von Fehlbildungen (Vaginalatresie, Doppelbildung) oder Hymen imperforatus. In der Regel sollte ein MCU vorausgehen, wobei sich unter Abklemmung des Meatus externus oft schon ein Sinus urogenitalis nachweisen läßt.

**Indikationen.** Alle Genitalmißbildungen, insbesondere Verdacht auf Interesexualität bzw. Gonadendysgenesie: Klinefelter-Syndrom, Turner-Syndrom, Triplo-X-Syndrom, adrenogenitales Syndrom, Klitorishypertrophie, Sinus urogenitalis, Hypospadia scrotalis.

Verdacht auf Hydrometrokolpos. Klinisch: Unterbauchtumor beim Neugeborenen im Zusammenhang mit Behinderung der Nachbarorgane (Harn- und Stuhlverhaltung). Äußerlich ist oft zwischen den Labien eine pralle tumorartige Vorwölbung sichtbar, die auch rektal als prallelastische Geschwulst palpiert werden kann.

**Vorbereitung.** Säuglinge und Kleinkinder bedürfen stärkerer Sedierung, eventuell Narkose.

**Instrumentarium.** Einmal-Plastikkonus, einer Spritze direkt aufsetzbar oder Konus nach FORTIER-BEAULIEU (Plastikkonus am Ende eines Kunststoffkatheters) oder Ballonkatheter. Bei der Kathetermethode: Kunststoffkatheter und gebogener starrer Metallkatheter, Knopfsonde, Pinzette, Desinfektionsmittel.

**Kontrastmittel.** Wasserlösliches trijodiertes Kontrastmittel (Urografin 30%, Endografin).

**Position.** Kontrastmittelfüllung in Rückenlage.

**Fixierung.** Wenn keine Narkose angewendet wird: Säuglinge und Kleinkinder müssen gehalten werden.

**Strahlenschutz.** Nicht möglich.

**Untersuchungsgang.** Die Untersuchung wird am besten auf dem horizontal gestellten Durchleuchtungstisch durchgeführt und das Kontrastmittel unter Durchleuchtungskontrolle injiziert. Für die Applikation des Kontrastmittels gibt es zwei Möglichkeiten, von denen beim Mißlingen der einen Technik die andere eingesetzt werden sollte:

*a) Injektion durch einen Spezialkonus,* ähnlich der retrograden Urethrographie. Hierbei wird versucht, mittels des der Urethraöffnung angedrückten Konus Kontrastmittel in das Gangsystem zu drücken (»Flushing-Technik«). Sind mehrere Öffnungen vorhanden, so wird in jedes Orificium mit einer gesonderten Konusspitze instilliert, wobei sich der Patient zweckmäßigerweise auf dem Durchleuchtungstisch in Seitenlage befindet und die Instillation unter Durchleuchtungskontrolle mit Bildverstärkerfernsehkette beobachtet und mit Zielaufnahmen (Mittelformattechnik) festgehalten wird. Verwendet man den dem Katheter aufgesetzten Plastikkonus, so wird dieser mit Heftpflaster am Ostium fixiert.

Bei Nichtgelingen empfiehlt sich die von SHOPFNER empfohlene und auch von uns bevorzugte

*b) Kathetertechnik:* Der Katheter wird in Rückenlage zunächst weit eingeführt (bei 2 Ostien primär 2 Katheter). Nach Drehung auf die Seite kontrolliert man unter Kontrastmittelinjektion die Lage. Gelegentlich gelangt man sofort in die Vagina. Nach deren Füllung (Zielaufnahmen) kann dann entweder mit einem 2. Katheter die Blase katheterisiert oder suprapubisch gefüllt werden, so daß unter Miktion die Vereinigungsstelle von Urethra und Sinus urogenitalis darstellbar ist. Häufiger gelangt man zunächst in die Harnblase und füllt diese mit niederprozentigem Kontrastmittel (30%). Gelingt die nachfolgende Katheterisierung der Vagina nicht, so läßt sich deren Abgang meist mit starrem und endständig leicht gebogenem Metallkatheter abtasten, wobei die Krümmung entgegen der Krümmung des Sinus urogenitalis bzw. der Urethra gehalten werden muß.

Hierbei wird dann zur besseren Kontrastierung gegenüber der Blase 76%iges Kontrastmittel verwendet.

*Zielaufnahmen* in Mittelformattechnik von den verschiedenen Füllungsphasen in 2 Ebenen (Abb. 279).

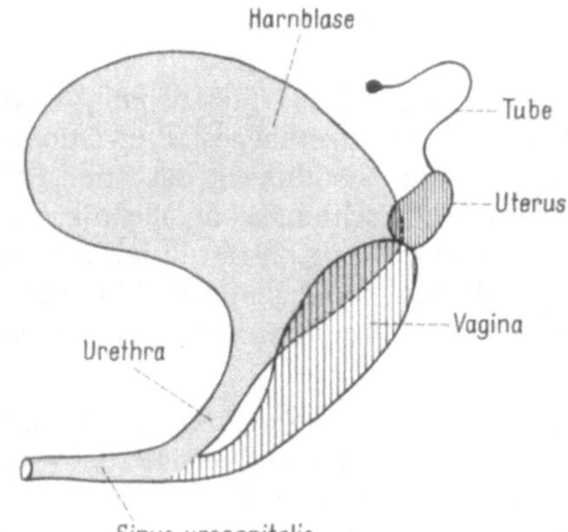



Abb. 279a–c. Retrograde Zysto-Kolpographie, 1jähriges Kind. Sinus urogenitalis. a) Situationsskizze. b) Aufnahme im seitlichen Strahlengang nach Füllung von Blase und Vagina durch den Sinus. c) Aufnahme im sagittalen Strahlengang nach erneuter Katheterisierung der Vagina. Diese projiziert sich in den Blasenschatten; Rückfluß in Uterus und Tube

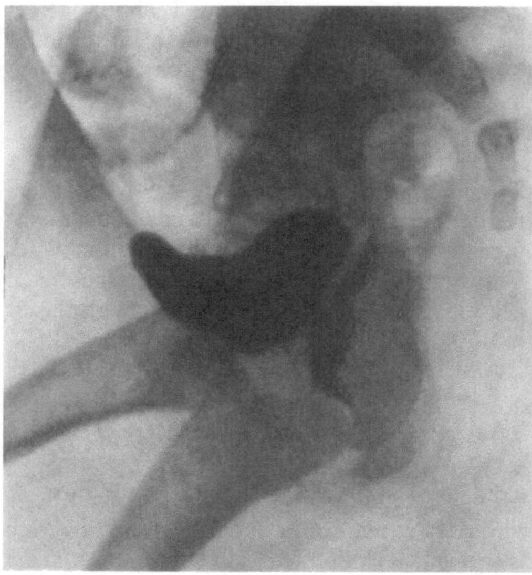

b

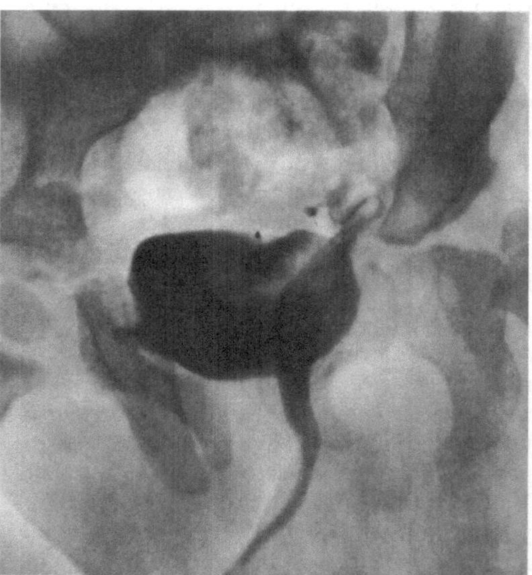

c

Beim *Hydrometrokolpos* geht man ähnlich vor: Die Blase wird zunächst katheterisiert, um die Harnretention zu beseitigen; sie kann zur erheblichen Aufstauung des Urins in den Ureteren und Nieren bis zum Bilde der Hydroureteren und Hydronephrose führen. Anschließend Einführen einer stumpfen Kanüle oder eines dünnen Katheters und Kontrastmittelfüllung der von Schleimmassen prallgefüllten und dilatierten Vagina bzw. des meist gleichzeitig erweiterten Uterus:

*1. Aufnahme* der Unterbauchgegend streng seitlich (Abb. 280).

*2. Aufnahme* der Unterbauchgegend in Rückenlage sagittal.

*Bemerkungen.* Gelingt es mit der angegebenen Methode nicht, die anatomischen Verhältnisse zu klären, so läßt sich der *Sinus urogenitalis* auch mit dem Zystoskop bzw. Urethroskop untersuchen. Bei hoher Mündung wird in die Vaginalöffnung ein Ureterenkatheter eingelegt und Kontrastmittel instilliert. Damit gelingt eine Kolpographie immer, eventuell auch eine Hysterosalpingographie. Mündet die Vagina tief mit breiter Kommunikation zum Sinus urogenitalis, so kann das Instrument in die Scheide selbst eingeführt werden. Durch Sondierung des Zervikalkanals mit dem Ureterenkatheter läßt sich dann ein regelrechtes Hysterosalpingogramm erzielen.

Beim Nachweis eines *Hydrometrokolpos* sollte immer nach weiteren Mißbildungen des Urogenitaltraktes gefahndet werden (intravenöse Urographie und MCU).

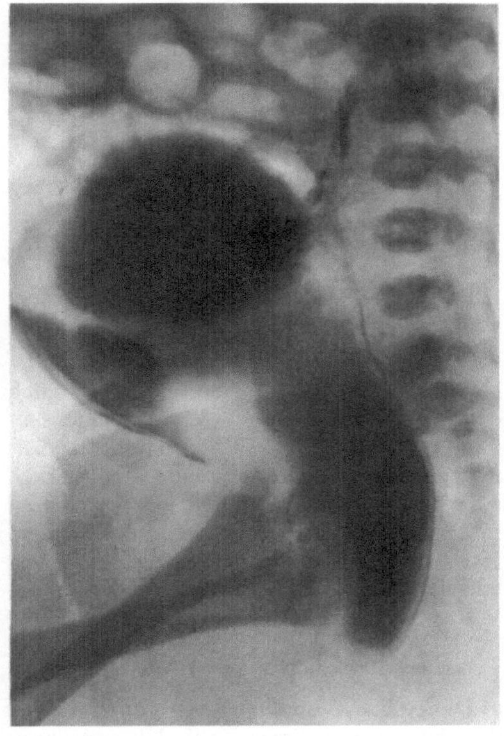

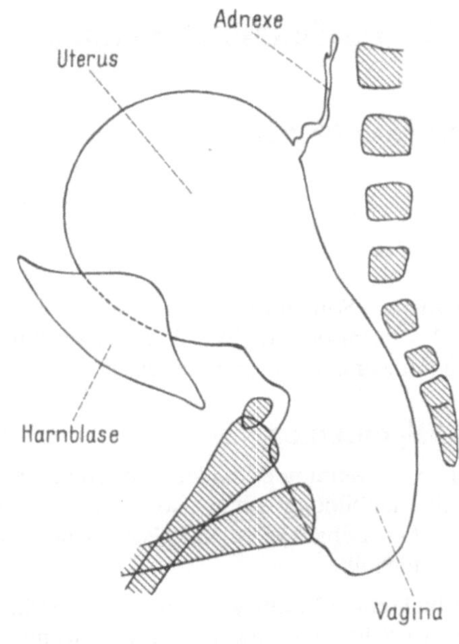


Abb. 280a, b. Kolpographie, 1 Monat altes Mädchen. Aufnahme. Enorme Vergrößerung von Vagina und Uterus (Hydrometrokolpos)

a

# VI. Ultraschalluntersuchung

R. D. SCHULZ (Stuttgart)

*Synonyme:* Sonografie, Sonography, Ultrasound, Ultrasonography, Ultraschallschnittbilduntersuchung, Sonotomographie

## A. Allgemeines

**Prinzip.** Zweidimensionale, maßstabgetreue Weichteilabbildung ohne Kontrastmittelgabe durch Ultraschallwellen mittels verschiedener Gerätetechniken.

**Physikalische Grundlagen.** Bei der Beschreibung wird im wesentlichen die Erfahrung mit dem schnellen B-Bild (Vidoson Firma Siemens) zugrunde gelegt. Die verschiedenen Gerätetechniken sind aber im Prinzip – bei manchen Unterschieden im Detail – vergleichbar.
Mechanische Wellen einer Frequenz von $16\,000{-}10^9$ Hz nennt man Ultraschall. In der medizinischen Diagnostik werden Wellenlängen von $1{-}10$ MHz verwendet (Vidoson: $2{,}5$ MHz). Der Ultraschallschwinger (Transducer) ist sowohl Sender als auch Empfänger. Der kleinste Abstand zweier Bildpunkte wird als Auflösungsvermögen des Ultraschalls bezeichnet. Physikalisch ist das Auflösungsvermögen bei einer Frequenz von $2.5$ MHz $0{,}6$ mm; tatsächlich ist das Auflösungsvermögen für das menschliche Auge etwa $5{-}10$ mm.
Der Ultraschall wird bei einer Passage im Gewebe durch Reflexion, Absorption, Brechung und Streuung verändert. Die *Reflexionen* des Schalles (Echos) sind die in der Medizin wesentlichen Informationsübermittler. An den Grenzflächen zwischen verschiedenen Geweben, die unterschiedliche akustische Eigenschaften aufweisen (Impedanzen), wird der Ultraschall ganz oder teilweise reflektiert. Beim Durchschallen von biologischen Geweben sind die Impedanzunterschiede – von gashaltigen Organen und Knochen abgesehen – relativ gering; nur ein kleiner Teil des Schalles wird reflektiert, der größte Teil wird transmittiert. Der Ultraschallsender »schießt« Impulse in den Körper hinein. In den Sendepausen empfängt er Echos von den verschiedenen Grenzflächen.

Diese Echos werden verstärkt und auf einem Oszilloskop bzw. Monitor als Leuchtpunkt maßstabgetreu abgebildet.

**Nebenwirkungen.** Schädliche Wirkungen durch den Ultraschall sind von der Schallintensität und -frequenz abhängig. Bei den in der medizinischen Diagnostik verwendeten Schallstärken (weniger als $50$ mWatt/cm$^2$) und Frequenzen sind nachteilige Wirkungen nicht zu befürchten. Dies haben Tierexperimente, Beschallungen von Zellkulturen und Nachuntersuchungen bestätigen können.

**Typische Ultraschallverfahren**

**a) Das A-Scan-Verfahren** (A = Amplitude) ist das einfachste eindimensionale Ultraschallverfahren. Es wird vor allem in der Echoenzephalographie angewendet. Durch Echos wird ein Elektronenstrahl über das Bild einer Kathodenstrahlröhre abgelenkt, wobei die Ablenkung (= Amplitudenhöhe) stufenlos der Intensität der Echos entspricht. Das Echosignal wird als Zacke auf einer horizontalen Basislinie aufgezeichnet.

**b) Ultraschall-Doppler-Verfahren.** Dabei benutzt man den Dopplereffekt. Der Ultraschall wird an sich bewegenden Grenzflächen reflektiert und erfährt dabei eine Zu- oder Abnahme der Frequenz. Aus dieser Frequenzveränderung kann man z. B. auf die Richtung und die Geschwindigkeit des Blutstromes oder die Bewegung einer Herzklappe Rückschlüsse ziehen. Die Verwendung von Dauerschall ist die Regel. Die Dopplerfrequenz liegt im Größenbereich von $1{-}5$ KHz.

**c) Time-motion-Verfahren** (= TM-Verfahren, M-mode). Dieses Verfahren wird vor allem in der Kardiologie zur Beurteilung der Herzklappentätigkeit angewendet. Trifft der Ultraschallimpuls auf eine bewegte Grenzfläche, so ruft die Bewegung der Grenzfläche eine Veränderung des entsprechenden Bildpunktes hervor. Wenn man die Wanderung des Bildpunktes fortlaufend registriert, kann man auf einem

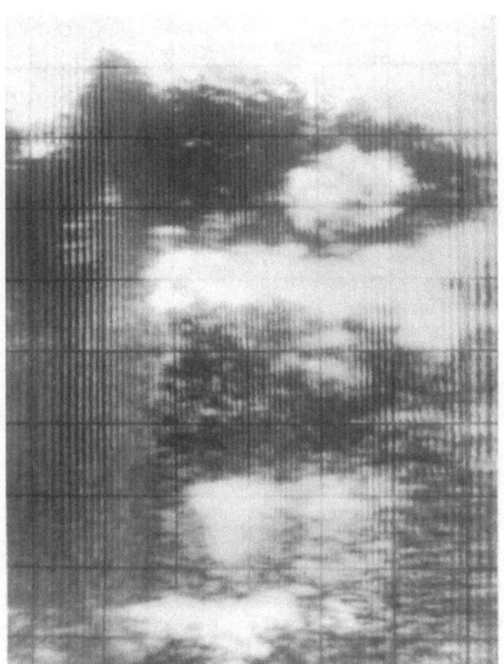

Abb. 281. Beispiele eines Längsschnittes mit dem schnellen B-Scan-Verfahren: Linke Niere mit einem echoarmen Tumor am oberen Pol.

speziellen Papierstreifen dokumentarisch (entsprechend dem EKG) die Geschwindigkeit und den Grad der Bewegung auswerten.

**d) B-Scan-Verfahren** (B = Brightness): Es ist das eigentlich bildgebende Ultraschallverfahren. Ein Ultraschallschwinger (Sender und Empfänger) dreht sich im Brennpunkt eines Parabolspiegels. Er sendet 16 mal pro Sekunde parallele Ultraschallimpulse aus (Parallel-Scan-Prinzip). Andere Systeme arbeiten mit konvergierendem (Convergent-Scan), divergierendem (Divergent-Scan) oder kombiniertem (Multi-Scan, Mixed-Scan) Ultraschallwellenverlauf. Jedes System hat Vorteile (z. B. Umgehen von schalltoten Regionen mit dem Mixed-Scan) und Nachteile (z. B. Bildfehler durch Inhomogenitäten im Schallfeld beim Mixed-Scan).

Der Sender liegt beim Vidoson in einem wassergefüllten Behälter der zum Patienten mit einer flexiblen Plastikfolie abgeschlossen ist. Jeder Ultraschallstrahl entspricht einer Bildzeile des B-Bildes. Der Applikator (Ultraschallsender) wird von Hand geführt (elektronische Parallelverschiebung möglich). Beim *schnellen B-Bild-Verfahren* ist ein Bildaufbau in 70 msec. möglich. Wie beim Bild des Fernsehens entsteht dadurch für den Untersucher der Eindruck eines Gesamtbildes. Die Eindringtiefe des Ultraschalles ist apparateabhängig zwischen 16–40 cm (beim Vidoson 735/20 cm). Die Schnittflächendicke beträgt 3 bis 4 mm. Die schnelle Bildfolge (15–40 Bilder/sec) erlaubt eine kontinuierliche zeitlich reale (auch Real-time-Verfahren genannt) Beobachtung des untersuchten Organs und von Pulsationen und Atemverschiebungen. Die Echos können in Abhängigkeit von ihrer Intensität unterschiedlich hell abgebildet werden (Grauabstufung, Gray-scale). (Abb. 281).

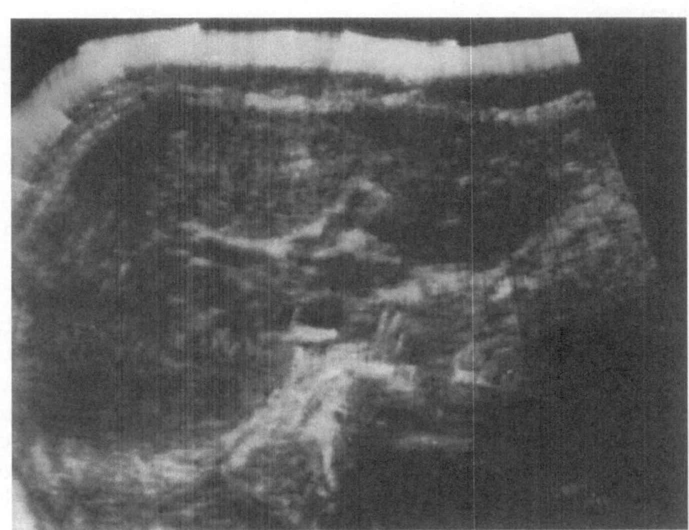

Abb. 282. Beispiele eines Querschnittes mit dem Compound-Scan: Rechter und linker Leberlappen mit Portalvenenverzweigung, Aorta und Wirbelsäule.

**Compound-Scan-Verfahren**

Es ist ebenfalls ein bildgebendes Verfahren. Mit einem kleinen stabförmigen Schallkopf »umfährt« man den zu untersuchenden Körperquer- oder -längsschnitt. Der Ultraschallsender wird direkt auf den Körper (ohne Wasservorlaufstrecke) aufgelegt (Kontakt-Scan). Bei dieser Technik kann man mit verschiedenem Schallwellenverlauf arbeiten (konvergierend, divergierend oder kombiniert). Beim bisherigen Compound-Scan-Verfahren, das vor allem in Amerika verwendet wird, ist eine Grauwertdarstellung nicht erreichbar. Ein Echo wird auf der Speicherröhre von einer gewissen Intensität ab als ein immer gleich heller Punkt abgebildet. Inzwischen sind aber Geräte entwickelt worden, die über einen Scan-Converter eine abgestufte Grauwertskala besitzen.

Der Bildaufbau eines Querschnittes dauert beim Compound-Scan-Verfahren länger, da man beim einmaligen Aufsetzen des Senders erst einen kleinen Sektor des Querschnittes erhält. Dagegen erhält man beim schnellen B-Scan Verfahren praktisch sofort eine ganze Schnittebene, was bei unruhigen Kindern vorteilhaft ist. Ein Bewegungsablauf kann mit dem Compound-Scan nicht geprüft werden (z. B. Atemverschiebung der Organe, Aortenpulsationen). Die gezielte Einfinger-Palpation ist nicht möglich. Vorteilhaft sind dagegen: der kleine Schallkopf, keine Ankopplungsschwierigkeiten und die Möglichkeit, einfacher sog. schalltote Zonen zu umgehen und hinter diesen eine Organdarstellung zu erreichen. (Abb. 282).

**Geräte**

Beispiele für Ultraschallgeräte mit dem schnellen B-Bild-Verfahren:
Abb. 283 (Vidoson 735/Siemens)
Abb. 284 (Sono Diagnost R/Philips)
Beispiel für Ultraschallgerät mit dem Compound-Scan-Verfahren:
Abb. 285 (Tomoson/Siemens).

**Bildfehler**

An Knochen und gashaltigen Organen wird der Ultraschall gewöhnlich so stark geschwächt, daß hinter diese Region keine verwertbare Schallenergie mehr gelangt: *Schallschatten.* Aus dieser Region können demnach keine Informationen gewonnen werden. Manchmal hilft eine

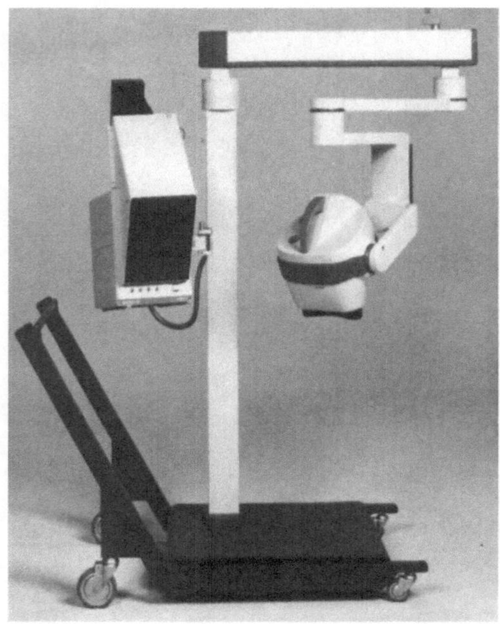

Abb. 283. Ultraschallgerät Vidoson 735, schnelles B-scan Verfahren (Firma Siemens)

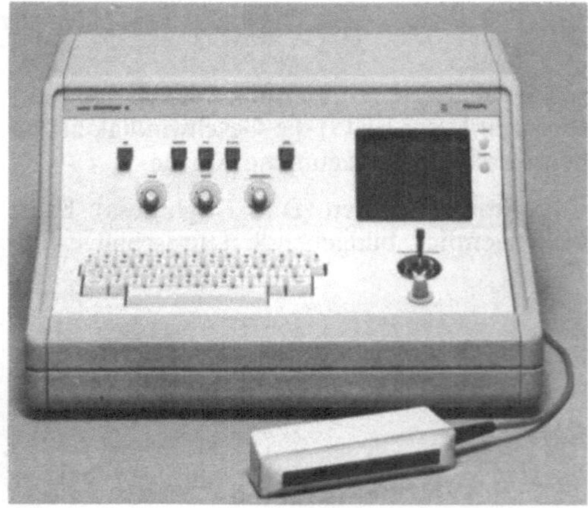

Abb. 284. Ultraschallgerät Sono DIAGNOST R, schnelles B-scan Verfahren (Firma Philips)

andere Schnittebene, um aus dieser Region doch verwertbare Echostrukturen zu gewinnen. Manchmal sind die Schatten auch diagnostisch wichtig: Steinschatten.
Weitere typische Beispiele sind die sog. *gekreuzten Klingen* in der oberen Bildhälfte, wellenförmige Schwingungen, und der sog. *Membranreflex* im unteren Bilddrittel.

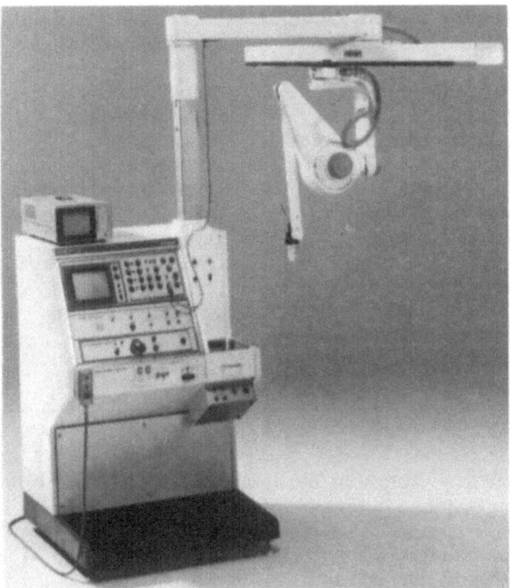

Abb. 285. Ultraschallgerät Tomoson, Compound-Scan-Verfahren (Firma Siemens)

Kleine artifizielle Lichtpunkte auf dem Monitor bleiben beim Verstellen des Applikators bestehen, während *Gewebereflexe* wandern.

*Reflexe* können auch an Teilchen in der Wasservorlaufstrecke entstehen. Sie stellen sich ohne Kontakt des Applikators mit dem Patienten als schwimmende Lichtpunkte dar; dann muß das Wasser gewechselt werden.

Ein überhitztes Gerät kann eine Verschlechterung der Bildqualität bewirken: *Verstärkerrauschen*. Manchmal macht ein gleichmäßiger Schleier von Reflexen – besonders bei adipösen Patienten – das Ultraschallbild nicht beurteilbar. Man nimmt an, daß diese Erscheinung durch vermehrte Streuung verursacht ist. Fehleinstellungen an den Reglern für Tiefenausgleich, Schwelle und Bildschirmhelligkeit können zu Abbildungsfehlern führen.

Tabelle 1. Vorzüge der Ultraschallschnittbilduntersuchung

| | |
|---|---|
| gefahrlos | geringe Belästigung |
| Keine Kontraindikation | jederzeit wiederholbar |
| Kein Kontrastmittel erforderlich | kurze Untersuchungsdauer |
| Unabhängig von Organfunktion | bed-side-Methode möglich |
| Beurteilung aller parenchymatösen Organe in einem Untersuchungsgang | Ein-Mann-Methode |
| | geringe Betriebskosten |

Tabelle 2. Indikationen zur Ultraschallschnittbilduntersuchung des Abdomen im Kindesalter

| | |
|---|---|
| Abdomen: | Identifizierung ungeklärter abdominaler Massen, Aszites, ungeklärte Bauchbeschwerden, Zwerchfellhochstand ungeklärter Ursache, Morbus Crohn, Abszeß. |
| Leber: | Differentialdiagnose der Lebervergrößerung, umschriebene Leberveränderungen (Zysten, Tumoren, Echinococcen, Abszeß, Hämatom). Ikterus, subphrenischer Abszeß. (Klärung von Speicherdefekten im Leberszintigramm). |
| Gallenwege: | Gallenblasenhydrops. Verdacht auf Gallensteine, negatives Cholezystogramm, Ikterus, Choledochuszyste. |
| Milz: | Milzgrößenbestimmung, Differentialdiagnose der Milzvergrößerung (Zyste, Tumor, Blutung), Systemerkrankung, Verdacht auf Milzruptur. |
| Pankreas: | Pankreasvergrößerung: akute oder chronische Pankreatitis, Verdacht auf Pankreaspseudozysten (posttraumatisch oder entzündlich), Pankreasadenom. |
| Bauchgefäße: | Verdacht auf Aneurysma, Verdacht auf Verdrängung bzw. Kompression der Vena cava inferior. |
| Lymphknoten: | Verdacht auf Lymphknotenvergrößerung im Abdomen (paraaortal, parakaval, retrohepatisch, Leberpforte). Verdacht auf Lymphknotenmetastasen. |
| Nieren: | Lage, Größe, Form, Parenchymdicke. Diff. Diagnose der Nierentumoren: solider Tumor, Nierenzyste, Zystennieren, Hydronephrose, Negatives Urogramm (sogenannte stumme Niere). Schrumpfniere. Verdacht auf Nierenruptur. Verdacht auf Nierenaplasie. Nierensteine, Nierenanomalie, pararenale Tumoren. Postoperative Kontrolle nach plastischen Operationen. Paranephritischer Abszeß (Atemverschieblichkeit). |
| Harnblase: | Restharnnachweis, Harnblasentumoren, orientierende Untersuchung vor Blasenpunktion. |
| Vor Punktionen: | Ultraschall-gezielte Punktionen von Leber, Nieren, Milz, Weichteilen, Aszites. |
| Notfalluntersuchung: | bei Schwerkranken, bewußtlosen Patienten, sog. bed-side-Methode. |

**Dokumentation**

Schriftliche Fixierung des Befundes direkt nach der Untersuchung ist zu empfehlen. Eine gewisse Standardisierung der Befundung ist ähnlich wie beim Röntgenbefund zweckmäßig. Bei schwierigen pathologischen Befunden hat sich auch eine kurze Situationsskizze bewährt. Die Bilddokumentation des schnellen B-Bildes ist schwierig. Die Untersuchung besteht immer aus vielen Schnittebenen jedes Organes. Man kann aber aus Kostengründen nur einige wenige dokumentieren. Die Bewegungsabläufe der Organe bei der Untersuchung gehen nicht in die fotografische Dokumentation ein. Die Bildeinstellung für die fotografische Dokumentation ist nicht unbedingt die günstigste Einstellung des Bildschirmes für den Untersucher. Mit Vorsatzlinsen, verschiedenen Einstellungen und Belichtungen muß durch Erprobung die optimale Bildqualität herausgefunden werden.

Zur fotografischen Bilddokumentation eignen sich eine Polaroidkamera (Vorteil: Bild liegt sofort vor. Nachteile: relativ teuer, schlechte Bildqualität und schlecht reproduzierbar) oder eine Kleinbildkamera, was man als Regeldokumentation vorziehen sollte (Vorteile: billig, gute Bildqualität. Nachteile: Fotografien stehen nicht sofort zur Verfügung, Fotolabor). Für die Kleinbildkamera werden höher empfindliche Filme bevorzugt (Kodak Tri X pan, Ilford HP5, Agfapan 400).

Für die Routinedokumentation genügen Streifenabzüge. Beim Vidoson ist die Dokumentation mittels einer Videokamera von vornherein vorgesehen; sie gehört aber nicht zur Standardausrüstung.

# B. Methodik

**Vorbereitung:** Die dünneren Bauchdecken und der geringere Körperdurchmesser erleichtern im allgemeinen bei Kindern die Ultraschalluntersuchung im Vergleich zu Erwachsenen erheblich. Man kommt in der Regel bei Kindern ohne eine spezielle Vorbereitung aus. Die Untersuchung der ventral oder dorsolateral gelegenen Organe (Leber, Milz und beide Nieren) wird so immer gelingen. Für die Untersuchung der tiefergelegenen Organe (Gallenblase, Pankreas, große Bauchgefäße und retroperitoneale

Tabelle 3. Anwendungsmöglichkeiten der Ultraschalluntersuchung in der pädiatrischen Onkologie

| | |
|---|---|
| Nachweis tastbarer Tumoren | Stadieneinteilung Verlaufskontrollen |
| Nachweis nichttastbarer Tumoren | a) präoperativ |
| Tumorgröße | b) postoperativ |
| Tumorbinnenstruktur (solide/zystisch) | c) unter Chemotherapie |
| Organzuordnung | d) während der Strahlentherapie |
| Verdrängung von Organen und Gefäßen | Langzeitkontrolle: Rezidiv, Fernmetastase |
| Verschieblichkeit | Bestrahlungsplanung |
| Befall von Nachbarorganen | |

Tabelle 4. Tumoren, die durch Ultraschall erfaßt werden können

| | |
|---|---|
| Nierentumor (Wilms) | Milztumor (Leukose/M. Hodgkin) |
| retroperitoneale Tumoren (Teratom, Neuroblastom) | prim. Lebertumoren, Lebermetastasen |
| Lymphome | Tumoren des Halses |
| Nebennierentumoren | subkutane Hauttumoren |
| Phäochromozytom | brustwandnahe Thoraxtumoren |

Lymphknoten) empfiehlt es sich, die Patienten nüchtern zu lassen. Gelegentlich vorkommender starker Meteorismus kann die Darstellung tiefergelegener Organe mitunter sehr erschweren, manchmal sogar unmöglich machen. Dann ist eine 24-stündige Vorbereitung z. B. mit Lefax notwendig.

**Ruhigstellung und Sedierung.** Die Ultraschalluntersuchung soll in einem ruhigen, abgedunkelten Raum mit gedämpftem matten Raumlicht erfolgen. Sehr unruhige Kinder (Säuglinge und Kleinkinder) müssen mit sedierenden Medikamenten beruhigt werden. Im allgemeinen beruhigen sich nach kurzer Untersuchungsdauer fast alle Kinder, weil sie die belästigungsfreie und schmerzlose Methode spüren, sodaß man in Ruhe vorgehen kann. Viele Kinder empfinden sogar das Gleiten des flexiblen Wasserkissens am Applikator als angenehm. Die Kooperation des älteren Kindes wird auch durch das Zuschauen der eigenen Untersuchung am Monitor gefördert.

**Position.** Sie wird am besten am liegenden Patienten durchgeführt. Die Untersuchungsliege soll fahrbar sein, weil es einfacher ist, die Untersuchungsliege als den Applikator zu verschieben. Schwerkranke Patienten können auch ohne Umlagerung im Bett untersucht werden. Notfalluntersuchungen bei schwerkranken Neugeborenen können auch im kurzzeitig aufgeklappten Inkubator erfolgen. Da die meisten Patienten nicht nur in Rücken- oder Bauchlage untersucht werden, ist die Verwendung von Schaumstoffkeilen und -rollen (z. B. Boccollo) zur Fixierung der Patienten in Schräg- und Seitenlagen fast unentbehrlich.

**Untersuchungsgang.**

*Kopplungsmittel.* Zwischen Patientenhaut und Applikatorfolie muß eine Kontaktsubstanz aufgetragen werden. Zur Ankopplung stehen verschiedene Mittel zur Verfügung: Arbo Gel (Firma Arbo-Vertriebs GmbH, Hordorf), Aquasonic Scan (Fa. Parker, USA) Aquasonic 100 – Ultrasound transmission Gel (Fa. Parker, USA). Alle diese gelartigen Mittel sind relativ teuer und trocknen bei längerer Untersuchung durch Verdunstung schnell ein. Man kann sich die gelartige Substanz preiswerter auch in der eigenen Klinikapotheke zubereiten lassen. Es muß nur gewährleistet sein, daß diese Substanzen die Applikatorfolie nicht angreifen. Trotz seiner etwas unangenehmen Eigenschaften hat sich am besten Silikonöl (Firma Wacker-Chemie, München) bewährt. Es ist sehr preiswert und trocknet auch bei langer Untersuchungsdauer nicht ein.

*Schnittebenen.* Es empfiehlt sich, in der Regel in einem Ultraschallabor die Ultraschalluntersuchung in typischen Schnittebeneneinstellungen vorzunehmen. Allgemein gültige Vereinbarungen bestehen derzeit noch nicht. Der Untersuchungsablauf geht zügiger, ist reproduzierbar, und die Bilddokumente können vom Untersucher selbst später wie auch besonders von anderen besser interpretiert werden. Dieses Verfahren hat sich in der Praxis bestens bewährt. Will man die Schnittebenen eindeutig markieren, muß man vor der Fotodokumentation transparente Buchstaben und Zahlensymbole auf den Monitor oder die Bildröhre auflegen, ein zeitaufwendiges Verfahren.

Eingeführt hat sich inzwischen für die Bildinterpretation, daß beim *Längsschnitt* der linke Bildrand kranial, der rechte Bildrand kaudal, der obere Bildrand ventral und der untere Bildrand dorsal sind. Beim Querschnitt ist der linke Bildrand rechts und der rechte Bildrand links am Patienten, d. h. z. B., daß bei der Untersuchung der Leber im Transversalschnitt in Rükkenlage am linken Bildrand der rechte Leberlappen und auf der rechten Seite der linke Leberlappen zur Darstellung kommt. Wird ein Befund in einer speziellen Schnittebene dargestellt, so sollte man diese Ebene im schriftlichen Befund angeben.

# C. Spezielle Untersuchungstechnik

Die spezielle Untersuchungstechnik beschreibt einen Untersuchungsablauf der Schilddrüse und aller mit dem Ultraschall im Abdomen und Retroperitonealraum erfaßbaren Organe. Der Untersuchungsablauf wird am Beispiel des Vidoson 635 gezeigt.

**Erläuterungen der Abbildungslegenden.** Alle Ultraschall-Abbildungen stammen vom Vidoson 635. Die typischen Einstellungen werden am Patienten gezeigt in Verbindung mit dem so erhaltenen Ultraschallschnittbild und einer erläuternden Situationsskizze. Die Länge jedes Quadrates ist einheitlich 2 cm. Die Längsschnittabbildungen sind so wiedergegeben, daß der linke Bildteil der kranialen Körperregion entspricht; bei der Querschnittsabbildung ist die linke Bildseite die rechte Patientenseite.

| | | | | | |
|---|---|---|---|---|---|
| Ao | = Aorta | Le | = Leber | re | = rechts |
| Be | = Becken | li | = links | Rüw | = Rückenwand |
| Bw | = Bauchwand | Mi | = Milz | Sha | = Schallschatten |
| cau | = kaudal | Mu | = Muskulatur | V. cav. | = Vena cava |
| cr | = kranial | Ni | = Niere | Ver | = Schallverstärkung |
| Da | = Darm | Pa | = Pankreas | V. lien. | = Vena lienalis |
| Ga | = Gallenblase | Par | = Parenchym | V.port. | = Vena portae |
| HBl | = Harnblase | Py | = Pyelon | W | = Wirbelsäule |

## Schilddrüse

Die Untersuchung der Halsregion ist besonders bei Kindern wegen der Größe des Applikators erschwert. Die Untersuchung kann praktisch nur im Querschnitt erfolgen. Der Hals wird am besten durch ein kleines Kissen unter die Schulter überstreckt. Wegen der stark gewölbten Oberfläche des Halses ist nur in der mittleren Region ein direkter Kontakt, Applikator und Hals, erreichbar. Ein biegsames Wasserbad zwischen Applikator und Hals kann auch die lateralen Halsteile darstellen.

Bei Drehung des Kopfes können auch die seitlichen Halsteile untersucht werden. Eine wichtige Orientierungsmarke ist ein heller Reflex mit dorsalen Schallschatten (Luft in der Trachea).

Normalbefund (Querschnittbild): Beiderseits der Trachea die gleichmäßige dichte Reflexstruktur der kleinen Schilddrüsenlappen. Differentialdiagnose: umschriebener solider Tumor, Zyste, allgemeine Vergrößerung.

## Leber, Gallenblase, kanalikuläres System der Leber

Der Patient liegt auf dem Rücken. Man beginnt mit dem Längsschnitt in der Mittellinie. (Abb. 286 a–c)

Der *linke Leberlappen* wird dargestellt. Bei Säuglingen und Kleinkindern ist der untere Leberrand stumpfwinklig, bei älteren Kindern spitzwinklig. Volumenvermehrung der Leber oder strukturelle Veränderungen können den unteren Leberrand abrunden und den Winkel größer werden lassen. Die Leberventralkontur ist flach konvex. Umschriebene kapselnahe Veränderungen können Protuberanzen entstehen lassen. In diesem Schnittbild wird auch die *Aorta* sichtbar, die man an ihren Pulsationen und dem leicht nach kaudal ansteigenden schwarzen (echofreien) Band erkennt. Präaortale *Lymphknoten*vergrößerungen können gesehen werden.

Der Applikator wird dann kontinuierlich nach rechts verschoben:

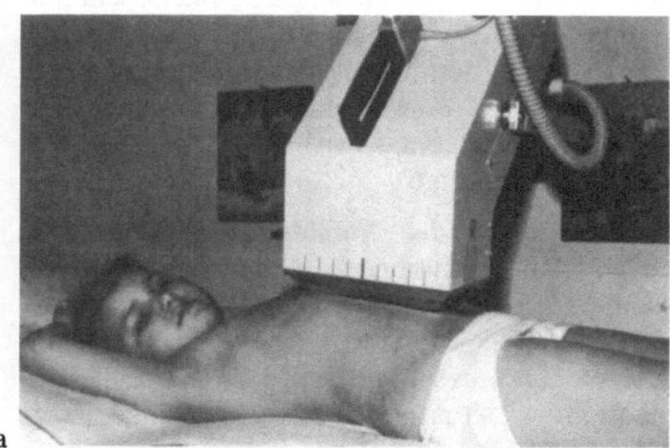

Abb. 286 a–c.  a) Oberbauchlängsschnitt (Längsschnitt der Leber, Aorta, Vena cava inf., evtl. Pankreaskopf). b) Ultraschallbild. c) Schematische Darstellung

a

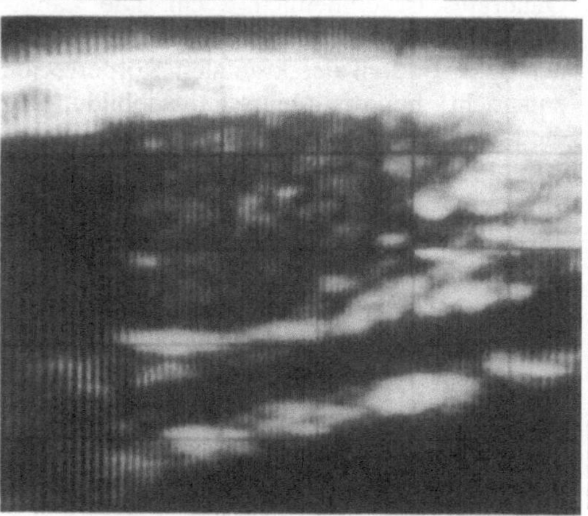

b

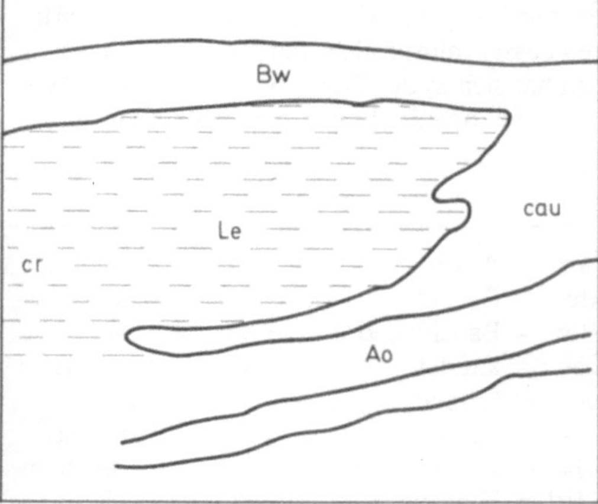


c

Abb. 287 a–c. Oberbauchquerschnitt (rechter und linker Leberlappen, Gallenblase, Aorta, Vena cava, rechte Niere, evtl. Pankreas). b) Ultraschallbild. c) Schematische Darstellung

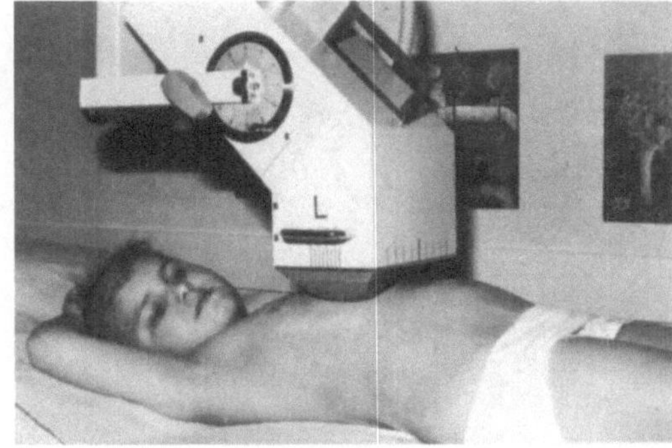
a

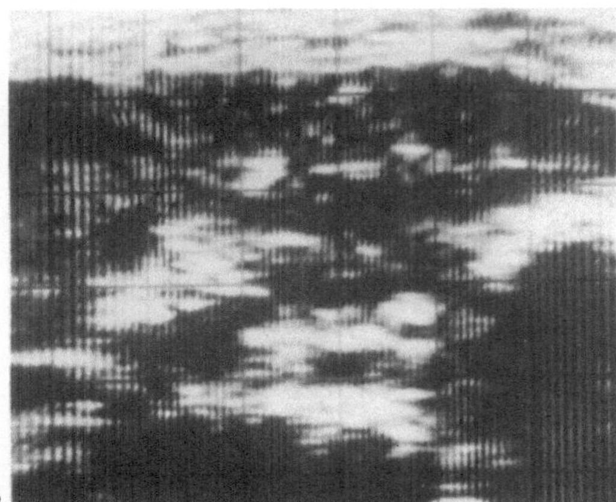
b

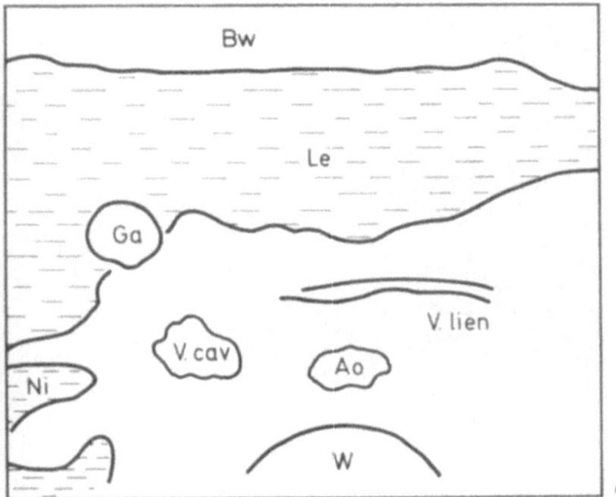

c

Die schmale, nicht oder wenig pulsierende *Vena cava* wird sichtbar. Ist man im Zweifel, ob es sich um die Aorta oder die Vena cava handelt, kann man die Kompressibilität der Vena cava durch stärkeres Andrücken des Applikators auf den Patienten prüfen. Die Aorta läßt sich praktisch nicht komprimieren. In der Medioklavikularlinie kann man am Bildschirm direkt den Längsdurchmesser der Leber messen. In diesem Schnitt wird meistens auch die Gallenblase an der Dorsalfläche der Leber sichtbar. Man kann mit der Einfinger-Palpation die Druckschmerzhaftigkeit des unteren Leberrandes bzw. der Gallenblase unter Ultraschallkontrolle prüfen. Bei entsprechender Lage der Niere und meistens bei sehr schlanken Patienten ist im Längsschnitt von ventral auch die rechte Niere dorsal als längsovale Reflexformation zu sehen. In weiteren parallelen Längsschnitten kann man die Leber durchmustern und trifft auch auf die zum Leberhilus laufende weiter ventral von der Vena cava verlaufende *Vena portae.*

Als *Ergänzung* wird die Leber auch im *Transversalschnitt* untersucht, indem der Applikator von kranial nach kaudal verschoben wird. (Abb. 287 a–c)

Man sieht bei dieser Schnittführung den linken Leberlappen, Teile des rechten Leberlappens, die Gallenblase, Vena cava und Aorta (als ovale teils nicht pulsierende Vena cava, teils pulsierende echofreie Reflexformation), bei Kindern fast immer die rechte Niere und die Wirbelsäule mit dem breiten dorsalen Schallschatten. Der subkostale Schrägschnitt ist besonders für die Darstellung der Leberstruktur, des Leberhilus, des intrahepatischen kanalikulären Systems (Gallenwege, Lebervenen, Portalvenenverzweigung) und auch der Gallenblase geeignet, wobei verschiedene Schnittebenen – hier durch Verschiebung der Drehachse des Applikators – benutzt werden. (Abb. 288 a–c).

In der linken Schräglage (Abb. 289 a–c) ist die Leber auch zugänglich. Man muß den Applikator in das »Fenster« des Interkostalraumes bewegen, um die störenden Rippenschallschatten zu umgehen. Bei dieser Lage kann man vor allem die subphrenischen Anteile darstellen, die Gallenblase ist so auch zugänglich, und vor al-

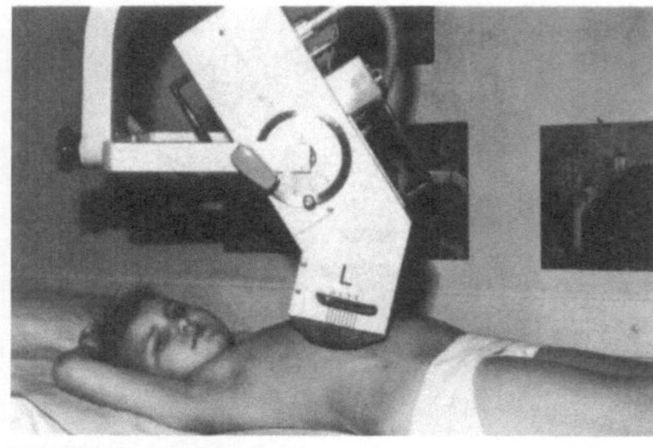

a

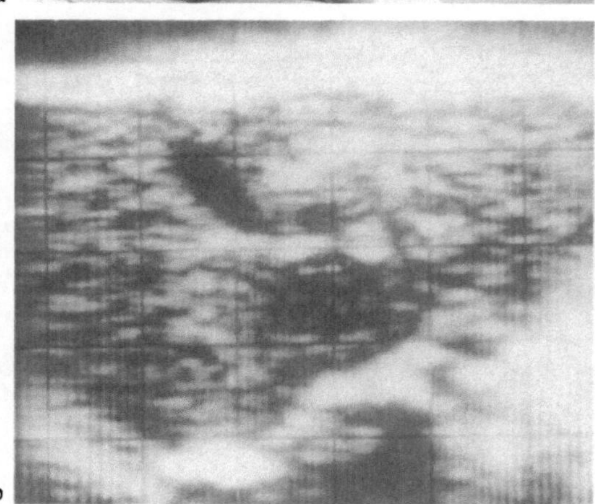

b

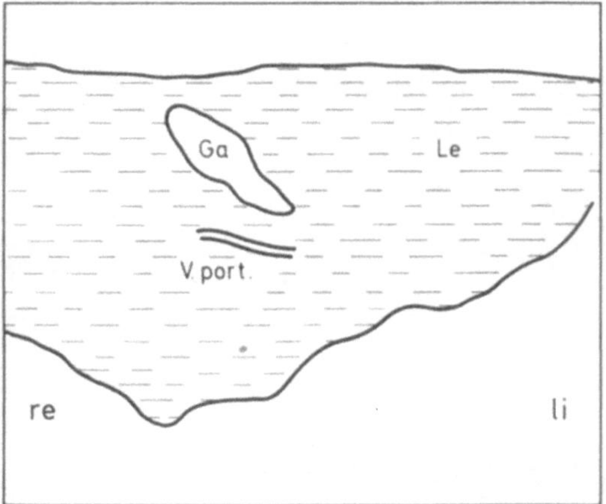



c

Abb. 288 a–c. a) Subkostaler Schrägschnitt (Leberbinnenstruktur, kanalikuläres System der Leber, Gallenblase). b) Ultraschallbild. c) Schematische Darstellung

lem gelingt häufig die gleichzeitige Darstellung des Ductus choledochus, der Vena portae und der Vena cava in einer Schnittebene.

## Pankreas

Die Untersuchung ist am besten am nüchternen Patienten durchzuführen, weil Darmgase (bei starkem Meteorismus) so störend sein können, daß das Organ nicht erkennbar wird.

Die Untersuchung beginnt in Rückenlage in der Einstellung wie beim Lebermedianlängsschnitt (s. Abb. 286). Zwischen der Dorsalfläche des linken Leberlappens und der deutlich pulsierenden Aorta liegt der Pankreaskopf. Die wesentliche Einstellung des Pankreas erfolgt in Rückenlage mit leichter Drehung des Applikators nach kaudal; auf diese Weise wird der günstige Schallweg durch die Leber genommen. (Abb. 290 a–c)

Als »Orientierungsmarken« dienen ventral die Dorsalseite des linken Leberlappens, dorsal Aorta und V. cava sowie bei größeren Kindern an der Rückseite des Pankreas die Vena lienalis. Das Pankreasorgan liegt leicht gebogen über Aorta und Vena cava. Der Pankreasschwanz liegt häufig im Schallschatten der Darmgase. Bei einer Vergrößerung kann man ihn unter Umständen auch in rechter Schräglage translienal finden. Die Struktur des Pankreas ist gleichmäßig echoarm. Bei einer Volumenzunahme des Pankreaskopfes und -körpers kann der Abstand zwischen der Leberdorsalfläche und den großen Bauchgefäßen vergrößert sein, die sogenannte aortohepatische Distanz.

## Magen-Darmtrakt

Der Gastrointestinaltrakt mit seinem Darmgasgehalt ist meistens ein Hindernis bei der Ultraschalluntersuchung. Tumoren des Magen-Darmkanals spielen bei Kindern eine ganz untergeordnete Rolle. Diese, wie auch entzündliche Veränderungen bei Morbus Crohn, würden durch Darmwandverdickungen mit dem Bild von Kokarden – also einem strukturarmen Ring und hellen zentralen Reflexen – auffallen. Gelegentlich kann man mittels Beschallung auch auf eine rundliche oder ovale Reflexformation im rechten Unterbauch oder retrovesikal sto-

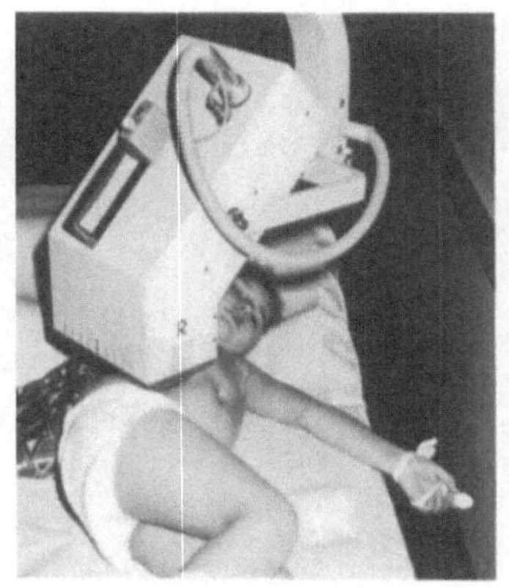

Abb. 289 a–c. a) Schrägschnitt in Rechtsseitenlage (Leberstruktur, insbesondere subphrenische Abschnitte, rechte Niere, Gallenblase). b) Ultraschallbild. c) Schematische Darstellung

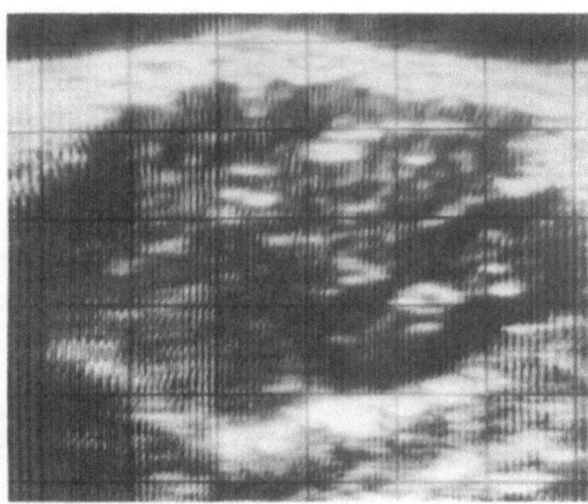

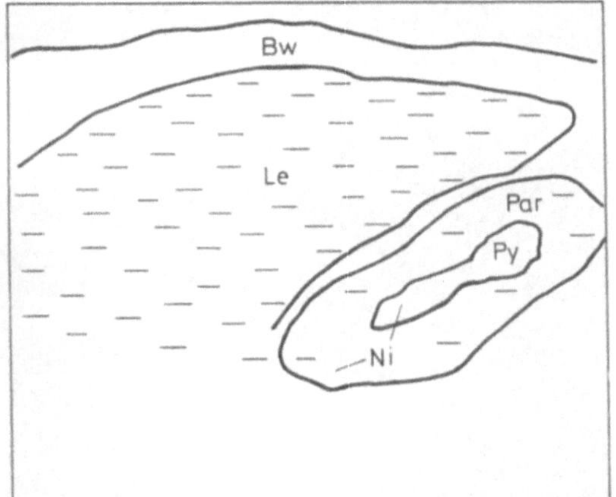



Abb. 290 a–c. a) Oberbauchschrägschnitt mit leichter Abwinkelung nach kaudal (Pankreas, große Bauchgefäße, Leber). b) Oberbauchschrägschnitt zur Darstellung des Pankreas. c) Schematische Darstellung

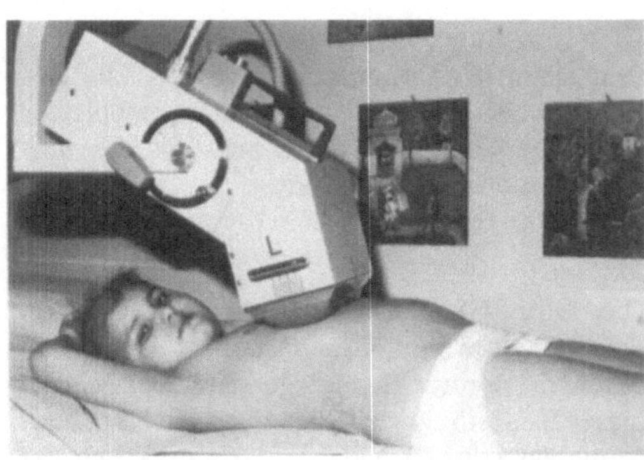



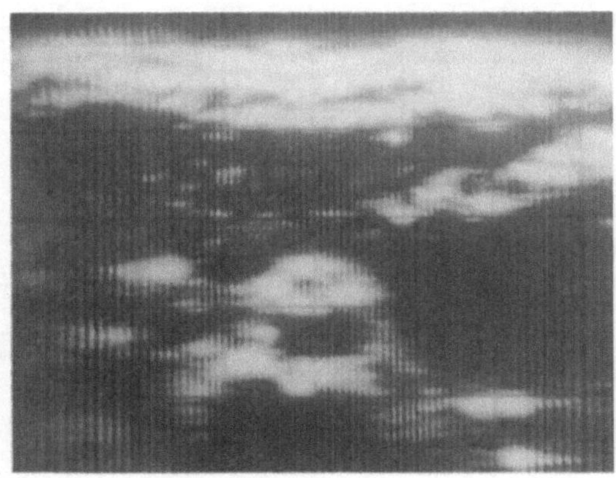

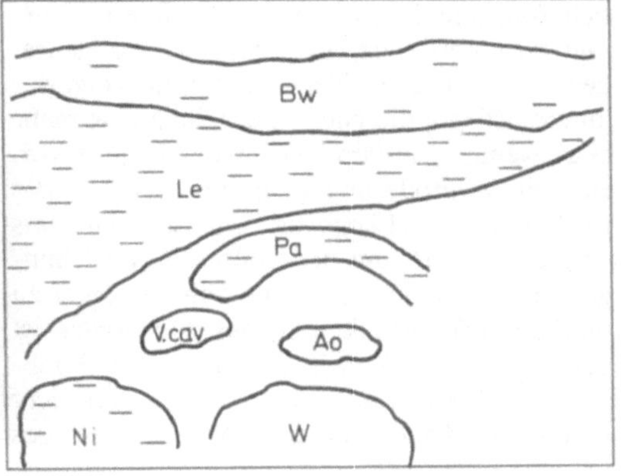

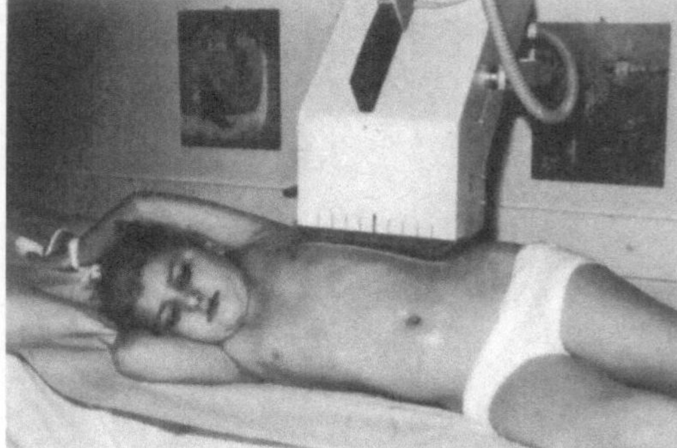

a

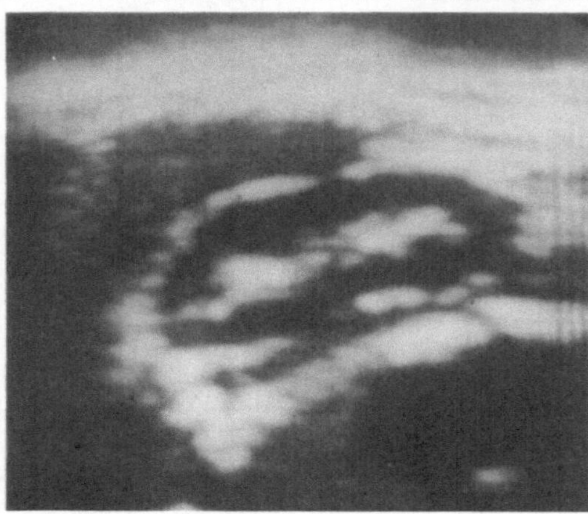

b

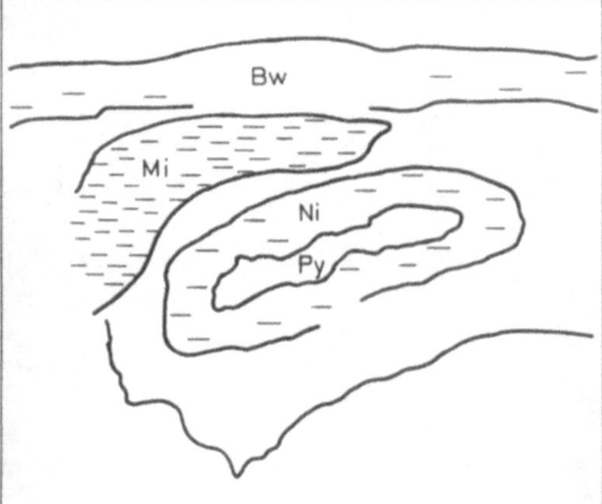



c

Abb. 291 a–c. a) Schrägschnitt in rechter Seitenlage (Milz, linke Niere, Lagebeziehung Milz – linke Niere). b) Ultraschallbild. c) Schematische Darstellung

ßen: einen perityphilitischen Abszeß. Die Region erweist sich bei Ultraschall-kontrollierter Ein-Finger-Palpation dann meistens als umschrieben druckschmerzhaft.

## Milz

Die Milz (Abb. 291 a–c), die teilweise im Schallschatten der Rippen liegt, läßt sich am besten in rechter Seitenlage untersuchen. Bei dieser Einstellung stellt sich auch die linke Niere medial von der Milz dar. Als praktisch hat sich folgende Lagebeziehung erwiesen: überragt der untere Milzpol die Niere bis zur Hälfte, liegt eine normale Milzgröße vor, überragt der untere Milzpol die Niere mehr, liegt eine mehr oder weniger ausgeprägte Splenomegalie vor. Bei Milzvergrößerung (z. B. Leukose) ist die Bestimmung des Längs- und Querdurchmessers empfehlenswert, um bei Kontrolluntersuchungen eine Zu- oder Abnahme objektivierbar zu machen. Die Schalleitung des Milzorgans ist gut. Die Milzstruktur ist echoarm. Das Gefäßsystem läßt sich im Gegensatz zur Leber nicht erkennen. Kontinuierliches Verschieben des

Applikators auch mit schräger Applikatoreinstellung dient der Durchmusterung des ganzen Organs. (Abb. 292)
Wichtig erscheint auch die Beachtung der gleichzeitigen Atemverschieblichkeit von Milz und linker Niere.

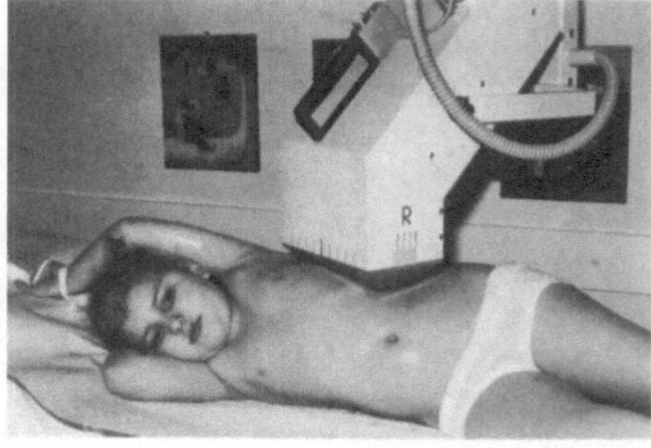

Abb. 292. Schrägschnitt in rechter Seitenlage (linke Niere von ventral)

Abb. 293a–c. a) Längsschnitt in Bauchlage von dorsal (rechte und linke Niere). b) Ultraschallbild c) Schematische Darstellung

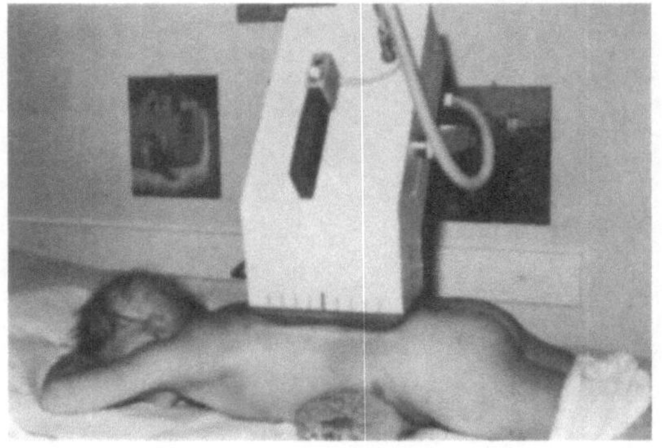

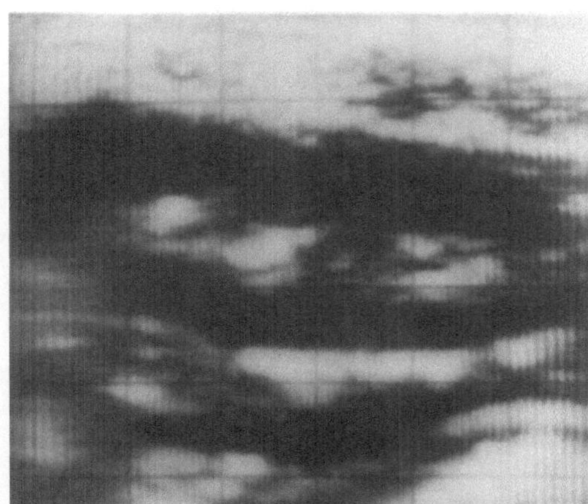

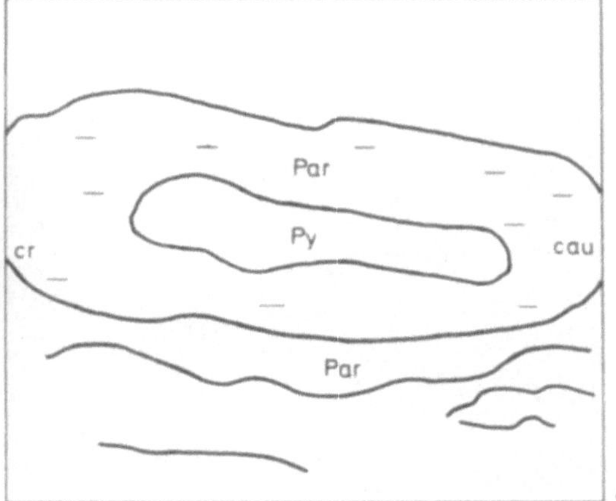



## Niere und Nebenniere

Die Nieren werden normalerweise von dorsal – also in Bauchlage – untersucht (Abb. 293a–c).
Man legt den Patienten auf eine Schaumstoffrolle oder ein Kissen und gleicht so die Lordose der Lendenwirbelsäule aus. Als zweckmäßig hat sich erwiesen, den Applikator im Longitudinalschnitt über die Dornfortsätze der Wirbelsäule zu setzen. Die Wirbelsäule erscheint als schwarzer durchlöcherter Streifen. Man verschiebt den Applikator parallel nach rechts bzw. links, bis die Niere im Längsschnitt auf dem Monitor erscheint. Dann beobachtet man die Atemverschieblichkeit der Niere, mißt die Länge und Dicke der Niere und die Länge und Breite des sogen. Pyelonreflexes im Zentrum der Niere, der normalerweise ein reflexreiches, nicht unterbrochenes Band darstellt. Der Pyelonreflex entsteht an den Begrenzungen des Nierenbeckenkelchsystems. Er ist beim Gesunden geschlossen. Das Nierenparenchym, bei dem man im Ultraschall Mark- und Rindenzone nicht differenzieren kann, besteht aus wenigen verteilten Reflexen und ist etwa an allen Stellen gleich breit.

Beim Neugeborenen und Säugling sind häufig Pyelonreflexe und Nierenparenchym noch nicht zu trennen. Dies ist in diesem Alter normal. Die linke Niere weist häufig in der Nierenmitte eine ins Pyelon reichende Parenchymnase auf, die nicht mit einer Raumforderung zu verwechseln ist. Beim Kleinkind und Schulkind ist das Verhältnis Pyelon-Parenchym 1:2. Verschiebungen dieser Relation können Hinweis auf einen pathologischen Prozeß sein. Ist der Pyelonreflex nicht vorhanden, kann eine malrotierte Niere vorliegen, ist er aber durch eine echofreie Zone ganz oder teilweise aufgebraucht, liegt eine Abflußbehinderung oder bei rundlicher Kontur eine zentral sitzende Zyste vor. Eine umschriebene Verbreiterung des Nierenparenchyms über die normale Außenkontur hinaus oder/und ins Pyelon hinein, ist auf einen raumfordernden Prozeß verdächtig und sollte Veranlassung zu weiterer Abklärung sein.

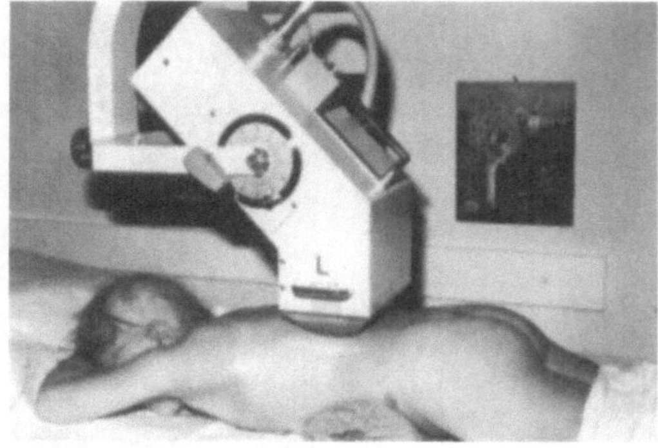

a

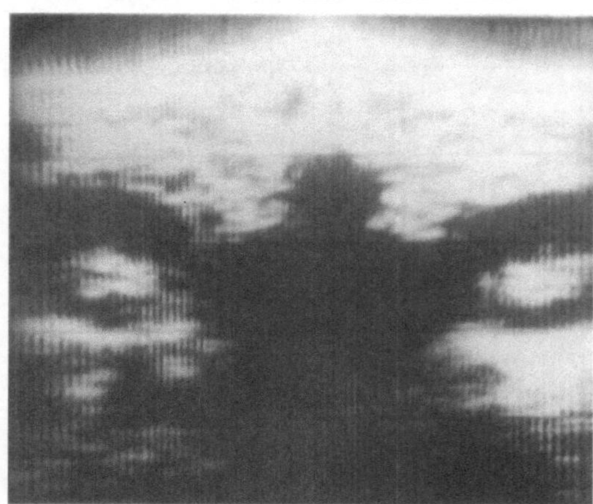

b

Abb. 294a–c. a) Querschnitt in Bauchlage von dorsal (gleichzeitige Darstellung beider Nieren und der Wirbelsäule). b) Ultraschallbild c) Schematische Darstellung

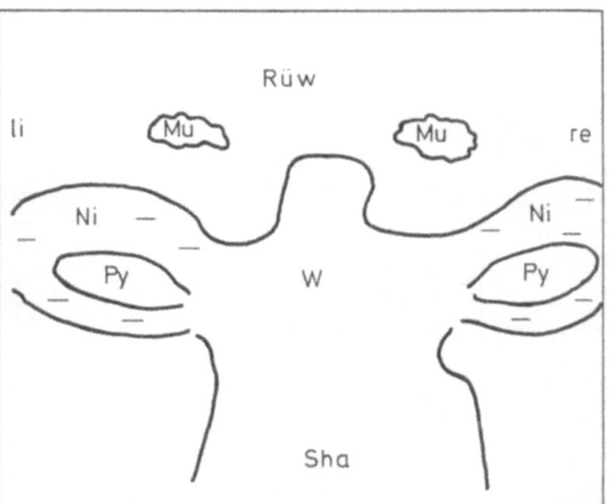


c

Ergänzend werden die Nieren immer auch im Querschnitt untersucht (Abb. 294a–c).

Bei diesem Schnittbild werden beide Nieren zugleich dargestellt als etwas schrägliegende nach medial offene Hufeisen.

Der Pyelonreflex liegt jetzt exzentrisch medial beiderseits der Wirbelsäule. Man kann in dieser Schnittebene die Nierenbreite messen und die ultraschallkontrollierte Druckempfindlichkeit der Nieren in einer Einstellung prüfen. Ist bei dieser Schnittebene nur eine Niere darzustellen, liegt entweder eine Aplasie der einen Seite oder eine Dystopie vor.

Manchmal ist bei Dystopie einer Niere, bei sehr dicken Patienten oder bei Verdrängung einer Niere die Darstellung dieses Organs nur über einen Schrägschnitt in rechter bzw. linker Seitenlage möglich (Abb. 289 bzw. Abb. 292).

Die *Nebennieren* sind bei normaler Größe mit der Ultraschalluntersuchung nicht abzugrenzen. Nebennierentumoren von einer Größe von 2 cm an sind darstellbar und liegen meistens oberhalb des kranialen Nierenpoles.

## Ableitende Harnwege

Der Harnleiter ist im Ultraschallschnittbild nur zu erkennen, wenn er gestaut ist, d. h. wenn ein Megaureter oder ein anderes Harnabflußhindernis vorliegt. Dann erkennt man ein echofreies Band.

Die Untersuchung der Harnblase geschieht in praller Füllung von ventral suprapubisch im Querschnitt. (Abb. 295a–c).

Ergänzend ist auch bei unklarem Befund eine Längsschnittuntersuchung notwendig. Im Querschnitt ist die Harnblase ein echofreies, scharf abgrenzbares, rundliches, ovales oder mehr viereckiges Gebilde mit einer dorsalen Schallverstärkung, das Ultraschallbild einer Zyste. Mit dem Ultraschall kann man Restharn nachweisen oder durch Impression bzw. Verlagerung der Harnblase einen raumfordernden Prozeß in der Nachbarschaft annehmen. Ist die Harnblase nicht echofrei, muß eine Raumforderung in der Harnblase selbst angenommen werden.

Abb. 295 a–c. a) Unterbauchquerschnitt in Bauchlage (Harnblase, peripelvine Regionen). b) Ultraschallbild vom suprapubischen Unterbauchquerschnitt. c) Schematische Darstellung

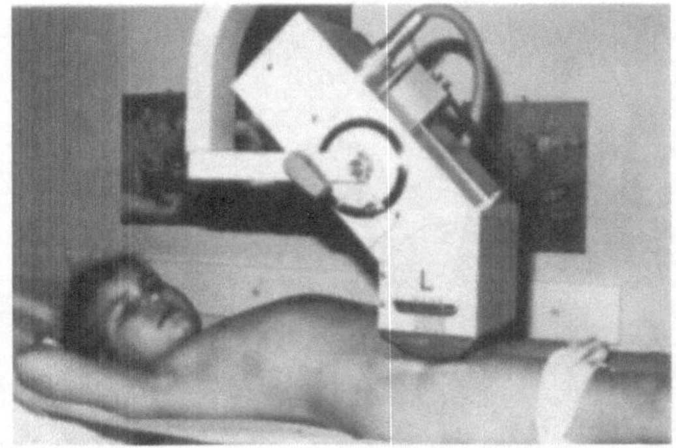

a

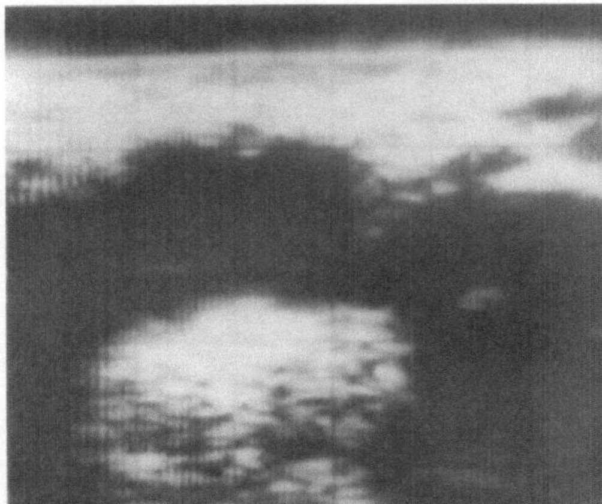

b

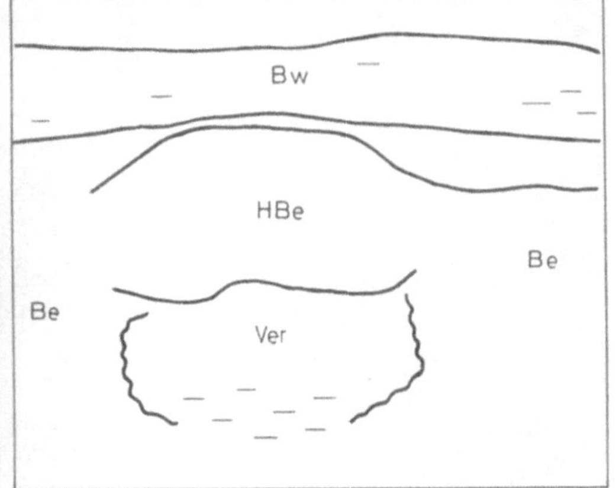


c

## Gefäße

Die großen Bauchgefäße Aorta und Vena cava werden im Längsschnitt (Abb. 286) oder Querschnitt (Abb. 287) untersucht. Die Aorta ist an ihren Pulsationen gut zu erkennen und im Längsschnitt vor der Wirbelsäule als echofreies Band nachzuweisen. Kalibersprünge sind Hinweis auf ein Aneurysma. Die Vena cava ist durch stärkeren Andruck des Applikators auf das Abdomen weitgehend kompressibel, die Aorta aber nicht. Das Kaliber ist altersabhängig. Retroperitoneale Tumoren rufen unter Umständen eine Impression hervor, eine proximale Abflußbehinderung in der Vena cava z. B. durch Tumorkompression bzw. -infiltration.

## Retroperitoneale Lymphknoten

Der Patient sollte nüchtern sein, da reichlich Darmgase den retroperitonealen Raum nicht einsehbar machen können. Man sucht im Längsschnitt (Abb. 286) die Aorta auf und verschiebt den Applikator nach rechts und links bis zum Nierenhilus. Ergänzend wird die Untersuchung im Querschnitt (Abb. 287) durchgeführt, wobei man gleichzeitig die präaortalen, präkavalen sowie die den Gefäßen benachbarten Regionen nach solitären Lymphknotenvergrößerungen bzw. einem kontinuierlichen Lymphknotenbefall einsehen kann. Normalgroße Lymphknoten sind nicht darzustellen. Lymphknotenvergrößerungen sind umschriebene gefäßbegleitende Reflexformationen. Der Ultraschall eignet sich bei Vorhandensein von Lymphknotentumoren auch zur Verlaufskontrolle der Rückbildung bzw. zum Nachweis von Rezidiven.

## Ultraschallgezielte Palpation

Die Ultraschalluntersuchung ist unvollständig, wenn man nicht die Druckempfindlichkeit von Organen (z. B. Nieren) und die Verschieblichkeit von tumorverdächtigen Bezirken prüft. Man legt den Zeigefinger dabei zwischen Applikatorfolie und Bauchwand und kann so ge-

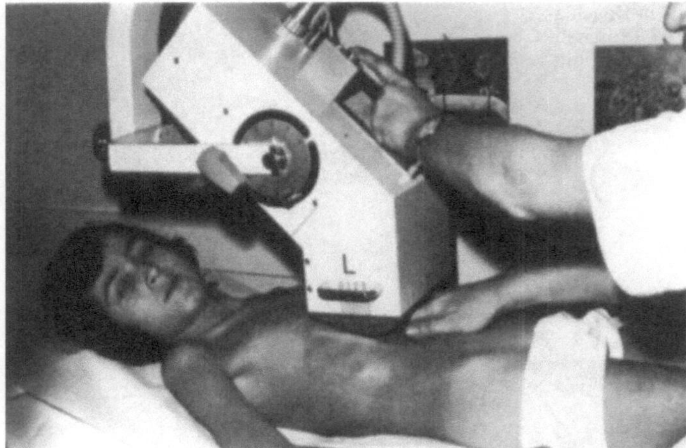

Abb. 296. Ultraschallgezielte und kontrollierte Einfinger-Palpation

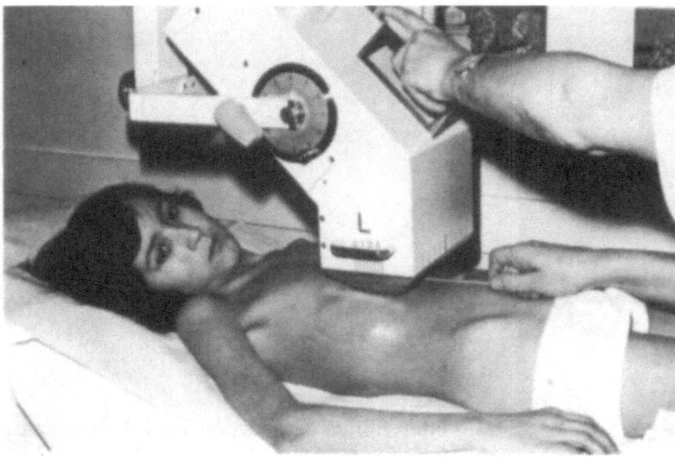

Abb. 297. Beispiel einer Markierung für eine Oberbauch-Feinnadelpunktion

nau feststellen, welches Organ man »unter« dem Finger hat (Abb. 296).

### Ultraschallgezielte Punktion

Da das Ultraschallschnittbild im Gegensatz zur Röntgenaufnahme und Szintigraphie eine maßstabgetreue Abbildung darstellt, gibt es die Möglichkeit, die Punktionsstelle mit einem zwischen Applikator und Haut geschobenen Stäbchen genau zu lokalisieren. (Abb. 297)
Die Tiefe der Entnahmestelle im gewünschten Organ (z. B. Niere, Harnblase, Leber) kann ge-

nau bestimmt und die Punktionsnadel mit einer entsprechenden Arretierung versehen werden. Der Schallschatten des Markierungsstäbchens verläuft direkt durch das Punktionsziel.
Die ultraschallgezielte Feinnadelbiopsie stellt bei Verwendung von feinen Punktionsnadeln (äußerer Durchmesser bis 0,9 mm) weder ein Blutungsrisiko, noch die Gefahr einer Verschleppung von infektiösem Material oder Tumorzellen durch den Stichkanal dar. In der Literatur finden sich dazu keine negativen Mitteilungen.

# Literatur

Diese Literaturübersicht erhebt keinen Anspruch auf Vollständigkeit. Arbeiten mit größerer Literaturübersicht erhielten den Zusatz »(Lit.)«. »ESPR« hinter den Arbeiten der Ann. Radiol. (Paris) weist auf die jeweilige Kongreßausgabe der European Society of Pediatric Radiology hin.
Die Literaturdaten der 1. Auflage wurden zum größten Teil nicht übernommen. Aus der 1. Auflage wurden nur Publikationen von grundsätzlicher Bedeutung beibehalten, insbesondere, wenn seitdem nichts wesentlich Neues über das betreffende Gebiet erschienen ist oder wenn sie im Text zitiert sind. Angaben vor 1968 wurden nur aufgenommen, wenn sie in der 1. Auflage nicht enthalten waren.


## Allgemeine Literatur über Röntgentechnik und Kinderröntgenologie

APLEY, J., GORDON, I. R. S., ROSS, F. G. M.: Diagnostic radiology in pediatrics. London: Butterworth 1977.
BÜCHNER, H., VIEHWEGER, G.: Röntgenaufnahmetechnik. In: Handbuch der medizinischen Radiologie, Bd. III, S. 83. Berlin-Heidelber-New York: Springer 1967
CAFFEY, J.: Pediatric X-ray diagnosis, 6. Ed., 2 Bände. London: Lloyd-Luke 1973.
DARLING. D. B.: Radiography of infants and children. Springfiel Ill.: Ch. C. Thomas 1971.
EKLÖF, O. (Ed.): Current concepts in pediatric radiology. Berlin-Heidelberg-New York: Springer 1977.
FAURÉ, Cl., Coussement, A.: Les pièges diagnostiques en radiologie pédiatrique. (Monographie des Annales de Radiologie.) Paris: Expansion Scientifique 1975.
FRIEDMANN, G., WENZ, W., EBEL, Kl. D., BÜCHELER, E.: Dringliche Röntgendiagnostik. Traumatologie und akute Erkrankungen. Stuttgart: Thieme 1974.
GRIESBACH, R., KEMPER, F.: Röntgenschichtverfahren. Stuttgart: Thieme 1955.
GWINN, J. L. (Ed.): Symposium on Pediatric Radiology. Radiol. Clin. N. Amer. 10, No. 2 (1972).
HELLER, R. M., SQUIRE, L. F.: Übungen in radiologischer Diagnostik. Bd. IV: Pädiatrie. Stuttgart: Thieme 1976.
JANKER, R.: Röntgenaufnahmetechnik (Bd. I) 10. Aufl.; Röntgenbilder, Atlas der normierten Aufnahmen (Bd. II) 9. Aufl. Berlin-Heidelberg-New York: Springer 1976/77.

JOUVE, P., HUGUET, J. F.: Matériel et techniques en radiologie pédiatrique. Paris: Expansion scientifique 1976.
KEATS, Th. E.: An atlas of normal roentgen variants that may simulate diseases. Chicago: Year Book Medical Publ. 1975.
LEFÈBVRE, J.: Radiopédiatrie, Part I et II. Traité de radiodiagnostic, Vol. 19. Paris: Masson 1978.
POPPE, H., LOHSTÖTTER, I., LAUWERS, Ph.: Technik der Röntgendiagnostik. Stuttgart: Thieme 1961.
POZNANSKI, A. K.: Practical approaches to pediatric radiology. Chicago: Year Book Medical Publ. 1976.
REHN, J. (Ed.): Unfallverletzungen bei Kindern. Prophylaxe, Diagnostik, Therapie. Rehabilitation. Berlin-Heidelberg-New York: Springer 1974.
SCHMID, F.: Pädiatrische Radiologie, Bd. 1 und 2. Berlin-Heidelberg-New York: Springer 1973.
TAIBY, H.: Radiology of syndromes. London: Lloyd-Luke Medical Books 1975.
ZIMMER, E. A., BROSSY, M.: Lehrbuch der röntgendiagnostischen Technik, 2. Aufl. Berlin-Heidelberg-New York: Springer 1974.
ZIMMER, E. A., BROSSY, M.: Röntgenfehleinstellungen erkennen und vermeiden. Berlin-Heidelberg-New York: Springer 1976.
ZSEBÖK, Z. B.: Einführung in die Methodik der Röntgenuntersuchung. Stuttgart: Thieme 1967.

## Strahlenhygiene

BERGSTRÖM, K., JORULF, H., LÖFROTH, P. O.: The eye lens. Some aspects of the radiation dose and protection of the patients and the personnel in pediatric radiology. Ann. Radiol. 20, 55 (1977).
CLAESSON, I., OLSSON, T.: Experiences with triggered pulmonary exposures in children. Pediat. Radiol. 4, 139 (1976).
CLAUS, D., R. GILLET et A. WAMBERSIE: Radiologie pédiatrique et irradiation. J. Belge Radiol. 55, 263 (1972).
DÖHLEMANN, Chl., FENDEL, H., SCHMIDT, S.: Herz- und -atemphasengesteuerte Thoraxaufnahme bei Kindern. Röntgenstrahlen 32, 4 (1975).
EGEBLAD, M., BERG, O., GOTTLIEB, E.: Radiation dose measurements in micturition cystourethrography. Ann. Radiol. 17, 423 (1974) (ESPR).
EGEBLAD, M., GOTTLIEB, E.: Radiation dose measurements in intravenous pyelography. Ann. Radiol. 18, 321 (1975) (ESPR).
FENDEL, H.: Radiatio problems in roentgen examinations of the chest. Progr. Pediat. Radiol. 1, 18 (1967).
FENDEL, H.: Die Patientenexposition in der diagnostischen Kinderradiologie. Röntgenpraxis 21, 61 (1968).

FENDEL, H.: Radiation exposure due to urinary tract disease. Progr. Pediat. Radiol. *3*, 116 (1970).

FENDEL, H., HARTMANN, CH.: Strahlen-Exposition von Kindern mit Harnwegsinfektion. Ann. Radiol. *12*, 245 (1969) (ESPR).

FENDEL, H.: Die zehn Gebote des Strahlenschutzes bei der Röntgendiagnostik im Kindesalter. Pädiat. Prax. *17*, 339 (1976).

FREYSCHMIDT, J., SAURE, D.: Neue Verstärkerfolien in der Kinderradiologie. Röntgen-Bl. *29*, 299 (1976).

FRIK, W.: Strahlenexposition in der Röntgendiagnostik. Radiologe *6*, 310 (1966).

FRIK, W.: Reihenuntersuchungen der Hüftgelenke bei Säuglingen und Strahlenschutz. Fortschr. Röntgenstr. *116*, 453 (1972).

FRIEDMANN, G., BÜTZLER, H. O.: Patientendosisbelastung bei Bildverstärker-Fernsehtechnik in der Kinderradiologie. Röntgen-Bl. *29*, 306 (1976).

GAJEWSKI, H., SCHUSTER, W.: La photographie de l'image de l'amplificateur de brillance avec caméra de 70 mm dans le diagnostic radiopédiatrique. Ann. Radiol. *12*, 419 (1969) (ESPR).

GROSSMAN, H., ALTMANN, D. H., BAKER, D. H., GWINN, J. L., KIRKPATRICK, J. A., SHOPFNER, C. E., SWISCHUCK L., TREFFT, M., WHITE, H., WILKINSON, R. M.: Radiation protection in diagnostic radiography of children. Pediatrics *51*, 141 (1973).

HARTUNG, K.: Strahlenbelastung und Strahlenschutz in der pädiatrischen Röntgendiagnostik. Stuttgart 1959 (Lit.).

HEINRICH, H., SCHUSTER, W.: Reduction of dose by filtration in paediatric fluoroscopy and fluorography. Ann. Radiol. *19*, 57 (1976).

HOLTHUSEN, W.: Die 70 mmKamera in der Kinderradiologie. Klin. Pädiat. *184*, 510 (1972).

JANSWEIJER, C. J. M.: Strahlenbelastung während kardiologischer Untersuchung des Neugeborenen. Radiol. clin. biol. *39*, 109 (1970).

KAINBERGER, F.: Strahlenbelastung bei Röntgenuntersuchungen der Hüfte. Röntgenpraxis *30*, 61 (1977).

KAUDE, J. V., LORENZ, E., REED, J. M.: Gonad dose to children in voiding urethrocystography performed with 70-mm image-intensifier fluorography. Radiology *92*, 771 (1969).

KRATZSCH, E.: Zur Gonadenbelastung bei der Röntgendiagnostik der angeborenen Hüftluxation. Dtsch. Ges.-Wes. *27*, 1810 (1972).

KREPLER, P., VANA, N., HAVRANEK, Ch.: Dosimetric studies in the radiological examination of the hip in young infants with a special window method of gonad protection. Pediat. Radiol. *5*, 231 (1977).

v. LENGERKE, H. J., GATTING, U.: Grenzen der 70 mm-Fluorographie. Fortschr. Röntgenstr. *117*, 599 (1972).

LORENZ, W.: Maximale Strahlenbelastung im Kindesalter. Dtsch. med. Wschr. *97*, 2017 (1972).

MAURER, H. J., BRANDELIK, E., GOOS, F.: Zur Anwendung der Verstärkerfolien auf der Basis seltener Erden. Radiologe *17*, 305 (1977).

OTTO, H., TIMMERMANN, J., BRUNIER, E., EWEN, K., LÖHR, E.: Gonaden-Exposition bei kindlichen Urogrammen und Mictionscystourethrogrammen. Radiologe *17*, 334 (1977 (Lit.!).

PRÉVÔT, H.: Beitrag zur topographischen Anatomie des Ovars im 1. Lebensjahr. Fortschr. Röntgenstr. *104*, 266 (1966).

SCHLENK, R.: Strahlenbelastung und Strahlenschutz bei der Röntgendiagnostik im Kindesalter. Pädiat. Prax. *17*, 759 (1976).

SCHUSTER, W., HEINRICH, H.: Möglichkeiten der Dosiseinsparung bei der Miktionscystourethrographie. Röntgenprax. *28*, 6 (1975).

SCHUSTER, W.: Technische Voraussetzungen zur Reduzierung der Strahlenbelastung bei Durchleuchtungsuntersuchungen im Kindesalter. Kinderarzt 7, 1003 (1976).

SCHUSTER, W., SCHORN, B.: Möglichkeiten und Grenzen des Strahlenschutzes in der Kinderradiologie. In: RAUSCH, L., MESSERSCHMIDT, O., MÖHRLE, G., ZIMMER, R., (Hrsg.): Betrieblicher Strahlenschutz aus ärztlicher Sicht. Grundlagen und Praxis des Strahlenschutzes in der Medizin. Strahlenschutz in Forschung und Praxis, Bd. XVII. Stuttgart: Thieme 1977.

STIEVE, F. E.: Strahlenbelastung bei Schichtaufnahmen. In: Handbuch der medizinischen Radiologie, Bd. III. Berlin-Heidelber-New York: Springer 1967.

TRUCKENBRODT, H., SLADEK, W.: Zur atemphasenabhängigen Auslösung der Thoraxaufnahme bei Kindern. Ann. Radiol. *12*, 413 (1968) (ESPR).

WESENBERG, R. L., ROSSI, R. P., HENDEE, W. R.: Radiation exposure in radiographic examinations of the newborn. Radiology *122*, 499 (1977).

WILLICH, E.: Die Technik der Röntgenuntersuchung der Kardia-Magenregion bei Neugeborenen und jungen Säuglingen. Pädiat. Prax. *4*, 401 (1965).

## Ruhigstellung (einschließlich spezielle Untersuchungsgeräte)

BERGER, P. E., CULHAM, J. A. G., FITZ, Ch. R., HARWOOD-NASH, D. C.: Slowing of hepatic blood flow by halothane: Angiographic manifestations. Radiology *118*, 303 (1976).

DAVIS, L. A.: Standard roentgen examinations in new-borns, infants and children: Techniques, »portable« films, immobilization devices and fluoroscony. In: Kaufmann, H. J.: Progress in Pediatric Radiology, Vol. 1. Basel: Karger 1967.

ELLIOTT, E., HANID, T. K., ARTHUR, L. J. H., KAY, B.: Ketamine anaesthesia for medical prozedures in children. Arch. Dis. Childh. *51*, 56 (1976).

FAURÉ, C., FIHEY, A., LUPOLD, M.: L'encéphalographie gazeuse sous anesthésie générale au chlorhydrate de kétamine chez l'enfant. J. Radiol. Électrol. *56*, 717 (1975).

HEINRICH, H., SCHUSTER, W.: Der hochauflösende Bildverstärker und sein Einsatz in der pädiatrischen Röntgendiagnostik. Röntgen-Bl. *26*, 1 (1973).

KROGMANN, M.: Röntgenuntersuchungen von Kindern ohne Haltepersonen. Kinderärztl. Prax. *27*, 73 (1959).

KUHNS, L. R., MARTIN, A. J., GILDERSLEEVE, S., POZNANSKI, A. K.: Intense transillumination for infant venipuncture. Radiology *116*, 734 (1975).

LASSRICH, M. A., RICHTER, E., JÖTTEN, G.: Das Diagnost 73 P, ein Universalgerät für die pädiatrische Radiologie. Röntgenstrahlen *36*, 12 (1977).

L'HEUREUX, P., DOPKING, C.: A cradle for pediatric fluoroscopy. Amer. J. Roentgenol. *120*, 466 (1974).

NELLHAUS, G., CHUTORIAN, A.: Narcosis for neuroradiologic procedures in children. Arch. Neurol. *10*, 485 (1964).

SCHALL, L., WILLICH, E.: Das Paidoskop. Ein Universalgerät für die Röntgenuntersuchung von Kindern jeden Alters. Fortschr. Röntgenstr. *99*, 559 (1963).

SCHÖNBERG, D., BRUNS, H. A.: Gezielte Pneumenzephalographie bei Kindern mit Neuroleptbasisnarkose. Fortschr. Röntgenstr. *112*, 182 (1970).

SCHUSTER, W., SEYLER, G., SLADEK, W., PANNICCIA, S.: The infantoskop – a new unit for use in pediatric radiology. Electromedica *42*, 66 (1974).

## Leistungsbewertung in der Kinderradiologie

BECHER, R.: Der Einfluß nicht an den Patienten gekoppelter Leistungen auf die Arbeitszeit in der Radiologie. Röntgenpraxis *29*, 180 (1976).

BUTTENBERG, H., ENDERT, G.: Studie zum Arbeitsablauf bei häufig vorkommenden Röntgenaufnahmen im frühen Kindesalter. Dtsch. Gesundh.-Wes. *23*, 1464 (1968).

Deutsche Krankenhausgesellschaft: Anhaltszahlen für die Besetzung der Krankenhäuser mit Ärzten und Pflegekräften. Sonderdruck 1/1974.

EBEL, Kl. D.: Röntgendiagnostik in Kinderkrankenhäusern und Kinderabteilungen. Kinderarzt *21*, 397 (1973).

EBEL, Kl. D.: Zur Situation der Röntgendiagnostik in Kinderkrankenhäusern und -abteilungen. Kinderarzt *21*, 766 (1973).

EWERBECK, H.: Aufgaben der Sozialpädiatrie in der Industriegesellschaft. Fortschr. Med. *89*, 77 (1971).

GERHARDT, P.: Die Leistungsbewertung in der Radiologie. Röntgenpraxis *29*, 168 (1976).

GERHARDT, P.: Modell eines Leistungsschlüssels für die Radiologie. Röntgenpraxis *29*, 209 (1976).

GERHARDT, P.: Die Leistungsbewertung in der Röntgendiagnostik. Röntgenpraxis *29*, 191 (1976).

HEUCK, F., v. PANNEWITZ, G.: Personalbedarf für Radiologische Institute und Kliniken an Krankenhäusern. Informationen der Deutschen Röntgengesellschaft 1/1972, S. 10.

NEHER, H.: Die Leistungsbewertung in der Radiologie aus der Sicht der Klinikverwaltung. Röntgenpraxis *29*, 173 (1976).

v. PANNEWITZ, G.: Bericht zum Personalbedarf für radiologische Institute und Kliniken an Krankenhäusern. Krankenhausarzt *42*, 337 (1969).

## Schädel und Zentralnervensystem

### Allgemeine Literatur

BARRY, J. F., HARWOOD-NASH, D. C., FITZ, Ch. R., BYRD, Shh. E., BOLDT, D. W.: Metrizamide in pediatric myelography. Radiology *124*, 409 (1977).

CHASLER, Ch. N.: Atlas of Roentgen Anatomy of the Newborn and Infant Skull. St. Louis Miss: W. H. Green 1972.

CLEMENTSCHITSCH, F.: Röntgendarstellung des Gesichtsschädels, 2 Aufl. Wien 1951.

CURRARINO, G.: Skull size in the roentgenogram. Progr. Pediat. Radiol. *5*, 160 (1976).

DECKER, K.: In: Klinische Neuro-Radiologie (DECKER, K., Hrsg.). Stuttgart 1960.

DECKER, K., BACKMUND, H.: Pädiatrische Neuroradiologie. Stuttgart: Thieme 1970.

EVANS, R. A., SCHWARTZ, J. F., CHUTORIAN, A. M.: Radiologic diagnosis in pediatric ophthalmology. Radiol. Clin. N. Amer. *1*, 459 (1963).

EVERBERG, G.: Tomography in the malformations of the middle and inner ear in children. Clinical aspects. Ann. Radiol. *15*, 243 (1972) (ESPR).

EVERBERG, G., JENSEN, J., TERRAHE, K.: Tomography in the malformation of the middle and inner ear in children. Ann. Radiol. *15*, 243 (1972).

GEFFERTH, K.: Über die Röntgendarstellung der Oberkieferhöhlen im Säuglingsalter. Fortschr. Röntgenstr. *101*, 147 (1964).

HARWOOD-NASH, D. C., FITZ, C. R.: Special procedure techniques in infants. Radiol. Clin. N. Amer. *13*, 181 (1975).

HARWOOD-NASH, D. C.: Neuroradiology in infants and children. St. Louis: Mosby 1976.

HARWOOD-NASH, D. C., FITZ, C. F.: Neuroradiological techniques and indications in infancy and childbood. Progr. Pediat. Radiol. *5*, 2 (1976).

HUGOSSON, C., BERGSTRAND, G., HINDMARSH, T.: Thoraco-lumbar myelography in infants and children with a new water-soluble contrast medium. Ann. Radiol. *20*, 1 (1977) (ESPR).

JENSEN, J.: Tomography in the malformations of the middle and inner ear in children. Technical and practical aspects. Ann. Radiol. *15*, 245 (1972) (ESPR).

KAUFMANN, H. J. (Ed.): Skull, spine and contents. Part I: Procedures and indications. Progr. Pediat. Radiol., Vol. 5. Basel-München-Paris-London-New York-Sydney: Karger 1976.

KIRKS, D. R., BERGER, P. E., FITZ, Ch. R., HARWOOD-NASH, D. C.: Myelography in the evaluation of paravertebral mass lesions in infants and children. Radiology *119*, 603 (1976).

KUNZE, S.: Die zentrale Ventrikulographie mit wasserlöslichen, resorbierbaren Kontrastmitteln. Schriftreihe Neurologie, Bd. 13. Berlin-Heidelberg-New York: Springer 1974.

KUNZE, S.: Kontrastmitteldarstellung des Rückenmarkkanals. Indikation, Technik, Aussagekraft und Komplikationen. Orthopäde *5*, 224 (1976).

LACZAY, A., WEISENBACH, J.: Das Innenohr des Säuglings in der axialen Röntgenaufnahme des Schädels. Z. Laryng. Rhinol. *52*, 109 (1973).

LOEPP, W., LORENZ, R.: Röntgendiagnostik des Schädels, 2. Aufl. Stuttgart: Thieme 1971.

MISKOLCZY, D., WALTNER, K.: Die Technik der Seitenventrikelpunktion beim Säugling. Mschr. Kinderheilk. *29*, 141 (1925).

NEWTON, Oh., POTTS, D. G.: Radiology of the Skull and Brain. Vol. 1, Book 1 and 2. St. Louis: Mosby 1971.

PSENNER, L. B.: Differentialdiagnose der Erkrankungen des Schädelskeletts. Stuttgart: Thieme 1973.

ROBERTSON, E. G.: Methodik der Pneumencephalographie. In: Neuroradiologische Diagnostik und Symptomatik der Hirnentwicklung im Kindesalter. Berlin 1963.

ROSSMANN, B.: Über die Technik der Nasennebenhöhlenaufnahmen im Kindesalter und bei Säuglingen. Fortschr. Röntgenstr. *98*, 163 (1963).

ROSSMANN, B.: Einfache röntgenologische Aufnahmetechnik des Säuglingsohres. Fortschr. Röntgenstr. *86*, 741 (1957); *94*, 232 u. 402 (1961); *98*, 58 (1963).

SILVERMAN, F. N.: An introduction to roentgenographic cephalometry. Progr. Pediat. Radiol. *5*, 137 (1976).

SKALPE, O., AMUNDSEN, P.: Clinical results with metrizamide ventriculography. J. Neurosurg. *43*, 432 (1975).

TAVERAS, J. M.: Die neuro-radiologische Untersuchung im Kindesalter. In: Klinische Neuro-Radiologie (DECKER, K., Hrsg.). Stuttgart 1960.

TERRAHE, K.: Tomography in the malformations of the middle and inner ear in children. Tomographic studies in congenital malformations of the internal and middle ears. Ann. Radiol. *15*, 247 (1972) (ESPR).

**Pneumenzephalographie**

FAURÉ, C., FIHEY, A., LUPOLD, M.: L'encéphalographie gazeuse sous anesthésie générale au chlorhydrate de kétamine chez l'enfant. J. Radiol. Électrol. *56*, 717 (1975).

MÜLLER, D.: Über die pneumenzephalographische Funktionsdiagnostik der hinteren Schädelgrube im Kindesalter. Radiol. Diagn. *9*, 709 (1968).

MÜLLER, D. (Ed.): Pneumenzephalographische Anatomie des Kindergehirns. Stuttgart: Thieme 1976.

NEUMÄRKER, K. J., NEUMÄRKER, M., BILZ, D.: Über den Subarachnoidalraum im Säuglings- und Kleinkindalter und seine diagnostische Bedeutung bei sogenannten Fehlfüllungen. Radiol. Diagn. *11*, 525 (1970).

NEUMÄRKER, K. J., MÜLLER, D.: Über die Subduralfüllung im Pneumenzephalogramm des Säuglings und Kleinkindes als Symptom eines traumatischen Arachnoidearisses. Fortschr. Röntgenstr. *118*, 280 (1973).

RUGGIERO, G., BORIES, J., CALABRÓ, A., CRISTI, G., SCIALFA, G., SMALTINO, F., THIBAUT, A.: Radiological exploration of the ventricles and subarachnoid space. Berlin-Heidelberg New York: Springer 1974.

SOYKA, D.: Neues auf dem Gebiet der Pneumenzephalographie (1955–1967). Fortsch. Neurol. Psychiat. *37*, 1 (1969).

**Zerebrale Angiographie**

DUMAS, M., GIRARD, P. L., REY, M.: Reperméabilisation d'artères cérébrales chez un enfant. J. Radiol. Électrol. *54*, 73 (1973).

EFFLER, K., SCHAPS, P., KÖHLER, K., PLATZBECKER, H.: Zur zerebralen Angiographie bei Kindern und Jugendlichen. Fortschr. Röntgenstr. *109*, 60 (1968).

POLYANKER, Z. N.: Diagnostic value of carotid angiography in children with tumours of the sella turcica region. Vop. Nejrochir. *34*, 37 (1970) (russ.).

SWISCHUK, E., MEYER, G. A., BRYAN, N.: Infantile hydrocephalus and cerebral angiography. Assessment and indications. Amer. J. Roentgenol. *115*, 50 (1972).

VOGELSANG, H., BAUER, B.: Moderne angiographische Verfahren in der zerebralen Diagnostik im Säuglings- und Kindesalter. Bericht über 170 Brachialisangiographien. Fortschr. Röntgenstr. *108*, 329 (1968).

**Orbitale Phlebographie**

BALERIAUX, D., JEANMART, L.: La phlébographie orbitaire en pathologie infantile. Ann. Radiol. *19*, 7 (1976) (ESPR) (Lit.!).

BRISMAR, J.: Orbital phlebography. Acta radiol. (Stockh.) *16*, 1 (1975).

HILAL, S. K., TROCKEL, St. L.: Computerized tomography of the orbit using thin section. Sem. Roentgenol. *12*, 137 (1977).

NAKAYAMA, N.: Orbita-Phlebographie. Röntgen-Bl. *29*, 258 (1976).

SCHOBER, R., BENDER, R.: Orbita-Phlebographie. Fortschr. Röntgenstr. *109*, 345 (1968).

Weitere 5 Arbeiten über Computer-Tomographie der Orbita in: Neuroradiology 13, Heft 3 (1977).

**Sialographie**

BRANDS, T.: Diagnose und Klinik der Erkrankungen der großen Kopfspeicheldrüsen. München-Berlin-Wien: Urban und Schwarzenberg 1972.

CARROLL, B. A., GOLDING, A. R.: Sialography: a simplified technique. Radiology *117*, 220 (1975).

KREPLER, P.: Sialographisch nachweisbare Veränderungen der Parotis bei Mukoviszidose und Zytomegalie. Arch. Kinderheilk. *182*, 247 (1971).

LOWMAN, R. M., BELLEZA, N. A.: An aid in sialographic studies. Radiology *121*, 747 (1976).

SCHMITT, G., LEHMANN, G., STRÖTGES, M. W., WEHNER, W., REINECKE, V., TESKE, H. J., RÖTTINGER, E. M.: The diagnostic value of sialography and scintigraphy in salivary gland diseases. Brit. J. Radiol. *49*, 326 (1976).

SCHMOLLER, H. J., SUWANDSCHIEFF, N.: Zur Technik der Sialographie. Röntgenpraxis *28*, 198 (1975).

SCHULZ, H. G.: Das Röntgenbild der Kopfspeicheldrüse. Berlin-Heidelberg-New York: Springer 1969.

**Computer-Tomographie, Kraniale und Übersichten.**

BACHMAN, D. S., HODGES, F. J., FREEMAN, J. M.: Computerized axial tomography in neurologic disorders of children. Pediatrics *59*, 352 (1977).

BARRON, St. A.: Changes in size of normal lateral ventricles during aging determined by computer-tomography. Neurology (Minneap.) *26*, 1011 (1976).

BECKER, H., GRAU, H., HACKER, H.: Endocranielle Verkalkungen in der Computer-Tomographie – ein Vergleich zum Röntgenbild. Fortschr. Röntgenstr. *126*, 509 (1977).

BERGER, P. E., KIRKS, D. R., GILDAY, D. L., FITZ, Oh. R., HARWOOD-NASH, D. C.: Computer-Tomography in infants and children: intracranial neoplasms. Amer. J. Roentgenol. *127*, 129 (1976).

BHAVE, D. G., KELSEY, Ch. A., BURSTEIN, J., BROGDON, B. G.: Scattered radiation dose to infants and children during EMI head scans. Radiology *124*, 379 (1977).

BURSTEIN, J., PAPILE, L., BURSTEIN, R.: Subependymal germinal matrix and intraventricular hemorrhage in premature infants: Diagnosis by CT. Amer. J. Roentgenol. *128*, 971 (1977).

DIEBLER, C., METZGER, J., AICARDI, J., HIRSCH, J. F.: La tomodensitométrie en pédiatrie. Ann. Radiol. *20*, 451 (1977).

DRAYER, B. P., ROSENBAUM, A. E., REIGEL, D. B., BANK, W. O., DEEB, Z. L.: Metrizamide computed tomography cysternography: Pediatric applications. Radiology *124*, 349 (1977).

DU BOULAY, G. H., MOSELEY, I. F. (Eds.): Computerized axial tomography in clinical practice. Berlin-Heidelberg-New York: Springer 1977.

DYMENT, P. G., ROTHNER, A. D., DUCHESNEAU, P. M., WEINSTEIN, M. A.: Computer-tomography in the detection of intracranial metastases in childhood. Pediatrics *58*, 72 (1976).

EPSTEIN, F., NAIDICH, T. P., CHASE, N. E., KRICHEFF, I. I., LIN, J. P., RANSOHOFF, J.: Role of computerized axial tomography in diagnosis and treatment of common neurosurgical problems of infancy and childhood. Child's Brain *2*, 111 (1976).

FINEBERG, H. V.: Computerized tomography: Dilemma of health care technology. Pediatrics *59*, 147 (1977).

GOMEZ, M. G., REESE, D. F.: Computed tomography of the head in infants and children. Pediat. Clin. N. Amer. *23*, 473 (1976).

GRUMME, Th., MEESE, W., LANGE, S.: Die axiale Computertomographie des Schädels (CT-scan) in der Neuropädiatrie. Mschr. Kinderheilk. *124*, 751 (1976).

HARWOOD-NASH, D. C., BRECKBILL, D. L.: Computed tomography in children: a new diagnostic technique. J. Pediat. *89*, 343 (1976).

HARWOOD-NASH, D. C.: Congenital craniocerebral abnormalities and computed tomography. Sem. Roentgenol. *12*, 39 (1977).

HARWOOD-NASH, D., GROSSMAN, H., FELMAN, A., KIRKPATRICK, J., SWISHUK, L.: Computerized tomography: A perspective in the pediatric patient. Pediatrics *59*, 305 (1977).

HEHUNSTRE, J. P., DOP, A., CONSTANT, Ph., FONTAN, D., SAUDUBRAY, F., GAULLARD, J. M., BATTIN, J., CAILLE, J. M.: Exploration tomodensitométrique en pathologie cérébrale infantile. A propos des 206 premiers cas. Pédiatrie *32*, 347 (1977).

HOUSER, O. W., SMITH, J. B., GOMAZ, M. R.: Evaluation of intracranial disorders in children by computerized axial tomography: a preliminary report. Neurology (Minneap.) *25*, 607 (1975).

KAZNER, E., LANKSCH, W., STEINHOFF, H., WILSKE, J.: Die axiale Computertomographie des Gehirnschädels. Stuttgart: Thieme 1975.

KAZNER, E., LANKSCH, W., STEINHOFF, H.: Cranial computerized tomography in the diagnosis of brain disorders in infants and children. Neuropädiatrie *7*, 136 (1976).

KAZNER, E., KLEIN, W., STOCHDORPH, O.: Möglichkeiten und Aussagewert der Computertomographie bei nicht tumorbedingten raumfordernden intrakraniellen Prozessen. Röntgen-Bl. *31*, 181 (1978).

KINNEY, Th. R., ZIMMERMANN, R. A., BUTLER, R. B., GILL, F. M.: Computertomography in the management of intracranial bleeding in hemophilia. J. Pediat. *91*, 31 (1977).

KRISHNAMOORTHY, K. S., FERNANDEZ, R. A., MOMOSE, K. J., DELANG, G. R., MOYLAN, F. M. B., TODRES, I. D., SHANNON, D. C.: Evaluation of neonatal intracranial hemorrhage by computerized tomography. Pediatrics *59*, 165 (1977).

LANKSCH, W., GRUMME, Th., KAZNER, E.: Schädelhirnverletzungen im CT. Berlin-Heidelberg-New York: Springer 1978.

LOHKAMP, F., CLAUSSEN, C., SPENNEBERG, H.: Com-

putertomographie des Gesichtsschädels. Fortschr. Röntgenstr. *126*, 513 (1977).

McCULLOUGH, D. C., KUFTA, C., AXELBAUM, St. P., SCHELLINGER, D.: Computerized axial tomography in clinical pediatrics. Pediatrics *59*, 173 (1977).

NADJMI, M., SÖRENSEN, N., RATZKA, M., GRUSS, P.: Computertomographie bei Komplikationen nach Schädeltrauma und bei entzündlicher Hirnerkrankung im Säuglings- und Kindesalter. Z. Kinderchir. *21*, 20 (1977).

NEW, P. F. J., DAVIS, K. R., BALLANTINE, H. T.: Computertomography in cerebral abscess. Radiology. *121*, 641 (1976).

NIELSEN, H., GYLDENSTED, C.: Computed tomography in the diagnosis of cerebral abscess. Neuroradiology *12*, 207 (1977).

OSTERTAG, C., HEMMER, R., MUNDINGER, F.: Observations on the differentiation of hydrocephalus occlusus in infancy and early childhood using computerized axial tomography. Neuropädiatrie *7*, 322 (1976).

PINTO, R. S., BECKER, M. H.: Computed tomography in petriatric diagnosis. Amer. J. Dis. Child. *131*, 583 (1977).

VANNUCCI, R. C., BATEN, M.: Cerebral metastatic disease in childhood. Neurology (Minneap.) *24*, 981 (1974).

WACKENHEIM, A., TOUITOU, D.: Computertomographie im Kindesalter. Röntgen-Bl. *31*, 199 (1978).

WEINSTEIN, M. A., ROTHNER, D. R., DUCHESNEAU, P., DOHN, D. F.: Computed tomography in diastematomyelia. Radiology *117*, 609 (1975).

**Skelett**

**Allgemeine Literatur**

ANDRÉN, L.: Etiology and diagnosis of congenital dislocation of the hip in newborn. Radiologe *1*, 89 (1961).

BERNBECK, R., DAHMEN, G.: Kinderorthopädie, 2. Aufl. Stuttgart: Thieme 1976.

BIRZLE, H., BERGLEITER, R., KUNER, E. H.: Traumatologische Röntgendiagnostik. Lehrbuch und Atlas. Stuttgart: Thieme 1975.

CONDON, V. R.: Radiology of practical orthopedic problems. Radiol. Clin. N. Amer. *10*, 203 (1972).

GUARINI, A., CONTESSA, A.: Sull'indicazione e la valutazione dell'artrografia nell trattamento dell'anca displastica. Clin. ortop. *12*, 39 (1960).

HAFNER, E., MEULI, H. Ih.: Röntgenuntersuchungen in der Orthopädie. Methode und Technik. Bern: Huber 1975.

JACOBS, P.: Röntgenatlas der Hand. Berlin-Heidelberg-New York: Springer 1975.

KAISER, G.: Die angeborene Hüftluxation. Jena 1958.

KOZLOWSKI, K., RUPPRECHT, E.: Klinik und Röntgenbild der Osteochondrodysplasien und Mukopolysaccharidosen. Berlin: Akademie-Verlag 1972.

LANGHAGEL, L. J.: Wandlung in Prognose und Therapie der angeborenen Hüftluxation durch die Technik des Luftarthrogramms. Dtsch. med. J. *11*, 270 (1960).

LEE, F. A., GWINN, J. L.: Retrosternal dislocation of the clavicle. Radiology *110*, 631 (1974).

MAROTEAUX, P.: Les maladies osseuses de l'enfant. Paris: Flammarion 1974.

NORMAN, A.: The value of tomography in the diagnosis of skeletal disorders. Radiol. Clin. N. Amer. *8*, 251 (1970).

POZNANSKI, A. K.: The hand in radiologic diagnosis. Philadelphia: Saunders 1974.

SCHWÖRER, I.: Röntgentafel: Die Skelettentwicklung des Menschen. Stuttgart: Thieme 1975.

SPRANGER, J. W., LANGER, L. O., WIEDEMANN, H.-R.: Bone dysplasias. An atlas of constitutional disorders of skeletal development. Stuttgart und Philadelphia: G. Fischer und W. B. Saunders 1974.

SWOBODA, W.: Das Skelett des Kindes, 2. Aufl. Stuttgart: Thieme 1969.

**Becken und Hüftgelenke**

ASTLEY, R.: Arthrography in congenital dislocation of the hip. Clin. Radiol. *18*, 253 (1967).

FREDENSBORG, N.: The effect of early diagnosis of congenital dislocation of the hip. Acta paediat. scand. *65*, 323 (1976).

GEKELER, J.: Die Hüftkopfepiphysenlösung. Radiometrie und Korrekturplanung. Beih. z. Z. Orthop. (Bücherei des Orthopäden), Bd. 19. Stuttgart: Enke 1977.

GRECH, P.: Video-arthrography in hip dysplasia. Clin. Radiol. *23*, 202 (1972).

KELLER, G.: Zum Aspekt der Hüftdysplasie in Klinik und Röntgenologie. Z. Orthop. *112*, 1126 (1974); Z. Orthop. *113*, 77 (1975).

KNAKE, J. E., KUHNS, L. R.: A device to aid in positioning for the Andrén- van Rosen hip view. Radiology *117*, 735 (1975).

KÖNIG, G.: Röntgenologische Darstellung des koxalen Femurendes für Winkelmessungen. Z. Orthop. *115*, 310 (1977).

MARTEL, W., POZNANSKI, A. K.: The value of traction during roentgenography of the hip. Radiology *94*, 497 (1970).

MEULI, H. Ch.: Die Röntgenuntersuchung des Hüftgelenks in Orthopädie und Traumatologie. Orthopäde *5*, 205 (1976).

RIPPSTEIN, J.: Zur Bestimmung der Antorsion des Schenkelhalses mittels zweier Röntgenaufnahmen. Z. Orthop. *86*, 345 (1955).

SCHUSTER, W.: Röntgenologische Beurteilung der dysplastischen Hüftpfanne. Orthopäde *2*, 219 (1973).

SCHWÄGERL, W., KREPLER, P., FLAMM, Ch.: Vergleichende klinische und röntgenologische Untersuchungen zur Erfassung von Hüftdysplasien im Säuglingsalter. Z. Orthop. *113*, 19 (1975).

**Knie- und Fußgelenk**

ANDERSON, P. W., MASLIN, P.: Tomography applied to knee arthrography. Radiology *110*, 271 (1974).

BRAMSON, R. T., STABLE, T. W.: Double contrast knee arthrography in children. Amer. J. Roentgenol. *123*, 838 (1975).

FORDYCE, A. J. W., HORN, C. V.: Arthrography in recent injuries of the ligaments of the ankle. J. Bone Jt. Surg. *54B*, 116 (1972).

MOËS, C. A. F., MUNN, J. D.: The value of knee arthrography in children. J. Ass. Canad. Radiol. *16*, 226 (1965).

STENSTRÖM, R.: Diagnostic arthrography of traumatic lesions of the knee joint in children. Ann. Radiol. *18*, 391 (1975).

TURNER, A. F., BUDIN, E.: Arthrography of the knee. A simplified technique. Radiology *12*, 141 (1968).

**Klumpfüße**

DENIS, X., PAQUOUT, J. P.: Examen radiologique et surveillance du pied bot congénitale. Ann. Radiol. *18*, 339 (1975).

FREIBERGER, R. H., HERSH, A., HARRISON, M. O.: Roentgen examination of the deformed foot. Semin. Roentgenol. *5*, 341 (1970).

HANDELSMAN, J. E., SOLOMON, L.: The assessment of correction in club feet. S. Afr. med. J. *47*, 1909 (1973).

HEYWOOD, A. W. B.: The mechanics of the hind foot in the club foot as demonstrated radiographically. J. Bone Jt. Surg. *46B*, 102 (1964).

IMHÄUSER, G.: Was bedeutet ein verkleinerter Winkel zwischen Talus- und Kalkaneuslängsachse im Röntgenbild des angeborenen Klumpfusses? Arch. orthop. Unfall-Chir. *88*, 163 (1977).

LENOIR, J. L.: Propedeutics of clubfoot radiology. Orthop. Rev. *5*, 35 (1976).

SERINGE, R.: Le pied bot varus équin congénital: Étude radiologique. Ann. Chir. Inf. *18*, 97 (1977).

TEMPLETON, A. W.: Standardization of terminology and evaluation of osseous relationsships in congenitally abnormal feet. Amer. J. Roentgenol. *93*, 374 (1965).

**Thoraxorgane**

**Allgemeine Literatur**

BECKER, M.: Atemphasengesteuerte Thoraxaufnahmen im Säuglingsalter.Ergebnisse und Bedeutung. Kinderärztl. Prax. *43*, 97 (1975).

BERNHARD, J., SAUVEGRAIN, J., NAUHUM, H.: Tomography of the lungs in infancy and childhood: Techniques, indications and results. Progr. pediat. Radiol. *1*, 59 (1967).

CAPITANIO, M. A., KIRKPATRICK, J. A.: The lateral decubitus film. An aid in determining air-trapping in children. Radiology *103*, 460 (1972).

CREMER, N.: Applications pratiques. In: JOUVE, P., HUGUET, J. F.: Matériel et techniques en radiologie pédiatrique. Paris: L'expansion Scientifique 1973.

DAVIS, L. A.: Standard roentgen examinations in new-borns, infants and children: Techniques, »portable« films, immobilization devices and fluoroscopy. Progr. Pediat. Radiol. 1. *3* (1967).

DÖHLEMANN, C., FENDEL, H., BÜNGER, M., KÖPCKE, D.: Herz- und atemphasengesteuerte Thoraxaufnahme bei Kindern. Röntgenpraxis *28*, 243 (1976).

DUBOIS, R., DUBOIS, O.: Déclenchement automatique du cliché thoracique. 1. Technique et appareillage. In: JOUVE, P., HUGUET, J. F.: Matériel et techniques en radiologie pédiatrique. Paris: L'expansion Scientifique 1973.

HILLE, M., ERFURTH, F.: Thoraxaufnahme mit gekippter Röhre. Ein Beitrag zur Differentialdiagnose zwischen Mittellappenatelektase und Interlobärpleuritis. Radiol. Diagn. *16*, 465 (1975).

HODSON, C. J.: Postero-anterior film localization of pulmonary disease in children. Progr. pediat. Radiol. *1*, 33 (1967).

KAUFMAN, A. S., KUHNS, R. L.: The lateral decubitus View: An aid in evaluating poorly defined pulmonary densities in children. Amer. J. Roentenol. *129*, 885 (1977).

SINGLETON, E. B., WAGNER, M. L.: Radiologic atlas of

pulmonary abnormalities in children. Philadelphia, London, Toronto: Saunders 1971.

STUMPF, P., GRASSER, H.: Ausschaltung unnötiger Strahlenbelastung bei Kymogrammen und anderen Aufnahmen. Fortschr. Röntgenstr. 88, Beih. 31 (1958).

SWART, B.: Die zonographische Darstellung der Nieren- und Gallenwege. Radiologe 6, 177 (1966).

THAL, W.: Kinderbronchologie. Leipzig: J. A. Barth 1972.

TRUCKENBRODT, H., SLADEK, W.: Zur atemphasenabhängigen Auslösung der Thoraxaufnahme bei Kindern. Ann. Radiol. 12, 413 (1968) (ESPR).

TRUCKENBRODT, H., SLADEK, W.: Eine neue Möglichkeit zur atemphasenabhängigen Auslösung der Thoraxaufnahme. Z. Kinderheilk. 105, 238 (1969).

WESENBERG, R. L.: The newborn chest. Hagerstown, Maryland: Harper and Row 1973.

WISSLER, H.: Erkrankungen der Lungen und Bronchien im Kindesalter. Stuttgart: Thieme 1972.

ZIEDSES DES PLANTES, B. G.: Eine neue Methode zur Differenzierung in der Röntgengraphie (Planigraphie). Acta radiol. (Stockh.) 13, 182 (1932).

**Neonatologie einschließlich Intensivmaßnahmen**

ABLOW, R. C., GREESPAN, R. H., GLUCK, L.: The advantages of direct magnification technique in the newborn chest. Radiology 92, 745 (1969).

ABLOW, R. C., MARKARIAN, M.: The advantages of an intensive care nursery radiographic room. Radiology 104, 119 (1972).

AVERY, M. E., FLETCHER, B. D.: The lung and its disorders in the newborn infant. Philadelphia-London-Toronto: Saunders 1974.

CREMIN, B. J., CYWES, S., LOUW, J. H.: Radiological diagnosis of digestive tract disorders in the newborn. London: Butterworths 1973.

FRENZEL, J., HEINE, W.: Die Frühgeborenenstation. Leipzig: Thieme 1972.

GRITZ, K., HOFERT, Ch., HOLTHUSEN, W.: Erfahrungen mit einem leistungsfähigen Kondensatorentladungsgerät (Condix) auf der Neugeborenenabteilung. Fortschr. Röntgenstr. 120, 275 (1974).

GROSSMAN, H., WINCHESTER, P. H., AULD, P. A.: Simultaneous frontal and lateral chest roentgenograms on low birth weight infants, Amer. J. Roentgenol. 108, 550 (1970).

GYEPES, M. T., VINCENT, W. R.: Severe congenital heart disease in the neonatal period: a functional approach to emergency diagnosis. Amer. J. Roentgenol. 116, 490 (1972).

GYEPES, M. T., VINCENT, W. R.: Cardiac catheterisation and angiography in severe neonatal heart disease. Springfield Ill.: Ch. C. Thomas 1974.

KUHNS, L. R., POZNANSKI, A. K.: Endotracheal tube position in the infant. J. Pediat. 78, 991 (1971).

KURLANDER, G. J., PETRY, E. L., GIROD, D. A.: Plain film diagnosis of congenital heart disease in the newborn period. Amer. J. Roentgenol. 103, 66 (1968).

LACHMAN, R. S., PFISTERER, W. F., HERMAN, M. W., PREWITT, L. H., MAENZA, R., COLE, S., THIBEAULT, D. W.: The PDA-Syndrome in preterm infants the technique of single film aortography and other diagnostic radiographic criteria. Ann. Radiol. 20, 31 (1977) (ESPR).

POZNANSKI, A. K., KANELLITSAS, C., ROLOFF, D. W., BORER, R. C.: Radiation exposure to personnel in a neonatal nursery. Pediatrics 54, 139 (1974).

REILLY, B. J. (Ed.): Symposium on neonatal radiology. Radiol. Clin. N. Amer. 13, No. 2 (1975).

REMY, J., PONTÉ, C., LeQUIEN, P., BEGUERY, P.: Radiographie du thorax du techniques en radiologie pédiatrique. Paris: L'expansion Scientifique (1973).

SWISCHUK, L. E.: Radiology of the newborn and young infant. Baltimore: Williams and Wilkins 1973.

TABER, P., LACKEY, D. A., MIKITY, V.: Roentgenographic findings of complications with neonatal umbilical vascular catheterization. Amer. J. Roentgenol. 118, 49 (1973).

WEBER, A. L., DeLUCA, S., SHANNON, D. C.: Normal and abnormal position of the umbilical artery and venous catheter on the roentgenogram and review of complications. Amer. J. Roentgenol. 120, 361 (1974).

WESENBERG, R. L.: The newborn chest. Hagerstown, Maryland: Harper and Row 1973.

WHITE, J. D., WISNIEWSKI, H. M.: An improved method of radiographing premature infants in the nursery. Radiology 100, 696 (1971)

**Nase, Pharynx, Kehlkopf**

ARDRAN, G. M., KEMP, F. H.: Normal and disturbed swallowing. Progr. pediat. Radiol. 2, 151 (1969).

BLUESTONE, C. D., WITTEL, R. A., PARADISE, J. L.: Roentgenographic evaluation of eustachian tube function in infants with cleft and normal palates. Cleft Palate J. 9, 93 (1972).

CAPITANIO, M. A., KIRKPATRICK, J. A.: Nasopharyngeal lymphoid tissue. Roentgen observations in 257 children 2 years of age or less. Radiology 96, 389 (1970).

CHITTINAND, S., PATHEJA, S. S., WIZENBERG, M. J.: Barium nasopharyngography. Radiology 98, 387 (1971).

HUCKEL, F., HOHENAUER, L., PRAXMARER, W. u. PREINING, A.: Zur Diagnose und Behandlung der Choanalatresie bei Neugeborenen. Klin. Pädiat. 188, 209 (1976).

JOHNSON, T. H., GREEN, A. E., RISE, E. N.: Nasopharyngography: Its technic and uses. Radiology 88, 1166 (1967).

WILLIAMS, H. J.: Posterior choanal atresia. Amer. J. Roentgenol. 112, 1 (1971).

ZAINO, C., BENEVENTANO, T. C.: The radiologic examination of the orohypopharynx and esophagus. Berlin-Heidelberg-New York: Springer 1977.

**Obere Luftwege und Bronchialsystem**

AVERY, M. E.: Bronchography: Outmoded procedure? Pediatrics 46, 333 (1970).

BERGER, P. E., KUHNS, L. R., POZNANSKI, A. K.: A simple technique for eliminating tracheal buckling on lateral neck roentgenograms. Pediat. Radiol. 2, 69 (1974).

BRÜNNER, S.: Tracheography and bronchography: Techniques and indications during infancy and childhood, F.: Progr. Pediat. Radiol. 1, 45 (1967).

DUTAU, G., FARDOU, H., RONGIER, M. M., PETEL, H., ROCHICCIOLI, P.: La bronchographie chez l'enfant. 1975.

GAMSU, G., PLATZKER, A., GREGORY, G., GRAF, P., NADEL, J. A.: Powdered tantalum as a contrast agent for tracheo-bronchography in the paediatric patient. Radiology *107*, 151 (1973).

HÄNDEL, D.: Technik und Indikation der Tracheographie im Kindesalter. Radiol. Diagn. *9*, 529 (1968).

HELLER, R. M., GALVIS, A. G., OH, K. S.: Angiographic catheters for tracheobronchial procedures in infants and children. Radiology *106*, 702 (1973).

JOUVE, P., GONGRYP, J.: La bronchographie. In: JOUVE, P., HUGUET, J. H.: Matériel et techniques en radiologie pédiatrique (s. S. 249).

LALLEMAND, D., SAUVEGRAIN, J., MARESCHAL, L. J.: Laryngo-tracheal lesions in infants and children. Detection and follow-up studies using direct radiographic magnification. Ann. Radiol. *16*, 293 (1973).

LEVIN, K. J., POZNANSKI, A. K., LOWE, E. E.: A device for bronchography in infants and children. Radiology *101*, 700 (1971).

MERADJI, M., KERREBIJN, K. F.: Functional bronchography in children. Ann. Radiol. *19*, 67 (1976) (ESPR).

PETTY, C., CARDEN, W., HUBBARD, B.: Anesthetic technique to simplify and improve bronchography in children. Radiology *112*, 222 (1974).

ROBINSON, A. E., CAMPBELL, J. B.: Bronchography in childhood asthma. Amer. J. Roentgenol. *116*, 559 (1972).

TISCHER, V., SCHIPPAN, R.: Technik und blutgasanalytische Untersuchungen bei Bronchographien im Säuglings- und Kindesalter. Zbl. Chir. *94*, 1525 (1969).

WENZ, W., COMMENTZ, H. J.: Die Bronchographie im Kindesalter. Radiologe *12*, 333 (1972)

WILSON, J. F., PETERS, G. N., FLESHMAN, K.: A technique for bronchography in children. An experience with 575 patients using topical anesthesia. Amer. Rev. resp. Dis. *105*, 564 (1972).

WUNDERLICH, P., RUPPRECHT, E.: Bronchographie im Kindesalter. Technik und Indikationen. Schweiz. med. Wschr. *105*, 150 (1975).

**Pneumomediastinographie**

COCCHI, U.: Retropneumoperitoneum und Pneumomediastinum. Stuttgart: Thieme 1957.

CONDORELLI, L.: Il pneumo-mediastino artificiale. Minerva med. *27*, 81 (1936).

CONDORELLI, L., TURCHETTI, A., PIDONE, G.: Il pneumo-mediastino posteriore. Ann. Radiol. diagn. (Bologna) *23*, 33 (1951).

DOBREV, D.: Die Bedeutung der Pneumomediastinographie in der Diagnostik von Thymuserkrankungen im Kindesalter. Z. Tuberk. *126*, 291 (1967).

KABELKA, M., KOLIHOVÁ, E., KOPECKÁ, L.: Diagnostic pneumomediastinography in infants and children. Z. Kinderchir. *16*, 247 (1975).

LISSNER, J.: Das Pneumomediastinum. In: FROMMHOLD, W., GERHARDT, P.: Erkrankungen des Mediastinums. Klinisch-Radiologisches Seminar, Bd. 4, S. 42 Stuttgart: Thieme 1975.

SHAROV, B. K.: Pneumomediastinography: Techniques for studying intrathoracic lymphadenitis. Lymphology *10*, 120 (1977).

CUMMING, W. A., SIMPSON, J. S.: Diagnostic pneumomediastinum. J. pediat. Surg. *10*, 971 (1975).

ŠIMEČEK, C.: Zur Methodik des diagnostischen Pneumomediastinums. Prax. Pneumol. *23*, 395 (1969).

TEICHMANN, V., BOREK, Z.: Das diagnostische Pneumomediastinum. Prax. Pneumol. *23*, 391 (1969).

**Obere Kavographie**

CANIGIANI, G.: In: FROMMHOLD, W., GERHARDT, P.: Erkrankungen des Mediastinum. Klinisch-Radiologisches Seminar, Bd. 4, S. 50. Stuttgart: Thieme 1975.

DÜX, A.: Obere und untere Kavographie sowie direkte Azygographie und retroperitoneale Venographie: Methodik, Indikation und Ergebnisse. Röntgen-Bl. *29*, 263 (1976).

OKAY, N. H., BRYK, D.: Collateral pathways in occlusion of the superior vena cava and its tributaries. Radiology *92*, 1493 (1969).

OKAY, N. M., BRYK, D., KROPP, I. G., BUDOW, J.: Phleboectasie of the iugular and great mediastinal veins. Radiology *95*, 629 (1970).

OTTO, R., FLÜCKIGER, A., CANDARDJIS, G.: Indikationen zur Darstellung der oberen Hohlvene und ihrer Hauptäste. Fortschr. Röntgenstr. *117*, 515 (1972).

PALMIERI, A.: Utilité de l'étude phlébographique de la veine cave supérieure chez les porteurs de dérivation ventriculoatriale. Ann. Radiol. *17*, 519 (1974).

POLANSKY, ST., GOODING, CH. A., POTTER, B.: Idiopathic dilatation of the superior vena cava. Pediat. Radiol. *2*, 167 (1974).

ROBERTS, D. J., jR., DOTTER, C. T., STEINBERG, I.: Superior vena cava and innominate veins. Angiographic study. Amer. J. Roentgenol. *66*, 341 (1951).

**Abdomen und Abdominalorgane**

**Allgemeine Literatur**

BECKER, M. H., GENIESER, N. B.: A new device for feeding infants during fluoroscopy. J. Pediat. *80*, 291 (1972).

BERDON, W. E., BAKER, D. H., LEONIDAS, J.: Advantages of prone positioning in gastrointestinal and genito-urinary roentgenologic studies in infants and children. Amer. J. Roentgenol. *103*, 444 (1968).

CREMIN, B. J., CYWES, S., LOUW, J. H.: Radiological diagnosis of digestive tract disorders in the newborn. London: Butterworths 1973.

FÖRSTER, A.: Die Spezialflasche und ihre Anwendung bei der Röntgendurchleuchtung. Ann. Radiol. *11*, 442 (1968) (ESPR).

FRANKEN, E. A.: Gastrointestinal radiology in pediatrics. London: Harper and Row 1975.

GIEDION, A.: Zur Röntgendiagnostik des Magen-Darmtraktes im Säuglings- und Kindesalter. Pädiat. Fortb. Kurse *7/8*, 46 (1963).

GIEDION, A.: Pacifier nipple (dummy) in pediatric radiology. a) Remote control pacifier. b) Radiological identification of pacifiers as a cause of intestinal obstruction. Ann. Radiol. *11*, 437 (1968) (ESPR).

GROSSMANN, N., HÖRMANN, D., NITZ, I., PREUSS, H. J., REDLICH, F. H.: Standardisierungsempfehlungen für die Röntgenuntersuchung von Ösophagus, Magen und Dünndarm im Kindesalter. Radiol. Diagn. *18*, 679 (1977).

GRYBOSKI, J.: Gastrointestinal problems in the infant, p. 201–227. Philadelphia: SAUNDERS, W. B. 1975.

JORULF, H.: Roentgen diagnosis of intraperitoneal fluid. A physical anatomic and clinical investigation. Acta radiol. (Stockh.) Suppl. 343 (1975).

NOVAK, D., WEBER, J.: Gegenwärtiger Stand der Pharmakoradiologie des Magen-Darm-Traktes. Radiologe 16, 504 (1976).

PAUL, F., FREYSCHMIDT, J.: Anwendung von Glukagon bei endoskopischen und röntgenologischen Untersuchungen des Gastrointestinaltraktes. Fortschr. Röntgenstr. 125, 31 (1976).

POZNANSKI, A. K.: A simple device for administering barium to infants. Radiology 93, 1106 (1969).

PRÉVÔT, R., LASSRICHT, M. A.: Röntgendiagnostik des Magen-Darm-Kanals, 2. Aufl. Stuttgart: Thieme (im Druck).

SEIBERT, J. J., PARVEY, L. S.: The telltale triangle: Use of the supine cross table lateral radiograph of the abdomen in early detection of pneumoperitoneum. Pediat. Radiol. 5, 209 (1977).

SHAPIRO, R. L.: Clinical radiology of the pediatric abdomen and gastrointestinal tract. Baltimore: University Park Press 1976.

SINGLETON, E. B., WAGNER, M. L., DUTTON, R. V.: Radiology of the alimentary tract in infants and children. Saunders Monographs in Clinical Radiology, Vol. 10, 2. Ed. Philadelphia: Saunders 1977.

WOLF, H. G.: Röntgendiagnostik der Verdauungswege beim Neugeborenen unter besonderer Berücksichtigung der Untersuchung ohne perorale Kontrastmittel. Fortschr. Röntgenstr. 86, 323 (1957).

## Ösophagus

CHUNG-LiLIU: Enhanced visualization of esophageal varices by Buscopan. Amer. J. Roentgenol. 121, 232 (1974).

DODDS, W. J., McGLAUGHLIN, P. S., GOLDBERG, H., DEHN, T. G.: Esophageal roentgenography using tantalum paste. Radiology 102, 204 (1972).

KUHNS, L. R., POZNANSKI, A. K.: A device for control of esophageal tubes in infants. Radiology 102, 438 (1972).

VESSAL, K., MONTALI, R. J., LARSON, S. M., CHAFFEE, V., JAMES, A. E.: Evaluation of barium and gastrografin as contrast mediŭm for the diagnosis of esophagalruptures or perforations. Amer. J. Roentgenol. 123, 307 (1975).

ZWAD, H. D., UTHGENANNT, H. u.: Die Anwendung der hypotonen Ösophagusuntersuchung in der pädiatrischen Radiologie. Röntgen-Bl. 28, 455 (1975).

## Ösophagusatresie, Ösophago-Trachealfistel

BERDON, W. E., BAKER, D. H.: Radiographic findings in esophageal atresia with proximal pouch fistula (Type B). Pediat. Radiol. 3, 70 (1975).

BÜTZLER, H. O., EBEL, KL. D., BRAUNE, M.: Angeborene ösophagotracheale Fisteln. Röntgen-Bl. 28, 1 (1975).

DESCHAMPS, J. P., DIDIER, F., BRETAGNE, M. C., PRE-VOT, J., NEIMANN, N., PIERSON, M.: Fistules oesotrachéales congénitales isolées. Étude de 7 observations. Ann. Pédiat. 21, 737 (1974).

EBEL, KL. D.: Die Funktion des distalen Ösophagus nach chirurgischer Behandlung der Ösophagusatresie. Ann. Radiol. 12, 159 (1969) (ESPR).

EKLÖF, O., LIVADITIS, A., OKMIAN, L.: Disrupture of the anastomosis in esophageal atresia. Ann. Radiol. 13, 297 (1970) (ESPR).

FÖRSTER, A., BLIESENER, J. A., RUNGE, K.: Eine neue Methode zur sicheren Lokalisation einer Ösophagotrachealfistel im Thoraxbereich. Z. Kinderchir. 16, 445 (1975).

GIEDION, A.: Angeborene Oesophagotrachealfistel vom H-Typus. Helv. paediat. Acta 15, 155 (1960).

GWINN, J. L.: Tracheo-esophageal fistula with and without esophageal atresia. Progr. Pediat. Radiol. 2, 170 (1969) (Lit.!).

MERADJI, M.: Die präoperative Röntgendiagnostik bei Ösophagusatresie. Z. Kinderchir. 16, 134 (1975).

REINWEIN, H., PRINGSHEIM, W., HERFARTH, C., HAUSSMANN, P.: A longitudinal radiological study of lung range oesophageal atresia bridged without colon transplant. Ann. Radiol. 17, 344 (1974) (ESPR).

SAUVEGRAIN, J., BORDE, J., MARESCHAL, J. L.: Atrésies de l'oesophage avec fistule du bout supérieur. Ann. Radiol. 12, 145 (1969) (ESPR).

SUNDAR, B., GUINEY, E. J., O-DONNELL, B.: Congenital H-type tracheo-oesophageal fistula. Arch. Dis. Childh. 50, 862 (1975).

SWISCHUK, L. E.: Demonstration of the distal esophageal pouch in esophageal atresia without fistula. Amer. J. Roentgenol. 103, 277 (1968).

## Magen-Duodenum

BURHENNE, H. J.: Technique of examination of the Stomach and duodenum. In: MARGULIS, A. R., BURHENNE, H. J.: Alimentary Tract Roentgenology, St. Louis: Mosby 1973.

CURRARINO, G.: The value of duble-contrast examination of the stomach with pressure »spots« in the diagnosis of infantile hypertrophic pyloric stenosis. Radiology 83, 873 (1964).

DEFFRENNE, P.: La sténose du pylore. In: JOUVE, P., HUGUET, J. F.: Matériel et techniques en radiologie pédiatrique. Paris: L'Expansion Scientifique 1973.

FRIEDLAND, G. W., DODDS, W. J., SUNSHINE, P., ZBO-RALSKE, F. F.: The apparent disparity in incidence of hiatal herniae in infants and children in Britain and the United States. Amer. J. Roentgenol. 120, 305 (1974).

GELFAND, D. W.: The Japanese-style double-contrast examination of the stomach. Gastrointest. Radiol. 1, 7 (1976).

HOLTHUSEN, W.: Pädiatrische Röntgendiagnostik des Magens. In: Erkrankungen des Magens. Klinisch-radiologisches Seminar, Bd. 6 (FROMMHOLD, W., GERHARDT, P., Hrsg.) Stuttgart: Thieme 1977

SAUVEGRAIN, J.: The technique of upper gastro-intestinal investigation in infants and children. Progr. pediat. Radiol. 2, 26 (1969).

## Dünndarm

CHRISPIN, A. R.: Radiological examination of the small intestine in children. A technique, its results, and findings in protein-losing enteropathy. Progr. pediat. Radiol. 2, 211 (1969).

DERS.: Radiological atlas of common diseases of the small bowel. Leiden: Stenfert u. Kroese 1976.

JEANS, W. D.: The accuracy of radiological and computer diagnoses in small bowel examinations in children. Brit. J. Radiol. 49, 584, 665 (1976).

NOVAK, D.: Doppelkontrastuntersuchung des Dünndarms ohne Intubation. Fortschr. Röntgenstr. *125*, 38 (1976).

SELLINK, J. L.: Examination of the small intestine by means of duodenal intubation. Leiden: Stenfert u. Kroese 1971.

SELLINK, J. L.: Radiologic examination of the small intestine by duodenal intubation. Acta radiol. (Stockh.) *15*, 318 (1974).

**Kolon**

BECKER, CHR., BECKER, H. W., WAHAB, A.: Beitrag zur Methodik der Kolonkontrastuntersuchung im Säuglingsalter. Radiol. Diagn. *18*, 349 (1977).

BERGER, G., HIMMEL, D., HÖRMANN, D., NITZ, I., PREUSS, H. J., RUPPRECHT, E.: Standardisierungsempfehlungen für die retrograde Röntgenkontrastdarstellung des Kolons im Kindesalter. Kinderärztl. Prax. *46*, 42 (1978).

EKLÖF, O., RINGERTZ, H.: The value of barium enema in establishing the nature and level of intestinal obstruction. Pediat. Radiol. *3*, 6 (1975).

JUNGK, K.: Colon-Doppelkontrastuntersuchung mit Glukagon. Methodik und Resultate. Röntgen-Bl. *30*, 8 (1977).

LILIE, J. G., CHRISPIN, A. R.: Investigation and management of neonatal obstruction by gastrografin enema. Ann. Radiol. *15*, 237 (1972).

POCHACZEVSKY, R., MEYERS, P. H.: A new, disposable catheter for selective guided barium enemas. Contrast examinations in patients with colostomies, rectal lesions and fistulas and for pediatric colon studies. Amer. J. Roentgenol. *115*, 392 (1972).

POCHACZEVSKY, R.: Oral examination of the colon. The colonic cocktail. Amer. J. Roentgenol. *121*, 318 (1974).

ROWE, M. I., FURST, A. J., ALTMAN, D. H., POOLE, C. A.: The neonatal response to Gastrografin enema. Pediatrics *48*, 29 (1971).

SANTULLI, T. V.: Perforation of the rectum or colon in infancy due to enema. Pediatrics *23*, 972 (1959).

WELIN, S.: The technical approach in the study of the large bowel with particular emphasis on the examination for polyps. Progr. pediat. Radiol. *2*, 52 (1969).

WOLFSON, J. J., WILLIAMS, H.: A hazard of barium enema studies in infants with small bowel atresia. Radiology *95*, 341 (1970).

**Chronische Obstipation und Megacolon**

SCHICKEDANZ, H., BAUDISCH, E., SCHLEICHER, CH., ADAM, G.: Das Megakolon (Morbus Hirschsprung). Röntgendiagnostische und therapeutische Probleme. Radiol. Diagn. *16*, 345 (1975).

WILLICH, E.: Röntgendiagnostik der Hirschsprungschen Krankheit im Neugeborenenalter und bei atypischen Fällen. Pädiat. Pädol. Suppl. *2*, 7 (1972).

WILLICH, E.: Die Röntgendiagnostik der chronischen Obstipation im Kindesalter unter besonderer Berücksichtigung der Aganglionose. Maandschr. Kindergeneesk. *43*, 27 (1975).

**Defäkographie**

BERGER, D., LANDRY, M.: Funktionelle Untersuchung der Defäkation beim Kinde. Fortschr. Röntgenstr. *121*, 428 (1974).

HATA, Y., DUHAMEL, B., KABARRAQUE, J. P.: Nouvelle technique d'étude de la défécation: la mano-défécographie. Ann. Chir. infant. *15*, 77 (1974).

HOLSCHNEIDER, A. M., FENDEL, H.: Vergleichende röntgenologische und elektromanometrische Untersuchungen der chronischen Obstipation. Z. Kinderchir. *15*, 76 (1974).

NUSSLÉ, D., GENTON, N., BOZIC, C.: Sémiologie radiologique fonctionelle dans la maladie de Hirschsprung et dans les autres formes de dyschésie. Ann. Radiol. *19*, 111 (1976) (ESPR).

POZNANSKI, A. K.: The use of a semisolid contrast medium in defecography. Radiology *97*, 82 (1970).

SCHNAUFER, L., KUMAR, A. P. M., WHITE, J. J.: Differentiation and management of incontinence and constipation problems in children. Surg. Clin. N. Amer. *50*, 895 (1970).

**Anorektale Agenesie**

BERDON, W. E., BAKER, D. H., SANTULLI, T. V., AMOURY, R.: The radiologic evaluation of imperforate anus. An approach correlated with current surgical concepts. Radiology *90*, 466 (1968).

BLANK, E., AFSHANI, E., GIRDANY, B. R., PAPPAS, A.: »Windsock sign« of congenital membranous atresia of the colon. Amer. J. Roentgenol. *120*, 330 (1974).

CREMIN, B. J.: Anorectal anomalies of »imperforate anus«. Ann. Radiol. *14*, 301 (1971).

CREMIN, B. J., CYWES, S., LOUW, J. H.: A rational radiological approach to the surgical correction of anorectal anomalies. Surgery *71*, 801 (1972).

EBEL, KL. D., WELTE, W.: Zur Problematik der präoperativen Röntgendiagnostik bei anorektalen Mißbildungen. Z. Kinderchir. *12*, 51 (1973). (Lit!)

EBEL, KL. D.: Radiologic diagnosis of anorectal malformations. Progr. pediat. Surg. *9*, 77 (1976).

HÖRMANN, D.: Die Röntgendiagnostik der anorektalen Fehlbildungen. Zbl. Chir. *97*, 1783 (1972).

STEPHENS, F. D., SMITH, E. D.: Ano-rectal malformations in children. Chicago: Year Book Medical Publishers 1971.

WAGNER, M. D., HARBERG, F. J., KUMAR, A. P. M., SINGLETON, E. B.: The evaluation of imperforate anus utilizing percutaneous injection of water-soluble iodide contrast material. Pediat. Radiol. *1*, 34 (1973).

WANGENSTEEN, O. H., RICE, C. O.: Imperforate anus. A method of determining the surgical approach. Ann. Surg. *92*, 77 (1930).

**Invagination**

FRYE, T. R., HOWARD, W. H. R.: The handling of ileocolic intussusception in a pediatric medical center. Radiology *97*, 187 (1970).

HILLE, M., ERFURTH, F., SEWCZ, H. G.: Invaginationsileus im Kindesalter. Konservative Repositionsbehandlung. Zbl. Chir. *101*, 164 (1976).

HOPFGARTNER, L.: Möglichkeiten und Grenzen der konservativen Invaginationsbehandlung. Pädiat. Pädol. *8*, 352 (1973).

HÖRMANN, D., KNÜPPER, P., MEISSNER, F.: Die hydrostatische Desinvagination. Zbl. Chir. *101*, 146 (1976).

LÖHR, E., WENDERLE, N., BÖTTCHER, I., BRUNNER, Ch.: Röntgenologie und Klinik des Invaginationsileus. Fortschr. Röntgenstr. *118*, 432 (1973).

MANDOV, L., IVANTSCHEV, I., CHRISTOV, Ch.: Zur

Röntgendiagnose der Darminvagination im Kindesalter. Radiol. Diagn. *10*, 9 (1969).

MINAMI, A., FUJII, K.: Intussuception in children. Hydrostatic reduction. Amer. J. Dis. Child. *129*, 346 (1975).

NORDENTOFT, J. M.: The significance of hydrostatic pressure level in the nonoperative reduction of intussusception in children Ann. Radiol. *12*, 191 (1969) (ESPR).

WAYNE, E. R., CAMPBELL, J. B., BURRINGTON, J. D., DAVIS, W. S.: Management of 344 children with intussusception. Radiology *107*, 597 (1973).

**Mekoniumileus**

BRYK, D.: Meconiumileus. Demonstration of the meconium mass on barium enema study. Amer. J. Roentgenol. *95*, 214 (1965).

FRECH, R. S., MCALISTER, W. H., TERNBERG, J., STROMINGER, D.: Meconiumileus relieved by 40 per cent water-soluble contrast enemas. Radiology *94*, 341 (1970)

HÖRMANN, D., GOTTSCHALK, M.: Zur konservativen Behandlung des Mekoniumileus mit Visotrasteinläufen. Kinderärztl. Prax. *42*, 106 (1974) (Lit.!).

LEONIDAS, J. C., BURRY, V. F., FELLOWS, R. A., BEATTY, E. C.: Possible adverse affect of methyglucamine diatrizoate compounds on the bowel of newborn infants with meconium ileus. Radiology *121*, 693 (1976).

LILLIE, J. D., CHRISPIN, A. R.: Investigation and management of neonatal obstruction by gastrografin enema. Ann. Radiol. þð, 237 (1972) (ESPR).

MCPARTLIN, J. F.: The use of gastrografin in the relief of residual and late bowel obstruction in cystic fibrosis. Brit. J. Surg. *60*, 9, 707 (1973).

MOORE, C. C.: The use of contrast enemas in the diagnosis of neonatal intestinal obstruction. Med. J. Aust. *1*, 347 (1974).

NOBLETT, H. R.: Treatment of uncomplicated meconium ileus by Gastrografin enema: A preliminary report. J. pediat. Surg. *4*, 190 (1969).

POCHACZEVSKY, R., LEONIDAS, J. C.: The meconium plug syndrome. Roentgen evaluation and differentiation from Hirschsprung's disease and other pathologic states. Amer. J. Roentgenol. *120*, 142 (1974).

SAUVEGRAIN, J., SUPELANO-UEVARA, H.: Les signes radiologiques des péritonites méconiales. J. Radiol. Électrol. *51*, 115 (1970).

TUCKER, A. S., IZANT, R. J.: Problems with meconium. Amer. J. Roentgenol. 12, 135 (1971).

WAGGET, J., JOHNSON, D. G., BORNS, P., BISHOP, H. C.: The nonoperative treatment of meconiumileus by gastrografin enema. J. Pediat. *77*, 407 (1970).

**Gallenwege**

BLIESENER, J. A., WIENERS, H.: Zur Diagnostik zystischer Gallenwegsmißbildungen im Kindesalter. Fortschr. Rötgenstr. *126*, 577 (1977). (Perkutane Cholangiographie.)

CHAUMONT, P., KALIFA, G., FONTAINE, Y.: La cholangiographie par perfusion lente chez l'enfant. Ann. Radiol. *17*, 441 (1973) (ESPR).

FAHR, K., OPPERMANN, H. C., WILLICH, E.: Vergleichende Studie über die Anwendung eines neuen Gallenkontrastmittels im Kindesalter. Mschr. Kinderheilk. *126*, 391 (1978).

FAHR, K., OPPERMANN, H. C., WILLICH, E.: Die intravenöse Cholangiozystographie im Kindesalter. Fortschr. Röntgenstr. *126*, 571 (1977).

HENKER, J., ROSCHLAU, G., FRANKE, W. C.: Zur Diagnostik der extrahepatischen Gallengangsatresie. Dtsch. Gesundh.-Wes. *33*, 21 (1978).

MOSS, A. A., NELSON, J., AMBERG, J.: Intravenous cholangiography. An experimental evaluation of several currently proposed methods. Amer. J. Roentgenol. *117*, 406 (1973).

NAHUM, H., PORÉE, C., SAUVEGRAIN, J.: The study of the gall bladder and biliary ducts. Progr. pediat. Radiol. *2*, 65 (1969).

OKUDA, K., TANIKAWA, K., EMURA, T., KURATOMI, S., URABE, K., SUMIKOSHI, T., KANDA, Y., FUKUYAMA, Y., MUSKA, H., MORI, H., SHIMOKAWA, Y., YAKUSHIJI, F., MATSUURA, Y.: Nonsurgical percutaneous transhepatic cholangiographie: diagnostic significance in medical problems of the liver. Amer. J. dig. Dis. *19*, 21 (1974).

ROSENFIELD, N., GRISCOM, N. T.: Choledochal cysts: Roentgenographic techniques. Radiology *114*, 113 (1975).

TAYBI, H.: The biliary tract in children. In: MARGULIS, A. R., BURHENNE, H. J.: Alimentary Tract Roentgenology, St. Louis: Mosby 1973.

**Leber**

ANACKER, H., MORINO, F., RÖSCH, J., SCHUMACHER, W., ZUPPINGER, A.: Röntgendiagnostik der Leber. Berlin-Göttingen-Heidelberg: Springer 1959.

BERDON, W. E.: Liver disease in children. Sem. Roentgenol. *10*, 207 (1975).

HÜNIG, R.: Ultraschalldiagnose von Leberrupturen. Langenbecks Arch. Chir. *331*, 227 (1972).

MILLER, J. H., GATES, G. F., STANLEY, Ph.: The radiologic investigation of hepatic tumors in childhood. Radiology *124*, 451 (1977).

RÖSCH, J., MAYER, B. S., CAMPBELL, J. R., NEERHOUT, R. C.: Angiography in the diagnosis of liver disease in children. Radiol. Clin. *46*, 321 (1977).

SWISCHUK, L. E.: A new and unusual roentgenographic finding of fatty liver and infants. Amer. J. Roentgenol. *122*, 159 (1974).

S. auch unter: »Ultraschalldiagnostik«.

**Milz**

BEITZKE, A., MUTZ, I.: Zur Röntgendiagnostik der geburtstraumatischen Milzruptur. Z. Kinderchir. *14*, 339 (1974).

HERMANN, H. J., z. WINKEL, K.: Scintigraphy of the spleen. Lymphology *10*, 45 (1977).

KUYKENDALL, J. D., SHANSER, J. D., SUMNER, T. E., GOODMAN, L. R.: Multimodal approach to diagnosis of hamartoma of the spleen. Pediat. Radiol. *5*, 239 (1977).

PETZOLDT, R., LUTZ, H., EHLER, R., NEIDHARDT, B.: Beurteilung der Milzgröße mit der Ultraschnittbildmethode. Med. Klin. *71*, 2113 (1976).

SCHWARTZ, K. D., POTSCHWADEK, B., HOLLDORF, M., GROTHE, U.: Die Szintigraphie der Milz. Radiobiol. Radiother. *17*, 511 (1976).

**Pankreas**

ANACKER, H.: Efficiency and limits of radiological diagnosis of the pancreas. Stuttgart: Thieme 1975.

HAERTEL, M.: Angiography in pancreatic trauma. Brit. J. Radiol. *47*, 641 (1974).

260 Literatur

YOUNG, L. W., ADAMS, J. T.: Roentgenographic findings in localized trauma to the pancreas in children. Amer. J. Roentgenol. *101*, 639 (1967).
YOUNG, L. W.: Pancreatic and/or duodenal injury from blunt trauma in childhood: Radiopaque examinations and radiological review. Ann. Radiol. *18*, 377 (1975) (ESPR).
SINGLETON, E. B., GRAY, P. M.: Radiologic evaluation of pancreatic disease in children. Semin. Roentgenol. *3*, 267 (1968).
Pankreasdiagnostik mittels nuklearmedizinischer Methoden, Ultraschalldiagnostik oder Computer-Tomographie: s. bei diesen entsprechenden Literaturabschnitten.

**Lymphographie**
BODE, A.: Lymphographie bei Kindern. Fortschr. Röntgenstr. *123*, 168 (1975).
CASTELLINO, R. A., BELLANI, F. F., GASPARINI, M., TERNO, G., MUSOMECI, R.: Lymphography in childhood. Six years experience with 242 cases. Lymphology *8*, 74 (1975).
DEBRUN, C., GASQUET, C.: Explorations vasculaires des tumeures abdominales de l'enfant. Monographie der Ann. Radiol. N. 4. Paris: Expansion Scientifique 1970.
DUNNICK, N. R., PARKER, B. R., CASTELLINO,R. A.: Pediatric lymphography: Performance, interpretation, and accuracy in 193 consecutive children. Amer. J. Roentgenol. *129*, 639 (1977).
FUCHS, W. A.: Techniques and complications of lymphangiography. In: ABRAMS, H. L.: Angiography. Boston: Little, Brown & Company 1971.
GASQUET, C., MARKOVITS, P., GROSDEMANGE, M., SCHWEISGUTH, O.: La lymphographie dans les sympathomes de l'enfant. Ann. Radiol. *10*, 501 (1967).
GASQUET, C., SCHWEISGUTH, O., DEBRUN, G., GROSDEMANGE, M., MARKOVITS, P.: Lymphangiography in malignant diseases of childhood. Amer. J. Roentgenol. *103*, 1 (1968).
GERTELS, W.: Darstellungsmethode des Lymphgefäßsystems und praktische Lymphographie. In: Handbuch der Allgemeinen Pathologie, Bd. 3, Teil 6 Berlin-Heidelberg-New York: Springer 1972.
GREGL, A., HEITMANN, D.: Lymphographie in der Pädiatrie und Kinderchirurgie. Z. Kinderchir. *20*, 1 (1977).
MANLOT, G., SAUVEGRAIN, J.: La lymphographie dans le lymphoedème primitif des membres inférieurs chez l'enfant. Ann. Radiol. *19*, 41 (1976).
McSWEENY, W. J., BENTON, C.: Special procedures in infants and children. In: POZNANSKI, A. K.: Practical approaches to Pediatric Radiology p. 363ff. Chicago: Year Book Medical Publishers 1976.
MUSUMECI, R., BELLANI, F. F., DAMASCELLI, B., US=LENGHI, C., BONADONNA, G.: Usefullnes of lymphography in childhood. Cancer (Philad.) *29*, 51 (1972).
ROTHER, U., HILLE, M., EGGERS, G., KRUSE, H.: Erfahrungen mit der Lymphographie in der Pädatrie am Beispiel der Lymphogranulomatose. Kinderärztl. Prax. *43*, 495 (1975).
PLATZBECKER, H., LUCAS, D.: Zur Problematik der Lymphographie mit öligem Kontrastmittel bei Kindern und Jugendlichen. Kinderärztl. Prax. *38*, 412 (1970).

TISMER, R., BELTZ, L.: Die lymphographische Diagnose der Lymphgefäßerkrankungen. Röntgen-Bl. *30*, 215 (1977).
WEISSLEDER, H.: Entwicklungstendenzen der Lymphographie. In: Diagnostische Radiologie (BAYINDIR, S., Hrsg.), S. 72ff. München-Gräfelfing: BANASCHEWSKI 1974.
WELIN, S., JOHANSSON, S.: Lymphography. In: Handbuch der Medizinischen Radiologie, Bd. 8, S. 179ff. Berlin-Heidelberg-New York: Springer 1968.

**Pneumoperitoneum und Pneumopelvigraphie**
ALESSANDRINI, P.: Il valore del pneumoperitoneo artificiale. II. Congr. Radiol. medica, Genova 1919, p. 179.
BAKER, D. H., MAISEL, B., GOLDBERG, H. P.: Use of pneumoperitoneum in differential diagnosis of paracardiac masses in children. Arch. Surg. *79*, 63 (1959).
BRAIBANTI, T., MAGGIPINTO, B., PAZIENZA, C.: La pneumostratipelvigraefia nella pratica ginecologice. Torino: Minerva medica 1962.
DIANKOW, L., SARKANIATZ, A.: Die Wertigkeit der BV-Photopneumopelvigraphie für die Diagnostik gynäkologischer Erkrankungen. Fortschr. Röntgenstr. *124*, 268 (1976).
DOKUMOV, St., DIANKOV, L., SPASOV, Sp.: La pneumopelvigraphie dans le diagnostic du syndrome de dysgénésie gonadique. Rev. franc. Gynéc. *65*, 503 (1970)
FONTAINE, R., WARTER, P., EILL,F., DREYFUS, J., WEILL, A.: La pelvigraphie gazeuse dans les syndromes endocrino-génitaux de l'enfant. J. Radiol. Électrol. *43*, 148 (1962).
GRANJON, A.: La gynécographie. Presse méd. *61*, 1764 (1953).
HAERTEL, M., ZURBRIGGEN, S., HOLZER, H., AUFDERMAUR, P., AMERI, M., ZUPPINGER, K.: Gynäkographie bei Gonadendysgenesie zur Beurteilung der Beckenorgane im Hinblick auf Neoplasien der Keimdrüsen. Helv. paediat. Acta *28*, 283 (1973).
HENZEL, M., HORSKY, J., PRESL, J., VALENTA, M.: Pneumopelvigraphy of developmental malformations of the female internal genitalia. Acta radiol. (Stockh.) *53*, 201 (1960).
STEVENS, G. M.: Pelvic pneumography. Sem. Roentgenol. *4*, 252 (1969).
KREEL, L., GINSBURG, J., GREEN, M. F.: Gynaecography in premature ovarian failure and ovarian dysgenesis. Brit. med. J. *1969 I*, 682.
KUNSTADTER, R. H.: Application of transabdominal pneumoperitoneum in sex-endocrine problems of children. Postgrad. Med. *35*, 575 (1964).
KUNSTADTER, R. H., TULSKY, A.: Diagnostic transabdominal pneumoperitoneum in children. Amer. J. Obstet. Gynec. *68*, 819 (1954).
LIPPE, B. M., GYEPES, M. T., KAPLAN, S. A.: Pelvic pneumography in children. Amer. J. Roentgenol. *123*, 829 (1975).
LUNDERQUIST, A., RAFSTEDT, S.: Roentgenologic diagnosis of cryptorchism. J. Urol. (Baltimore) *98*, 219 (1967).
MATSUMOTO, Y., WAKU, M.: Studies on cryptorchidism.: diagnostic evaluation of pelvic pneumography for unilateral abdominal testicle. Jap. J. Urol. *67*, 948 (1976).

McDonough, P. G., DeLeo, C. A.: Pelvic pneumoperitoneum in evaluation of precocious puberty. Obstet. Gynec. *33*, 856 (1969).

Shackelford, G. D., McAlister, W. H.: Pneumoperitoneography in the evaluation of congenital anomalies in the umbilical region. Radiology *104*, 361 (1972).

Stevens, G. M.: Pelvic pneumography. Sem. Roentgenol. *4*, 252 (1969).

Vidal, J., Cortina, H., Alonso, A., Alberto, C., Lanuza, A., Perez-Candela, V.: Indications for pneumopritoneum in the diagnosis of congenital anomalies in the umbilical region. Pediat. Radiol. *6*, 147 (1977)

**Inguinale Herniographie und Peritoneographie**

Avery II, G. J., Berg, R. A., Widmann, W. D.: The clinical value of pediatric herniography. Amer. J. Dis. Child. *131*, 1255 (1977).

Blau, J. S., Keating, T. M., Stockinger, F. S.: Radiologic diagnosis of inguinal hernia in children. Surg. Gynec. Obstet. *136*, 401 (1973).

Braun, P., Lopez Ruiz, P., Bensoussan, A. L., Ducharme, J. C.: Inguinale Herniographie beim Kind. Technik und Indikationen. Z. Kinderchir. *16*, 294 (1975).

Braun, P., Lopez-Ruiz, P., Ducharme, J. C.: Réflexion sur 500 cas de herniographie chez l'enfant. Helv. chir. Acta *42*, 531 (1975).

Dwoskin, J. Y., Kuhn, J. P.: Herniagrams in undescended testes and hydroceles. J. Urol. (Baltimore) *109*, 520 (1973).

Guttman, F. M., Bertrand, R., Ducharme, J. C.: Herniography and the pediatric contralateral inguinal hernia. Surg. Gynecol. Obstet. *135*, 551 (1972).

Kuhn, I., Peters, H., Cen, M.: Die Herniographie. Dtsch. med. Wschr. *97*, 411 (1972).

Kuhn, J. P.: Herniography in perspective. Amer. J. Dis. Child. *131*, 1206 (1977) (Lit!).

Lopez Ruiz, P., Ducharme, J. C., Bertrand, R., Braun, P., Bensoussan, A. L.: Inguinal herniography; its value in the diagnosis of silent patent vaginal process. Ann. Radiol. *19*, 35 (1976).

Meyers, M. A.: Peritoneography. Normal und pathologic anatomy. Amer. J. Roentgenol. *117*, 353 (1973).

Oh, K. S., Dorst, J. P., White, J. J., Haller, J. A., Heller, R. M., James, A. E., Johnson, B. A., Strife, J. L.: Positive-contrast peritoneography and herniography. Radiology *108*, 647 (1973).

Poznanski, A. K.: Peritoneography. In: Practical aproaches to pediatric radiology, p. 205. Chicago: Year Book Medical Publishers 1976.

Shackelford, G. D., Mc.Alister, W. H.: Inguinal herniography. Amer. J. Roentgenol. *115*, 399 (1972).

Waag, K. L.: Herniographie. Erfahrungen zum Nachweis einer kontralateralen Hernie bei einseitig diagnostiziertem Leistenbruch im Säuglingsalter. Pädiat. Prax. *15*, 363 (1975).

White, J. J., Haller, A. J., Dorst, J. P.: Congenital inguinal hernia and inguinal herniography. Surg. Clin. N. Amer. *50*, 823 (1970).

**Angiographie**

Bergström, K., Jorulf, H.: Disposable equipment für percutaneous angiography in infancy and childhood. Pediat. Radiol. *1*, 241 (1973).

Bliesener, J. A., Wieners, H., Evers, K. G.: Postinflamatory pseudotumor of lung in a child: Diagnosis by angiography. Pediat. Radiol. *5*, 246 (1977).

Burgener, F., Fuchs, W. A., Bettex, M.: Die angiographische Diagnostik der abdominellen Neuroblastome. Fortschr. Röntgenstr. *114*, 752 (1971).

Clayman, A. S., Bookstein, J. J.: The role of renal arteriography in pediatric hypertension. Radiology *108*, 107 (1973).

Coussemment, A.: Urographie et angiographie chez l'enfant. J. Radiol. Électrol. *55*, 17 (1974).

Debrun, G., Gasquet, C.: Explorations vasculaires des tumeurs abdominales de l'enfant. Paris: Expansion Scientifique Française 1970.

Fellows, K. E.: The uses and abuses of abdominal and peripheral angiography in children. Radiol. Clin. N. Amer. *10*, 349 (1972).

Fredens, M.: Angiography in primary hepatic tumours in children. Acta radiol. Diagn. *8*, 193 (1969).

Friedmann, G., Schmücker, K., Bützler, H. O.: Zur Angiographie der retoperitonealen Organe im Kindesalter. Mschr. Kinderheilk. *122*, 160 (1974).

Fuchs, W. A., Voegeli, E., Burgener, F., Bürkli, H., Bettex, M.: Die angiographische Diagnostik der Nephroblastome (Wilms Tumor). Fortschr. Röntgenstr. *117*, 192 (1972).

Guinto, F. C., Radcliffe, W. B.: Percutaneous catheterization of the femoral artery in infants, using scalp vein needle. Radiology *102*, 408 (1972).

Gyepes, M. T. (Ed.): Angiography in infants and children. New York: Grune & Stratton 1974.

Harwood-Nash, D. C., Fitz, C. R.: Complications of pediatric arteriography. In: Gyepes, M. D. (Ed): Angiography in infants and children, Edition 1. New York: Grune and Stratton 1974.

Kirks, D. R., Fitz, C. R., Harwood-Nash, D. C.: Pediatric abdominal angiography: Practical guide to catheter selection, flow rates and contrast dosage. Pediat. Radiol. *5*, 19 (1976).

Lefèbvre, J. E., Plainfosse, M. C.: Pulmonary angiography in children. Methods and indications. Progr. Pediat. Radiol. *1*, 91 (1967).

Martinez, A., Knapp, K., Moreno, F., Quero, J., Herraiz, J., Perez-Rodriguez, J.: Cardiological anomalies diagnosed by »bedside« transumbilical aortography in newborn with congenital heart disease. Ann. Radiol. *20*, 39 (1977) (ESPR).

Meiisel, P., Apitzsch, D. E.: Atlas der Nierenangiographie. Berlin-Heidelberg-New York: Springer 1978.

Miller, F. J., Duggan, F. J., Maisels, M. J.: Umbilical artery aortography in the newborn using power injection. J. Urol. (Baltimore) *113*, 558 (1975).

Moes, C. A. F., Burrington, J. P.: The use of aortography in the diagnoses of abdominal masses in children. Radiology *98*, 59 (1971).

Moss, A. A., Clark, R. E., Palubinskas, A. J., DeLorimier, A. A.: Angiographic appearance of benign and malignant hepatic tumors in infants and children. Amer. J. Roentgenol. *113*, 61 (1971).

Porstmann, W.: Renal angiography in children. Progr. pediat. Radiol. *3*, 51 (1970).

STECKENMESSER, R., BAYINDIR, S., DIETZEL, F., KLING, G., SCHIRMER, H. F.: Die transfemorale Arteriographie bei Erkrankungen im Kindesalter. Bericht über 1174 Untersuchungen aus der Literatur und 68 eigene Fälle. Fortschr. Röntgenstr. *118*, 161 (1973).

TAKAHASHI, M.: Percutaneous catheterization in infants and children. In: GYEPES, M. T. (Ed): Angiography in infants and children, Edition 1. New York: Grune and Stratton 1974.

WENZ, W.: Abdominale Angiographie. Berlin-Heidelberg-New York: Springer 1972.

**Pfortadersystem**

BÜCHELER, E., FROMMHOLD, H., SCHULZ, D., RASCHke, E.: Die indirekte (arterielle) Spleno- und Portographie in der Diagnostik des Pfortaderhochdrucks. Fortschr. Röntgenstr. *116*, 627 (1972).

CZEMBIREK, H., IMHOFF, H., MAYERHOFER, P., POKIEser, H., UMEK, H.: Technische Modifikationen der Viszeral-Angiographie. Röntgen (Agfa-Gevaert) Nr. *22*, 10 (1975).

DOLECKIJ, S. J., AKOPJAN, V. G.: Portale Hypertension bei Kindern. Stuttgart: Hippokrates 1973.

FROMMHOLD, H.: Das indirekte (arterielle) Splenoporto- und Portogramm beim prähepatischen Block. Fortschr. Röntgenstr. *120*, 662 (1974).

NIEMANN, H., KIRCHHOFF, P. A., MATSCHKE, I., REGENSBURGER, D.: Indikationen und Technik der Splenoportographie von Kindern. Ann. Radiol. *12*, 211 (1969) (ESPR).

RÖSCH, J. DOTTER, C. T.: Extrahepatic portal obstruction in childhood and its angiographic diagnosis. Amer. J. Roentgenol. *112*, 143 (1971).

RÖSCH, J.: Splenoportography. In GYEPES, M. T.: Angiography in infants and children. New York: Grune & Stratton 1974.

RUSICKA, F. A., ROSSI, P.: Arterial portography: Patterns of venous flow. Radiology *92*, 777 (1969).

ZURBRIGGEN, St., FUCHS, B. A., BETTEX, M.: Die angiographische Abklärung der portalen Hypertension im Kindesalter. Fortschr. Röntgenstr. *116*, 318 (1972).

**Extremitätenarteriographie und -phlebographie**

BEDUHN, D.: Die Gliedmaßenarteriographie des Kindes. Röntgen-Bl. *30*, 293 (1977).

BEDUHN, D., HARDT, P.: Extremitätenangiographie im Kindesalter. Fortschr. Med. *91*, 976 (1973).

BEDUHN, D., SCHÜLER, H. W.: Beitrag zur angiographischen Darstellung der oberen Extremität bei intermittierender Langzeit-Hämodialyse im Kindesalter. Radiologe *13*, 417 (1973).

HÄRTEL, M.: Angiographische Befunde kindlicher Knochentumoren. Fortschr. Röntgenstr. *115*, 582 (1971).

HAWKINS, jr., I. F.: »Mini-catheter« technique for femoral run-off and abdominal arteriography. Amer. J. Roentgenol. *116*, 199 (1972).

KONTOR, E., GÖRGÉNYI, A., SZÁBO, L.: Arteriographie der Hand im Säuglings- und Kindesalter. Z. Kinderchir. *9*, 107 (1970).

MAY, R., NISSL, R.: Die Phlebographie der unteren Extremität. Stuttgart: Thieme 1973.

VOEGELI, E., UEHLINGER, E.: Arteriography in bone tumors. Skeletal Radiol. *1*, 3 (1976) (Lit.!).

WENZ, W., BEDUHN, D.: Extremitätenarteriographie. Berlin-Heidelberg-New York: Springer 1976.

**Urogenitaltrakt**

**Allgemeine Literatur**

HODSON, C. J. (Ed): Radiology and the kidney: Some present concepts. Basel-New York: Karger 1977.

LASSRICH, M. A.: Die Röntgenuntersuchung des Harntrakts beim Kinde. Urologe B *10*, 149 (1970).

LEBOWITZ, R. L. (Ed.): Symposium on Pediatric Uroradiology. Radiol. Clin. N. Amer. Vol. 15, No. 1. Philadelphia-London-Toronto: Saunders 1977.

NOGRADY, B., DUNBAR, J.: The technique of roentgen investigation of the urinary tract in infants and children. Progr. pediat. Radiol. *3*, 3 (1970).

TEELE, R. L.: Ultrasonography of the genitourinary tract in children. Radiol. Clin. N. Amer. *15*, 109 (1977).

**Kontrastmittel**

ANSELL, G.: Fatal overdose of contrast medium in infants. Brit. J. Radiol. *43*, 395 (1970).

BAKER, D. H., BERDON, W. E.: The use and safety of »high« dosage in pediatric urography. A survey of the Society for Pediatric Radiology. Radiology *103*, 371 (1972).

COUSSEMENT, A.: Urographie et angiographie chez l'enfant. La toxicité des fortes doses. J. Radiol. Électrol. *55*, 17 (1974).

DURE-SMITH, P., SIMENHOFF, M., BRODSKY, St., ZIMSKIND, P. D.: Opacification of the urinary tract during excretory urography: Concentration vs. amount of contrast medium. Invest. Radiol. *7*, 407 (1972).

GOODING, C. A., BERDON, W. E., BRODEUR, A. E., ROWEN, M.: Adverse reactions to intravenous pyelography in children. Amer. J. Roentgenol. *123*, 802 (1975).

KASSNER, E. G., ELGUEZABAL, A., POCHACZEVSKY, R.: Death during intravenous urography. Overdosage syndrome in young infants. N.Y. St. J. Med. *73*, 1958 (1973).

KROVETZ, L. J., GRUMBAR, P. A., HARDIN, S., MORGAN, A. V., SCHIEBLER, G. L.: Complications following use of four angiocardiographic contrast media in infants and children. Invest. Med. *4*, 13 (1969).

NOGRADY, M. B., MCDONALD, H., DUNBAR, J. S., ROUSSEAU, O.: Clinical comparative study of meglumine and sodium diatrizoate (Renografin-60) and meglumine diatrizoate (Hypaque-M-60) in pediatric urography. J. Canad. Ass. Radiol. *19*, 210 (1968).

OLBING, H., BOLMANN, H. G., BRUNIER, E., SCHREIBER, M.: Kontrastmittelzwischenfälle nach Ausscheidungsurographien bei Kindern. Urologe B *13*, 127 (1973).

SHEHADI, W. H.: Adverse reactions to intravascularly administered contrast media. A comprehensive study based on a prospective study. Amer. J. Roentgenol. *124*, 145 (1975).

WILLICH, E.: Die Kontrastmittelanwendung im Urogenitaltrakt im Kindesalter. Radiologe *12*, 315 (1972) (Lit.!).

WITTEN, D. M., HIRSCH, F. D., HARTMANN, G. W.: Acute reactions to urographic contrast medium. Incidence, clinical characteristics and relationship to hypersensitivity states. Amer. J. Roentgenol. *119*, 832 (1973).

**Intravenöses Urogramm mit Zusatzuntersuchungen**

BERDON, W. E., BAKER, D. H., LEONIDAS, J.: Advantages of prone positioning in gastrointestinal and genito-urinary roentgenologic studies in infance and children. Amer. J. Roentgenol. *103*, 444 (1968).

CHRISPIN, A.: The renal window. Pediat. Radiol. (im Druck).

DUNBAR, J. S., NOGRADY, B.: Excretory urography in the first year of life. Radiol. Clin. N. Amer. *10*, 367 (1972).

DURE-SHMITH, P., SIMENHOFF, M., ZIMSKIND, P. D., KODROFF, M.: The bolus effect in excretory urography. Radiology *101*, 29 (1971).

EDGREN, J., KÖHLER, R.: Urographie mit schneller Injektion großer Kontrastmittelmengen oder als Infusionsurographie. Diagnostischer Wert und Komplikationsfrequenz. Fortschr. Röntgenstr. *117*, 434 (1972).

FISCHER, E.: Urographie in Bauchlage als wichtige ergänzende Untersuchung. Urologe *7*, 136 (1968).

FLETCHER, E. W. L., GOUGH, M. H.: Antegrade pyelography in children. Brit. J. Radiol. *46*, 191 (1973).

FRODLI, F. K. O.: Zur Bedeutung des i.v. Programmes in Bauchlage. Fortschr. Röntgenstr. *110*, 474 (1969).

HEGENBARTH, R., EBEL, KL. D.: Das intravenöse Urogramm im Kindesalter. Indikationen, Technik und Befunde. Nieren-Hochdruckkrankh. *4*, 123 (1975).

HÖRMANN, D., HIMMEL, D., BERGER, G., FRIEDRICH, H., NITZ, I., PREUSS, H. J., RUPPRECHT, E.: Standardisierungsempfehlungen der Arbeitsgemeinschaft Kinderradiologie der Gesellschaften für Medizinische Radiologie und Pädiatrie der DDR. Kinderärztl. Prax. *41*, 213 (1973).

HÖRMANN, D., HIMMEL, D.: Ausscheidungsurographie im Kindesalter. Ergebnisse einer Umfrage. Kinderärztl. Prax. *42*, 44 (1974).

JUNGMANN A.: Excretory urography in infants and children. Improved results through the use of postero-oblique projections. J. Pediat. *55*, 752 (1959).

LEHNER, M.: Der paranephritische Abszeß. Z. Kinderchir. *17*, 148 (1975) (Veratmungspyelogramm).

MARX, E.: Zonographie in der Harnwegsdiagnostik. Elektromedica (Siemens) *1974*, 115.

NOGRADY, M. B.: On the use of the pneumatic compression paddle for improved visualization of the upper urinary tract in pediatric patients. Amer. J. Roentgenol. *103*, 218 (1968).

SCHULZ, R., KEMPERDICK, H.: Diagnostic value of a special ureter compression. Ann. Radiol. *13*, 289 (1970) (ESPR).

WEINGARD, D., KRÖPELIN, T.: Die Schnellinjektion als Routinemethode bei der Ausscheidungsurographie. Ergebnisse von 144 Untersuchungen mit verschiedenen Kontrastmitteln. Röntgen-Bl. *28*, 297 (1975).

**Infusionsurographie**

ALTENBURG, K., KAHLSTORF, J., GIESELMANN, H.: Infusionsurographie mit 30%igem Methylglukamin-Jothalamat. Urologe B *15*, 184 (1973).

FRIEDRICH, H.: Erfahrungen mit der Infusionsurographie bei Säuglingen und Kindern. Kinderärztl. Prax. *38*, 13 (1970).

FRIEDRICH, H.: Infusion urography in children. Ann. Radiol. *13*, 288 (1970) (ESPR).

LENTZEN, W., FRIK, W., SCHIFFER, A.: Zur Frage einer Überlegenheit der Infusionsurographie gegenüber der konventionellen Urographie. Fortschr. Röntgenstr. *114*, 396 (1971).

LEPASOON, J.: Indikationen der Infusionsurographie. Radiologe *10*, 93 (1970).

MAKAY, A., KAPPELMAYER, J., KARMAZSIN, L.: Die Bedeutung der Infusionstomonephrographie in der Diagnostik der Harnwegserkrankungen im Säuglingsalter. Kinderärztl. Prax. *38*, 8 (1970).

OLBING, H., BRUNIER, E.: Die Infusionsurographie bei Kindern. Pädiat. Prax. *9*, 55 (1970).

PREUSS, H. J., DECKART, H.: Wertigkeit der Infusionsurographie und der Isotopennephrographie bei der Diagnostik von Harnwegsinfektionen bei Kindern. Fortschr. Röntgenstr. *110*, 39 (1969).

RUPPRECHT, E., BERGER, G.: Urologische Röntgenuntersuchungen im Kindesalter. Vergleichende Untersuchungen bisher üblicher Kontrastmittelanwendung mit Infusionsurographie. Dtsch. Gesundh.-Wes. *24*, 503 (1969).

SCHULZ, R. D., BAUMGART, M., KEMPERDICK, H.: Beeinflußt die Konzentration der Infusionslösung den Informationsgehalt der Urographie? Röntgen-Bl. *23*, 162 (1970).

**Ganzkörperkontrastdarstellung**

FERRAN, J. L.: Intérêt de l'opacification corporéale totale dans le diagnostic des lymphangiomes kystiques abdominaux de l'enfant. Ann. Radiol. *19*, 769 (1976).

MARESCHAL, J. L., ROUSSEL, B., MOUZON, A., SAUVEGRAIN, J.: L'opacification corporéale totale chez l'enfant. Ann. Chir. inf. *16*, 469 (1975).

MARTIN, D. J., GRISCOM, N. T., NEUHAUSER, E. B. D.: A further look at the total body opacification effect. Brit. J. Radiol. *45*, 185 (1972).

ROSE, J., BERCLON, W. E., SULLIVANT, J., BAKER, D. H.: Prolonged jaundice as presenting sign of massive adrenal hemorrhage in newborn. Radiographie diagnosis by i. v. P. with total body opacification. Radiology *98*, 263 (1971).

**Oberer Harntrakt**

EBEL, Kl.-D.: Die Röntgendiagnostik des Megaureters im Kindesalter. Röntgen-Bl. *28*, 297 (1975).

LALLI, A. F.: Translumbar pyelography in the child. Pediatrics *44*, 1016 (1969).

NOGRADY, M. B., DUNBAR, J. S.: On the use of pneumatic compression paddle for improved visualization of the upper urinary tract in pediatric patients. Amer. J. Roentgenol. *103*, 218 (1968).

WILLICH, E.: Harnwegsinfekte, Anomalien und Mißbildungen aus der Sicht des Kinderradiologen. 2. Pädiat. Kinderchir. Symposium »Harnwegsinfekte im Kindesalter«. Z. Kinderchir. Suppl. zu *13*, 37 (1973).

**Unterer Harntrakt**

BERDON, W. E., BAKER, D. H.: The significance of a distended bladder in the interpretation of intravenous pyelograms obtained on patients with »hydronephrosis«. Amer. J. Roentgenol. *120*, 402 (1974).

BÜTZLER, H. O., SEIFERTH, J.: Das Miktionszysto-Urethrogramm. Nieren-Hochdruckkrankh. *4*, 134 (1975).

CLAUS, D.: Systematic use of suprapubic bladder puncture for voiding cysto-urethrography in infants and children. Ann. Radiol. *18*, 331 (1975) (ESPR).

EBEL, KL. D.: Die Röntgendiagnose des vesiko-ureteralen Refluxes. In: STROHMENGER, P.: Der vesiko-uretero-renale Reflux. Kinderurologisches Symposium 1973. Stuttgart: Thieme 1974.

GERHARDT, R.: Das Miktionszystourethrogramm im Kindesalter nach suprapubischer Kontrastfüllung. Dtsch. Gesundh.-Wes. *32*, 1569 (1977).

GLYNN, B., GORDON, I. R. S.: The risk of infection of the urinary tract as a result of micturating cystourethrography in children. Ann. Radiol. *13*, 283 (1970).

HERTZ, M.: Cystourethrography. A radiographic atlas. Amsterdam: Excerpta Medica 1973.

KASBARIAN, M., MONFORT, G., BEZIAT, J. M., FAURÉ, F., FAGIANELLI, J. L., LEYNAUD, D., PADOVANI, J., JOUVE, P.: Indications de la radiomanométrie vésical par ponction sous-pubienne. J. Radiol. Électrol. *53*, 543 (1972).

LUCAYA, J.: A simple technique of retrograde urethrography in male infants. Radiology *102*, 402 (1972).

MAROSVÁRI, I., GÖRGÉNYI, A.: Miktionszystographie nach suprapubischer Harnblasenpunktion in furosemid-diurese. Acta paediat. Acad. Sci. hung. *16*, 327 (1975).

MCALISTER, W. H., CACIARELLI, A., SHACKELFORD, G. D.: Complications associated with cystography in children. Radiology *111*, 167 (1974).

NOGRADY, M. B., DUNBAR, J. S.: The value of excretory micturition cysto-urethrography (EMCU) in the pediatric age group. J. Canad. Ass. Radiol. *16*, 181 (1965).

OLBING, H., BRUNS, H. A., EBEL, KL. D., LASSRICH, M. A.: Zur Indikation und Methodik der Mictionscystourethrographie bei Mädchen. Urologe B *10*, 161 (1970).

OMOGBEHIN, A., WILLICH, E.: Die Miktionszystourethrographie im Kindesalter. – Erfahrungen mit der suprapubischen Blasenpunktion an 210 Fällen. Z. Kinderchir. *15*, 204 (1974).

OMOGBEHIN, B., WILLICH, E.: Suprapubic micturition cystourethrography in infancy and childhood. Pediat. Radiol. *3*, 20 (1975).

OTTO-UNGER, G.: Exkretions-Miktions-Zystourethrographie im Anschluß an die Intensivurographie. Dtsch. Gesundh.-Wes. *30*, 1849 (1975).

POZNANSKI, E., POZNANSKI, A. K.: Psychogenic influences on voiding: Observations from voiding cystourethrography. Psychosomatics *10*, 339 (1969).

PREIS, U.: Miktions-Cysto-Urethrogramme als Bestandteil der Infusionsurographie im Kindesalter. Z. Urol. *65*, 81 (1972).

SAUVEGRAIN, J., MARESCHAL, J. L., MANLOT, G.: L'uréthro-cystographie mictionnelle interrompue en radiocinéma chez l'enfant. Ann. Radiol. *12*, 251 (1969) (ESPR).

SCHUSTER, W., BRÜNGER, J.: Indikationen und Untersuchungstechnik bei den Mictionscystourethrographien im Kindesalter. Radiologe *17*, 325 (1977).

SHOPFNER, C. E.: Cystourethrography. Med. Radiogr. Photogr. *47*, 2 (1971).


**Pneumoretroperitoneum**

KAMMERER, V., DEININGER, H. K., PIEPGRAS, U.: Die Bedeutung des Retropneumoperitoneums für die Röntgendiagnostik angiographisch nicht darstellbarer Nieren. Fortschr. Röntgenstr. *115*, 213 (1971).

METZLER, R., HABIGHORST, L. V., DIETHELM, L.: Komplikationen des Retropneumoperitoneums unter Verwendung von Kohlendioxyd als Insufflationsgas. Radiologe *12*, 367 (1972). (Lit.!)

SEIFERT, J., CHRISTIANS, J. H.: Zur Beurteilung von Nebennierentumoren im Pneumoretroperitoneum. Radiologe *12*, 363 (1972).


**Untere Kavographie**

BERDON, W. E., BAKER, D. H., SANTULLI, T. V.: Factors producing spurious obstruction of the inferior vena cava in infants and children with abdominal tumors. Radiology *88*, 111 (1967).

TUCKER, A. S., IZANT, R. J.: Inferior vena cavagraphy. Progr. pediat. Radiol. *3*, 82 (1970).


**Kolpozystographie und Kindergynäkologie**

BENZ, G., WILLICH, E.: Radiologische Aspekte der Kindergynäkologie. Fortschr. Med. *92*, 635 (1974).

CREMIN, B. J.: Intersex states in young children: The importance of radiology in making a correct diagnosis. Clin. Radiol. *25*, 63 (1974).

FAURÉ, C., FORTIER-BEAULIEU, M., JOSSO, N.: La génitographie dans les états intersexués.À propos de 86 cas. Ann. Radiol. *12*, 259 (1969) (ESPR).

FAURÉ, C.: Radiologie de l'appareil génital en pédiatrie. In: Traité de Radiodiagnostic, Tome 18: Radiopédiatrie, Nr. 1, par LEFÈBVRE, J., FAURÉ, C., SAUVEGRAIN, J., NAHUM, H., FORTIER-BEAULIEU, M., HASSAN, M., p. 551–562. Paris: Masson 1973.

FÖRSTER A.: Der Fluor im Kindesalter. Möglichkeiten röntgenologischer Abklärung. Röntgen-Bl. *28*, 477 (1975).

FORTIER-BEAULIEU, M.: Les ambiguités sexuelles. Méthode d'exploration intérêt du rayon horizontal. In: JOUVE, P., HUGUET, J. V.: Matériel et techniques en radiologie pédiatrique. Paris: L'Expansion Scientifique 1973.

MARCINSKI, A., GRZYBOWSKA, B.: Cysto-uréthro-vaginographie dans le pseudohermaphrodisme masculin. Ann. Radiol. *13*, 277 (1970) (ESPR).

PECK, A. G., POZANSKI, A. K.: A simple device for genitography. Radiology *103*, 212 (1972).

RICHTER, E.: Genitographie bei Kindern. Fortschr. Röntgenstr. þʌʌ, 257 (1975).

SHOPFNER, Ch. E.: Gynecologic roentgenology in children. Sem. Roentgenol. *4*, 218 (1969).

SHOPFNER, C. E.: Genitography in intersex problems. Pediat. Radiol. *3*, 97 (1970).

WILLICH, E., BENZ, G.: Die gynäkologische Röntgendiagnostik in der Pädiatrie. In: Handbuch der medizinischen Radiologie Bd. XIII/2. Berlin-Heidelberg-New York: Springer 1979.


**Ultraschalldiagnostik**

BHIMJI, S. D., COOPERBERG, P. L., NAIMAN, S., MORRISON, R. T., SHERGILL, P.: Ultrasound diagnoses of splenic cysts. Radiology *122*, 787 (1977).

BOINEAU, F. G., ROTHMAN, J., LEWY, J. E.: Nephrosonography in the evaluation of renal failure and masses in infants. J. Pediat. *87*, 195 (1975).

CARR, D., DUNCAN, J. G.: Liver volume determination by ultrasound: a feasibility study. Brit. J. Radiol. *49*, 776 (1976)

DOUST, B. D., PEARCE, J. D.: Gray-scale ultrasonic properties of the normal and inflammed pancreas. Radiology *120*, 653 (1976).

GATES, G. F., MILLER, J. H.: Combined radionuclide and ultrasonic assessment of upper abdominal masses in children. Amer. J. Roentgenol. *128*, 773 (1977).

GOLDBERG, B. B., POLLACK, H. W., CAPITANIO, M. A., KIRKPATRICK, J. A.: Ultrasonography: An aid in the diagnosis of masses in pediatric patients. Pediatrics *56*, 3 (1975).

GOLDBERG, B. B.: Ultrasonic cholangiography. Radiology *118*, 401 (1976).

HALLER, J. O., SCHNEIDER, M., KASSNER, E. G., STAIANO, S. J., NOYES, M. B., CAMPOS, E. M., McPHERSON, H.: Ultrasonography in pediatric gynecology and obstetrics. Amer. J. Roentgenol. *128*, 423 (1977).

HARRISON, N. W., PARKS, C., SHERWOOD, T.: Ultrasound assessment of residual urine in children. Brit. J. Urol. *47*, 805 (1976).

HASSLER, D.: Einführung in physikalische und technische Grundlagen der diagnostischen Ultraschallverfahren. Klinikarzt *6*, 414 (1977).

HOLM, H. H., PEDERSEN, J. F., KRISTENSEN, J. K., RASMUSSEN, S. N., HANCKE, S., JENSEN, F.: Ultrasonically guided percutaneous puncture. Radiol. Clin. N. Amer. *13*, 493 (1975).

HOLDER, L. E., STRIFE, J., PADIKAL, T. N., PERKINS, P. J., KEREIAKES, J. G.: Liver size determination in pediatrics using sonographic and scintigraphic techniques. Radiology *117*, 349 (1975).

HSU-CHONG YEH, WOLF, B. S.: Ultrasonography in ascites. Radiology *124*, 783 (1977).

HÜNIG, R.: Ultrasonic diagnosis in pediatrics. Pediat. Radiol. *4*, 108 (1976); *4*, 175 (1976). (Lit.!)

HUSBAND, J. E., MEIRE, H. B., KREEL, L.: Comparison of ultrasound and computer-assisted tomography in pancreatic diagnosis. Brit. J. Radiol. *50*, 855 (1977).

KANGARLOO, H.: Ultrasonographic evaluation of juxtadiaphragmatic masses in children. Radiology *125*, 785 (1977).

KELSEY, J. A., BOWIE, J. D.: Gray-Scale ultrasonography in the diagnosis of polycystic kidney disease. Radiology *122* 791 (1977).

KEUTEL, J.: Die Ultraschalldiagnostik des Herzens unter besonderer Berücksichtigung der angeborenen und erworbenen Vitien. Radiologe *16*, 298 (1976) (Lit.).

KRATOCHWIL, A., ROSENMAYR, F.: Möglichkeiten der Ultraschalldiagnostik in der Pädiatrie. Pädiat. Prax. *13*, 615 (1973/74).

KRATOCHWIL, A., KÄRCHER, K. H., JENTZSCH, K., WOLF, G.: Die Wertigkeit und Grenzen der Echographie für die Diagnostik abdomineller Lymphome bei malignen Erkrankungen. Fortschr. Röntgenstr. *122*, 410 (1975).

KRATOCHWIL, A.: Ultraschalldiagnostik in der Inneren Medizin, Chirurgie und Urologie. Atlas und Lehrbuch. Stuttgart, Thieme Verlag 1977 (Lit.).

LOVEDAY, B. J., BARR, J. A., AITKEN, J.: The intra-uterine demonstration of duodenal atresia by ultrasound. Brit. J. Radiol. *48*, 1031 (1975).

LUTZ, H., PETZOLD, R., STRUNZ, U.: Ultraschalldiagnostik bei Kindern. Fortschr. Röntgenstr. *121*, 413 (1974).

LUTZ, H.: Ultraschalldiagnostik (B-scan) in der Inneren Medizin. Altlas und Lehrbuch. Berlin-Heidelberg-New York, Springer 1978 (Lit).

LYONS, E. A., MURPHY, A. V., ARNEIL, G. C.: Sonar and its use in kidney disease in children. Arch. Dis. Childh. *47*, 777 (1972).

MARCHAL, G., BEART, A. L.: Echography of suprarenal masses. Radiologe *16*, 337 (1976).

NEIMANN, H. L., MINTZER, R. A.: Accuracy of biliary duct ultrasound: Comparison with cholangiography. Amer. J. Roentgenol. *129*, 979 (1977).

PETZOLD, R., LUTZ, H., EHLERS E., NEIDHARDT, B.: Beurteilung der Milzgröße mit der Ultraschallschnittbildmethode. Med. Klin. *71*, 2113 (1976).

REID, M. H.: Visualization of the bile ducts using focused ultrasound. Radiology *118*, 155 (1976).

RETTENMAIER, G.: Anwendungsmöglichkeiten der Ultraschalldiagnostik. Röntgenpraxis *28*, 25 (1975).

ROCHESTER, D., BOWIE, J. D., KUNZMANN, A., LESTER, E.: Ultrasound in the staging of lymphona. Radiology, *124*, 483 (1977).

ROSENMAYR, F.: Ultraschallschnittbilduntersuchung der »großen Milz«. Wien. Klin. Wschr. *87*, 606 (1975).

SANDERS, R. C., KOOK SANG OH, DORST, J. P.: B-scan ultrasound; positive and negative contrast material evaluation of congenital urachal anomaly. Amer. J. Roentgenol. *120*, 448 (1974).

SHKOLNIK, A.: Gray scale ultrasound of the pediatric abdomen and pelvis. Diagn. Radiol. *7*, 1 (1977) (Lit).

SURUGA, K., HIRAI, Y., NAGASHIMA, K.: Ultrasonic echoexamination as aid in diagnosis of congenital bile duct lesions. J. Pediat. Surg. *4*, 452 (1969)

SWEET, E. M. The place of nephrosonographie in renal investigation in childhood. Ann. Radiol. *20*, 25 (1977).

STOPFKUCHEN, H., WEITZEL, D., STOFFT, E.: The anatomy of the heart in the sonogram. Pediat. Radiol. *6*, 68 (1977).

TAYLOR, K. J. W.: Ultrasonic investigation of inferior vena-caval obstruction. Brit. J. Radiol. *48*, 1024 (1975).

TEELE, R. L.: Ultrasonography of the genitourinary tract in children. Radiol. Clin. N.Amer. *15*, 109 (1977).

TOOMEY, F. B., FRITZSCHE, P., CARSLEN, E., CAGGIANO, H., VYHMEISTER, N., KULLMANN, V.: Application of aortography and ultrasound in evaluation of renal agenesis. Pediat. Radiol. *6*, 168 (1977).

WALLS, W. J., ROBERTS, F. F., TEMPELTON, A. W.: B-scan diagnostic ultrasound in the pediatric patient. Amer. J. Roentgenol. *120*, 431 (1974).

WEILL, F., SCHRAUB, A., EISENSCHER, A., BOURGOIN A.: Ultrasonography of the normal pancreas. Radiology *123*, 417 (1977).

WEITZEL, D., BECK, J. D.: Ultraschall – Tomografic: eine risikolose und schonende Methode zum Nachweis einer angeborenen Choledochus-Zyste. Klin. Pädiat. *186*, 460 (1974).

WEITZEL, D., STOPFKUCHEN, H.: Ultraschallschnittbilduntersuchung des kindlichen Herzens mit dem schnellen B-Bild. Dtsch. Med. Wschr. *100*, 182 (1975).

WEITZEL, D., TRÖGER, J., STRAUB, E.: Renal sonography in pediatric patients. Pediat. Radiol. *6*, 19 (1977).

YEH, H. Ch., WOLF, B. S.: Ultrasonography and computed tomography in the diagnosis of homogeneous masses. Radiology *123* 425 (1977).

ZEIS, P. M., SPIGOS, D., SAMAYOA, C., CAPEK V., ASCHINBERG, L. C.: Ultrasound localization for percutaneous renal biopsy in children. J. Pediat. *89*, 263 (1976).

ZWEYMÜLLER, K., KRATOCHWIL, A.: Der Wert der Ultraschalldiagnostik in der Beurteilung von Knochen- und Weichteiltumoren. Arch. orthop. Unfall-Chir. *87*, 269 (1977).

## Nuklearmedizin

### Allgemeines – Übersichten

BREIT, A.: Wertigkeit radiologischer Methoden (Niere-Leber-Pankreas). Stuttgart: Thieme 1975.

EMRICH, D.: Nuklearmedizinische Diagnostik und Therapie. Stuttgart: Thieme 1976.

FEINE, U.: Strahlenbelastung beim Kind durch nuklearmedizinische Untersuchungsmethoden. Radiol. clin. biol. *41*, 298 (1972).

FREEMAN, L. M., BLAUFOX, M. D.: Pediatric Nuclear Medicine. New York 1975.

GILDAY, D. L.: Nuclear Medicine and Pediatric Neoplasia. Pediat. Clin. N. Amer. *23*, 41 (1976).

GILDAY, D. L., ASH, J., HOWLETT, L.: Nuclear Medicine and the Neonate. Radiol. Clin. N. Amer. *13*, 2 (1975).

HANDMAKER, H., LOWENSTEIN, J. M.: Nuclear Medicine in Clinical Pediatrics. New York 1975.

JAMES, A. E., WAGNER, H. M., COOKE, R. E.: Pediatric Nuclear Medicine. Philadelphia: Saunders 1974.

ZUM WINKEL, K.: Nuklearmedizin. Heidelberger Taschenbücher 167. Berlin-Heidelberg-New York: Springer 1975.

### Herz, Gefäße, Lunge

BERGER, G., GOTTSCHALK, B., LEUPOLD, W.: Indikation und Aussagekraft der Lungenszintigraphie im Kindesalter. Radiobiol. Radiother. *16*, 181 (1976).

FENDEL, H., FEINE, U.: Lungenszintigraphie im Säuglings- und Kindesalter. Mschr. Kinderheilk. *118*, 601 (1970).

KERKMANN, D., HÜLSE, R. WOLF, R., GRIMM, W., MANN, S., ZEITLER, E.: Aussagewert der Gamma-Kavographie und deren Indikationen. Fortschr. Röntgenstr. *121*, 493 (1974).

MALTZ, D. L., TREVES, S.: Quantitative Radionuclide Angiography. Circulation *47*, 1049 (1973).

RUTH, C., SKOVRÁNEK, J., SAMÁNEK, M.: The significance of lung scintigraphy in anomalies of the pulmonary vascular bed. Pediat. Radiol. *4*, 21 (1975).

TREVES, S., AHNBERG, D. S., LAGUARDA, R. STRIEDER, D. J.: Radionuclide evaluation of regional lung function in Children. J. nucl. Med. *15*, 582 (1974).

### Skelet

GILDAY, D. L., PAUL, D. J., PATERSON, J.: Diagnosis of osteomyelitis in children by combined blood pool and bone imaging. Radiology *117*, 331 (1975).

MAJD, M.: Radionuclide imaging in early detection of childhood osteomyelitis and its differentiation from cellulitis and bone infarction. Ann. Radiol. *20*, 9 (1977) (ESPR).

PIASZEK, L., TIEDJEN, K. U., STRÖTGES, M. W.: Möglichkeiten und Grenzen nuklearmedizinischer Untersuchungsmethoden zum Nachweis maligner und benigner Knochenumbauprozesse. Radiologe *16*, 29 (1976).

### Urologie

BLAUFOX, M. D., GRUSKIN, A., SANDLER, P., GOLDMAN, H., OGWO, J. E., EDELMAN, C. M., jr.: Radionuclide Scintigraphy for Detection of Vesico-Ureteral Reflux in Children. J. Pediat. *79*, 239 (1971).

CONWAY, J. J., KRUGLIKE, G. D.: Effectiveness of direct and indirect radionuclide cystography in detecting vesicoureteral reflux. J. nucl. Med. *17*, 81 (1976).

HAHN, K.: Die katheterlose Refluxprüfung mit $^{99m}$Tc-Eisenkomplex. Fortschr. Röntgenstr. *123*, 321 (1975).

MARTIN, D. J., GILDAY, D. L., REILLY, B. J.: Evaluation of the urinary tract in the neonatal period. Radiol. Clin. N. Amer. *13*, 359 (1975).

PFANNENSTIEL, P., EMRICH, D., OBERHAUSEN, E., PIXBERG, H. U., (Hrsg.): Nuklearmedizinische Verfahren bei Erkrankungen der Nieren und ableitenden Harnwege. Konstanz: Schnetztor-Verlag 1977.

### Zentralnervensystem

JAMES, E. A., jr., NEW, P. F. J., HEINZ, E. R., HODGES, F. J., DE LAND, F. H.: A cisternographic classification of hydrocephalus. Amer. J. Roentgenol. *115*, 39 (1972).

GEORGI, P., MENZEL, J.: Methodik und Klinik der Zisternographie. Therapiewoche *26*, 4538 (1976).

TREVES, S., STRAND, R. D., YALAZ, K.: Radionuclide investigation of the central nervous system in children. Progr. Pediat. Radiol. *5*, Part I (1976).

### Abdomen, Leber, Milz, Pankreas

AGNEW, J. E.: Pancreatic scanning. Brit. J. Radiol. *49*, 979 (1976).

ELL, P. J., BECK, E., MEIXNER, M.: Liver and spleen scanning as a useful diagnostic test in the management of liver trauma in young patients. Fortschr. Röntgenstr. *127*, 123 (1977).

FEINE, U.: Szintigraphische Diagnostik von Milzerkrankungen. Radiologe *16*, 128 (1976).

GATES, G. F., MILLER, J. H.: Combined radionuclide and ultrasonic assessment of upper abdominal masses in children. Amer. J. Roentgenol. *128*, 773 (1977).

HOLDER, L. E.: Liver size determination in pediatrics using sonographic and scintigraphic techniques. Radiology *117*, 349 (1975).

MACCARTHY, R. L.: Retrospective comparison of radionuclide scans and computed tomography of the liver and pancreas. Amer. J. Roentgenol. *129*, 23 (1977).

REICHELT, H. G.: Die hepatobiläre Sequenz-Szintigraphie-Entwicklung, Methodik und Empfehlungen für die klinische Anwendung. Fortschr. Röntgenstr. *127*, 427 (1977).

ROSENFIELD, N., TREVES, S.: Liver-spleen scanning in pediatrics. Pediatrics *53*, 692 (1974).

WELTE, W.: Diagnostische und therapeutische Probleme bei der Gallengangsatresie (Kombination von Bengalrosa-Test und Leberpunktion). Dtsch. med. Wschr. *96*, 899 (1971).

WISTOW, B. W., SUBRAMANIAN, G., VAN HEERTUM, R. L., HENDERSON, R. W., GAGUE, G. M., HALL, R. C., McAFEE, J. G.: An evaluation of $^{99m}$Tc-labeled hepatobiliary agents. J. nucl. Med. *18*, 455 (1977).

## Computertomographie, Ganzkörper (Lunge u. Abdomen)

ANACKER, H., HELLER, H. J., RUPP, N., WEISS, H. D., FUCHS, H.: Die Computertomographie des Pankreas. Dtsch. med. Wschr. *102*, 3 (1977).

BOLDT, D. W., REILLY, B. J.: Computed tomography of abdominal mass lesions in children: Initial experience. Radiology *124*, 371, (1977).

BRASCH, R. C., KOROBKIN, M., GOODING, Ch. A.: Computed body tomography in children: Evaluation of 45 patients. Amer. J. Roentgenol. *131*, 21 (1978).

DAMGAARD PEDERSEN, K., JENSEN, J., HERTZ, H.: CT whole-body scanning in pediatric radiology. Pediat. Radiol. *6*, 222 (1978).

HEUSNER, L., LACKNER, K., FELIX, R., MÖDDER, U., FRIEDMANN, G.: Erweiterung der thorakalen Diagnostik durch die Computer-Tomographie. Röntgen-Bl. *31*, 135 (1978).

KRAUSS, O.: Mensch-Phantommessungen mit Thermolumineszenz – Dosimetern zur Bestimmung der Strahlendosis des Patienten bei der Ganzkörper-Computertomographie. Radiologe *16*, 288 (1976).

LACKNER, K., KOISCHWITZ, D., FELIX, R., FROMMHOLD, H., THURN, P.: Vergleich zwischen Computertomographie und Ultraschall bei abdominellen und renalen Raumforderungen. Röntgen-Bl. *31*, 123 (1978).

STANLEY, R. J., SAGEL, S. S., LEVITT, R. G.: Computed tomography of the pancreas. Radiology *124*, 715 (1977).

STEPHENS, D. H., SHEEDY, P. F., HATTERY, R. R., MAC CARTY, R. L.: Computed tomography of the liver. Amer. J. Roentgenol. *128*, 579 (1977).

# INDIKATIONSVERZEICHNIS

# Erläuterungen

Die Indikation ist der Ausgangspunkt für eine Röntgenuntersuchung. Deshalb stehen bei jedem Untersuchungsverfahren an erster Stelle die wichtigsten Indikationen. Die Stichworte hierzu kehren im Sachregister wieder. Die Untersuchungsverfahren sind im Inhaltsverzeichnis angeführt.

Für eine ganze Reihe typischer Fragestellungen der Kinderheilkunde und der Kinderchirurgie genügt jedoch eine einfache Röntgenuntersuchung, wie Schädelaufnahme, Thoraxaufnahme, Abdomenübersicht etc. nicht. Entweder erfordert die klinische (Verdachts-)Diagnose von vornherein die Anwendung einer Reihe von Untersuchungsmethoden (z. B. aspirierter Fremdkörper, Systemerkrankung des Skelets) oder das Ergebnis einer ersten Röntgenaufnahme weist den Weg für den weiteren Untersuchungsgang (z. B. stumme Niere, verbreitertes Mediastinum).

Für solche speziellen Fälle haben wir die indizierten Methoden angegeben und den unseres Erachtens sinnvollen Ablauf der Untersuchungen geschildert.

Die *Stichworte* geben entweder eine *klinische (Verdachts-)Diagnose* oder einen *Röntgenbefund,* wie er mit einer einfachen Untersuchungsmethode erhoben wurde, an.

Die hier zusammengestellten Stichworte sind im Sachregister am Schluß durch einen besonderen Druck gekennzeichnet.

Die aufgezählten Methoden sind sämtlich im speziellen Teil unter der gleichen Bezeichnung zu finden. Die Begründung für ihre Anwendung wurde nicht in allen Fällen noch einmal ausführlich wiederholt.

Numerierung vor den Röntgenmethoden weist auf die Notwendigkeit *aller* aufgeführten Untersuchungen hin. Aufzählung *ohne* Numerierung bestimmt lediglich die Reihenfolge, d. h. jede folgende Methode ist vom Ergebnis der vorausgegangenen oder vom Krankheitsbild selbst abhängig.

Die *Literaturangaben* zu den Stichworten stellen eine Auswahl dar. Im Literaturverzeichnis des speziellen Teiles ist an der einschlägigen Stelle (Organ oder Methode) zusätzliches Schrifttum zu finden.

---

**Abdomen, akutes (Ileus)** Die Symptomatik ist vieldeutig und eine rasche Diagnostik erforderlich. Selten sind eingreifendere Untersuchungen nötig.

Methoden: *Abdomenübersichtsaufnahme in aufrechter Position, sagittal, zur Ergänzung häufig Aufnahme in Rückenlage, vertikaler Strahlengang.*

*Aufnahmen im seitlichen Strahlengang* in aufrechter Position oder in Bauchlage bei horizontalem Strahlengang sind besonders zum Nachweis von Luft im Sigma-Rektum geeignet.

Der Nachweis von Spiegelbildung und Perforation ist bei schwerkranken Kindern auch im Liegen mit horizontalem Strahlengang in Rücken- bzw. linker Seitenlage möglich (s. S. . . .).

Bei unklarem Befund sind die wichtigsten Aufnahmen nach ein- bis mehrstündigem Abstand zu kontrollieren.

*Thoraxübersicht.* Zum Ausschluß von Pneumonien, Aspiration oder Herzinsuffizienz.

*Kolonkontrasteinlauf.* Wird nur durchgeführt, wenn eine weitere Klärung des Befundes hinsichtlich einer Operationsindikation erforderlich ist.

*Orale Schnellpassage des Magen-Darmkanals.* In Ausnahmefällen erforderlich, dann mit Gastrografin.

Literatur: BACHMANN, K. D.: Das akute Abdomen im Kindesalter. Fortschr. Med. *93*, 1146 (1975).
CURRARINO, G.: Incarcerated inguinal hernia in infants: Plain film and barium enema. Pediat. Radiol. *2*, 247 (1974).
EKLÖF, O., RINGERTZ, H.: The value of barium enema in establishing nature and level of intestinal obstruction. Pediat. Radiol. *3*, 6 (1975).
FRIEDMANN, G., WENZ, W., EBEL, Kl. D., BÜCHELER, E.: Dringliche Röntgendiagnostik. Traumatologie und akute Erkrankungen. Stuttgart: Thieme 1974.
FRIMANN-DAHL, J.: Roentgen examinations in acute abdominal diseases, 3rd Ed. Ch. C. Thomas: Springfield Ill.: Ch. C. Thomas 1974.
GREINACHER, I.: Röntgenologische Besonderheiten beim aufgetriebenen Abdomen des Neugeborenen und Säuglings. Z. Kinderchir. Suppl. zu *11*, 11 (1972).
OPPERMANN, H. C., BENDER, G., WILLICH, E.: Das Flexura-lienalis-Syndrom im Kindesalter. Z. Kinderchir. *22*, 33 (1977).
RAFFENSPERGER, J. G., SEELER, R. A., MONCADA, R.: Das akute Abdomen im Neugeborenen- und Kindesalter. Stuttgart: Schattauer 1974.
RUBÍN, A.: Ileus und ileusähnliche Zustände im frühen Kindesalter. Stuttgart: Thieme 1967.
TUCKER, A. S., SOINE, L., IZANT, R. J.: Gastrointestinal perforations in infancy. Amer. J. Roentgenol. *123*, 755 (1975).
WOLF, H. G.: Das akute Abdomen in der Pädiatrie. Diagnose und Differentialdiagnose. München: Marseille-Verlag 1971.

---

**Abdomen, großes**   s. unter »Bauchtumor«.

---

**Adipositas und Adiposogigantismus**   Die Röntgenuntersuchung kann bei fettsüchtigen Kindern dazu beitragen, harmlose Formen, wie Präpubertätsfettsucht, von ausgesprochen pathologischen Krankheitsbildern (Dystrophia adiposogenitalis, Laurence-Moon-Bardet-Biedl-Syndrom, Cushing-Syndrom usw.) zu trennen.

Methoden bei Übergröße:

1. *Aufnahme einer Hand mit Handgelenk* zur Beurteilung des Skeletalters und der Epiphysenfugen.
Die Spezialaufnahme der Sella hat sich in solchen Fällen als überflüssig erwiesen, Schädelaufnahmen bringen diagnostisch keinen Gewinn.

Bei Untergröße:

1. *Schädelaufnahmen in zwei Ebenen,* evtl. mit Spezialaufnahmen der Sella

2. *Aufnahme einer Hand mit Handgelenk.*

Bei Cushing-Syndrom:

3. *BWS und LWS seitlich* (Osteoporose!)

4. *Nebennierendiagnostik.*

Literatur: HUBER, E. G.: Differentialdiagnose der kindlichen Adipositas. Pädiat. Prax. *9*, 245 (1970).
SCHÄFER, H., KOEPPE, P.: Adipositas im Kindesalter. Arch. Kinderheilk. *179*, 134 (1969).

---

**Anurie**   Bei Neugeborenen kann eine »Anurie« bis 48 Std post partum physiologisch sein. Bei Säuglingen ist eine Anurie infolge einer Glomerulonephritis sehr selten; hier kommen vorwiegend extrarenale Ursachen, wie z. B. Exsikkose, in Betracht. Diese erfordern keine Röntgenuntersuchung.

Methoden (für echte Fälle von Anurie)

*Abdomenübersichtsaufnahme im Liegen.* Wichtig sind vor allem die Nierenform und -größe, ferner Anhaltspunkte für eine Ileussituation.

*Schichtuntersuchung der Nieren* (Zonographie) wenn die Nierenweichteilschatten nicht abgrenzbar waren.

*Miktions-Zystourethrographie;* falls ein Reflux auftritt, läßt er Mißbildungen und mechanische Hindernisse erkennen.

*Szintigraphie*

*Retrograde Pyelographie* ist erforderlich, wenn ein mechanisches Hindernis ausgeschlossen werden muß und ein Reflux nicht erzielt wurde.

*Thoraxaufnahme* orientiert über urämische Pneumonien, die sog. »fluid-lung«, Pleura- und Perikardergüsse und eine Herzdilatation. Siehe im übrigen auch unter »Niereninsuffizienz«.

Literatur: BECKER, J. A., KINKHABWALA, M., ZOLAN, S.: Urography in renal failure. Acid-base balance. Radiology *105*, 505 (1972).
COUNAHAN, R., CAMERON, J. S., OGG, C. S., SPURGEION, P., WILLIAMS, D. G., WINDER, E., CHANTLER, C.: Presentation, management, complications and outcome of acute renal failure in childhood: Five years' experience. Brit. med. J. *1977 I*, 599.
GOLDSCHMIDT, H., POCHON, J. P.: Die »stumme Niere« in der Kinderchirurgie. Z. Kinderchir. *14*, 78 (1974).
GRIFFITHS, H. J.: Radiology of renal failure. In: Saunders Monographs in Clinical Radiology, Vol. 9. Philadelphia: Saunders 1976.
METYŠ, R., CHARVÁT, P.: Infusionsurographie bei Patienten mit herabgesetzter Nierenfunktion. Radiologe *12*, 372 (1972).
MILTMAN, N.: High dose urography in advanced renal failure. Acta radiol. scand. *15*, 104 (1974).
OWMAN, T.: Urographie bei Niereninsuffizienz. Radiologe *13*, 283 (1973).
STAGE, P., BRIX, E., FOLKE, K., KARLE, A.: Urography in renal failure. Acta Radiol. (Stockh.) *11*, 337 (1971).
VAN WAES, P. F. G. M.: High dose urography in oliguric and anuric patients. Amsterdam: Excerpta Medica 1974.

---

**Appendizitis**

Die akute und auch die chronisch-rezidivierende Appendizitis werden klinisch diagnostiziert. Die Diagnose ist jedoch schwierig, vor allem bei jungen Kindern; häufig kommen die Patienten unter dem Bild des akuten Abdomen mit einer freien oder gedeckten Perforation zur Untersuchung. Das *methodische Vorgehen* entspricht dem bei akutem Abdomen.

In Ausnahmefällen kann bei chronisch-rezidivierender Appendizitis eine *orale Kontrastmittelfüllung* versucht werden:

Das Kind erhält am Abend vorher 1 Stunde nach einer kleinen Mahlzeit einen Becher mit Bariumsulfat wie zu einer Magen-Darmpassage. 12–15 Stunden später Übersichtsaufnahme des Abdomen auf dem Bucky-Tisch in Rückenlage. Zusätzlich können unter Durchleuchtung und Palpation die Verschieblichkeit und ein lokalisierter Druckschmerz der Appendix geprüft und diese von überlagernden Dünndarmschlingen frei projiziert mit Zielaufnahmen dargestellt werden. Ist keine Füllung nachweisbar und noch Kontrastmittel im Dünndarm, kann eine Wiederholung der Aufnahme nach weiteren 12–24 Stunden Erfolg haben.

Literatur: BAKHDA, R. K., McNAIR, M. M.: Useful radiological signs in acute appendicitis in children. Clin. Radiol. *28*, 193 (1977).
GRUNER, M., JABLONSKI, J. P., BALQUET, P.: Appendicites aigues de l'enfant de moins de 3 ans. Concours Médical *17*, 2612 (1977).
HARNED, R. K.: Retrocecal appendicitis presenting with air in the subhepatic space. Amer. J. Roentgenol. *126*, 416 (1976).
LEONIDAS, J. C., HARRIS, D. J., AMOURY, R. A.: How accurate is the roentgen diagnosis of acute appendicitis in children? Ann. Radiol. *18*, 479 (1975).
RIGGS, W., PARVEY, L. S.: Perforated appendix presenting with disproportionate jejunal distention. Pediat. Radiol. *5*, 47 (1976).

---

**Aszites**

Siehe unter »Flüssigkeit in der Bauchhöhle«.

---

**Bauchtrauma**

Die Röntgenuntersuchung bei dem nicht seltenen stumpfen Bauchtrauma muß Rupturen von Leber, Milz und Nieren, Verletzungen der ableitenden Harnwege, Perforationen des Magen-Darmkanales und Zwerchfellrupturen in Betracht ziehen. Wichtige Hinweise auf Organverletzungen sind Frakturen im Bereich der unteren Rippen, der Wirbel(-querfortsätze) und des Beckens.

Methoden: *Abdomenübersichtsaufnahme im Liegen* unter Einbeziehung des Zwerchfells und der basalen Lungenabschnitte. Die knöchernen Elemente müssen einwandfrei dargestellt sein.

*Abdomenübersichtsaufnahme in aufrechter Position oder in linker Seitenlage bei horizontalem Strahlengang* ist nur erforderlich, wenn eine Perforation des Magen-Darmtrakts möglich erscheint.

*Intravenöse Urographie.* Die Indikation richtet sich nach der Lokalisation des Traumas und dem Urinbefund (Hämaturie). Da es hier auf die Darstellung von pathologischen Kontrastmittelansammlungen im Nierenparenchym, subkapsulär oder außerhalb des Organes ankommt, müssen die Nierenhohlsysteme und Ureteren einwandfrei erkennbar sein, daher am besten gleich

*Infusionsurographie,* evtl. in Kombination mit einer Zonographie. Als weitere Möglichkeiten der verbesserten Darstellung ergeben sich erhöhte Kontrastmitteldosierung, zusätzliche Kontrastmittelgabe in gleicher Dosis 20 min p. i. und die Spätaufnahme.

*Nierenszintigraphie und Nierenangiographie* können bei stummer Niere oder unklarem Befund im Infusionsurogramm zur Entscheidung über einen operativen Eingriff erforderlich sein.

*Orale Kontrastmitteluntersuchung des Magen-Darmkanales* zur Diagnostik von Verletzungen intraperitonealer parenchymatöser Organe (Ruptur, traumatische Zyste). Sie wird mit wäßrigem Kontrastmittel frühestens eine Woche nach dem Trauma durchgeführt, wenn sich auf Grund der vorausgegangenen Röntgenuntersuchungen oder des klinischen Befundes ein entsprechender Verdacht ergeben hat.
Untersuchung mit Durchleuchtung, bis das Kontrastmittel im Jejunum erscheint, dann 4-Std-Kontrolle zur Feststellung der Lage des Kolon.

Bemerkung: Bei Nierentraumen ist eine radiologische Kontrolle (intravenöses Urogramm) in größeren Abständen bis zur Wiederherstellung der Nierenfunktion unerläßlich.

Siehe auch unter »Flüssigkeit in der Bauchhöhle«, S. 279.

Literatur: BAUER, U., WALDSCHMIDT, J., HASSE, W.: Das stumpfe Bauchtrauma im Kindesalter. Pädiat. Prax. *10*, 85 (1971).
BEITZKE, A., MUTZ, I.: Zur Röntgendiagnostik der geburtstraumatischen Milzruptur. Z. Kinderchir. *14*, 339 (1974).
DAUM, R.: Das stumpfe Bauchtrauma im Kindesalter. Chir. Praxis *21*, 259 (1976).
LEHNER, M., RICKHAM, P. P.: Geburtstraumatische Rupturen parenchymatöser Abdominalorgane, Z. Kinderchir. *14*, 265 (1974).
OTTO, H., BREHMER, B.: Röntgenologische Befunde schwerer Nierenverletzungen im Kindesalter. Fortschr. Röntgenstr. *127*, 442 (1977).
STABLES, D. P.: Unilateral absence of excretion at urography after abdominal trauma. Radiology *121*, 609 (1976).
TOULOUKIAN, R. J.: Abdominal trauma in childhood. Surg. Gynec. Obstet. *127*, 561 (1968).
TSCHÄPPELER, H.: Angiographische Diagnostik bei Abdominaltraumen im Kindesalter. Röntgen-Bl. *30*, 302 (1977).
WELZ, K.: Abdominalverletzungen im Kindes- und Jugendalter. Zbl. Chir. *94*, 1771 (1969).

---

**Bauchtumor**
(Abdominale und retroperitoneale Tumoren)

Die Röntgendiagnostik der Bauchtumoren sollte bei Kindern so schonend wie möglich sein und abgebrochen werden, wenn der Tumor gesichert und die Operationsindikation gegeben ist. Wichtig ist die Abgrenzung von Bauchauftreibungen anderer Genese, die Lagebestimmung (intraperitoneal-retroperitoneal) und möglichst auch die Unterscheidung zwischen benignen und malignen Geschwülsten.

Methoden: *Abdomenübersichtsaufnahme in Rückenlage, vertikaler Strahlengang,* ermöglicht die Darstellung von Tumorschatten, Verkalkungen, Verlagerungen des Magens und luftgefüllter Darmschlingen, des Zwerchfellstandes und evtl. auch der Nieren.

*Abdomenaufnahme in Seitenlage mit vertikalem Strahlengang* als Ergänzung zur Lagebestimmung von Tumorschatten und Verkalkungen.

*Abdomenübersichtsaufnahme in aufrechter Position* bei Ileussymptomen als Zusatzuntersuchung.

*Thoraxaufnahme* gibt Auskunft über Metastasen und ist daher für die einzuschlagende Therapie von Bedeutung.

*Kavographie der unteren Vena cava* mit anschließendem *Urogramm.* Ein Normalbefund schließt mit großer Wahrscheinlichkeit einen retroperitonealen Tumor aus.
Ist ein Tumor nachzuweisen, so erhält man durch die Kavographie Hinweise auf seine Ausdehnung und evtl. auch Operabilität. Seitliche Aufnahmen ergeben Informationen über Verlagerung eines Organes.
Wenn mit den bisher geschilderten Methoden noch Fragen zur Operabilität und Gefäßversorgung des Tumors offen geblieben sind, können differenzierte diagnostische Aussagen über Art, Lage und Ausdehnung eines Tumors sowie Metastasen erhalten werden durch

*Ultraschall-Tomographie,*
*Leber- und Nierenszintigraphie,*
*Computertomographie,*
*Arteriographie.*

*Untersuchung des Magen-Darm-Kanals, oral oder rektal* zum Nachweis von Impressionen, Form und Lageänderungen des Magen-Darmtraktes bei intraperitonealem Tumor. Die Untersuchung ist nur selten indiziert, da der Aufwand groß, die Information dagegen gering und weitere Untersuchungen blockiert sind.

Literatur: BARTRAM, C., CHRISPIN, A. R.: Primary lymphosarcoma of the ileum and caecum. Pediat. Radiol. *1*, 28 (1973).
BENZ, G., WILLICH, E.: Röntgendiagnostik der retroperitonealen, extrarenalen Tumoren im Kindesalter. Radiologe *15*, 257 (1975).
BERDON, W. E., BAKER, D. H., SANTULLI, T. V.: Factors producing spurious obstruction of the inferior vena cava in infants and children with abdominal tumors. Radiology *88*, 111 (1967).
BURGENER, F., FUCHS, W. A., BETTEX, M.: Die angiographische Diagnostik der abdominellen Neuroblastome. Fortschr. Röntgenstr. *114*, 752 (1971).
COHEN, J. Y., RIVAL, J. M., MAINARD, R.: Exploration radiologique des masses abdominales de l'enfant. Méd. Infant. *84*, 117 (1977).
DEBRUN, G., GASQUET, C.: Explorations vasculaires des tumeures abdominales de l'enfant. (Monographies Ann. Radiol.) Paris: Expansion Scientifique 1970.
FOLIN, J.: Angiography in Wilms' tumour. Acta radiol. Diagn. *8*, 201 (1969).
FREDENS, M.: Angiography in primary hepatic tumours in children. Acta radiol. Diagn. *8*, 193 (1969).
FUCHS, W. A., VOEGELI, E., BURGENER, F., BÜRKLI, H., BETTEX, M.: Die angiographische Diagnostik der Nephroblastome (Wilms Tumor). Fortschr. Röntgenstr. *117*, 192 (1972).
FUCHS, W. A., KWASNY, R.: Die Angiographie der Abdominaltumoren beim Kind. Pädiat. Fortbild. *39*, 54 (1974).
GAMILL, St., PUYAO, F., NETZSCHMAN, H.: Phlebo-Arterio-Urography in the assessment of abdominal masses in children. Amer. J. Roentgenol. *120*, 389 (1974).
GERHARD, K., WILLICH, E.: Die primären Lebertumoren im Kindesalter. Z. Kinderchir. Suppl. zu *6*, 276 (1969) (Lit!).
HENDERSON, K. C., TORCH, E. M.: Differential diagnosis of abdominal masses in the neonate. Pediat. Clin. N. Amer. *24*, 557 (1977).

HIETALA, S. O.: Cavography in the management of malignant abdominal tumors. Acta radiol. Diagn. *18*, 217 (1977).
MCDONALD, P.: Genito-urinary tumors. Progr. Pediat. Radiol. *3*, 271 (1970).
MCDONALD, P., HILLER, H. G.: Angiography in abdominal tumors in childhood with particular reference to neuroblastoma and Wilms' tumor. Clin. Radiol. *19*, 1 (1968).
MILLER, J. H., GATES, G. F., STANLEY, Ph.: The radiologic investigation of hepatic tumors in children. Radiology *124*, 451 (1977).
NOVY, St., WALLACE, S., MEDLLIN, H., MCBRIDGE, C.: Angiographic evaluation of primary malignant hepatic cellular tumors in children. Amer. J. Roentgenol. *120*, 353 (1974).
POOLE, C. A., VIAMONTE, M.: Unusual renal masses in the pediatric age group. Amer. J. Roentgenol. *109*, 369 (1970).
REHBEIN, F., WILLICH, E., ECKLER, E., BUSCHMANN, O., NAHNSEN, L., WILKENING, K.: Wilmstumoren, Neuroblastome und andere maligne Bauchtumoren des Kindesalters. Z. Kinderchir. Suppl. zu *6*, 207 (1969) (Lit.!).
SEIBERT, J. J., SOPER, R. T.: Preoperative diagnosis of benign hepatic hamartoma by correlation radioisotopic and angiographic studies. Pediat. Radiol. *4*, 149 (1976).
SORABELLA, Ph., BERDON, W. E., BAKER, D. H.: The right angle upper gastrointestinal series in the diagnosis and staging of neuroblastoma. Amer. J. Roentgenol. *120*, 573 (1974).
SLOVIS, Th. L., BERDON, W. F., HALLER, J. O., CASARELLA, W. J., BAKER, D. H.: Hemangiomas of the liver in infants. Amer. J. Roentgenol. *123*, 791 (1975).
TANK, E. S., POZNANSKI, A. K., HOLT, J. F.: The radiologic discrimination of abdominal masses in infants. J. Urol. (Baltimore) *109*, 128 (1973).
TEWFIK, H., LATOURETTE, H., CHRISTIE, J. H., TEWFIK, F.: Infantile hepatic hemangioendotelioma: A surviving case. Radiology *123*, 723 (1977).
TUCKER, A. S., IZANT, R. J.: Inferior vena cavagraphy. Progr. Pediat. Radiol. *3*, 82 (1970).
WOOD, B. P., PUTNAM, T. C., CHACKO, A. K.: Infantile hepatic hemangioendoteliomas associated with hemihypertrophy. Pediat. Radiol. *5*, 242 (1977).

---

**Blutung aus dem Verdauungstrakt**

Bei der Röntgendiagnostik von Blutungsquellen im Verdauungstrakt ist eine subtile Technik erforderlich. Trotzdem ist das Ergebnis oft negativ. Die klinische Symptomatologie muß darüber entscheiden, ob am Beginn eine orale oder rektale Kontrastmittelanwendung stehen soll. Im Zweifelsfalle beginnt man mit dem Kolonkontrasteinlauf, da sich die orale Passage nach wenigen Tagen anschließen läßt, während umgekehrt ein Intervall von mindestens einer Woche erforderlich ist.

Selbstverständlich müssen vor der Untersuchung durch Inspektion (Nase, Rachen, Anus) bzw. rektale Palpation und Rektoskopie diagnostizierbare Blutungsquellen ausgeschlossen sein, ebenso hämorrhagische Diathesen.

**Bluterbrechen**

Die häufigsten Ursachen bei Säuglingen sind Hiatushernien bzw. Refluxösophagitiden, seltener eine hämorrhagische Gastritis bei Pylorusstenosen, Ulzera im Ösophagus, Magen oder Duodenum, Duplikaturen etc. Bei älteren Kindern ist an Ösophagusvarizen, Magen- und Duodenalulzera zu denken. Hämangiome und Lymphosarkome des oberen Intestinaltraktes sind Raritäten.

Methode: *Kontrastmitteluntersuchung des Ösophagus und Magens,* einschließlich des oberen Dünndarms.

**Rektale Blutentleerung**

Als häufigste Ursache gelten im Säuglingsalter Invaginationen, Meckelsche Divertikel (röntgenologisch selten nachweisbar) und Volvulus. Bei älteren Kindern kommen dazu Polypen, Colitis ulcerosa, Divertikulitis, Fremdkörper und Mesenterialvenenthrombose. Selten sind Gefäßmißbildungen (Hämangiome, Teleangiektasien) und Blutung aus einem Appendixstumpf.

Methoden: *Doppelkontrastdarstellung des Kolon.*
Hat die rektale Kontrastmitteluntersuchung keine Blutungsquelle aufdecken können, so muß auch an Ursachen in den höher gelegenen Darmabschnitten gedacht werden, insbesondere bei Teerstühlen:

*Kontrastmitteluntersuchung von Ösophagus, Magen und Dünndarm.*

*Szintigraphie* zum Nachweis eines Meckelschen Divertikels. In der heterotopen Magenschleimhaut erfolgt eine vermehrte Anreicherung von $^{99m}$Tc-Pertechnetat, Untersuchungsgang:

Der seit 4 Stunden nüchterne Patient erhält 200µCi/kg $^{99m}$TcO$_4$ intravenös, Sequenzbilder mit der Gammakamera – anteriore Einstellung – 5, 10, 15, 20 min p. i. bei möglichst ruhiger Lage und Atmung, evtl. weitere Bilder nach 30, 45, 60 min sowie posteriore und rechts anliegende Einstellung nach 30 min. – Die Aktivität wird auch in einer – sonst schwer zu diagnostizierenden – jejunalen Invagination vermehrt angereichert. Der Darm darf kein Kontrastmittel enthalten.

*Angiographische Methoden* zum Nachweis von okkulten Blutungen des Gastrointestinaltraktes sind seltener indiziert und erfolgreich.
Der Nachweis einer Blutungsquelle gelingt, wenn etwa 1 ml Blut/min aus der Gefäßbahn austritt. Im oberen Verdauungstrakt werden in erster Linie Varizen, die bei der oralen Kontrastmitteluntersuchung nicht gefunden wurden, und große Ulzera nachzuweisen sein.
Magenduplikaturen und Tumoren sind Raritäten. Im unteren Verdauungstrakt werden große Blutungen am ehesten durch ein Ulkus in einem Mekkelschen Divertikel verursacht, die anderen erwähnten Blutungsquellen sind sehr viel seltener.

Methoden: *Abdominale Aortographie.* Darstellung der *Arteria mesenterica sup.*, der *Arteria coeliaca* oder eine *Splenoportographie* je nach vermuteter Blutungsquelle. Eine *Übersichtsaortographie* bei Neugeborenen ist über die Arteria umbilicalis möglich, jedoch sehr selten indiziert.

Literatur: BOLKENIUS, M., DAUM, R., BRAUN, M.: Zur Differentialdiagnose intestinaler Blutungen im Säuglings- und Kindesalter. Z. Kinderchir. *18*, 56 (1976).
BREE, R. L., REUTER, S. R.: Angiographic demonstration of a bleeding Meckel's diverticulum. Radiology *108*, 287 (1973).
BUONOCORE, E.: Massive upper gastrointestinal hemorrhage in children. Amer. J. Roentgenol. *115*, 289 (1972).
FORTIER-BEAULIEU, M., CHAUMONT, P., LABRUNE, M., GOLDLUST, D. M.: The radiological approach to the diagnosis of Meckel's diverticulum during infancy. In: KAUFMANN, H. J.: Progress in Pediatric Radiology. Basel: Karger 1969.
FRIEDMANN, G., BÜTZLER, H. O., WEHRLE, J.: Angiographische Befunde bei 2 rezidivierend blutenden Meckel'schen Divertikeln. Fortschr. Röntgenstr. *120*, 446 (1974).
HELBIG, D.: Blutungen des Verdauungstraktes. Z. Kinderchir. *10*, 108 (1971).
HO, J. E., KONIECZNY, K. M.: The sodium pertechnetate Tc 99 m Scan: an aid in the evaluation of gastrointestinal bleeding. Pediatrics *56*, 34 (1975).
JAROS, R., SCHUSSHEIM, A., LEVY, L. M.: Preoperative diagnosis of bleeding Meckel's diverticulum utilizing 99$^{m}$Tc pertechnetate Scinti-Imaging. J. Pediat. *82*, 45 (1973).
KERAMIDES, D. C., VOYATZIS, N.: Radioisotope diagnosis of a Meckel's diverticulum causing intestinal bleeding. Z. Kinderchir. *13*, 263 (1973).
LIVADITIS, A., TOUMAZANI, M.: Rectal bleeding of unknown etiology in infants and children. Z. Kinderchir. *21*, 331 (1977).
MARTIN, G. I., KUTNER, F. R., MOSER, L.: Diagnosis of Meckel's diverticulum by Radioisotope scanning. Pediatrics *57*, 11 (1976).
McCAFFERY, T. D., LILLY, J. O.: Hereditary telangiectasia manifested as gastrointestinal bleeding without external visible telangiectasie. Amer. J. Gastroent. *63*, 327 (1975).
STEINBERG, M., SKIPPER, A., DAMSGAARD-SØRENSEN, P.: Preoperative diagnosis of bleeding Meckel's diverticulum by scintigraphy. Z. Kinderchir. *16*, 93 (1975).
STEPHAN, U.: Blutungen des Verdauungstraktes. Z. Kinderchir. *10*, 114 (1971).
TERNBERG, J. L., KOEHLER, P. R.: The use of arteriography in the diagnosis of the origin of acute gastrointestinal hemorrhage in children. Surgery *63*, 686 (1968).
WENZ, W.: Die Röntgendiagnostik der akuten gastrointestinalen Blutung. Chirurg *40*, 100 (1969).
WENZ, W., ROTH, F. J., BRÜCKNER, U.: Die Angiographie bei der akuten Gastrointestinalblutung. Fortschr. Röntgenstr. *110*, 616 (1969).

**Chromosomen-aberrationen**

Ein Teil der bisher bekannten Chromosomenanomalien hat recht typische, röntgenologisch erfaßbare und diagnostisch wichtige Veränderungen: hierzu gehören das Turner-Syndrom, die Trisomien D (Patau-Syndrom), E (Edwards-Syndrom) und G (Down-Syndrom, Mongolismus). Die hier angeführten Methoden berücksichtigen die wichtigsten Befunde, sind aber nicht bei allen Chromosomenanomalien obligat.

Methoden: *Schädelaufnahmen in zwei Ebenen.* Bei Turner-Syndrom ohne besondere diagnostische Aussage und auch bei typischem Mongolismus nicht unbedingt erforderlich.

*Aufnahme einer Hand einschließlich Handgelenk,* Bestimmung des Skeletalters, Metakarpalzeichen bei Turner-Syndrom, Brachymesophalangie bei Mongolismus.

*Beckenübersichtsaufnahme,* eine wichtige Untersuchung bei allen Chromosomenanomalien (KAUFMANN), Mongoloidenbecken!

*Wirbelsäulenaufnahmen in zwei Ebenen,* vor allem Brust- und Lendenwirbelsäule im seitlichen Strahlengang.

*Eine ganze obere Extremität in zwei Ebenen,* Cubitus valgus bei Turner-Syndrom.

*Thoraxaufnahme in zwei Ebenen* ermöglicht die Diagnostik von Herzfehlern und Skeletmißbildungen an Rippen, Schlüsselbeinen und Sternum.

*Intravenöses Urogramm* zum Ausschluß der häufig korrelierten Mißbildungen der ableitenden Harnwege.

*Kontrastmitteluntersuchung des Magen-Darmkanals,* nur bei Symptomen, welche auf eine Drehungsanomalie hinweisen.

Literatur: AUSTIN, J. H., PREGER, L., SIRIS, E., TAYBI, H.: Short hard palate in newborn: Roentgen sign of mongolism. Radiology *92,* 775 (1969).
BLOOM, R. A.: The metacarpal sign. Brit. J. Radiol. *43,* 133 (1970).
JAMES, A. E., MERZ, T., JANOWER, M. L., DORST, J. P.: Radiological features of the most common autosomal disorders: Trisomy 21–22 (mongolism or Down's syndrome), Trisomy 18, Trisomy 13–15, and the cri du chat syndrome. Clin. Radiol. *22,* 417 (1971).
JANOVEC, M.: Der Beckenindex – ein Beitrag zur röntgenologischen Diagnose des Down-Syndroms. Radiol. Diagn. *14,* 741 (1973).
KAUFMANN, H. J.: Röntgenbefunde am kindlichen Becken bei angeborenen Skeletaffektionen und chromosomalen Aberrationen. Stuttgart: Thieme 1964.
MORTENSSON, W., HALL, B.: Abnormal pelvis in newborn infants with Down's syndrome. Acta radiol. (Stockh.) *12,* 847 (1972).
OHSAWA, T., FURUSE, M., KIKUCHI, Y., TAMIYA, T., HIKITA, M.: Roentgenographic manifestations of Klinefelter's syndrome. Amer. J. Roentgenol. *112,* 178 (1971).
PREGER, L., SEINBACH, H. L., MOSKOWITZ, P., SCULLY, A. L., GOLDBERG, M. B.: Roentgenographic abnormalities in phenotypic females with gonadal dysgenesis. Amer. J. Roentgenol. *104,* 899 (1968).
SEIDLITZ, G.: Die klinische Symptomatik des Down-Syndroms und seine Variationen. Pädiat. Grenzgeb. *13,* 205 (1974).
WILLICH, E., ENGLERT, M.: Das Metakarpalzeichen. Fortschr. Röntgenstr. *119,* 443 (1973).
WILLICH, E., FUHR, U., KROLL, W.: Skeletal manifestations in Down's syndrome. Correlation between roentgenologic and cytogenetic findings. Ann. Radiol. *18,* 355 (1975) (ESPR).
WILLICH, E., FUHR, U., KROLL, W.: Die Skeletveränderungen beim Down-Syndrom. Korrelation röntgenologischer und zytogenetischer Befunde. Fortschr. Röntgenstr. *127,* 135 (1977).
ZIPPEL, H., METZKE, H.: Die Auswirkungen chromosomaler Aberrationen im Beckenbereich. Pädiat. Grenzgeb. *11,* 1 (1972).

**Darmgasvermin-** Findet sich auf einer *Abdomenübersichtsaufnahme* ein auffallend geringer oder
**derung** (sog. fehlender Luftgehalt des Magen-Darmkanales, so richtet sich die weitere Un-
»Luftleeres tersuchung nach Krankheitszustand und Alter des Kindes.
Abdomen«)

Methoden: *Abdomenübersichtsaufnahme in aufrechter Position* nach Absaugen des Mageninhaltes und Lufteinblasung, vor allem bei *Neugeborenen* mit Verdacht
auf hochsitzende Stenose oder Atresie. Ferner dient diese Aufnahme dem
Nachweis freier Flüssigkeit (Aszites, Blut) in der Bauchhöhle (s. S. 279).
Große Zysten, Tumoren, Hydronephrosen etc. können ebenfalls das Symptom des luftleeren Abdomen verursachen. Siehe hierzu unter »Bauchtumor«.

*Kontrastmitteluntersuchung des Ösophagus und Magens* ist besonders im Zusammenhang mit heftigem Erbrechen zur Feststellung einer Kardiainsuffizienz oder Hiatushernie indiziert. Bei *Säuglingen* gelten die entsprechenden
Überlegungen wie bei Neugeborenen. Dazu kommt noch die Pylorusstenose
mit oder ohne Kardiainsuffizienz (s. S. 294).

*Kolonkontrasteinlauf* bei *älteren Säuglingen und Kleinkindern* nach vorheriger
Abdomenübersichtsaufnahme in aufrechter Position, wenn in Verbindung
mit einer akuten Erkrankung und entsprechenden klinischen Symptomen
eine Invagination in Frage kommt. Der Kolonkontrasteinlauf kann in diesem Fall sowohl zur Diagnose als auch zur Therapie dienen (s. S. 170).

Eine weitere Ursache für ein luftleeres Abdomen, welche jedoch keiner Röntgenuntersuchung bedarf, ist besonders bei Säuglingen und Kleinkindern die Exsikkose, insbesondere bei schwerer Ernährungsstörung.

Literatur: KASSNER, E. G., KOO, E. L., HARPER, R. G., ROSE, J. S.: Gasless abdomen in neonates
with orotracheal tubes. Radiology *112*, 659 (1974).

---

**Enuresis** Siehe unter »Miktionsstörung«.

---

**Erbrechen** Die Ursachen dieses besonders im Säuglingsalter sehr häufigen Symptoms sind
vielfältig. Das röntgenologische Vorgehen muß sich nach den jeweiligen klinischen Leitsymptomen richten.
Siehe auch »Fremdkörper«, »Blutung aus dem Verdauungstrakt« und
»Schluckstörungen«.

Methoden: *Abdomenübersichtsaufnahme in aufrechter Position* bei jedem Verdacht auf
eine Passagestörung aboral des Magenausganges, Ileus-Syndrom (s. »akutes
Abdomen«) und unklaren abdominalen Krankheitsbildern mit Erbrechen.
Bei Verdacht auf Duodenalstenose oder -atresie hilft eine spezielle Untersuchungstechnik (s. S. 136) bei der Sicherung der Diagnose.

*Kontrastmitteluntersuchung des Ösophagus und Magens.* Die häufigsten Ursachen des Erbrechens beim Säugling können mit dieser Untersuchung diagnostiziert oder sicher ausgeschlossen werden: Kardiainsuffizienz, Hiatushernie mit ihren Komplikationen, wie Refluxoesophagitis und Ösophagus-
stenose, und schließlich die Pylorushypertrophie (Einzelheiten siehe hierzu
unter »Pylorusstenose«). Zur Erkennung einer Duodenalstenose ist nur
ausnahmsweise eine Kontrastmitteluntersuchung notwendig.

*Kolonkontrasteinlauf* als letzte Untersuchungsmöglichkeit bei abdominalen
Krankheitsbildern mit Erbrechen.

Literatur: BELOHRADSKY, B. H., HECKER, W. Ch.: Problematik und Klinik der Kardiainsuffizienz
mit und ohne Hiatushernie im Kindesalter. Ergebn. Chir. Orthop. *55*, 123 (1971).
DARLING, D. B.: Hiatal hernia in gastro-oesophageal reflux in infancy and childhood.
Amer. J. Roentgenol. *123*, 724 (1975).
HOLTHUSEN, W.: Erbrechen im Säuglingsalter, dargestellt aus kinderradiologischer Sicht.
Mschr. Kinderheilk. *120*, 274 (1972).

LANDRY, M., QUELOZ, J.: Le syndrome de reflux gastro-oesophagien congénital. Ann. Radiol. *19*, 691 (1976).
NITSCH, K.: Erbrechen im Kindesalter. Pädiat. Prax. *15*, 243 (1975).
SCHICKEDANZ, H., KLEINTEICH, B.: Die Kardiainsuffizienz als Ursache des Säuglingser-brechens. Diagnostik, Therapie, Ergebnisse. Kinderärztl. Prax. *40*, 270 (1972).
STEINER, M., OBST, D.: Gastro-oeophageal reflux, hiatus hernia and the radiologist, with special reference to children. Brit. J. Radiol. *50*, 164 (1977).
WIERSBITZKY, H.: Röntgendiagnostische Untersuchungen und Befunde bei funktionellen und morphologischen Veränderungen der Kardiaregion im Kindesalter. Kinderärztl. Prax. *45*, 57 (1977).
WILLICH, E.: The function of the cardia in childhood. Progr. pediat. Surg. *3*, 141 (1971).
WILLICH, E. Insufficiency of the cardia in infancy. Manometric and cineradiographic studies. Ann. Radiol. *16*, 137 (1973) (ESPR).

---

**Flüssigkeit in der Bauchhöhle**

Im *frühen Kindesalter* kommt es bei freier Flüssigkeit in der Bauchhöhle, z. B. nach Rupturen parenchymatöser Organe, zum »Schwimmen der Darmschlingen«, das besonders beim Lagewechsel deutlich wird. Zum Nachweis bewährte sich die von SACREZ u. Mitarb. vorgeschlagene

Untersuchungstechnik:

*1. Abdomenübersichtsaufnahme im Hängen* (Abb. 298 a).

*2. Aufnahme in linker Seitenlage mit horizontalem Strahlengang* (Abb. 298 b).

*3. Aufnahme in Kopftieflage mit sagittalem Strahlengang* (Abb. 298 c).

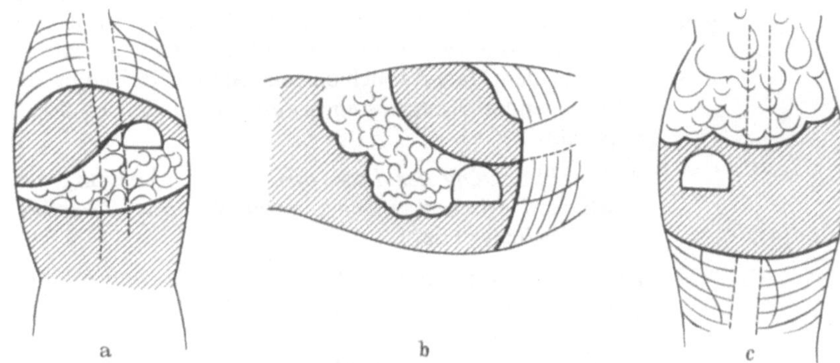


Abb. 298 a–c. (Nach SACREZ u. Mitarb.)

Bei *älteren Kindern* gelten die auch bei Erwachsenen bekannten Untersuchungsmethoden bei intraperitonealen Ergüssen:

*Abdomenübersichtsaufnahme im Stehen* bei größeren Mengen intraperitonealer Flüssigkeit.

*Abdomenübersichtsaufnahme im Liegen* zur Erfassung von Ergüssen mittlerer Grade.

*Abdomenübersichtsaufnahme in Seitenlage bei horizontalem Strahlengang* (a. p.) für Verdachtsfälle zur Ergänzung. Die Flüssigkeit läuft in die abhängige Partie; dabei können z. B. in Linksseitenlage der Leberrand, in Rechtsseitenlage die untere Milzkontur abgebildet werden. Siehe hierzu auch unter »Bauchtrauma«. Zum Nachweis geringer Flüssigkeitsmengen im Abdomen s. die Methode nach JORULF S. 138.

Literatur: CREMIN, W. J.: Urinary ascites and obstructive uropathy. Brit. J. Radiol. *48*, 566: 113 (1975).
FLIEGEL, C. P., KOTLUS-ROSENBERG, H., GRISCOM, T. G.: Aszites in der ersten Lebenswoche. Röntgen-Bl. *28*, 500 (1975).
FRANKEN, E. A.: Ascites in infants and children. Radiology *102*, 393 (1972).
FRIEDLAND, G. W., TUNE, B., MEARS, E. M.: Ascites due to spontaneous rupture of the

renal pelvis in an 11-month-old infant with uretero-pelvic junction obstruction. Pediat. Radiol. *2*, 263 (1974).

FRUCHTER, Z., SPODHEIM, M., ENACHESCU, L.: Neonataler Ascites durch Harnobstruktion. Z. Kinderchir. *12*, 269 (1973).

GOLDBERG, B. B., GOODMAN, G. A., CLEARFIELD, H. R.: Evaluation of ascites by ultrasound. Radiology *96*, 15 (1970).

GRISCOM, N. T., COLODNY, A. H., ROSENBERG, H. K., FLIEGEL, C. P.: HARDY, B. E.: Diagnostic aspects of neonatal ascites: Report of 27 cases. Amer. J. Roentgenol. *128*, 961 (1977).

JORULF, H.: Roentgen diagnosis of intraperitoneal fluid. A physical anatomic and clinical investigation. Acta radiol. (Stockh.) Suppl. 343 (1975).

KALVINSKY, D., FRITTELLI, G., OSKI, F. A.: Pancreatitis presenting as unexplained ascites. Amer. J. Dis. Child. *128*, 734 (1974).

LEONIDAS, J. C., LEITER, E., GRIBETZ, D.: Congenital urinary tract obstruction presenting with ascites at birth: Roentgenographic diagnosis. Radiology *96*, 111 (1970).

LEONIDAS, J. C., KRASNA, J. H., FOX, H. A., BRODER, M. S.: Peritoneal fluid in necrotizing enterocolitis. A radiological sign of clinical demonstration. J. Pediat. *82*, 672 (1973).

MONCADA, R.: Neonatal urine ascites associated with urinary outlet obstruction another survivor. Brit. J. Radiol. *46*, 1005 (1973).

SACREZ, R., JUIF, J. G., LÉVY, J. M., SCHEPPLER, M., GANGLOFF, D.: Hémopéritoine du nouveau-né; éléments de diagnostic clinique et radiologique. Arch. franç. Pédiat. *16*, 714 (1959).

---

## Fremdkörperaspiration

Untersuchungsgang: *1. Thoraxübersichtsaufnahme* zur Darstellung von schattengebenden Fremdkörpern und Belüftungsstörungen. Über die Hartstrahltechnik s. S. 112 ff.; mit ihr lassen sich unter Umständen auch nichtschattengebende Fremdkörper in den Hauptbronchien lokalisieren. Bei guter Inspiration kann trotz vorliegender Bronchostenose ein normaler Befund vorgetäuscht werden (s. Abb. 299a).

*2. Durchleuchtung der Thoraxorgane* zur Erkennung von Transparenzunterschieden zwischen beiden Lungen, abnormer Zwerchfellbeweglichkeit und Mediastinalwandern.

*Fern- oder Zielaufnahmen des Thorax im In- und Exspirium*
*Schrägaufnahmen des Thorax* (zur Darstellung der Trachea mit Hauptbronchien s. S. 119).
können auf Grund der Durchleuchtungsbefunde zusätzlich angefertigt werden (s. Abb. 299).

*Aufnahmen in Seitenlage bei horizontalem Strahlengang.* Hierbei stellt sich ein überblähter Lappen in der unten liegenden Seite deutlich dar.

Bemerkung: Manchmal ist klinisch nicht zu entscheiden, ob es sich um eine Aspiration oder einen verschluckten Fremdkörper im oberen Ösophagus handelt. In Zweifelsfällen:

*Ösophaguspassage*

Literatur: AYTACA, A.: Inhalation of foreign bodies in children. Report of 500 cases. J. thorac. cardiovasc. Surg. *74*, 145 (1977).

BUTENANDT, I., MANTEL, K.: Die tracheo-bronchiale Fremdkörperaspiration im Kindesalter. Med. Klin. *69*, 2017 (1974) (Lit.!).

CAPITANIO, M. A., KIRKPATRICK, J. A.: The lateral decubitus film: an aid in determining air-trapping in children. Radiology *103*, 460 (1972).

DIETZSCH, H. J., HÄNDEL, D., WUNDERLICH, P.: Fremdkörper der Atemwege im Kindesalter, Diagnostik und Therapie. Dtsch. Gesundh.-Wes. *24*, 491 (1969).

DOESEL, H.: Fremdkörperaspiration im Kindesalter. Fortschr. Med. *90*, 61 u. 92 (1972).

HEIN, J., BUSCH-PETERSEN, D., GÜLZOW, H. U.: Zur Fremdkörperaspiration im Kindesalter. Dtsch. Gesundh.-Wes. *30*, 208 (1975).

HENRY, L. N., CHAMBERLAIN, J. W.: Removal of foreign bodies from esophagus and nose with the use of a Foley catheter. Surgery *71*, 918 (1972).

LALLEMAND, D., ROUSSEL, B., SAUVEGRAIN, J.: Rétrécissement de la trachée cervicale après inhalation de corps étranger. Ann. Radiol. *18*, 413 (1975).

RYLOVA, G. I., LURE, A. Z., GOROVIC, L. S., MINKIN, E. S.: Zur Röntgen-Funktionsdiagnostik nicht-schattengebender Fremdkörper der Luftwege. Radiol. Diagn. *17*, 469 (1976).

Abb. 299 a u. b. Funktionelle Diagnostik bei aspiriertem Fremdkörper (Erdnuß im linken Hauptbronchus). Ventilbroncho-stenose mit unauffälligem Befund a) im Inspirium, b) Überblähung der linken Lunge und Verdrängung von Herz und Gefäßband nach rechts im Exspirium

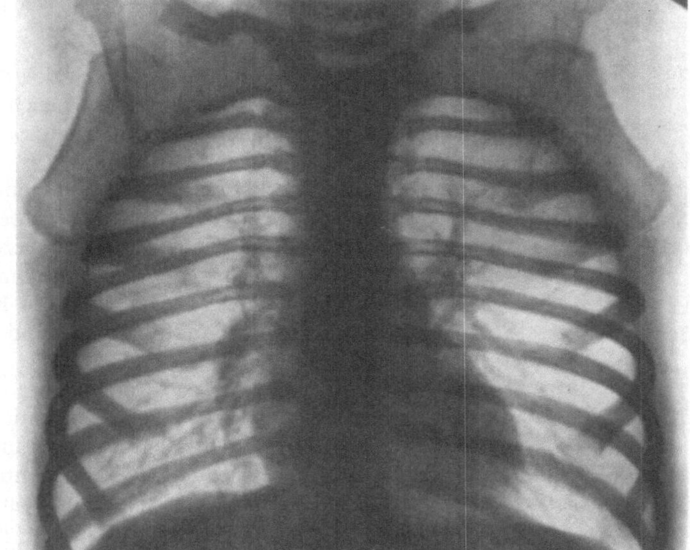

a

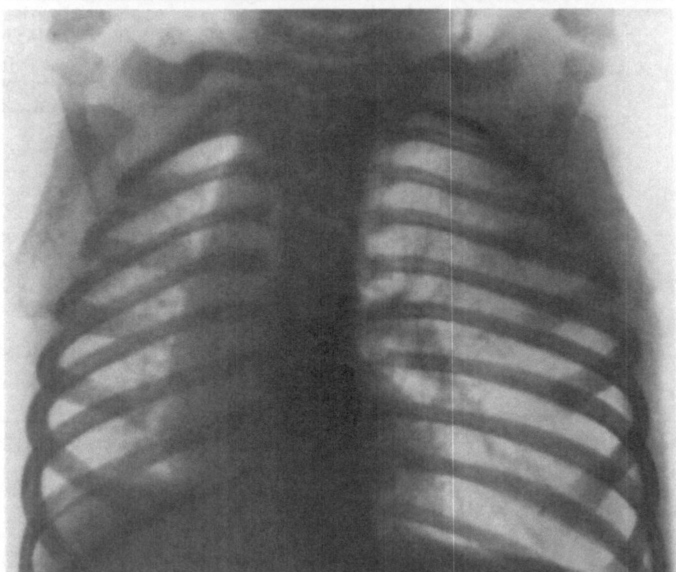

b

THEANDER, G.: Motility of diaphragm in children with bronchial foreign bodies. Acta radiol. Diagn. *10*, 113 (1970).
WIESNER, B., WÜSTENBERG, H., BRELL, U.: Fremdkörperaspiration im Kindesalter. Pädiat. Prax. *11*, 217 (1972).

**Fremdkörper im Verdauungstrakt**    Indikationen für eine Röntgenuntersuchung sind plötzliches Würgen oder Erbrechen jeder Nahrung bei bis dahin unauffälligem Kind (»leere Anamnese«), plötzliche Nahrungsverweigerung, Schluckschmerz und retrosternales Stechen. Oft führt auch nur der Umstand zur Röntgenuntersuchung, daß von den Eltern ein Gegenstand vermißt wird.

Methoden: *Abdomenübersichtsaufnahme im Liegen*

*Thoraxübersichtsaufnahme, sagittal,* bei negativem Befund der Abdomenübersichtsaufnahme, möglichst in Hartstrahltechnik, zur Erfassung eines im Ösophagus festsitzenden Fremdkörpers. Die Aufnahme sollte die gesamte Halsregion einbeziehen.

*Seitenaufnahme der Hals-, Pharynx- und oberen Thoraxregion* bei bisher negativem Befund, womit z. B. Geldstücke auch im Ösophagusmund erfaßt werden. Außerdem erlaubt sie die einwandfreie Lokalisation des Fremdkörpers in Speise- oder Luftröhre.

Bleiben alle bisher durchgeführten Röntgenuntersuchungen ergebnislos, jedoch fremdkörperverdächtige Symptome bestehen, so muß an einen *nichtschattengebenden Fremdkörper* gedacht werden. Es folgt die

*Kontrastmitteluntersuchung des Ösophagus und Magens im Liegen.* Dabei werden nur wenige Schlucke eines wäßrigen Kontrastmittels verabreicht, die Passage in der Speiseröhre beobachtet und Zielaufnahmen in zwei Ebenen angefertigt.

Ist die Speiseröhrenpassage frei, so kann der Nachweis im Magen durch einen Füllungsdefekt oder eine Kontrastmittelaussparung bei Untersuchung im Stehen *und* Liegen erbracht werden. Hat der Fremdkörper den Pylorus passiert, so erübrigt sich jede weitere Kontrastuntersuchung.

Bemerkung: Die angegebene Reihenfolge empfiehlt sich als Routineverfahren, hat jedoch den Nachteil des höheren Aufwandes an Zeit und Filmmaterial. Handelt es sich um eilige Fälle, so kann die Untersuchung bei Anwendung einer Bildverstärker-Fernsehkette auch mit *Durchleuchtung* vorgenommen werden: Man beginnt im Halsgebiet mit rotierender Durchleuchtung bei enger Einblendung, kontrolliert dann den thorakalen Ösophagus und zuletzt das Abdomen. Die Untersuchung wird im positiven Fall mit einer Zielaufnahme beendet. Da schattengebende Fremdkörper rasch erkennbar sind, lassen sich die Durchleuchtungszeit und somit auch die Strahlenbelastung niedrig halten.

Literatur: ALEXANDER, W. J., KADISH, J. A., DUNBAR, J. S.: Ingested Foreign bodies in children. Progr. Pediat. Radiol. *2*, 256 (1969).

CAMPBELL, J. B., DAVIS, W. S.: Catheter technique for extraction of blunt esophageal foreign bodies. Radiology *108*, 438 (1973).

HENRY, L. N., CHAMBERLAIN, J. W.: Removal of foreign bodies from esophagus and nose with the use of a Foley catheter. Surgery *71*, 918 (1972).

PELLERIN, D., FORTIER-BEAULIEU, M., GUEGUEN, J.: The fate of swallowed foreign bodies. Experience of 1250 instances of subdiaphragmatic foreign bodies in children. Progr. Pediat. Radiol. *2*, 286 (1969).

SHACKELFORD, G. D., McALISTER, W. H., ROBERTSON, C. L.: The use of a Foley catheter for removal of blunt esophageal foreign bodies from children. Radiology *105*, 455 (1972).

---

**Genitalorgane, (Mißbildungen)**

Anomalien der inneren und äußeren Genitalorgane, vor allem stärkere Grade von Hypospadie, sind häufig mit weiteren Anomalien des Urogenitaltraktes oder auch des Skelets kombiniert.

Methoden: *Intravenöses Urogramm.*

*Miktions-Zystourethrographie.*

Bei Hypospadie und bei einem Sinus urogenitalis stellen sich hierbei häufig die Anhangsgebilde der Urethra bzw. die Vagina gleichzeitig dar. Andernfalls bei Verdacht auf Sinus urogenitalis gezielte Darstellung von Blase und Genitaltrakt:

*Kolpozystographie.*

*Aufnahme der linken Hand* zur Bestimmung des Skeletalters.

Literatur: S. im Literaturverzeichnis unter »Kolpozystographie und Kindergynäkologie«.

---

**Hämaturie**

Zur Erfassung aller den Urogenitaltrakt betreffenden Ursachen einer Hämaturie genügen:

*1. Abdomenübersichtsaufnahme im Liegen,*

*2. intravenöses Urogramm,*

*3. Zystogramm und Miktions-Zystourethrogramm.*

*Pneumozystographie,* falls sich ein Anhalt für einen Blasentumor auf Grund der bisherigen Untersuchung ergibt.

Literatur: DASCHNER, F.: Bewertung von diagnostischen Parametern chronisch rezidivierender Harnwegsinfektionen bei Kindern. Leukozyturie, Hämaturie, Proteinurie. Dtsch. med. Wschr. *101*, 1350 (1976).
GLASGOW, E. F.: Symptomless haematuria in childhood. Brit. med. J. *1970 II*, 687.
HILGENFELD, E.: Diagnostikempfehlung zur Erythrozyturie im Kindesalter. Dtsch. Gesundh.-Wes. *32*, 1135 (1977).
MELLIN, P.: Unklare Hämaturie bei Kindern. Dtsch. med. Wschr. *96*, 358 (1971).
NORTHWAY, J. D.: Hematuria in children. J. Pediat. *78*, 381 (1971).
WYATT, R. J., McROBERTS, J. W., HOLLAND, N. H.: Hematuria in childhood. Significance and management. J. Urol. (Baltimore) *117*, 366 (1977).
Siehe auch: Mschr. Kinderheilk. *125*, 745–763 (1977).

---

**Harnverhaltung**   Siehe unter „Miktionsstörung".

---

**Hirndruck,**
**Hirntumor**

Die Röntgenuntersuchungen setzen eine klinisch-neurologische Untersuchung sowie die vorherige Durchführung eines Elektroenzephalogramms und eines Echo-Enzephalogramms voraus.

Methoden: *Schädel in 2 Ebenen,*
*Computertomographie,*
*Hirnszintigraphie.*

Die hiermit erhobenen Befunde reichen in der Regel aus, die Entscheidung über die Notwendigkeit eines neurochirurgischen Eingriffs zu fällen. Unter Umständen werden zusätzliche Kontrastmitteluntersuchungen erforderlich:

*Zerebrale Angiographie,*
*Positive Ventrikulographie* (s. S. 50).

Das Pneumenzephalogramm ist durch die neueren Methoden weitgehend ersetzt worden. Im Säuglingsalter kommt dagegen die subdurale Luftfüllung bei subduralen Ergüssen nach wie vor zur Anwendung.

Literatur: BERGERHOFF, W.: Über den Einfluß der hydrocephalen intrakraniellen Drucksteigerung auf Bauplan und Wachstum des kindlichen Schädels. Fortschr. Röntgenstr. *116*, 199 (1972).
GRAND, D. N.: Benign intracranial hypertension: a review of 79 cases in infancy and childhood. Arch. Dis. Childh. *46*, 651 (1971).
GROSSMAN, H., WINCHESTER, P. H., DECK, M., GUISTRA, P.: Brain tumors in children with normal skull roentgenograms. Amer. J. Roentgenol. *112*, 329 (1971).
KUNZE, ST., SCHIEFER, W.: Die Diagnostik von Kleinhirngeschwülsten im Kindesalter. Stellung der apparativen und instrumentellen Untersuchungsmethoden. Pädiat. Prax. *15*, 429 (1975).
ROSSMAN, N. P.: Increased intracranial pressure in childhood. Pädiat. Clin. N. Amer. *21*, 483 (1974).
SCHEY, W. L.: Plain film skull roentgenographic changes in hydrocephalus. Amer. J. Roentgenol. *118*, 134 (1973).
WOLPERT, S. M.: Angiography in posterior fossa tumors of infancy and childhood. Amer. J. Roentgenol. *112*, 296 (1971).
Literatur zur Computertomographie s. Literaturverzeichnis.

---

**Hirnschaden,**
**frühkindlicher**

Siehe unter »Zerebralschaden«.

---

**Hydronephrose**

Bei Hydronephrosen ist eine eindeutige Klärung ihrer Ursachen – Abflußstörung oder »primäre Hydronephrose« – erforderlich.

Methoden: *Intravenöses Urogramm mit abschließender Aufnahme in aufrechter Position,* ggf. Spätaufnahme s. S. 208, da alle Hydronephrosen mit einer mehr oder weniger erheblichen Ausscheidungsverzögerung bis zur Funktionslosigkeit der Niere einhergehen. Ist hiermit keine eindeutige Diagnose möglich, wird bis zum Erreichen des gewünschten diagnostischen Ergebnisses wie unter »stumme Niere« geschildert verfahren.

*Pyeloskopie mit Zielaufnahmen,* als ergänzende gezielte Untersuchung, da der Nachweis des Abflußhindernisses auf den Übersichtsaufnahmen nicht immer gelingt.

Literatur: ALTON, D. J.: Pelviureteric obstruction in childhood. Radiol. Clin. N. Amer. *15,* 61 (1977).
BERDON, W. E., LEVITT, S. B., BAKER, D. H., BECKER, J. A., USON, A. C.: Hydronephrosis in infants and children – value of high dosage excretory urography in predicting renal salvageability. Amer. J. Roentgenol. *109,* 380 (1970).
BERDON, W. E., BAKER, D. H.: The significance of a distended bladder in the interpretation of intravenous pyelograms obtained on patients with »hydronephrosis«. Amer. J. Roentgenol. *120,* 402 (1974).
DUNBAR, J. S., NOGRADY, M. B.: The calyceal crescent – a roentgenographic sign of obstructive hydronephrosis. Amer. J. Roentgenol. *110,* 520 (1970).
GRISCOM, N. TH., KROEKER, M. A.: Visualization of individual papillary ducts (ducts of Bellini) by excretory urography in childhood hydronephrosis. Radiology *106,* 385 (1973).
MONCADA, R., RAFFENSPERGER, J., WASSERMAN, D., FREEARK, R.: Hydronephrosis secondary to acute appendicitis in children. Pediat. Radiol. *2,* 121 (1974).
PAJEWSKI, M., MANOR, A.: Enhanced intravenous urography in infants and children produced by distension of the urinary bladder. Clin. Radiol. *24,* 376 (1973).
POCHACZEVSKY, R., RATNER, H.: Congenital nonobstructive hydronephrosis and bilateral vesicoureteral reflux in identical twins. Amer. J. Roentgenol. *120,* 398 (1974).
RANSLEY, P. G.: Opacification of the renal parenchyma in obstruction and reflux. Pediat. Radiol. *4,* 226 (1976).
SEIFERTH, J., KURTH, C., ENGELKING, R., ALBRECHT, K. F.: Ureterabgangsstenosen im Kindesalter – Ätiologie, Klinik und Therapie. Urologe A *16,* 253 (1977).
ŠNOBL, O., ŠVORC, J.: Das »Crescent-Sign« bei älteren Kindern. Fortschr. Röntgenstr. *127,* 264 (1977).
TABER, P.: The crescent sign and hydronephrosis. J. pediat. Surg. *8,* 65 (1973).
Im übrigen s. Literaturangaben im Literaturverzeichnis unter »Urogenitaltrakt allgemeine Literatur« und über »Harnabflußstörungen«.

---

**Hypertension**

Röntgenuntersuchungen beim Bluthochdruck im Kindesalter sind bei renaler Ursache, bei Phäochromozytomen, gelegentlich auch bei Nierentumoren und als Ergänzung bei der klinisch-kardiologisch zu diagnostizierenden Aortenisthmusstenose indiziert.

Methoden *Thoraxaufnahme.*

*Ösophaguspassage* mit Herzhinterranddarstellung
s. unter »Herzuntersuchung«. Hiermit lassen sich meist die Aortenisthmusstenose und Auswirkungen anderer Hochdruckursachen auf Form und Größe des Herzens diagnostizieren.

*Frühurogramm* als »Vorfeldmethode« bei renalem Hochdruck.

*Infusionsurographie,* hierbei ist die Parenchymphase besonders wichtig.

*Isotopennephrographie.*

*Nierenangiographie,* für die operative Behandlung bei Nierenarterienstenosen die entscheidende Methode.
Bei der Diagnose eines Phäochromocytoms steht ebenso wie bei den mit Hypertension einhergehenden Wilms-Tumoren am Anfang der Untersuchungen ein

*intravenöses Urogramm* evtl. in Kombination mit der Tomographie.
Weitere Methoden zur Diagnostik des Phäochromozytoms sind:

*Ultraschalluntersuchung zum Nachweis einer vergrößerten Nebenniere.*

*Computertomographie.*

*Katheterisierung der V. cava inf.* zur stufenweisen Blutentnahme für die Bestimmung von Kathecholaminen.

*Aortographie*

Literatur: BENZ, G., WILLICH, E., SCHÄRER, K.: Segmental renal hypoplasia in childhood. Pediat. Radiol. *5*, 86 (1976).
BOOKSTEIN, J. J., ABRAMS, L. H., BUENGER, R. E., LECKY, J., FRANKLIN, S. S., REISS, M. D., BLEIFER, K. H., KLATTE, E. C., VARADY, P. D., MAXWELL, M. H.: Radiologic aspects of renovasular hypertension. Part. 2. The role of urography in unilateral renovascular disease. J. Amer. med. Ass. *220*, 1225 (1972).
CHRISPIN, A. R., SCATLIFF, J. H.: Review article. Systemic hypertension in childhood. Pediat. Radiol. *1*, 75 (1973).
CLAYMAN, A. S., BOOKSTEIN, J. J.: The role of renal arteriography in pediatric hypertension. Radiology *108*, 107 (1973).
GILL, D. G.: Analysis of 100 children with severe and persistent hypertension. Arch. Dis. Childh. *51*, 951 (1976).
HARPER, A. P., HEUN, Y. Y., FRANKEN, E. A.: Spectrum of angiographically demonstrable renal pathology in young hypertensive patients. Radiology *123*, 141 (1977).
HAYCOCK, G. B.: Hypertension associated with unilateral renal disease in childhood. Acta paediat. scand. *64*, 299 (1975).
KOROBKIN, M., PICK, R. A., MERTEN, D. F., PERLOFF, D. L., PALUBINSKAS, A. J.: Etiologic radiographic findings in children and adolescents with nonuremic hypertension. Radiology *110*, 615 (1974).
LEFÈBVRE, J., LABRUNE, M., BENACERRAF, R.: Renovascular hypertension in childhood. Progr. pediat. Radiol. *3*, 252 (1970).
LOGGIE, J. M. H.: Systemic hypertension in children and adolescents, causes and treatment. Pediat. Clin. Amer. *18*, 1273 (1971).
LUTZ, J. E., SCHILLINGER F., TONGIO, J., SAUVAGE, P., BUCK, P., GEISERT, J.: Hypertension artérielle après traumatisme du rein chez l'enfant. Pédiatrie *31*, 563 (1976).
MUNOZ, A. J.: Arterial hypertension in infants with hypernephrosis. Amer. J. Dis. Child. *131*, 38 (1977).
OLSON, D. L.: Renal hypertension in children. Pediat. Clin. N. Amer. *23*, 795 (1976).
PLUMER, L. B.: Hypertension in infants – a complication of umbilical arterial catheterization. J. Pediat. *89*, 802 (1976).
STECKER, J. F.: Pediatric hypertension as a delayed sequela of reflux induced chronic pyelonephritis. J. Urol. (Baltimore) *118*, 644 (1977).

---

**Hypothyreose**    Siehe unter »Minderwuchs« und »Struma«.

---

**Ileus**    Siehe unter »Abdomen, akutes«.

---

**Invagination:**    s. S. 170.

---

**Krampfleiden**    Siehe unter Zerebralschaden«.

---

**Leibschmerzen, chronisch-rezidivierende** (»Nabelkoliken«)    Dieses bei älteren Klein- und bei Schulkindern häufige Symptom erfordert eine röntgenologische Untersuchung, wenn die Schmerzattacken dramatisch und heftig verlaufen, über lange Zeit rezidivieren, mit Erbrechen und Temperatursteigerung einhergehen oder wenn klinisch der Verdacht auf einen lokalisierten Prozeß (Druckschmerz, Abwehrspannung etc.) besteht, s. hierzu auch S. 270.

Methoden:    *Abdomenübersichtsaufnahme im Liegen* orientiert über Lage und Größe der Bauchorgane, Luftgehalt des Darmes, Tumorverschattungen, Verkalkungen, Fremdkörper und Konkremente. Wirbelmißbildungen können einen Hinweis auf Mißbildungen des Darmes (Duplikaturen) geben.

*Abdomenübersichtsaufnahme im Stehen* bei Verdacht auf Passagestörungen (s. auch »akutes Abdomen«).

*Kontrastmitteluntersuchung des Magen-Darmtraktes* zur Darstellung von Ulzera im Magen und Duodenum, seltener eines arteriomesenterialen Darmverschlusses, anderer Lageanomalien des Dünndarms, einer regionalen Enteritis (CROHN), und einer chronisch-rezidivierenden Appendizitis. Gegebenenfalls ist auch die Spätaufnahme zur orientierenden Untersuchung des Dickdarmes anzuwenden.

*Intravenöses Urogramm* zum Ausschluß eines pathologischen Prozesses im Bereich der Harnwege. Die hierauf hinweisenden klinischen Symptome sind nicht selten inkonstant und nur diskret ausgeprägt.

*Untersuchung der Gallenwege.* Bei Kindern sind Erkrankungen der Gallenwege nur selten die Ursache chronisch-rezidivierender abdomineller Beschwerden.

Literatur: KEUTH, U.: Rezidivierende Bauchschmerzen im Kindesalter. Pädiat. Prax. *18*, 88 (1977).
KOSENOW, W.: Bauchschmerzen aus der Sicht des Pädiaters. Dtsch. Ärztebl. *1977*, 2513.
VARSANO, I.:Recurrent abdominal pain in children. Paediatrician *6*, 90 (1977).

---

**Leukämie**

Die Röntgendiagnostik im *Initialstadium* dient der Erfassung von Skeletveränderungen, von leukämischen Lungeninfiltrationen, unspezifischen Infekten wie Sinusitis, Bronchopneumonie und evtl. einer Nierenbeteiligung.

Im *Verlauf der Erkrankung* werden in regelmäßigen Abständen Röntgenuntersuchungen zur Feststellung therapiebedingter, klinisch oft stummer atypischer Pneumonien, interkurrenter Infekte als Folge der immunsuppressiven Behandlung und leukämischer oder unspezifischer Skeletveränderungen, letztere durch die Steroid-Langzeittherapie, erforderlich.

Methoden: *Schädelaufnahme in 2 Ebenen* (Ausgangsbefund, Drucksymptome).

*Nasennebenhöhlen* (interkurrente Infekte).

*Thoraxübersichtsaufnahme* (Lymphosarkom mit leukämischer Transformation, Pneumocystis-Carinii-Pneumonie, Methotrexat-Pneumonie und andere Lungenaffektionen, Kardiomegalie).

*Eine obere und untere Extremität in einer Ebene einschließlich Handgelenk* (Kalksalzbestimmung, Knochenalterbestimmung, Feststellung spezifischer oder unspezifischer Skeletaffektionen).
Die kontralaterale Extremität bzw. zweite Ebene nur bei positivem oder verdächtigem Befund.

*Aufname der Brust- und Lendenwirbelsäule seitlich* (Kalksalzgehalt, Platyspondylie, leukämische Infiltrate).

*Intravenöse Urographie.* Weitere Aufnahmen je nach klinischer Symptomatik.

Literatur: BELLINI, F., MASERA, G.: Pulmonary disease complicating therapy with Methotrexate. Ann. Radiol. *16*, 267 (1973).
BELLINI, F., MASERA, G., CARNELLI V., deLUCA, A., FERRARI, M.: Routine whole-skeleton x-ray investigation of 116 children with leukemia. Ann. Radiol. *19*, 83 (1976).
BENZ, G., BRANDEIS, W. E., WILLICH, E.: Radiological aspects of leukaemia in childhood. An analysis of 89 children. Pediat. Radiol. *4*, 201 (1976) (Lit.!).
DIETZSCH, H. J., RUPPRECHT, E.: Skelettbeteiligung bei malignen Hämoblastosen des Kindes. Radiol. Diagn. *17*, 819 (1976).
GÖRGÉNYI, Á., LAPIS, K., BÖRZSÖNYI, M., MACHAY T., SCHULER, D.: Seltene pulmonale Komplikationen bei akut leukämischen Kindern während der hämatologischen Remission. Mschr. Kinderheilk. *122*, 799 (1974).
NIXON, G. W., GWINN, J. L.: The roentgen manifestations of leukemia in infancy. Radiology *107*, 603 (1973).
PEAR, B. L.: Skeletal manifestations of the lymphomas and leukemias. Sem. Roentgenol. *9*, 229 (1974).
SPEHL, M., FLAMENT, J., MAURUS, R., DELALIEUX, G., BRIHAYE, J., CREMER, N.: Calcifications intracrâniennes diffuses apparaissant a la suite d'une leucémie aigue. Ann. Radiol. *17*, 417 (1974) (ESPR).
TRUCKENBRODT, H.: Zur Diagnose der Nierenleukämie im Ausscheidungsurogramm. Radiologe *11*, 310 (1971).
WILLICH, E., BENZ, G., GEIGER, H.: Röntgendiagnostik bei Leukosen im Kindesalter. Röntgenpraxis *28*, 237 (1975).

**Lues connata**    Die konnatale Lues geht häufig mit Skeletveränderungen einher. Indikationen für die Röntgenuntersuchung sind behandelte oder unbehandelte Lues der Mutter und verdächtiger serologischer Befund beim Neugeborenen.

Untersuchungs-    *Säuglinge:*
gang:    *1. Aufnahme des Unterarmes einschließlich Ellbogen und Handgelenk sagittal.*

*2. Aufnahme eines Unterschenkels einschließlich Kniegelenk sagittal* zur Diagnostik einer Osteochondritis luica und des Wimbergschen Zeichens (medialer Abschnitt der proximalen Tibiametaphyse). Weitere Skeletaufnahmen nur nach Lokalbefund zur Diagnostik von Epiphysenlösungen oder einer destruierenden Schaftlues.

*Schädel in zwei Ebenen* bei positivem Skelet- oder lokalem klinischen Befund.

*Aufnahme beider Unterschenkel in zwei Ebenen* bei Klein- und Schulkindern zur Feststellung der sog. »Säbelscheidentibia« bei Lues tarda.

Literatur:    CHIPPS, B. E., Swischuk, L. E., VOELTER, W. W.: Single bone involvement in congenital syphilis. Pediat. Radiol. *5*, 50 (1976).
COBLENTZ, D. R., CIMINI, R., MIKITY, V. G., ROSEN, R.: Roentgenographic diagnosis of congenital syphilis in the newborn. J. Amer. med. Ass. *212*, 1061 (1970).
CREMIN, B. J., FISHER, R. M.: The lesions of congenital syphilis. Brit. J. Radiol. *43*, 509, 333 (1970).
FINMARA, M. J.: Syphilis in newborn children. Clin. Obstet. Gynec. *18*, 1 (1975).
HARRIS, V. J., JIMENEZAND, C. A., VIDYASAGAR, D.: Congenital syphilis with syphilitic arthritis. Radiology *123*, 416 u. 518 (1977).
LEVIN, E. J.: Healing in congenital osseous syphilis. Amer. J. Roentgenol. *110*, 591 (1970).
LILIEN, L. D., HARRIS, V. J., PILDES, R. S.: Congenital syphilitic osteitis of scapulae and ribs. Pediat. Radiol. *6*, 183 (1977).
SOLOMON, A., ROSEN, E.: The aspect of trauma in the bone changes of congenital lues. Pediat. Radiol. *3*, 176 (1975).
TANG, K. L.: The re-emergence of early congenital syphilis. Acta paediat. scand. *62*, 601 (1973).
WICKENHAUER, J.: Lues connata. Fortschr. Röntgenstr. *119*, 202 (1973).
WOLPOWITZ, A.: Osseous manifestations of congenital syphilis. Sth. Afr. med. J. *50*, 675 (1976).

---

**Lungentranspa-**    Zeigt eine Thoraxübersichtsaufnahme dieses bei Kindern nicht häufige Sym-
**renz, einseitig**    ptom, so muß bei Kleinkindern in erster Linie an eine partielle Bronchusob-
**vermehrte**    struktion durch einen Fremdkörper gedacht werden; der Untersuchungsgang
(sog. »einseitig    ist bei »Fremdkörperaspiration« beschrieben. Die dort geschilderten Metho-
helle Lunge«)    den sind ebenso geeignet, die meisten anderen Ursachen zu klären: Aplasie, Hypoplasie oder Emphysem von Lungenlappen, Atelektasen und Zysten.

*Bronchographie,* wenn durch Hartstrahl- und Schichtaufnahmen keine Klärung des Befundes zu erreichen ist.

*Angiokardiographie bzw. Lungenangiographie* dienen zum Nachweis von Hypoplasien oder Verschlüssen im Bereich der Pulmonalarterie und ihrer Aufzweigungen.

Literatur:    CUMMING, G. R., MACPHERSON, R. I., CHERNICK, V.: Unilateral hyperlucent lung syndrome in children. J. Pediat. *78*, 250 (1971).
GENEREUX, G. P.: Bronchial atresia: A rare cause of unilateral lung hypertranslucency. J. Canad. Ass. Radiol. *22*, 71 (1971).
GERBEAUX, J., COUVREUR, J., TOURNIER, G., PARIENTE-POLVEREL, I., LESAGE, B.: Causes des hyperclartés pulmonaires unilatérales chez l'enfant. Étude critique de 23 cas. Les limites du syndrome de Mac Léod. Ann. Pédiat. *48*, 583 (1972).
GOLDSCHMIDT, H., HILGENBERG, F., FÖRSTER, A.: Seitendifferente Lungenbelüftung. Indikation zur Arteriographie der Pulmonalarterie? Röntgen-Bl. *30*, 284 (1977).
KEUTEL, J. WILLICH, E.: Zur röntgenologischen Diffenrentialdiagnostik zystischer und lokalisierter Lungenaufhellungen im Säuglings- und Kindesalter. Fortschr. Röntgenstr. *109*, 291 (1968).

KOGUTT, M. S., SWISCHUK, L. E., GOLDBLUM, R.: Swyer-James syndrome (unilateral hyperlucent lung) in children. Amer. J. Dis. Child. *125*, 614 (1973).
KOLLÉE, L. A. A., JEAN, R.: Unilateral hyperlucent lung with decreased vascular markings (Swyer-James-syndrome). Pädiat. Pädol. *10*, 10 (1975).
LEPERCQ', G., POUPINET, S., SAADA, R., STEINSCHNEIDER, R., WEILER, C.: Aspect évolutif du poumon hyperclair unilatéral. Ann. Pédiat. *19*, 21 (1972).
RUPPRECHT, E., WUNDERLICH, P., DIETZSCH, H. J., HENNIG, K., PLATZBECKER, H., BERGER, G., LEUPOLD, W., WÜNSCHE, W.: Einseitige Pulmonalisaplasie und -hypoplasie. (Komplexe Diagnostik bei einseitiger Lunge im Kindesalter). Z. Erkrank. Atm.-Org. *147*, 57 (1977).

---

**Lunge, einseitig verschattete**

Die intensive totale Verschattung einer Thoraxhälfte kann durch Erguß, Atelektase, Infiltration, Lungenagenesie und durch einen Tumor verursacht sein. Dieser Befund auf einer Thoraxaufnahme erfordert zur weiteren Klärung folgende Untersuchungen.:

*Thoraxaufnahme im seitlichen Strahlengang,*
*Thoraxübersichtsaufnahme postero-anterior mit Hartstrahltechnik*
*(oder Zielaufnahmen, 70–90 kV),*
*Durchleuchtung der Thoraxorgane,*

*Aufnahme in Seitenlage bei horizontalem Strahlengang* (s. S. 119), ist besonders zur Klärung von massiven Ergüssen geeignet.

*Schichtuntersuchung, gegebenenfalls in zwei Ebenen.*

*Bronchographie,* wenn alle bisherigen Methoden keine klaren Informationen über das Bronchialsystem gebracht haben.

Literatur: BRETAGNE, M. C., HAZEAUX, M., DESCHAPS, J. P., PERNOT, C., WERNER, J., NEIMANN, N., TRÉHEUX, A.: Diagnostic radiologique des agénésies et hypoplasies pulmonaires. A propos de 8 observations du C. H. U. de Nancy. J. Radiol. Électrol. *53*, 125 (1972).
KUNDERT, J. G., WILLICH, E.: Der idiopathische Chylothorax im Säuglings- und frühen Kindesalter. Dtsch. med. Wschr. *94*, 1221 (1969).
RÉMY, J., MARACHE, PH., DUPLOUY, E., DUPUIS, C.: Agénésies, aplasies et hypoplasies lobaires. A propos de cinq observations. J. Radiol. Électrol. *57*, 197 (1976).
SCHWINGSHACKL, A., FÖDISCH, H. J., FINK, M., BERGER, H.: Seltene Lungenfehlbildungen im Neugeborenen- und Säuglingsalter. Pädiat. Pädol. *8*, 147 (1973).
VIELHABER, K., MENNICKEN, U., Bützler, H. O., FRANZ, PH., HOFMANN, P.: Das Krankheitsbild der Lungenhypoplasie und Lungenaplasie. Mschr. Kinderheilk. *125*, 153 (1977).
WILLICH, E., KUNDERT, J. G.: Chylothorax in the newborn. Radiological features. Ann. Radiol. *14*, 155 (1971) (ESPR).

---

**Mekoniumileus:**    s. S. 171.

---

**Miktionsstörung und Harnverhaltung**

Unter den Begriffen Miktionsstörung und Harnverhaltung verbirgt sich eine Vielfalt von Krankheitsbildern: kongenitale Urethralklappen, Blasenhalsstenosen, Megazystis-Megaureter-Syndrom, Tumoren des Genitalapparates, psychische, neurologische (»neurogene Blasenläsion«), funktionelle und reflektorische Störungen.

Methoden: *Intravenöses Urogramm* zur Feststellung von Mißbildungen und Abflußbehinderungen. Läßt sich kein pathologischer Befund feststellen, so können akute oder reflektorische Harnverhaltungen gelegentlich auch mit einer Katheterisierung behoben werden.

*Miktions-Zystourethrogramm,* bei chronischen Störungen und bei einer bis zur Geburt reichenden Anamnese, ferner bei verdächtigem oder pathologischem Befund des vorausgegangenen intravenösen Urogramms.

*Retrograde Urethrographie* evtl. zusätzlich, wenn die Anatomie der Harnröhre noch immer unklar ist.

Literatur: BENZ, G., WILLICH, E., WREDE, V.: Zur Wertigkeit der Röntgenveränderungen am unteren Harntrakt bei Enuresis und/oder Harnwegsinfektion. Z. Kinderchir. *21*, 252 (1977).
BRETAGNE-DE-KERSAUSON, M. C., SCHULZ, J., PERTRAND, J. P., PRÉVOT, J., TRÉHEUX, A. J.: Diagnostic radiologique des obstacles congénitaux de l'urètre chez l'enfant. J. Radiol. Électrol. *53*, 531 (1972).
BRUNS, H. A.: Die Abgrenzung normaler und pathologischer Befunde im Bereich der kindlichen Urethra. Fortschr. Röntgenstr. *113*, 778 (1970).
FESTGE, O. A., TISCHER, W., ROSENBAUM, K. D., HELLER, K.: Klinik und Diagnostik subvesikaler Harnabflußstörungen. Zbl. Chir. *100*, 487 (1975).
GREINACHER, I., STRAUB, E.: Zur Röntgendiagnostik der Blasendivertikel. Mschr. Kinderheilk. *120*, 425 (1972).
HALSBAND, H., WILLICH, E.: Die sogen. »wide bladder neck-Anomalie«, Beitrag zur Enuresis und chronischen Harnwegsinfektion bei Mädchen. Urologe A *9*, 258 (1970).
HÖRMANN, D.: Röntgendiagnostik subvesikaler Stenosen bei Jungen. Pädiat. Grenzgeb. *12*, 21 (1973).
KIRCHNER, S. G., BURKO, H.: Congenital megalourethra. Pediat. Radiol. *3*, 89 (1975).
OLBING, H., STROHMENGER, P., HAGEL, K., EBEL, KL.-D., BRUNIER, E.: Zur Problematik der Diagnostik von Stenosen der distalen Urethra bei Mädchen. Fortschr. Röntgenstr. *113*, 771 (1970).
SCHEDEWIE, H., WILLICH, E.: Erworbene Abflußstörungen des unteren Harntraktes im Kindesalter. Fortschr. Röntgenstr. *113*, 787 (1970).
STANTON, L., WILLIAMS, D. J.: The wide-bladder-neck in children. Brit. J. Urol. *45*, 60 (1973).
TŮMA, S., ABRAHAM, J., ŠTĚPÁNEK, P.: Waist narrowing of the bladder in children. Evaluation of x-ray statements by the mathematic method GUHA. Radiol. clin. biol: *39*, 348 (1970).
WILLICH, E., HALSBAND, H.: Subvesikale Harnabflußstörungen im Kindesalter und ihre Folgen für die harnableitenden Wege. Urologe *8*, 279 (1969).
WILLICH, E., HALSBAND, H.: Der weite Blasenhals. Pädiat. Prax. *15*, 413 (1975).

---

**Minderwuchs**
(s. auch Chromosomenaberrationen)

Die Röntgenuntersuchung ist für die Klärung der verschiedenen Ursachen des Minderwuchses unentbehrlich. Am häufigsten sind die Hypothyreosen. In solchen Fällen lassen sich aus der Handaufnahme neben der diagnostisch wichtigen Skeletalterbestimmung auch Wirkung und Fehler der Substitutionstherapie ablesen.

Methoden: *Aufnahme einer Hand einschließlich Handgelenk.*
*Aufnahme eines Unterschenkels seitlich einschließlich Knie- und Fußgelenk* zur Skeletalterbestimmung im 1. Lebensjahr, s. auch S. 298.
*Schädelaufnahmen in zwei Ebenen.*
*Ausgeblendete Aufnahme der Sella turcica,* wenn die seitliche Schädelaufnahme keine eindeutige Beurteilung der Sella ermöglichte.
*BWS und LWS seitlich,* gegebenenfalls in zwei Ebenen.
*Thoraxübersichtsaufnahme* zur Beurteilung des knöchernen Thorax und des Herzens, gegebenenfalls zusätzliche Aufnahmen, s. Untersuchung des Herzens.
*Beckenübersichtsaufnahme* ist diagnostisch von besonderem Wert und zeigt typische Veränderungen vor allen Dingen bei der Hypothyreose (»Kretinenhüfte«) jenseits des 1. Lebensjahres.
*Aufnahmen einer ganzen oberen und unteren Extremität antero-posterior.* Besteht der Verdacht auf Seitendifferenzen im Längenwachstum, so kommen exakte Vergleichsaufnahmen beider Extremitäten in Frage.
*Intravenöses Urogramm* bei Verdacht auf renalen Minderwuchs.

Literatur: BAILEY, J. A.: Disproportionate short stature. Diagnosis and management. Philadelphia-London-Toronto: Saunders 1973.
BOEHNCKE, H., BRUNS, H. A., JÄNISCH, U., ROMBEY, M.: Renaler Minderwuchs bei Kindern mit operativ behandelten kongenitalen Harnwegsmißbildungen. Urologe B *10*, 171 (1970).
FANCONI, G.: Multifaktorielle Betrachtungsweise des kindlichen Kleinwuchses. Helv. paediat. Acta *19*, 505 (1974).

GLOEBL, H. J., CAPITANIO, M. A., KIRKPATRICK, J. A.: Radiographic findings in children with psychosocial dwarfism. Pediat. Radiol. *4*, 83 (1976).
HESSE, V.: Der endokrine Minderwuchs: Diagnose und Differentialdiagnose des hypothalamisch-hypophysären Minderwuchses. Kinderärztl. Prax. *43*, 82 (1975).
HESSE, V.: Der endokrine Minderwuchs: Diagnose und Therapie des nichthypothalamisch-hypophysär bedingten Minderwuchses. Kinderärztl. Prax. *43*, 217 (1975).
ILLIG, R.: Hypophysärer Minderwuchs. Dtsch. med. Wschr. *98*, 744 (1973)
STOLECKE, H.: Minderwuchs im Kindesalter. Dtsch. med. Wschr. *96*, 1885 (1971).
Siehe auch: Progress in Pediatric Radiology, Vol. 4: Intrinsic diseases in bones KAUFMANN H. J., (Ed.). Basel: Karger 1973.

---

**Mißhandlung** Die Röntgenuntersuchung richtet sich nach der klinischen Symptomatik bei
(»Battered child«) Verdacht auf frische Frakturen. Ältere Knochenverletzungen können unter Umständen nur radiologisch nachgewiesen werden:

*Aufnahmen der Extremitäten,* vor allem zum Nachweis von Metaphysenverletzungen.

*Schädel in zwei Ebenen,* Frakturen, Hirndruckerscheinungen als Hinweis auf subdurale Hämatome.

Besteht Verdacht auf multiple Frakturen, so können diese mit einer *Ganzkörperskeletszintigraphie* in einer Untersuchung als Knochenumbauzonen nachgewiesen werden (s. S. 108).

Literatur: CAMERON, J. M., RAE, L. J.: Atlas of the battered child syndrome. Edinburgh-London-New York: Churchill Livingstone. 1975.
GIEDION, A.: Das wiederholte Skelettrauma beim Säugling und Kleinkind im Röntgenbild. Praxis *57*, 191 (1968).
GREINACHER, I.: Röntgenbefunde bei battered-child-Syndrom. Fortschr. Röntgenstr. *113*, 704 (1970).
HELFER, R. E., KEMPE, H., (Eds.): The battered child. Chicago: University of Chicago press, 1974.
KEMPE, C. H.: Paediatric implications of the battered baby syndrome. Arch. Dis. Childh. *46*, 28 (1971).
KOGUTT, M. S., SWISCHUK, L. E., FAGAN, C. J.: Pattern of injury and significance of uncommon fractures in the battered child syndrome. Amer. J. Roentgenol. *121*, 143 (1974).
KÖTTGEN, U., GREINACHER, I., HOFMANN, S.: Zur Röntgendiagnostik der Kindesmißhandlung (battered child syndrome). Z. Kinderchir. *6*, 384 (1968) (Lit.!).
MANZKE, H., ROHWEDDER, H. J.: Röntgenologie traumatischer Skelettveränderungen beim Säugling und Kleinkind. Battered child syndrome. Chir. Praxis *15*, 631 (1971).
RUPPRECHT, E., BERGER, G.: Zur Differentialdiagnose des multiplen Skelettraumas im Kindesalter (battered child syndrome). Radiol. Diagn. *17*, 615 (1976) (Lit.!).
RUPPRECHT, E., BERGER, G.: Die klinische und röntgenologische Symptomatik der Kindesvernachlässigung und Kindesmißhandlung. Kinderärztl. Prax. *24*, 113 (1976) (Lit.!).
SILVERMAN, F. N.: Unrecognized trauma in infants, the battered child syndrome, and the syndrome of Ambroise Tardieu. Rigler lecture. Radiology *104*, 337 (1972).
TRUBE-BECKER, E.: Die Kindesmißhandlung und ihre Folgen. Pädiat. Prax. *12*, 389 (1973).

---

**Mittelschatten-** Die Verbreiterung des »Mittelschattens« findet sich bei Säuglingen und jungen
**verbreiterung** Kleinkindern relativ häufig auf Thoraxübersichtsaufnahmen und beruht meistens auf einer harmlosen Thymushyperplasie. Bei älteren Kindern muß in erster Linie an maligne Prozesse, Zysten oder Gefäßanomalien gedacht werden.

Methoden: *Thoraxaufnahme im seitlichen Strahlengang.*
*Schrägaufnahmen (30° s. S. 119) des Thorax* oder
*Durchleuchtung mit Zielaufnahmen im 1. oder 2. Schräg-Durchmesser,* wenn die Seitenaufnahme keine Klärung gebracht hat. Diese schrägen Projektionen eignen sich besonders zur Darstellung des Thymus.

*Ösophaguspassage in zwei Ebenen* zur Darstellung von Impressionen und Verlagerungen durch Tumoren, Zysten, Strumen, Gefäßanomalien etc.

*Thoraxübersichtsaufnahme mit Hartstrahltechnik* (s. S. 112 ff.).

*Schichtuntersuchung des Mittelschattens und Bronchialbaumes,* wenn die Hartstrahluntersuchung diagnostisch nicht ausreicht.

*Obere Kavographie*

*Angiokardiographie* als sicherste Methode bei Gefäßanomalien.

*Pneumomediastinographie,* (s. S. 125), bei Kindern jedoch nur selten angewandt.

*Aufnahme der Brustwirbelsäule in zwei Ebenen, evtl. auch mit Schrägaufnahmen zur Darstellung der Intervertebrallöcher,* da Wirbelsäulenmißbildungen häufig mit enterogenen Zysten im Thoraxraum kombiniert sind. Erweiterte Intervertebrallöcher finden sich bei Neurinomen.

*Bemerkung:* Bei einer unklaren Mittelschattenverbreiterung läßt sich eine Thymushyperplasie häufig durch ihre prompte Rückbildung unter oraler Prednison-Gabe (1 mg pro kg Körpergewicht 5–7 Tage lang) bzw. ACTH (120 IE pro qm Körperoberfläche tägl. i. m. über 3 Tage) röntgenologisch nachweisen (CAFFEY und SILBEY).

Literatur: BARTH, K., SCHNAUFFER, L., KAUFMANN, H. J.: Giant idiopathic thymomegaly. Pediat. Radiol. *4*, 117 (1976).

CAFFEY, J., SILBEY, R.: Regrowth and overgrowth of the thymus after atrophy induced by the oral administration of adrenocorticosteroid to human infants. Pediatrics *26*, 762 (1960).

FISHER, R. M., CREMIN, B. J.: The extent of the inferior border of the thymus. A report of two cases in infants. Brit. Radiol. *48*, 814 (1975).

GUBBABY, H., HOFMANN, H.: Der Thymus im Säuglings- und Kindesalter. Prax. Pneumol. *28*, 615 (1974).

HOWER, J., SELING, A., STOLECKE, H.: Das Hydromediastinum als Komplikation eines zentralvenösen Katheters beim Säugling. Mschr. Kinderheilk. *120*, 289 (1972).

KABELKA, M., ŠINTÁKOVÁ, B., ZÍTKOVÁ, M.: Dysontogenic accessory lobe of the thymus. A new clinical entity? Z. Kinderchir. *20*, 116 (1977).

MAINZER, F.: Thymic enlargement and pleural effusion: an unusual roentgenographic complex in childhood leukemia. Amer. J. Roentgenol. *112*, 35 (1971).

NORTH, J. E.: Mediastinitis in a child caused by perforation of pharynx. Amer. J. Dis. Child. *129*, 962 (1975).

OH, K. S., WEBER, A. L., BORDEN, SP.: Normal mediastinal mass in late childhood. Radiology *101*, 625 (1971).

OPPERMANN, H. C., WILLICH, E.: Zur Röntgendiagnostik und Differentialdiagnose der Mediastinaltumoren im Kindesalter. Radiologe *18*, 218 (1978).

SHACKELFORD, G. D., McALISTER, W. H.: The aberrantly positioned thymus. A cause of mediastinal or neck masses in children. Amer. J. Roentgenol. *120*, 291 (1974).

STERN, V. N., POPOV, J. A.: Der Einfluß des Thymus auf das Röntgenbild des Mediastinalschattens bei Kindern. Radiol. Diagn. *18*, 775 (1977).

SZAKÁLL, ST.: Zur Bedeutung der Thymushyperplasie im Säuglings- und Kleinkindesalter. Pädiat. Grenzgeb. *12*, 337 (1973).

WILLICH, E.: Röntgendiagnostik der Mediastinaltumoren im Kindesalter. Pädiat. Prax. *9*, 79 (1970).

WILLICH, E.: Mediastinalpleuritis. Pädiat. Prax. *15*, 45 (1975).

---

**Mukoviszidose**
(Zystische Fibrose) Die Röntgendiagnostik kann die klinische Diagnose der Mukoviszidose stützen und bestätigen. Lediglich im Neugeborenenalter kommt ihr beim Mekoniumileus größere Bedeutung zu.

Methoden: *Abdomenübersichtsaufnahme im Hängen* bei Neugeborenen mit Mekoniumileus (»Neuhauser-Symptom« = Röntgendarstellung des eingedickten, mit Luftbläschen vermischten Mekonium im unteren Dünndarm).

Bei Mekoniumileus Äquivalent:

*Kolonkontrasteinlauf* zur Darstellung des damit einhergehenden »Mikrocolon«.

*Thoraxübersichtsaufnahme* bei Säuglingen und Kleinkindern mit pulmonalen Symptomen.

*Aufnahme einer Hand mit Handgelenk* zur Diagnose der Kalksalzverminderung des Knochens und zur Skeletalterbestimmung.

Literatur: BERK, R. N., LEE, F. A.: The late gastrointenstinal manifestations of cystic fibrosis of the pancreas. Radiology *106*, 377 (1973).
CHRISPIN, A. R., NORMAN, A. P.: The systematic evaluation of the chest radiograph in cystic fibrosis. Pediat. Radiol. *2*, 101 (1974).
DJURHUUS, M. J., LYKKEGAARD, E., POCK-STEEN, O. CH.: Gastrointestinal radiological findings in cystic fibrosis. Pediat. Radiol. *1*, 113 (1973) (Lit.!).
HENNEQUET, A., JEHANNE, M., DELAMARCHE, PH.: Les aspects radiologiques du poumon au cours de la mucoviscidose. Ann. Pédiat. *20*, 13 (1973).
KOSENOW, W.: Die pulmonale Mukoviscidose. Pädiat. Prax. *13*, 51 (1973).
L'HEUREUX, PH. R.: Galbladder disease in cystic fibrosis. Amer. J. Roentgenol. *128*, 953 (1977).
REILLY, B. J., FEATHERBY, E. A., WENG, T.: The correlation of radiological changes with pulmonary function in cystic fibrosis. Radiology *98*, 281 (1971).
REINWEIN, H.: Röntgenologische Veränderungen der Lungen bei zystischer Pankreasfibrose. Z. allg. Med. *48*, 1071 (1972).
SAUVEGRAIN, J., FEIGELSON, J.: La cholecystographie dans la mucoviscidose. Ann. Radiol. *13*, 311 (1970) (ESPR).
TAUSSIG, L. M., SALDINO, R. M., DI SANT'AGNESE, P. A.: Radiographic abnormilities of the duodenum and small bowel in cystic fibrosis of the Pancreas (mucoviscidosis). Radiology 106, 369 (1973).
Weitere Literatur: s. im Literaturverzeichnis »Mekoniumileus«.

---

**Nabelkoliken**

Siehe unter »Leibschmerzen, chronisch rezidivierende«.

---

**Niere ohne Kontrastmittelausscheidung** sog. »stumme Niere«)

Der Füllungsausfall eines Nierenbeckenkelchsystems während eines intravenösen Urogramms erfordert die Anwendung weiterer Methoden:

*Späturogramm* s. S. 208 bis etwa 6–8 Std. p. i., in Ausnahmefällen auch länger, bis zu 24 Std. Das Kind soll in dieser Zeit wenig essen und trinken. Die Nachinjektion von Kontrastmittel kann das diagnostische Ergebnis unter Umständen noch verbessern.

*Infusionsurographie,* auch kombiniert mit
*Schichtuntersuchung der Niere.*
*Ultraschalluntersuchung*
*Zystographie* mit Miktion, s. S. 220ff.,
auch direkt im Anschluß an die Infusionsurographie und Zonographie. Andererseits muß bedacht werden, daß sich eine Hydronephrose mit Hydroureter auf der bisher »stummen« Seite durch Reflux aus der inzwischen stark gefüllten Blase darstellen kann. Haben die bisherigen Methoden zu keinem diagnostischen Ergebnis geführt, so müssen folgende Methoden herangezogen werden:

*Nierenszintigraphie,*
*retrograde Pyelographie,*
*Nierenangiographie.*
Die letztgenannte Methode dient besonders dem Nachweis einer einseitigen Nierenaplasie.

Literatur: s. unter »Anurie«, und »Hydronephrose«.

---

**Niereninsuffizienz**

Bei eingeschränkter Nierenfunktion ist die Konzentrationsfähigkeit für Kontrastmittel meist so stark eingeschränkt, daß bei einem intravenösen Urogramm keine ausreichende Darstellung der Nierenhohlsysteme erfolgt. Die gute Verträglichkeit trijodierter Kontrastmittel erlaubt – mit Ausnahme von

Oligurie und Anurie – den Versuch eines besseren diagnostischen Ergebnisses durch Erhöhung der Kontrastmittelmenge oder Änderung der Methode.
Der Grenzwert für die Durchführung der Kontrastmitteluntersuchung ist bei Jugendlichen ein Kreatininwert von 8 mg % im Serum. Da im Säuglings-, Kleinkind- und Schulalter der Kreatininwert altersabhängig ist, stellt die glomeruläre Filtrationsrate einen zuverlässigeren Parameter dar. Bei einer Einschränkung der Filtration unter 10 ml/min/1,73 m² Körperoberfläche sollte im allgemeinen keine Kontrastmitteluntersuchung mehr stattfinden, da eine akute Anurie provoziert werden kann.

Methoden: *Nachspritzen von Kontrastmittel,* wenn sich bei einem normal dosierten intravenösen Urogramm eine ungenügende Konzentration ergibt, oder sofort ein

*intravenöses Urogramm mit erhöhter Kontrastmittelmenge* (Dosierung s. S. 208).

*Infusionsurographie.* Die genannten Methoden können auch mit einer Zonographie kombiniert werden.

*Prolongierte Urographie* mit Spätaufnahmen bis zu 24 Std p. i.
Liegt die Ursache der Ausscheidungsinsuffizienz in einem Hindernis der ableitenden Harnwege, so kann diese Untersuchung auch noch zu einem Ergebnis führen.
*Aufnahme der Hand mit Handgelenk* und evtl. Untersuchung weiterer Skeletabschnitte und des Schädels zur Erkennung eines sekundären Hyperparathyreoidismus (renale Osteodystrophie).
*Differentialdiagnose:*
*Ungenügende Kontrastmittelkonzentration ohne Azotämie.*

Hier ist zu klären, ob Fehler in der Vorbereitung (vorherige Flüssigkeitszufuhr) oder eine zu geringe Kontrastmitteldosierung vorliegen. Eine verbesserte Darstellung der Nierenbeckenkelchsysteme läßt sich in einfacher Weise durch Anlegen einer Kompression, u. U. kombiniert mit Nachinjektion von Kontrastmittel, und auch durch Anwendung der Zonographie erreichen.

Literatur: s. unter »Anurie«.

---

**Ösophagus-**
**verätzungen und**
**-verbrühungen**
Methoden:

*Kontrastmitteluntersuchung des Ösophagus im Liegen* (Schleimhautdarstellung),
bis zum 10. Krankheitstag, je nach Zustand des Kindes und Schwere der Verletzung mit Gastrografin oder Bariumsulfat (Frühdiagnostik).
Kontrolle der Heilung nach etwa 3 Wochen (Schleimhautdarstellung und Prallfüllung) und gegebenenfalls in der 4.–6. Woche, dem Zeitpunkt der Bildung von Strikturen.

*Kontrastmitteluntersuchung des Magens,* wenn nach Säureeinwirkung Verdacht auf Beteiligung der Magenschleimhaut besteht.
*Thoraxaufnahme* bei Verdacht auf Perforation des Ösophagus (Mediastinitis, Pleurabeteiligung).

Literatur: BRUNA, J., JANEČKA, V., SKATULA, L.: Das Röntgenbild der Verätzung von Speiseröhre und Magen durch Säuren und Laugen. Fortschr. Röntgenstr. *117*, 557 (1972).
FÄRBER, D.: Oesophagusverätzungen im Kindesalter. Pädiat. Prax. *13*, 287 (1973).
FRANKEN, E. A.: Caustic damage of the gastrointestinal tract: roentgen features. Amer. J. Roentgenol. *118*, 77 (1973).
FROMMHOLD, H., ROHNER, H. G., KOISCHWITZ, D., KÜHR, J.: Das Röntgenbild kaustischer Veränderungen des oberen Intestinaltraktes. Fortschr. Röntgenstr. *125*, 514 (1976).
HÖLLWARTH, M., SAURER, H.: Speiseröhrenverätzungen im Kindesalter. Z. Kinderchir. *16*, 1 (1975) (Lit.!).
MARTEL, W.: Radiologic features of esophagogastritis secondary to extremely caustic agents. Radiology *103*, 31 (1972).

**Osteomyelitis**    Die Röntgenuntersuchung hat in der Diagnostik und Verlaufskontrolle der Osteomyelitis einen entscheidenden Anteil.

*Aufnahme des betroffenen Skeletabschnittes in zwei Ebenen mit Darstellung der Weichteile*

Befindet sich der betroffene Knochen noch im »röntgennegativen Stadium«, so können die Weichteilveränderungen zur Verdachtsdiagnose herangezogen werden. Weitere Röntgenkontrollen

bei Säuglingen nach 8–10 Tagen,

bei Klein- und Schulkindern nach 8–21 Tagen

je nach Struktur und Querschnitt des Knochens; erst nach den angegebenen Intervallen kann mit Knochenveränderungen gerechnet werden.

Mit der *Knochenszintigraphie* läßt sich eine Osteomyelitis bereits 24 Stunden nach Krankheitsbeginn nachweisen.

Literatur: BABAIANTZ, P.: A propos de l'ostéomyélite aiguë du nourrisson et de l'enfant. Étude catamnestique de 25 cas. Schweiz. Rundsch. Med. *64*, 706 (1975).
CAPITANIO, M. A., KIRKPATRICK, J. A.: Early roentgen observations in acute osteomyelitis. Amer. J. Roentgenol. *108*, 488 (1970).
GELEY, L.: Akute Osteomyelitis im Säuglings- und Kindesalter. Z. Kinderchir. *6*, 466 (1969).
GIEDION, A.: Radiologische Aspekte der akuten hämatogenen Osteomyelitis im Kindesalter. Z. Kinderchir. Suppl. zu *8*, 36 (1970).
MEDRANO, J., SCHIMMÖLLER, M., HOWER, J.: Salmonellen-Osteomyelitis im Kindesalter. Pädiat. Prax. *16*, 613 (1976).
MORTENSSON, W., EKLÖF, O., JORULF, H.: Radiologic aspects of BCG-osteomyelitis in infants and children. Acta radiol. Diagn. *17*, 845 (1976).
SIMON, C., WIEDEMANN, J., u. HAVEMANN, D.: Zur Klinik und Therapie der kindlichen Osteomyelitis. Mschr. Kinderheilk. *123*, 740 (1975).
WEISENBERG, E. D.: Clinical features of neonatal osteomyelitis. Pediatrics *53*, 505 (1974).

---

**Polyarthritis, progredient chronische** (infantile und juvenile)    Röntgendiagnostisches Minimalprogramm
*Beide Kniegelenke in 2 Ebenen,*
*beide Hände einschließlich Handgelenk,*
*Beckenübersichtsaufnahme,*
*Seitliche Aufnahme der Halswirbelsäule in Anteflexion.*

Literatur: ANSELL, B. M., KENT, P. A.: Radiological changes in juvenile chronic polyarthritis. Skeletal Radiol. *1*, 129 (1977) (Lit.!).
DIHLMANN, W.: Gelenke-Wirbelverbindungen, S. 74. Stuttgart: Thieme, 1973.

---

**Pylorusstenose**    Dieses Krankheitsbild des Säuglingsalters läßt sich bei typischer Symptomatik allein mit klinischen Mitteln diagnostizieren.

*Indikationen für eine Röntgenuntersuchung* sind:
unklare Diagnose,
atypische Symptomatik, z. B. bei gleichzeitiger Hiatushernie (phrenopylorisches Syndrom nach ROVIRALTA),
Rezidive,
Pylorusstenosen bei Mädchen,
ungewöhnlich später Krankheitsbeginn und
manchmal zur Entscheidung über konservative oder chirurgische Behandlung.

Methoden: *Abdomenübersichtsaufnahme in aufrechter Position* vor der Kontrastmitteluntersuchung zur Darstellung des typischen »Leerbildes« (Gastroektasie mit großem Flüssigkeitsspiegel, luftarmes oder -leeres Abdomen).

*Kontrastmitteluntersuchung des Magens* (s. S. 147 f.). Die Diagnose ist gesichert, wenn der typische Befund des verlängerten und stenosierten Canalis egestorius zur Darstellung kommt. Die Kardiaregion ist wegen der häufigen gleichzeitigen Kardiainsuffizienz oder (seltener) Hiatushernie mit zu untersuchen. Wenn der Beginn der Magenentleerung stark verzögert ist und die Untersuchung mit Durchleuchtungskontrollen zu lange ausgedehnt werden müßte, verzichtet man auf die direkte Darstellung des Canalis egestorius; statt dessen:

*Mittelformat- oder Abdomenübersichtsaufnahme in aufrechter Position mit starker Drehung in den 1. oder 2. schrägen Durchmesser* 1 Std nach Beginn der Kontrastmittelfütterung. Sollte die Pylorusstenose selbst nicht zur Darstellung kommen, so hat man doch mit Magengröße und Menge des entleerten Kontrastmittels einen guten Anhaltspunkt für die bestehende Entleerungsbehinderung. Bis zur Ausführung dieser Kontrollaufnahme sollte das Kind in rechter Seitenlage verbleiben. Anschließend werden die noch vorhandenen Kontrastmittelreste abgesaugt.

*Bemerkung:* Wir führen die Untersuchung in der Regel mit Bariumsulfatsuspension durch, bisher ohne Zwischenfall (Aspiration). Andere Untersucher bevorzugen Gastrografin (s. S. 140). Dann wird die Kontrollaufnahme schon 30 min p. c. angefertigt.

Literatur: DEFFRENNE, P.: Une signe précoce et fiable de sténose du pylore. Ann. Chir. Infant. *13*, 29 (1972).
PELLERIN, D.: Reflux gastro-oesophagien et sténose hypertrophique du pylore. Ann. Chir. Infant. *15*, 7 (1974).
RIGGS, W., LONG, L.: The value of the plain film roentgenogram in pyloric stenosis. Amer. J. Roentgenol. *112*, 77 (1971).
SWISCHUK, L. E., TYSON, K. R.: »Burned-out« pyloric stenosis: An elusive gastric outlet obstruction. Radiology *117*, 373 (1975).

## Rachitis und verwandte Krankheitsbilder

Methoden: *Säuglinge:*

*Aufnahme einer Hand mit Handgelenk.*
*Thoraxübersichtsaufnahme,*
   wenn pulmonale Symptome vorliegen (»Rachitislunge«).


*Kleinkinder:*
In diesem Alter handelt es sich um die Spätrachitis und andere atypische Formen (Vitamin-D-resistente Rachitis etc.).

*Aufnahme einer Hand mit Handgelenk,*
*Aufnahme eines Kniegelenks sagittal mit distalem Femur, Unterschenkel und oberem Sprunggelenk.*
*Beckenübersichtsaufnahme* zur Diagnose einer Coxa vara und einer Epiphysenlösung.

Finden sich keine Zeichen einer Vitamin D-Mangelrachitis, so sind außerdem erforderlich:

*Schädel in zwei Ebenen,*
*Abdomenübersichtsaufnahme im Liegen* (Verkalkungen),
*intravenöses Urogramm* (renale Osteodystrophie).

Literatur: BERGER, G., KORTH, G., MUNDE, B., RUPPRECHT, E.: Rachitische Osteopathie durch Antikonvulsiva. Dtsch. Gesundh.-Wes. *28*, 1888 (1973).
BERGER, G., KORTH, G., RUPPRECHT, E., TODT, H., KEMMER, CH.: Zur Ätiologie der Osteopathie durch Antikonvulsiva. Pädiat. Pädol. *11*, 528 (1976).
BERGER, G., MUNDE, B.: Knochenstrukturveränderungen bei Antikonvulsiva-Langzeitbehandlung. Dtsch. Gesundh.-Wes. *25*, 1549 (1970).
EXSS, R., AZUBUIKE, J. C.: Die sogenannte Rachitis antiepileptica. Pädiat. Prax. *14*, 437 (1974).

KHAJAVI, A.: The rachitic lung. Clin. Pediat. *16*, 36 (1977).
KÖHLER, S., LINKE, E., KRAFT, U.: Rachitische Erkrankungen bei hirngeschädigten Kindern unter Langzeitbehandlung mit Neuroleptica und Antiepileptica. Kinderärztl. Prax. *44*, 488 (1976).
LEONIDAS, J. C., BRILL, P. W., WALDMAN, N.: Antiepileptic therapy and rickets in children. Radiology *109*, 409 (1973).
LUSSIER-LAZAROFF, J., FLETCHER, B. D.: Rickets and anticonvulsant therapy in children: a roentgenologic investigation. J. Ass. Canad. Radiol. *22*, 144 (1971).
MEHLS, O., MÜLLER, B., SCHÄRER, K.: Pseudomangelrachitis. Mschr. Kinderheilk. *119*, 429 (1971).
OPIE, W. H., MULLER, C. J. B., KAMFER, H.: The diagnosis of Vitamin D deficiency rickets. Pediat. Radiol. *3*, 105 (1975).
PETRESCU-COMAN, V., VEIDENFELD-STEIN, R., GHEORGHE, V., NICOLA, C., SCURTU, E., CIOFU, E., VLAD, E., SPODHEIM, M., POPESCU-MICLOSANU, S.: Pulmonale Rachitis. Mschr. Kinderheilk. *121*, 366 (1973).
RUSSELL, J. G. B.: True fetal rickets. Brit. J. Radiol. *47*, 732 (1974).
SCHMIDBERGER, H., GRUBBAUER, H. M., HOLZER, H.: Die familiäre primäre Vitamin-D-resistente Rachitis (Phosphatdiabetes). Fortschr. Röntgenstr. *120*, 200 (1974).
SCHÜTZE, I., FISCHER, H. U.: Zur Frage der Häufigkeit rachitischer Knochenveränderungen unter Antikonvulsivabehandlung. Kinderärztl. Prax. *41*, 71 (1973).
SCHÜTZE, I., SALOMON, B., THAL, W.: Ausgeprägte Rachitis unter antiepileptischer Dauermedikation. Kinderärztl. Prax. *41*, 76 (1973).
SCHUSTER, W.: Radiological follow-up examination of the mineral salt content in the various vitamin D-resistant forms of rachitis of renal origin. Pediat. Radiol. *2*, 191 (1974).
WEISS, A.: The scapular sign in rickets. Radiology *98*, 633 (1971).
YOUNG, L. W., FORBES, G. B., BORGSTEDT, A. D., BRYSON, M. F.: »Antiepileptic therapy« rickets. Roentgenologic implications. Ann. Radiol. *17*, 375 (1974) (ESPR).

---

**Schädelhirntrauma** Bei schweren Schädelhirntraumen mit bedrohlichem Allgemeinzustand des Patienten steht an erster Stelle die klinische Versorgung und die zu klärende Indikation für eine kraniale Computertomographie. Die Nativdiagnostik muß zurückgestellt werden.

Bei der Nativuntersuchung geht es im wesentlichen um den Nachweis von Frakturen. Neben den meist harmlosen Frakturen der Kalotte sind besonders wichtige Befunde zu registrieren:

eine Impression,

eine Fraktur der Kalotte mit Beziehung zu einem Gefäßkanal (A. meningica med. bzw. Sinus sagittalis sup., Sinus transversus),

Frakturen, die bis in das Foramen occipitale magnum reichen (Medullaschädigung!).

Sellanahe Knochenaussprengungen bei Basisfrakturen (Verletzung der A. carotis int.).

Methoden der Nativdiagnostik

*I. Hirnschädel*

*Schädelaufnahme in 2 Ebenen:* Die Seite der vermutlichen Fraktur muß plattennahe liegen.

Wenn nach der Anamnese eine Gewalteinwirkung auf den Hinterkopf vorliegt oder der Ort der Gewalteinwirkung nicht bekannt ist, zusätzlich

*halbaxiale Hinterhauptsaufnahme* um Frakturen der Hinterhauptsschuppe nicht zu übersehen.

Bei Verdacht auf Impression, Trümmer- und Biegungsfraktur, starke oder scharf umschriebene Gewalteinwirkung zusätzlich

*Tangentialaufnahme* des betreffenden Abschnittes.

Kontrolluntersuchungen sind bei Komplikationen (subdurale Blutung, Hirnschwellung etc.) erforderlich und ergeben sich aus der klinischen Verlaufsbeobachtung. Bei Frakturen von mehr als 3 mm Breite ist die Möglichkeit einer wachsenden Schädelfraktur zu erwägen und eine Kontrolle indiziert.

*II. Schädelbasis*

*Schädelaufnahme in zwei Ebenen,*
*axiale Aufnahme der Schädelbasis.*
Diese Aufnahme soll möglichst erst einige Tage nach dem Trauma vorgenommen werden, um keine zusätzliche Blutung zu provozieren. Sie ist im allgemeinen wenig ergiebig, ausgenommen bei Verletzungen des Os tympanicum und des äußeren Gehörganges.
Ergänzende Aufnahmen je nach dem klinischen oder bisher erhobenen Röntgenbefund:

*Vordere Schädelgrube:*

*Aufnahmen der Orbita, evtl. Schichtaufnahme bei Blow-out-Fraktur,*
*Seitenaufnahme des Schädels* (auf die vordere Schädelgrube eingeblendet),
*Tomographie* in dieser Position mit Darstellung der Siebbeinplatte, der Stirnhöhlenhinterwand etc.

*Mittlere Schädelgrube:*

*Aufnahme nach* SCHÜLLER (Temporalschuppe und Mastoid),
*Aufnahme nach* STENVERS (Labyrinth und Pyramidenspitze),
*Aufnahme nach* E. G. MAYER (Antrum, Atticus, Mittelohr und Os tympanicum).
Häufig werden die ersten beiden oder alle drei dieser Felsenbeinaufnahmen (jeweils obligat beide Seiten) erforderlich sein, um bei entsprechendem Verdacht eine Basisfraktur aufzudecken.

*Hintere Schädelgrube:*

*halbaxiale Aufnahme des Hinterhauptes,*
*evtl. zusätzliche Aufnahme nach* STENVERS.

*III. Gesichtsschädel*

Die Übersichtsaufnahmen des Schädels in zwei Ebenen gehen in jedem Fall voraus. Anschließend werden Spezialaufnahmen der jeweils betroffenen Region (Nasenbein, Brillenaufnahme, axialer Gesichtsschädel, Unterkiefer etc.) durchgeführt.

Literatur: BELL, R. S., LOOP, J. W.: The utility and futility of radiographic skull examination for trauma. New Engl. J. Med. *284*, 236 (1971).
CRAFT, A. W.: Head injuries in children. Brit. med. J. *1972*, No. 5834, 200.
JANSEN VAN WIGMONT, J. W.: Growing skull fractures in children. Radiol. clin. biol. *41*, 76 (1972).
KOTSCHER, E.: Die Röntgendiagnostik der Schädeltraumen. In: Handbuch der medizinischen Radiologie, Bd. VII/2. Berlin-Göttingen-Heidelberg: Springer 1963.
LENDE, R. A.: Enlarging skull fractures of childhood. Neuroradiology *7*, 119 (1974).
NADJMI, M., SÖRENSEN, N., RATZKA, M., GRUI, P.: Computertomographie bei Komplikationen nach Schädelhirntrauma und bei entzündlicher Hirnerkrankung im Säuglings- und Kindesalter. Z. Kinderchir. *21*, 20 (1977).
NEUMÄRKER, K. J., MÜLLER, D.: Über die Subduralfüllung im Pneumencephalogramm des Säuglings und Kleinkindes als Symptom eines traumatischen Arachnoidearisses. Fortschr. Röntgenstr. *118*, 280 1973).
ROBERTS, F., SHOPFNER, CH. E.: Plain skull roentgenograms in children with head trauma. Amer. J. Roentgenol. *114*, 230 (1972).
SCHWÖRER, I.: Diagnose und Differentialdiagnose der Schädelkalottenfraktur im Kindesalter. Radiologe *13*, 50 (1973).
SCHYDLO, R., GLEIS, J.: Schädelbrüche im ersten und zweiten Lebensjahr. Chir. Praxis *14*, 479 (1970).

TENNER, M. S., STEIN, B. M.: Cerebral herniation in the growing fracture of the skull. Radiology *94*, 351 (1970).
WILLICH, E.: Röntgendiagnostik der Schädelfrakturen im Kindesalter. Fortschr. Röntgenstr. *109*, 653 (1968).
ZIMMERMAN, R. A.: Cranial computed tomography in diagnosis and management of acute head trauma. Amer. J. Roentgenol. *131*, 27 (1978).

| | |
|---|---|
| **Schluckstörung** (s. auch »Erbrechen«) | Passagestörungen im Pharynx und Ösophagus (Kardia s. unter »Erbrechen«) werden vorwiegend im Säuglingsalter beobachtet. Hinweissymptom sind nicht selten rezidivierende (Aspirations-)Pneumonien. Eine radiologische Klärung der Ursachen (Stenosen, Lähmungen, Mißbildungen im Kehlkopf, funktionelle Störungen etc.) ist dringlich. Siehe auch unter »Fremdkörper im Verdauungstrakt«. |

Methoden *Thoraxübersichtsaufnahme,* bei Verdacht auf Aspirationspneumonie.

*Thoraxaufnahmen im seitlichen Strahlengang* mit Darstellung von Pharynx und Trachea im In- und Exspirium bei gleichzeitigem Stridor (s. S. 117, 280f. u. 301). Mit dieser Technik können auch retropharyngeale Abszesse diagnostiziert werden.

*Kontrastmitteluntersuchung des Pharynx und Ösophagus.*Die einzelnen Phasen des Schluckaktes müssen bei der Durchleuchtung genau verfolgt werden. An Stelle von Zielaufnahmen, die entscheidende Befunde häufig nicht erfassen, läßt sich diese schnell ablaufende Passage vor allem im Pharynx sehr gut mittels 70- bzw. 100 mm-Kamera (s. S. 142) oder durch ein *Bandspeichergerät* festhalten. Je nach Aspirationsgefahr muß an Stelle von Barium Dionosil verwendet werden.

Literatur: siehe im Literaturverzeichnis unter »Nase, Pharynx, Kehlkopf«.

| | |
|---|---|
| **Skeletalter-bestimmung** | Die Bestimmung des Skeletalters nach Auftreten und Größe der Knochenkerne ist im ganzen Kindesalter von hohem Interesse. Im Pubertätsalter wird an Stelle der Knochenkerne der Verknöcherungsgrad der Epiphysenknorpel herangezogen. |

Methoden: *Neugeborene:*

*Aufnahme des Unterschenkels seitlich einschließlich Knie- und Fußgelenk.*

*Säuglinge in den ersten 12 Lebensmonaten:*

*Zusätzlich Aufnahme der linken Hand mit Handgelenk.*
Durch die Kombination dieser beiden Regionen wird die Aussage zuverlässiger.

*Klein- und Schulkinder:*

*Aufnahme der linken Hand mit Handgelenk.*
Bei neurologischen Halbseitensymptomen werden beide Hände untersucht.

Bemerkung: Eine Wachstumsprognose – Bestimmung der vermutlichen Endgröße – ist nach dem Atlas von GREULICH und PYLE vom 8. Lebensjahr an möglich. Die Methode nach TANNER und WHITEHOUSE ist zeitlich wesentlich aufwendiger, sollte jedoch bei klinisch wichtigen Fragestellungen mit herangezogen werden.

Literatur: BIERICH, J. R.: Die Bedeutung der radiologischen Skeletalterbestimmung für die Klinik. Radiologe *16*, 381 (1976).
BOSSI, E., JOSS, E. E., ZURBRÜGG, R. P.: Evaluation of the effectiveness of treatment on adult height prognosis in disorders with advanced and retarded bone age. Acta paediat. scand. *62*, 401 (1973).
DE ROO, T., SCHRÖDER, H. J.: Pocket atlas of skeletal age. Den Haag: Martinus Nijhoff Medical Division, 1976.
FAURÉ, C., COUSSEMENT, A., BENAILY, M.: Détermination radiologique de l'âge osseux.

In: Jouve, P., Huguet, J. F.: Matériel et techniques en radiologie pédiatrique. Paris: L'expansion Scientifique 1973.
Fendel, H.: Die Methodik der radiologischen Skeletalterbestimmung. Radiologe *16*, 370 (1976).
Gefferth, K.: Ein Verfahren zur Bestimmung des biologischen Knochenalters. Acta paediat. Acad. Sci. Hung. *11*, 59 (1970).
Graham, C. B.: Assessment of bone maturation – methodes and pitfalls. Radiol. Clin. N. Amer. *10*, 185 (1972).
Hoerr, N. L., Pyle, S. I., Francis, C. C.: Radiographic atlas of skeletal development of the foot and ankle. Springfield (Ill.): Charles C. Thomas 1962.
Poznanski, A. K., Kuhns, L. R., Garn, St. M.: Radiologic evaluation of maturation. In: Poznanski, A. K.: Practical aproaches to pediatric radiology. Chicago: Year Mook Medical Publ. 1976.
Pyle, S. I., Waterhouse, A. M., Greulich, W. W.: A radiographic standard of reference for the growing hand and wrist. Chicago: Year Book Medical Publ., 1971.
Pyle, S. I., Hoerr, N. L.: A radiographic standard of reference for the growing knee. Springfield (Ill.): Charles C. Thomas 1969.
Roche, A. F.: Davila, G. H.: Eyman, S. L.: A comparison between Greulich-Pyle and Tanner-Whitehouse assessments of skeletal maturity. Radiology *98*, 273 (1971).
Roche, A. F., Davila, G. H., Pasternack, B. A., Walton, M. J.: Some factors influencing the replicability of assessments of skeletal maturity (Greulich-Pyle). Amer. J. Roentgenol. *109*, 299 (1970).
Roche, A. F., French, N. Y.: Differences in skeletal maturity levels between the knee and hand. Amer. J. Roentgenol. *109*, 307 (1970).
Tanner, J. M., Whitehouse, H. H., Marshall, W. A., Healy, M. J., Goldstein, H.: Assessment of skeletal maturity and prediction of adult hight (TW 2 method). London: Academic Press 1975.

---

**Skeletdysplasien**     (s. auch unter »Chromosomenaberrationen« und »Minderwuchs«).
Die diagnostische Abgrenzung innerhalb dieser großen Gruppe von Krankheitsbildern ist weitgehend an eine gezielte Röntgenuntersuchung gebunden.

Methoden: *Schädelaufnahmen in zwei Ebenen,* gegebenenfalls zusätzliche Spezialaufnahmen der Sella,

*Aufnahme einer Hand mit Handgelenk,*

*Aufnahme eines Fußes in zwei Ebenen,*

*Aufnahme einer oberen und unteren Extremität sagittal,*

*Thoraxübersichtsaufnahme sagittal,* wobei auch die Skeletanteile (Schlüsselbeine, Schulterblätter und Rippen) beurteilbar sein müssen.

*Beckenübersichtsaufnahme.*

*Wirbelsäule,* insbesondere LWS im seitlichen Strahlengang, in bestimmten Flächen auch in zwei Ebenen einschließlich der Brustwirbelsäule.

*Ganzaufnahme des Skelets* kommt bei Neugeborenen und jungen Säuglingen in Betracht. Sie gibt mit *einer* Untersuchung einen Überblick über die vorhandenen Mißbildungen. Daraus ergeben sich unter Umständen weitere gezielte Untersuchungen. Die Aufnahme kann auch postmortal ausgeführt werden (Abb. 300).

Literatur: Fendel, H.: Die Rolle der Hand bei Skeletdysplasien. Radiologe *16*, 273 (1976).
Kaufmann, H. J. (Ed.): Intrinsic diseases of bones. Progress in Pediat. Radiol., Vol. 4 Basel-München-Paris-New York: Karger 1973.
Kozlowski, K., Rupprecht, E.: Klinik und Röntgenbild der Osteochondroplasien und Mukopolysaccharidosen. Berlin: Akademie-Verlag 1972.
Rampini, S.: Klinik der Mukopolysaccharidosen. Stuttgart: Enke 1976.
Schuster, W., Spranger, J.: Diagnose und Differentialdiagnose der Mukopolysaccharidosen. Pädiat. Prax. *8*, 81 (1969) (Lit.!).
Spranger, J. W., Langer, L. O., Wiedemann, H.-R.: Bone dyplasias. An atlas of constitutional disorders of skeletal development. Stuttgart u. Philadelphia: G. Fischer u. W. B. Saunders 1974.
Wynne-Davies, R., Fairbank, T. J.: Fairbank's atlas of general affections of the skeleton. New York: Churchill Livingstone 1978.

Weitere Literatur: s. Literaturverzeichnis unter Skelet.

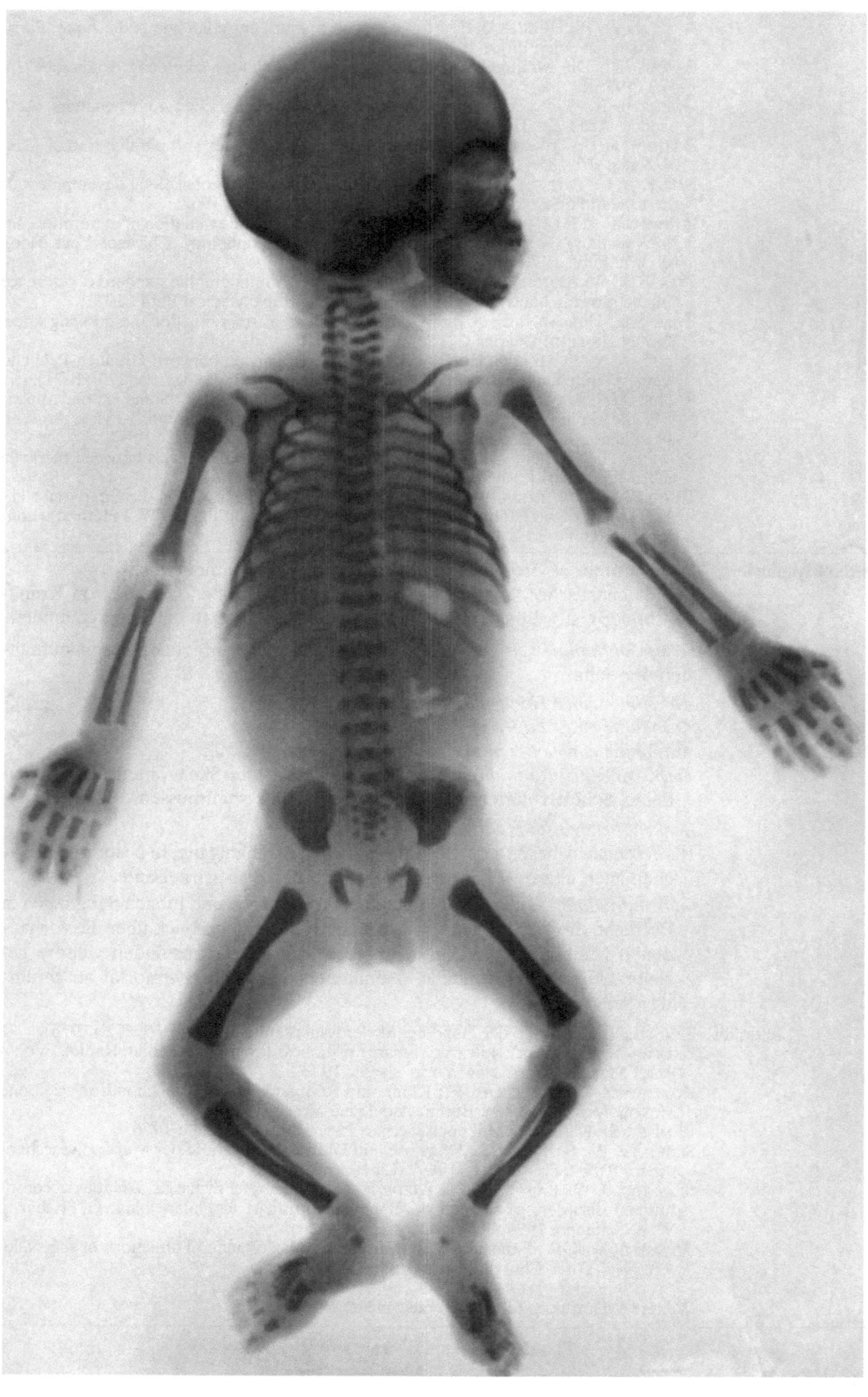

**Stridor im Säuglingsalter**

Die Ursachen des Stridors im Säuglingsalter sind vielfältig und röntgenologisch nicht immer befriedigend zu klären.

Der Nachweis eines vergrößerten Thymus ohne die extrem seltene gleichzeitige Kompression der Trachea genügt nicht zur Klärung eines Stridors. Siehe auch unter »Fremdkörperaspiration«.

Methoden: *Thoraxübersichtsaufnahme sagittal,* möglichst mit Hartstrahltechnik.

Die Feldgröße dabei den Thorax mit Trachea mindestens bis zur Höhe der Stimmritze umfassen.

*Seitenaufnahmen des Thorax mit Trachea einschließlich des Pharynx im In- und Exspirium* (s. S. 117, 280f.) besser:

*Funktionsuntersuchung* mit 70- bzw. 100 mm-Aufnahmen.

Der Vergleich dieser Aufnahmen gibt Aufschluß über Lage- und Kaliberänderungen der Trachea (»inspiratorischer Trachealkollaps«, im Säuglingsalter häufig) und über die Variabilität des prävertebralen Weichteilschattens bei Verdacht auf retropharyngealen Abszeß (s. Abb. 181).

*Ösophaguspassage mit Zielaufnahmen in 2 Ebenen im Liegen bei Prallfüllung.* Hiermit werden Verlagerungen und Impressionen durch atypische Gefäße erfaßt.

*Angiographie des Aortenbogens und der abführenden Gefäße* dient der Bestätigung von Gefäßanomalien vor ihrer operativen Behandlung.

Literatur:
BEIN, G., WOLF, D.: Zum Krankheitsbild des Arcus aortae duplex im Säuglings- und Kindesalter. Z. Cardiol. *64*, 547 (1975).

BERDON, W. E., BAKER, D. H., BORDIUK, J., MELLINS, R.: Innominate artery compression of the trachea in infants with stridor and apnea. Radiology *92*, 272 (1969).

CAPITANIO, M. A., KIRKPATRICK, J. A.: Obstructions of the upper airway in children as reflected on the chest radiograph. Radiology *107*, 159 (1973).

CLAESSON, I.: Collapsible trachea in infants. A cineradiographic study. Ann. Radiol. *15*, 201 (1972) (ESPR).

DUNBAR, J. S.: Upper respiratory tract obstruction in infants and children. Amer. J. Roentgenol. *109*, 227 (1970).

FLEGE, J. B., VALENCA, G., ZIMMERMAN, G.: Obstruction of a child's trachea by a polypoid hemangioendothelioma. J. thorac. cardiovasc. Surg. *56*, 144 (1968).

GHARIEB, M., EBEL, Kl.-D.: Kongenitaler Stridor durch Gefäßanomalien. Z. Kinderchir. *9*, 161 (1970) (Lit.!).

HAMMERER, I., SCHWINGSHACKL, A.: Aberrant verlaufende A. pulmonalis sin., eine Ursache von Stridor und Atemnot im Säuglingsalter. Pädiat. Pädol. *8*, 80 (1973).

HARTL, H.: Kongenitaler Stridor durch Anomalien des Aortenbogens. Z. Kinderchir. *22*, 232 (1977).

SUTTON, T. J., NOGRADY, M. B.: Radiologic diagnosis of subglottic hemangioma in infants. Pediat. Radiol. *1*, 211 (1973).

WUNDERLICH, P., DIETZSCH, H. J.: Zur Klinik und Prognose kongenitaler Trachealstenosen. Dtsch. Gesundh.-Wes. *31*, 2330 (1976).

---

**Struma**

Zur Beurteilung der Größe, Lage und der Auswirkungen einer Struma auf die Nachbarorgane werden folgende Röntgenuntersuchungen durchgeführt:

*Thoraxübersichtsaufnahme sagittal,* die in üblicher Technik den Weichteilschatten der Struma erkennen läßt, in *Hartstrahltechnik* die Feststellung von Einengungen oder Verlagerungen der Trachea erlaubt.

*Ösophaguspassage, aufrechte Position* mit geringem Kontrastmittelbeschlag der Schleimhaut, in zwei Ebenen
zur Feststellung von Verlagerungen und Einengungen des Ösophagus und der Trachea.

*Szintigraphie und nuklearmedizinische Untersuchung* einer Funktionsstörung.

---

◁ Abb. 300. Ganzaufnahme des Skelets, Frühgeborenes (postmortal). Abstand 1 m, Folie: universal, Fokus: klein, ohne Blende, 38 kV, 10 mAs

Literatur: GRÜNEBAUM, M., MOSKOWITZ, G.: The retropharyngeal soft tissue in young infants with hypothyreoidism. Amer. J. Reontgenol. *108*, 543 (1970).
LINTERMANS, J. P., SEYHNAEVE, V.: Hypothyreoidism and vertebral anomalies. Amer. J. Roentgenol. *109*, 294 (1970).
RYBAK, M.: Skeletal dysplasia and bone maturation in hypothyreoidism in children. Ann. Radiol. *13*, 243 (1970) (ESPR).
SWISCHUK, L. E., SARWAR, M.: The sella in childhood hypothyreoidism. Pediat. Radiol. *6*, 1 (1977).
TIETZE, H. U.: Kindliche Skelettveränderungen bei Schilddrüsenunterfunktion. Orthopäde *4*, 57 (1975).

**Thorax-<br>defor-<br>mierung**

Verbildungen des Thorax sind angeboren, z. B. als sog. paralytische Thoraxdeformität, oder erworben. Im ersten Fall kommen Mißbildungen aller Skeletelemente des knöchernen Thorax als Ursache in Frage: Wirbelsäule, Sternum, Rippen und Schlüsselbeine. Erworbene Thoraxdeformierungen entstehen vorwiegend durch pathologische Veränderungen der intrathorakalen Organe oder durch raumfordernde Prozesse.

Methoden: *Thoraxübersichtsaufnahme sagittal,* damit werden Mißbildungen des knöchernen Brustkorbs besonders der Rippen und auch Hinweise auf organbedingte Veränderungen (angeborener Herzfehler, Emphysemthorax bei Asthma, Tumoren) erfaßt.

*Thoraxaufnahme seitlich* mit Markierung der vorderen Medianlinie durch Metallband oder Bariumpaste

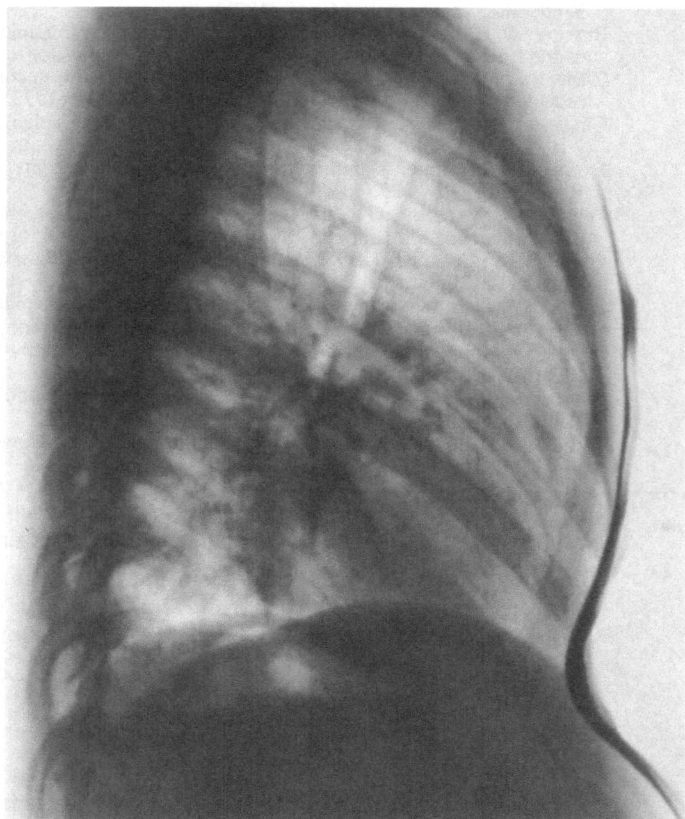

Abb. 301. Bariummarkierung der vorderen Brustwand im Seitenbild des Thorax bei Trichterbrust

zur Diagnostik von Hühner- und Trichterbrust (Pectus carinatum, Pectus excavatum), insbesondere des Grades der Trichterung, der für eine Operationsindikation entscheidend ist (Abb. 301).

*Durchleuchtung der Thoraxorgane.* Hiermit werden die Atemexkursionen und pathologische Bewegungen von Herz und Zwerchfell beobachtet. *Ösophaguspassage* bei Verdacht auf kardial bedingte Thoraxdeformierung (Voussure).

*Spezialaufnahmen des Sternum*
  a) seitlich am Thoraxstativ,
  b) in rechter schräger Bauchlage (s. S. 77, 78, dort auch weitere Aufnahmen), wenn eine pathologische Dehiszenz der Schlüsselbeine im Thoraxübersichtsbild oder paradoxe Atemeinziehungen bestehen, zum Nachweis einer Sternummißbildung (Spalte, Aplasie).

*Wirbelsäule in zwei Ebenen* bei klinischem Verdacht auf Thoraxdeformierung infolge Verkrümmung oder Mißbildung der Wirbelsäule.

Literatur: DANIELSEN, A., KNUTRUD, O.: Funnell chest. Z. Kinderchir. *7*, 70 (1969).
LEES, R. F., CALDICOTT, W. J. H.: Sternal anomalies and congenital heart disease. Amer. J. Roentgenol. *124*, 423 (1975).
RAVITCH, M. M.: The forms of congenital deformities of the chest and their treatment. Progr. pediat. Surg. *3*, 1 (1971).
REUTER, G.: Über seltene angeborene Thoraxwanddeformitäten und ihre Korrektur. Dtsch. Gesundh.-Wes. *29*, 539 (1974).
STUCKI, H. R.: Bestimmung des sagittalen Thoraxdurchmessers bei Kindern. Z. Kinderchir. *11*, 21 (1972).
TAMPAS, J. P., LURIE, P. R.: The roentgenographic appearance of the chest in children with funktional murmurs. Amer. J. Roentgenol. *103*, 78 (1968).

**Zerebralschaden und Krampfleiden**

Die diagnostische Ausbeute der Schädeluntersuchungen bei frühkindlichen Hirnschäden ist zwar wenig ergiebig, die Nativaufnahme jedoch zum Ausschluß von Hirndruckerscheinungen und pathologischen Verkalkungen, zur Feststellung von Asymmetrien und weiteren typischen Merkmalen erforderlich. Es finden sich relativ häufig am Hand- (und Fuß-)skelet Entwicklungsstörungen, Seitendifferenzen bei Hemiparesen und Abweichungen des Skeletalters von der Norm.

Methoden: *Schädelaufnahmen in zwei Ebenen.*

*Schädelaufnahme axial und halbaxial,* vor allem bei Asymmetrien.

*Aufnahme beider Hände mit Handgelenk.* Neuerdings ist die Handaufnahme auch zur Kontrolluntersuchung nach langjähriger Behandlung mit Anticonvulsiva (rachitische Veränderungen!) indiziert.

*Hirnszintigraphie und Liquorraumszintigraphie* bei bestimmten Fragestellungen, ferner

*Computer-Tomographie.* Diese hat das Pneumenzephalogramm und die zerebrale Angiographie weitgehend verdrängt.

Literatur: NEALIS, J. G. T., McFADDEN, S. W., ASNES, R. A., OUELLETTE, E. M.: Routine skull roentgenograms in the management of simple febrile seizures. J. Pediat. *90*, 595 (1977).
NIXON, G. W., RAVIN, C. E.: Malposition of the attached position of the falx cerebri and the superior sagittal sinus. An indicator of severe cerebral maldevelopment. Amer. J. Roentgenol. *122*, 44 (1974).
SWISCHUK, L. E., HAYDEN, C. K., jr.: Seizures and demineralization of the skull. A diagnostic presentation of rickets. Pediat. Radiol. *6*, 65 (1977).

**Zwerchfellhoch-**
**stand, einseitiger**    Bei einseitigem Zwerchfellhochstand sind Erkrankungen des Diaphragma selbst und solche der angrenzenden Organe im Thorax und Abdomen zu berücksichtigen.

Methoden: *Thoraxübersichtsaufnahmen in zwei Ebenen.*

*Thoraxdurchleuchtung.* Dabei ist besonders auf die Funktion aller Zwerchfellanteile zu achten. Geringfügige Paresen können erst bei forcierter Aktion (Schreiinspirium, Husten, bei größeren Kindern durch den Müllerschen und Hitzenbergerschen Versuch) zum Vorschein kommen.
Zu beachten sind bei erheblichem Zwerchfellhochstand auch die Mittelschattenbeweglichkeit und Ergußbildungen im Sinus phrenico-costalis (Hinweis auf subdiaphragmalen Prozeß). Wichtig ist bei dieser Untersuchung die Differenzierung einer Hernie von einer Relaxation des Zwerchfells und – auf der Seitenaufnahme – die Diagnose des »Zwerchfell-Leberbuckels« (s. Leberszintigramm).

*Abdomenübersichtsaufnahme im Liegen*
zum Nachweis von abdominellen Prozessen wie Tumoren, Milz- oder Leberinterposition etc. Findet sich ein tumorverdächtiger Befund, so ist das weitere Vorgehen wie unter »Bauchtumor« beschrieben.

*Kontrastmitteluntersuchung von Ösophagus, Magen, Darm* und *Harntrakt* zum Nachweis von Verlagerungen dieser Organe bei Zwerchfellhernien etc. Auch hierbei sind Aufnahmen im seitlichen Strahlengang entscheidend für die Lokalisation der Zwerchfellücke.

*Pneumoperitoneum* (s. S. 182f.).

Literatur: BAARS, H. G., HINTNER, H., WENZEL, K. P.: Zur Differentialdiagnose der Relaxatio diaphragmatica und des intrathorakalen Volvulus des Magens. Radiol. Diagn. *16*, 187 (1975).
BLIESENER, J. A.: Röntgendiagnostik bei Verletzungen des Zwerchfells im Kindesalter. Röntgen-Bl. *29*, 294 (1976).
FREESE, P.: Diagnostik und Therapie subphrenischer Abszesse. Intern. Prax. *10*, 91 (1970).
HEIMING, E., EBEL, KL.-D., GHARIB, M.: Komplikationen bei Zwerchfellanomalien. Z. Kinderchir. *15*, 147 (1974).
HEITZ, F., ROCHE, G., GRELLET, J., GOUÉ, F., GAUX, J. C.: L'exploration radiologique des abcès sous-phréniques: Intérêt diagnostique et thérapeutique. J. Radiol. Électrol. *50*, 785 (1969).
IRLE, U., V. D. OELSNITZ, G., SCHWEDER, N., WILLICH, E.: Zwerchfellbrüche beim Kind. Fortschr. Med. *87*, 1270 (1969).
OBERNIEDERMAYR, A.: Zwerchfellhernien und Zwerchfellhochstand im Kindesalter. Pädiat. Prax. *9*, 623 (1970).
THEANDER, G.: Motility of diaphragm in children with bronchial foreign bodies. Acta radiol. (Stockh.) *10*, 113 (1970).
WEXLER, H. A.: Neonatal diaphragmatic dysfunction. Amer. J. Roentgenol. *127*, 617 (1976).
WILLE, L., HOLTHUSEN, W., WILLICH, E.: Accessory diaphragm. Pediat. Radiol. *4*, 14 (1975) (Lit.!).

**Zwergwuchs**    Siehe unter »Minderwuchs«.

# Sachverzeichnis

Die *kursiv* gedruckten Zahlen beziehen sich auf das Indikationsverzeichnis

B.J. Cremin, P. Beighton
**Bone Dysplasias of Infancy**
A Radiological Atlas
Foreword from R.O. Murray
1978. 55 figures in 124 separate illustrations, 4 tables. XIII, 109 pages
Cloth DM 78,–; US $ 39.00
ISBN 3-540-08816-4

**Current Concepts in Pediatric Radiology**
Editor: O. Eklöf. With contributions by numerous experts.
1977. 165 figures in 265 separate illustrations, 12 tables. X, 150 pages
(Current Diagnostic Pediatrics 1)
Cloth DM 54,–; US $ 27.00
ISBN 3-540-08279-4

H. Ewerbeck
**Differentialdiagnose von Krankheiten im Kindesalter**
Ein Leitfaden für Klinik und Praxis
1976. 28 Tabellen. XIII, 263 Seiten
Gebunden DM 48,–; US $ 24.00
ISBN 3-540-07527-5

**Die Frakturenbehandlung bei Kindern und Jugendlichen**
Herausgeber: B.G. Weber, C. Brunner, F. Freuler
Unter Mitarbeit zahlreicher Fachwissenschaftler
1978. 462 Abbildungen. 27 Tabellen. X, 414 Seiten
Gebunden DM 278,–; US $ 139.00
ISBN 3-540-08299-9

R. Gädeke
**Diagnostische und therapeutische Techniken in der Pädiatrie**
2., neubearbeitete Auflage 1976. 267 Abbildungen. XIII, 191 Seiten
DM 48,–; US $ 24.00
ISBN 3-540-07595-X

**Kinderheilkunde**
Herausgeber: G.-A.v. Harnack
Unter Mitarbeit zahlreicher Fachwissenschaftler
4., neubearbeitete Auflage 1977. 193 Abbildungen. XIV, 394 Seiten
DM 39.–; US $ 19.50
ISBN 3-540-07926-2

**Therapie der Krankheiten des Kindesalters**
Herausgeber: G.-A.v. Harnack
Mit Beiträgen zahlreicher Fachwissenschaftler
1976. 16 Abbildungen. X, 926 Seiten
Gebunden DM 96,–; US $ 48.00
ISBN 3-540-07447-3

A. Windorfer, R. Schlenk
**Die Deutsche Gesellschaft für Kinderheilkunde**
Ihre Entstehung und historische Entwicklung
1978. 12 Abbildungen. VII, 199 Seiten
DM 38,–; US $ 19.00
ISBN 3-540-08960-8

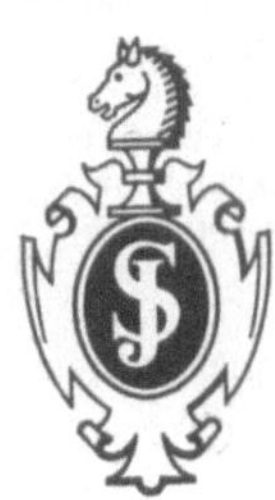

**Springer-Verlag Berlin Heidelberg New York**

# Pediatric Radiology

**Roentgenology, Nuclear Medicine, Ultrasonics, Computed Tomography**

ISSN 0301-0449        Title No. 247



As a results of the rapid advances made in recent decades, pediatric radiology has become a significant, independent, and clinically important speciality. In order to fulfill the increasing need of child-health specialists for keeping fully abreast with all major developments in this new field, Pediatric Radiology, the only journal devoted exclusively to the various aspects of pediatric radiology was founded in 1973.

It publishes the following types of material:

Original papers report progress and results from all areas of pediatric radiology and its related fields.

Review articles and annotations reflect the present state of knowledge in special areas or summarize limited themes in which discussion has led to clearly defined conclusions.

Case reports of patients with rare and interesting diseases are presented. The case reports are primarily short descriptions directed to demonstrating one cardinal feature.

Technology, methodology, new apparatus, and auxiliary equipment together with modifications of standard techniques are discussed.

**Pediatric Radiology** presents a continuing statement of the world literature in pediatric radiology and related fields.

**Subscription Information:**
1979. Volume 8 (4 issues). Sample copies available upon request.
**North America:**
US $ 73.00, including postage and handling. Subscriptions are entered with prepayment only. Send your order or request to yur bookseller or to: Springer-Verlag New York Inc., 175 Fifth Avenue, New York 10010, NY, USA
**All countries (except North America):**
DM 136,–, plus postage and handling. Send your order or request to your bookseller or to: Springer-Verlag, Promotion Department Journals, Postfach 105 280, D-6900 Heidelberg

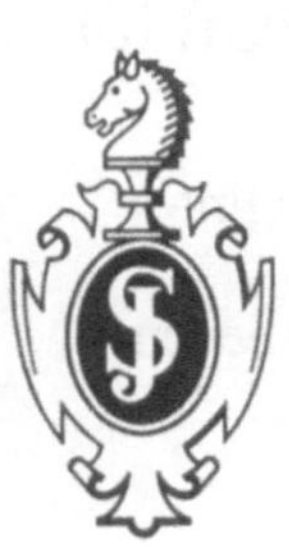

Springer-Verlag
Berlin
Heidelberg
New York

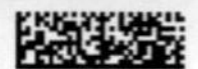